“十四五”国家重点研发计划“生育健康及妇女儿童健康保障”重点专项
“优化严重产后出血诊治策略的研究”（编号 2021YFC2701503）资助

产科麻醉医生笔记

Obstetrical Anesthesiologist’s Notes

（第 1 辑）

主　编　罗林丽　罗　东

副主编　吴　兰　江晓琴　王　瑜　黄　伟　李　平

科学出版社

北　京

内 容 简 介

本书以大量临床一线真实病例的病情介绍和围手术期处理经过为基础，保留最有针对性和最有价值的临床信息，围绕该具体病例的疾病特点和处理过程进行相关知识的讲解和展开专家点评。全书包括近 100 个临床病例，内容既包括了有代表性的临床常见产科合并症，也囊括了部分少见、罕见合并症，以及危重合并症救治和术中术后突发紧急事件的处理，涉及呼吸、循环、消化、内分泌等多个系统。本书内容实用，贴近临床，可作为临床一线医生的随身手册。

图书在版编目（CIP）数据

产科麻醉医生笔记 / 罗林丽，罗东主编. —北京：科学出版社，2023.8

ISBN 978-7-03-076223-8

Ⅰ.①产… Ⅱ.①罗…②罗… Ⅲ.①产科外科手术－麻醉学 Ⅳ.①R719

中国国家版本馆CIP数据核字（2023）第157500号

责任编辑：郭 颖 / 责任校对：郭瑞芝

责任印制：师艳茹 / 封面设计：龙 岩

科 学 出 版 社 出版

北京东黄城根北街 16 号

邮政编码：100717

http://www.sciencep.com

天津市新科印刷有限公司印刷

科学出版社发行 各地新华书店经销

*

2023 年 8 月第 一 版 开本：787 × 1092 1/16

2024 年 1 月第二次印刷 印张：18 3/4

字数：448 000

定价：168.00 元

（如有印装质量问题，我社负责调换）

编著者名单

主　编　罗林丽　罗　东

副主编　吴　兰　江晓琴　王　瑜　黄　伟　李　平

编　委（以姓氏笔画为序）

王　瑜　四川省医学科学院·四川省人民医院

冯世苗　四川大学华西第二医院

江晓琴　四川大学华西第二医院

李　平　四川大学华西第二医院

杨平亮　成都医学院第一附属医院

吴　兰　四川大学华西第二医院

吴　昆　中国人民解放军西部战区总医院

罗　东　四川大学华西第二医院

罗林丽　四川大学华西第二医院

周　军　西南医科大学附属医院

周文琴　四川大学华西第二医院

徐　莉　成都市妇女儿童中心医院

黄　伟　四川大学华西第二医院

曾　葵　四川大学华西第二医院

参编人员

周述芝　廖志敏　冷冬梅　顾　娟　胡云霞　周婧馨

童　丹　侯　运　喻　茜　刘　艳　王思曼　陈柏霖

刘　丹　吴钰舟　韩　梅　阮　倩　王　丽　龙孟宏

刘　力　杨　灵　杨程杰　白毅平　高茂力

序 一

华西医院麻醉科于2000年开展了规范化住院医师培训，从那时候开始就雷打不动地开展了丰富多彩的病案讨论教学活动。23年来仅在2008年地震时中断过一次。华西麻醉科的病案讨论已经成为麻醉科教学中的一大特色，老师们为病案讨论教学提供了内容丰富的精彩病例，培养了一届又一届的研究生、住院医生和进修医生。时至今日，几百人共同参加讨论的盛况还留在许多曾经在华西麻醉科学习过的各科医生的脑海中，成为他们在华西学习期间不可磨灭的深刻记忆。2020年初华西麻醉科的病案讨论教学转移到线上进行。也正是如此，促成了“华西麻醉云学院”的创办。如今，“华西麻醉云学院，每逢周日来充电”的口号已经深入人心。历年来教学中的精彩病案也于2014年汇编成《麻醉学临床病案分析》，受到了广大麻醉医生的欢迎。

我们为什么如此重视病案讨论教学？为什么病案讨论教学如此受到广大临床医生的欢迎？从医学生过渡到临床医生是一个将理论应用于实践的过程，而对临床病例的管理是医生快速成长不可或缺的环节。麻醉科医生每天面临繁重的临床工作，工作压力大，工作时间长，所需要储备的知识多。但即便是在华西医院这样病源丰富的教学医院，麻醉科医生每天所面对的大多数患者仍然是普通的常规麻醉患者，所能接触到特殊患者或亲身经历的突发特殊情况仍然是有限的，有的特殊合并症可能终其一生都不可能亲自遇到。而对特殊病例麻醉管理的学习相当于是在有限的时间内获得了其他人的宝贵经验，是每一位麻醉科医生快速成长的必由之路。

妊娠期是一个非常特殊的时期，在这个时期孕妇的抵抗力是下降的，容易导致原有的系统性疾病复发和加重。妊娠本身还可能合并妊娠期特有的妊高征、糖尿病等合并症，在围生期还可能出现胎盘早剥、羊水栓塞等并发症。在这一时期，椎管内麻醉本身也容易导致神经系统的并发症发生。总之，妊娠期是各类合并症及并发症的高发时期，孕产妇也成为麻醉管理的高危人群。尤其是在基层医院，麻醉科医生所接触到特殊病例的机会有限，限制了他们在孕产妇麻醉管理方面的快速成长和提高。由四川大学华西第二医院麻醉科的产科麻醉专家们牵头主编的《产科麻醉医生笔记》，是一本集合了近100个产科危重症、疑难病和少见病、罕见病的麻醉管理病例的汇编，涉及呼吸、循环、消化、内分泌等多个系统，还纳入了许多椎管内麻醉的少见并发症和ICU重症患者的管理，内容十分丰富。区别于目前市面上已有的产科麻醉病例汇编书籍，该书具有形式新颖，内容精练，知识性强的特点，与临床病例结合紧密，在产科特殊病例麻醉管理方面有重要的指导作用。临床麻醉的内涵及核心知识与技能主要有三个方面：①消除或减轻损伤导致的疼痛和异常应激反应；②基本生命功能的监测和调控，重要组织脏器的保护和支持；③围麻醉手术期危急疑难重症的诊断、治疗和预防。该书从临床产科麻醉病例分析出发，

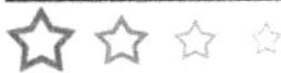

全面地反映了我们对上述麻醉科医生临床工作重点的认知与实践。

希望这本书中提供的大量特殊病例能为基层麻醉科医生和年轻的麻醉科医生开阔视野，帮助他们积累经验，快速成长。预祝《产科麻醉医生笔记》能顺利出版，受到麻醉科医生们的欢迎，发挥它在产科麻醉管理方面的重要价值。

中华医学会麻醉学分会主任委员
中国医师协会麻醉学医师分会会长
四川大学华西医院麻醉科主任医师、教授、博导

序 二

随着舒适化医疗的开展，麻醉学科的临床任务从手术室内走到了手术室外，从主要为手术科室患者提供医疗服务，到几乎要为临床所有科室患者提供医疗服务。因此，麻醉学科不仅支撑了传统手术学科的发展，也促进了几乎所有临床学科的进步，特别是各类有创和无创诊断性操作和经过自然腔道的微创手术的开展。所以，麻醉学科的水平决定了医院的综合实力。因此，近年来麻醉学科的建设与发展受到从国家到各级地方政府部门和医院的高度重视，我们也迎来了麻醉学科发展的最好时机。

麻醉学科发展离不开麻醉学人才。而人才一方面来自于扎实地开展住院医生规范化培训和积极尝试专科医生培训，为未来的学科发展输送优秀临床人才。另一方面，要加强对现有在职麻醉人员的培养，提升他们的岗位胜任力和应对各种突发临床事件的认知和处置能力。一个人的执业生涯是有限的，在短暂的执业生涯中靠个人的直接临床经验积累的知识和对临床事件的认知也是有限的。因此，必须通过阅读书籍、参加各种线上线下的学术讲座、病例讨论、进修学习等，用他人成功的经验与失败的教训来丰富自己，建立自己在临床工作上的自信，提升综合诊断治疗能力。

产科麻醉相对于其他亚专业的麻醉风险更高，产科麻醉医生压力也更大。因为国家有专门针对妇女儿童的权益保护法，孕产妇和儿童是我们关注的重点人群，围生期麻醉关系“母子两条命，责任大于天”。妊娠本身带来的特殊的病理生理改变、妊娠合并症及并发症使得产科麻醉有其复杂性和特殊性，而基层很多产科患者没有相应的妊娠期产检，有紧急情况方才入院，使得临床处理更加困难。基层麻醉医生相对妇儿专科医院的麻醉医生在产科麻醉疑难杂症的见识上偏少，认知和处理能力有待进一步提高。四川大学华西第二医院是四川省产科危急重症转诊中心，麻醉科在处理产科危急重症患者方面有丰富的经验。这本《产科麻醉医生笔记》由四川大学华西第二医院麻醉科为主体的专家团队和省内多名产科麻醉专家编写，通过近 100 个典型临床病例的客观呈现、解析和讨论，对提高麻醉医生，尤其是基层医院麻醉医生对产科并发症、产科合并疾病及危急重症患者麻醉管理水平大有帮助。全书内容丰富，包括 8 章，涵盖十大系统疾病，除麻醉期管理，还包括围手术期 ICU 的管理，有重要的临床指导意义。

亚洲小儿麻醉医师协会会长
第四届四川省医师协会麻醉医师分会会长
四川大学华西医院麻醉科主任医师、教授、博导

序　三

孕产妇及新生儿的死亡率是衡量一个国家发展水平的重要指标，随着我国社会发展形势的变化，国家相继出台实施二孩、三孩政策，以改善我国人口结构、应对人口老龄化的状况。实施以来，高龄孕产妇，以及与高龄相关的妊娠期并发症和合并症（如年龄大于35岁，双胎或多胎妊娠、妊娠期高血压疾病、妊娠期糖尿病、妊娠期肝内胆汁淤积症、前置胎盘甚至是凶险性前置胎盘、胎盘早剥、瘢痕子宫再次妊娠、妊娠合并心脏病、妊娠合并血液系统疾病、妊娠合并肾脏疾病、妊娠合并免疫系统疾病等）的增加，在广大医护人员所面临的风险和压力倍增的同时，也对产科医生和相关的医务工作者如产科麻醉医生提出了更高的要求，产科医生要保证整个妊娠期和产褥期的母胎安全，而麻醉医生则要保证母胎平稳度过围分娩期，同时也要保证孕产妇有一个舒适的体验。

孕产妇疾病具有复杂性、多样性、易变性和突发性等特点，在孕产妇、特别是危重孕产妇的救治过程中，多学科团队的作用非常重要，这其中麻醉科医生的作用举足轻重。

由于孕产妇疾病的特殊性，有较多的临床麻醉医生不可能在其职业生涯中碰到和处理所有的疑难危急重症病例。该书通过临床病例这种形式，针对多种危重、疑难问题临床管理过程以及危重紧急情况处理进行剖析，达到最终提升临床处理能力、提升临床医疗质量的目的。《产科麻醉医生笔记》依托以四川大学华西第二医院为主体的专家团队及省内多名产科麻醉专家，收集长期临床实践中近100个典型的临床病例，包括常见的经典病例、疑难病例、罕见病例等，通过生动、特色的病例呈现，对疾病的特点及围分娩期管理，尤其是麻醉期管理进行了充分的阐述，并经专家点评，有助于产科麻醉医生，尤其基层的麻醉医生对于产科合并疾病、并发症及危急重症的临床管理水平提升。

该书不仅有助于产科麻醉医生对于相关疾病（如心肺疾病、血液疾病、神经系统疾病、骨关节疾病、感染疾病等）的了解，而且有助于对妊娠期并发症（如子痫前期、前置胎盘、胎盘早剥等）的认识，以及危急重症（心力衰竭、肺动脉高压、羊水栓塞、大出血等）围手术期麻醉管理能力的提升，是一本值得每一位临床麻醉医生学习、收藏的好书。

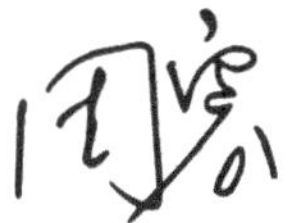

四川省预防医学会孕产期疾病防治及康复分会主任委员
世界中医药学会联合会围产医学专委会副会长
四川大学华西第二医院产科主任医师、教授、博导

前言

前　言

随着我国三孩政策的实施和生育年龄的推迟，高危孕产妇数量不断增加，对临床麻醉管理提出了新的挑战。华西第二医院是西南地区危急重症的转诊中心，每年都会接诊大量的特殊病例，也会通过电话和微信等方式远程指导边远地区医院的麻醉医生救治大量的危重患者。在多学科管理团队中，麻醉医生的临床水平对于临床质量和患者结局起到了举足轻重的作用。

产科患者麻醉管理的复杂性在于，麻醉医生除了要熟悉妊娠期和分娩期的生理和病理改变，还要面对各类突发、疑难、危重和少罕见病例。尤其特殊的是产科急诊情况多，留给麻醉医生思考和准备的时间十分有限，因此，对产科麻醉医生的知识储备要求十分高。特别是在突然面对一些罕见病例时，连经典教科书和参考书上对于妊娠与疾病的相互影响及对这类患者麻醉管理的注意事项也很少提及，而通过查阅文献在短时间内能获得的有价值的信息又十分有限。所以，一直以来都想要写一本以病例分析的形式来讲述妊娠合并各种疑难、危重、少罕见病的麻醉管理方面的参考书，帮助麻醉医生们解决我们曾经面对的问题。《产科麻醉医生笔记》就是在这样的背景下产生的，也就注定了它必须是一本紧密结合临床、内容丰富、形式新颖的临床医生的口袋书。针对每一个病例它不必要提供多么复杂的理论和多么全面的信息，但它能在最短的时间里让你知道如果你遇到了类似的患者该怎么办。就像身边随时有一位知识渊博的上级医师，当你在面对特殊患者感到心中没有底气时，能从他那里获得力量，最大可能保证麻醉安全，提高临床质量，这就是我们写这本书的初衷。

本书的编委团队主要来自于华西第二医院麻醉科和ICU，同时邀请了在产科麻醉管理方面具有丰富临床经验的一线专家来共同编写。本书收集了历年来在产科围手术期临床实践中遇到的大量疑难、危重及罕见病例，经过筛选、提炼和改编，保留了其中的主要病情特点，去除了与所述疾病本身无关的干扰项目，希望能更加有针对性地聚焦于所描述的疾病本身。本书包括了近100个临床经典病例，共有8章，涵盖了五大系统合并症。本书内容丰富，仅妊高征的各类合并情况就包括了10个病例，涉及脑出血、肺水肿、镁中毒、心包积液等多种临床特殊情况。尤其是妊娠合并少见病、罕见病占到了本书总病例的1/3以上，其中，妊娠合并噬血细胞综合征、妊娠合并水痘、妊娠合并白塞病等让你感到困惑的合并症患者的麻醉管理在这里都能找到答案。本书每个小节都围绕“病情介绍”“处理经过”“相关知识点”“专家点评”四个部分进行展开，“相关知识点”部分主要参考了经典书籍和“Up To Date”中的相关内容，并充分阐述了合并症与妊娠的相互影响、疾病对母婴的影响。“专家点评”部分紧密结合病例，重点讨论了针对该类病例的麻醉与围手术期管理相关的内容，以期为大家呈现出一本内容丰富而又简明实用的临床读本。

在历时6个月的筹备和历时1年的编写过程中，编写团队的全体成员都付出了艰辛的劳动，查阅了大量的资料，并进行了多轮细致的修改，在本书即将出版之际，我们也借此机会感谢编写团队全体成员的辛勤付出，感谢刘进教授、左云霞教授和产科周容教授为本书作序。感谢“十四五”国家重点研发计划“生育健康及妇女儿童健康保障”重点专项负责人赵扬玉教授和分课题“优化严重产后出血诊治策略的研究”负责人刘兴会教授对本书的资助。最后，本书编写过程中难免存在不足之处，敬请各位同道批评指正，希望本书的出版能为提高广大麻醉医生，尤其是为提高基层麻醉医生和年轻麻醉医生对产科合并症、并发症及危重症的临床管理水平尽到绵薄之力。

罗林丽　罗　东

于成都

目 录

常用缩略语

po	口服
ih	皮下注射
ivgtt	静脉滴注
qd	每日 1 次
bid	每日 2 次
tid	每日 3 次
qid	每日 4 次
q6h	每 6 小时 1 次
q12h	每 12 小时 1 次
st	立即执行
SpO_2	血氧饱和度

参考文献

请扫二维码

第 1 章 妊娠期高血压及并发症

第一节　妊高征合并 HELLP 综合征

☆病情介绍

患者，女，28 岁，因“停经 32^{+2} 周，突发中上腹部疼痛伴间断呕吐 4 次，血压升高 1d”入院。患者妊娠期产检无特殊。

入院查体：身高 171cm，体重 82kg，血压 143/94mmHg，心率 80 次 / 分，呼吸 20 次 / 分，体温 37℃。神清，上腹部稍感不适。心肺检查（-）。胎心率 135 次 / 分，胎动正常。

辅助检查：丙氨酸转氨酶（ALT）132U/L，天冬氨酸转氨酶（AST）105U/L，总胆红素 5.4μmol/L，直接胆红素 1.0μmol/L，白蛋白 24.5g/L，尿酸 662μmol/L，镁 1.36mmol/L，钙 1.72mmol/L，血小板 57×10^9/L，血红蛋白 110g/L，凝血功能正常。24h 尿蛋白定量 3.83g。心脏彩超提示：左心稍大，二、三尖瓣反流（轻度）。胎儿超声提示宫内发育正常，胎心 138 次 / 分。

入院诊断：重度子痫前期；HELLP 综合征？ G2P1 32^{+2} 周宫内孕头位单活胎待产；脐带绕颈一周。

入院后给予硫酸镁解痉，拉贝洛尔、硝苯地平降压，低分子肝素预防性抗凝，保肝、利尿、纠正低蛋白血症等对症治疗，地塞米松促胎肺成熟。入院后第 2 天患者间歇性心慌、胸闷不适，入院后第 3 天胎监示无应激反应（NST）无反应型，拟急诊剖宫产终止妊娠。

☆处理经过

患者术前禁食禁饮。入室血压 130/95mmHg、心率 72 次 / 分、SpO_2 98%，测左上肢有创血压 138/99mmHg。拟行气管插管全身麻醉，患者斜坡卧位面罩加压吸氧，消毒铺巾准备。依次给予丙泊酚 120mg、瑞芬太尼 50μg、罗库溴铵 50mg，待患者意识消失改平卧位并行手法环状软骨按压，7.0# 加强型气管导管插管，机控呼吸，设定潮气量 400ml，呼吸频率 12 次 / 分，呼气末正压（PEEP）5cmH_2O，维持呼末二氧化碳 35 ～ 45mmHg，七氟烷 2% 吸入维持麻醉。5min 后娩出胎儿，Apgar 评分 7-9-10 分。娩胎后静脉注射追加咪达唑仑 2mg，舒芬太尼 20μg，瑞芬太尼泵注速度 0.1 ～ 0.2μg/（kg • min）。术中维持血压（116 ～ 143）/（85 ～ 105）mmHg，心率 73 ～ 95 次 / 分。手术历时 52min，输入晶体液 1300ml，失血 800ml，尿量 100ml。查血气基本正常。患者呼吸恢复，血压 145/103mmHg，心率 98 次 / 分，为减轻拔管刺激，预防性给予艾司洛尔 10mg，顺利拔管，血压心率平稳转入 ICU。ICU 继续降压、解痉、保肝等处理，术后第 5 天血压 129/85mmHg，心率 83 次 / 分，血小板 99×10^9/L，ALT 26U/L，AST 24U/L，患者转回普通病房。术后第 10 天顺利出院。

☆相关知识点

HELLP（hemolysis，elevated liver fuction，and low platelets，HELLP）综合征是以溶血、肝酶升高和血小板减少为主要临床表现的综合征。在孕产妇中的总体发病率为 0.1% ～ 1.0%，在重度子痫前期 / 子痫患者中为 1% ～ 2%。发病机制尚不清楚，它可能预示重度的子痫前期，但这两种疾病之间的关系仍然存在争议。有 15% ～ 20% 的 HELLP 综合征患者没有高血压或蛋白尿，因此 HELLP 综合征可能是一种独立于子痫前期的疾病。

HELLP 综合征症状的出现通常很迅速，并且进行性恶化。微血管病变和血管内凝血激活是导致 HELLP综合征一系列临床表现的病理生理学基础。腹痛是最常见的症状，可局限于中腹、右上腹或胸骨下，查体时可有压痛，可伴有恶心、呕吐和全身不适。不太常见的症状包括头痛、视力变化、黄疸和腹水。约 85% 的病例存在高血压和蛋白尿。严重并发症可在发病后不久迅速发生，如弥散性血管内凝血（DIC）、胎盘早剥、急性肾损伤、肺水肿、包膜下或实质内肝血肿、视网膜脱离，胎儿发育迟缓、宫内严重窘迫等。血小板减少相关出血（黏膜、血尿、瘀点出血、瘀斑）较少见。

HELLP 综合征实验室诊断标准为：乳酸脱氢酶（LDH）≥ 600U/L，AST 和 ALT 上升超过正常上限 2 倍，血小板计数＜ 100×10^9/L。对于有特征性症状（如腹痛、恶心、呕吐）和（或）在妊娠期或产后新发高血压的孕妇，需要进行相关实验室检测以确定或排除 HELLP 综合征的诊断。因为临床症状可能先于实验室异常出现及疾病快速进展的可能性，每 4 ～ 6 小时需重复实验室检查。有部分典型的实验室异常但不符合所有诊断标准的孕妇 / 产妇可能属于部分型 HELLP 综合征。

HELLP 综合征通常在妊娠 28 ～ 37 周发病。HELLP 综合征的症状和体征通常在胎儿娩出后会得到缓解或痊愈，但仍有 30% 患者在产后发病。母亲的并发症主要与出血有关，包括肝出血等。新生儿通常是早产，并发症主要与出生时的胎龄有关。HELLP 综合征可使孕产妇及新生儿死亡率明显增加。

☆专家点评

本例患者的临床表现和实验室检查符合子痫前期和 HELLP 综合征的诊断。入院时母婴情况较平稳，鉴于 HELLP 综合征孕妇通常在娩出胎儿前疾病很难得到有效控制，并可能迅速进展发生严重并发症，目前孕周 32^{+2} 周胎儿已具备宫外存活条件，在积极降压、解痉、保肝、促胎肺成熟的同时应考虑尽早终止妊娠。

本例患者的围手术期管理主要从以下几个方面考虑：

● 终止妊娠时机：分娩是目前 HELLP 综合征唯一有效的治疗方法，期待治疗延长妊娠时间不能改善 HELLP 综合征孕产妇总体围生期结局，也不能降低新生儿的发病率和死亡率。因此，不建议对任何胎龄的 HELLP 综合征患者期待治疗超过 48h。对于以下任何一种情况，在母体条件允许的情况下均需尽快分娩：妊娠≥ 34 周；未达到宫外存活可能的胎儿

（胎龄＜ 22 ～ 26 周）；胎儿死亡；胎盘早剥。对于已出现严重并发症如 DIC、肺水肿或急性肾损伤的患者应积极对症处理，一旦血流动力学稳定，严重的贫血和凝血障碍得到纠正，应尽早终止妊娠。即使是在胎儿心率不稳定或生物物理评分低的情况下，也首先强调维持母体生命体征及一般情况的平稳。本例患者确诊 HELLP 综合征，孕周 32^{+2} 周，原则上应在促胎肺成熟后 48h 内完成分娩，入院后 3d 因胎儿宫内窘迫实施急诊剖宫产术有增加母婴围生期风险可能。

- 终止妊娠方式：在没有明确剖宫产指征的情况下（如臀位、胎儿宫内窘迫），可选择阴道分娩。但宫颈条件不适宜时，即使使用了促宫颈成熟剂，此类患者的引产通常也有很高的失败率，分娩时间延长大大增加母婴风险，特别是当胎儿有宫内窘迫风险时（生长受限、羊水过少），剖宫产更可取。本例患者因胎儿宫内窘迫选择急诊剖宫产尽早终止妊娠。

- 麻醉方式选择：HELLP 综合征患者可能出现血小板减少和凝血功能异常，增加了椎管内出血的风险。HELLP 综合征患者血小板计数可能短时间内急剧下降，实施椎管内操作（包括穿刺及拔除导管）前 6h 内均需复查血小板计数，对于 6h 以内的血小板＞ $70 \times 10^9/L$，凝血功能正常、不存在血小板相关临床出血倾向（如静脉置管处不易止血，黏膜出血）的 HELLP 综合征孕妇实施椎管内麻醉风险较低，但仍有发生椎管内血肿的报道。全身麻醉可用于急诊剖宫产或有严重凝血功能障碍的患者。全身麻醉诱导需要注意困难插管及剧烈循环波动的风险。采用可视设备插管可优化插管条件。对于合并高血压的患者，诱导可加用瑞芬太尼 0.5 ～ 1μg/kg 和（或）短效血管活性药物（如艾司洛尔 2mg/kg）以阻断插管的血流动力学反应，维持收缩压＜ 160mmHg 和舒张压＜ 110mmHg。合并子痫前期患者通常术前硫酸镁解痉。镁剂不增强氯化琥珀胆碱的作用，但可增强并延长非去极化肌松药（NMBA）的作用，术中需适度减少或避免使用非去极化肌松药。如有必要，应给予小剂量的 NMBA（如罗库溴铵 10mg 或顺式阿曲库铵 2mg），并使用肌松监测仪。本例患者血小板低，椎管内麻醉风险较高，可选择全身麻醉，诱导药物剂量需综合考虑患者目前血压控制及镁剂使用情况。

- 围手术期管理：术中维持循环稳定，纠正凝血功能，积极预防出血，保障重要脏器灌注，避免肝肾功能损伤的药物是围手术期管理关键。对有严重合并症的患者需积极处理合并症，放置动脉导管进行持续的有创血压监测有利于术中循环及内环境的管理。产后患者病情仍可能继续恶化，至少每隔 12h 进行一次实验室检查，相关指标基本恢复正常可停止复查。通常产后 4d，如果血小板计数未呈上升趋势，LDH 浓度未呈下降趋势，需要排查 HELLP 综合征以外的诊断（如原发性血栓性微血管病变）。对于特别严重的 HELLP 综合征患者，如 DIC、血小板计数＜ $20 \times 10^9/L$、肾功能不全或腹水患者，恢复可能会延迟，这类患者有发生肺水肿和急性肾损伤的危险。重症患者需送入 ICU 进行加强监护及治疗，支持性治疗包括吸氧和呼吸支持（如机械通气）、镇静、疼痛控制、血流动力学支持、容量管理、营养支持、应激性溃疡预防和静脉血栓栓塞预防。硫酸镁通常持续至产后 24 ～ 48h。

- 新生儿管理：全身麻醉诱导期间给母亲使用的所有药物应告知新生儿复苏小组，根据胎儿宫内发育情况及母体情况准备新生儿复苏设备及药物。

总之，HELLP 综合征是一种与妊娠相关的以溶血、肝酶升高和血小板减少为主要临床表现的综合征。尽早终止妊娠是 HELLP 综合征的处理原则，麻醉管理以维持循环稳定，纠正凝血功能，积极预防出血，保障重要脏器灌注，避免肝肾功能损伤的药物，积极处理合并症为主。

（冯世苗　黄　伟）

第二节　重度子痫前期合并脑出血

☆病情介绍

患者，女，32 岁，因“停经 38^{+3} 周，头痛 2d，腹痛 3h”入院。妊娠期产检无特殊。

查体：身高 165cm，体重 84kg，体温 36.1℃，心率 78 次 / 分，血压 165/97mmHg，呼吸 20 次 / 分，SpO_2 96%，双下肢轻度水肿，神经系统查体无阳性体征，胎儿超声及专科查体无异常。胎监有不规律宫缩，胎心率 139 次 / 分。

辅助检查：血小板计数 72×10^9/L，24h 尿蛋白定量 1.66g，肝肾功能、凝血指标、心肌酶指标无明显异常。既往体健，否认慢性病史和药物过敏史。

入院诊断：重度子痫前期；G2P0+1 38^{+3} 周宫内孕头位单活胎先兆临产。入院后予吸氧、硫酸镁解痉、拉贝洛尔（100mg，po，tid）降压等对症治疗，避光安静休息。入院 5h 后复查胎监显示 NST 无反应型，生物物理评分 6 分，产科评估需尽快娩出胎儿，患者紧急送入手术室。

☆处理经过

入室血压 152/102mmHg，心率 85 次 / 分，SpO_2 97%（吸空气）。平卧位面罩吸氧 10L/min，消毒铺巾准备完毕，快速顺序诱导依次给予丙泊酚 120mg，瑞芬太尼 80μg，氯化琥珀胆碱 100mg，气管插管后立即给予顺式阿曲库铵 6mg，3% 七氟烷吸入维持麻醉，手术开始 3min 后顺利娩出一活男婴，Apgar 评分 7-9-10 分。静脉追加 2mg 咪达唑仑，15μg 舒芬太尼，同时瑞芬太尼 0.1μg/（kg • min）泵注，七氟烷浓度降至 2% 维持麻醉。因子宫收缩欠佳，静脉给予卡贝缩宫素（巧特欣）100μg 缓慢推注。手术持续 38min，血压波动为（128 ～ 143）/（78 ～ 95）mmHg，估计出血 530ml，尿量 250ml，输注平衡液 1000ml。术毕停七氟烷，患者恢复自主呼吸，潮气量 180ml，呼吸频率 27 次 / 分，血压 168/99mmHg，心率 103 次 / 分，单次静脉给予 15mg 乌拉地尔降压，新斯的明 1mg、阿托品 0.25mg 肌松拮抗，待患者意识恢复顺利拔管，安返病房。继续硫酸镁解痉，拉贝洛尔 2mg/min 持续泵注降压治疗。

术后第 1 天，患者精神欠佳，未述头晕、乏力、恶心、呕吐、视物模糊等不适。血压波动为（134～158）/（84～107）mmHg，余无特殊。考虑与疼痛相关，单次加用硝苯地平片 10mg 口服，同时追加术后镇痛药物。术后 23h，患者出现嗜睡，呼之能应，意识状态逐渐恶化，血压 168/107mmHg。急诊 CT 示：右侧侧脑室及蛛网膜下腔少量出血，中线结构无明显受压、偏移。神经外科急会诊、多科会诊及讨论后，急诊全麻下行“颅内血肿清除术＋颅内减压术”，清除血肿约 30ml。术后 7d 行全脑数字减影血管造影（DSA）示右侧颈内动脉眼段动脉瘤。术后 9d，患者精神好转，意识正常，双侧瞳孔等大等圆，对光反射灵敏，双侧病理征阴性，四肢肌力 5 级，肌张力正常。术后 3 个月、6 个月回访，患者无特殊不适。

☆相关知识点

孕产妇脑出血（intracerebral hemorrhage，ICH）是妊娠和产褥期的严重并发症之一。妊娠期血流动力学、凝血因子和血液高凝等变化，导致内皮功能障碍、炎症和脑血管张力受损，使得妊娠期妇女脑出血风险增加，发生率（6.4～23.2）/10 万，较非妊娠期妇女（5/10 万）更高。病因主要包括蛛网膜下腔出血（SAH），动静脉畸形（AVM）破裂，子痫前期 / 子痫、凝血功能障碍、创伤和脑静脉血栓形成等。妊娠期子痫前期 / 子痫明显增加脑出血的风险，约 1/3 脑出血孕妇同时患有子痫前期 / 子痫。

孕产妇脑出血通常会导致严重的头痛、恶心、呕吐、躯体麻痹、吞咽困难、视力障碍、失去平衡、意识丧失和意识混乱等症状。其中头痛、呕吐，抽搐和意识障碍是最常见的临床表现，但缺乏特异性，易与子痫抽搐、消化系统疾病及麻醉后其他合并症相混淆，重视产前检查及围生期保健，特别是对有脑出血高危因素、家族史、孕前伴有不规律头痛史的妊娠妇女，突发较严重头痛时应引起重视，应密切注意孕妇的主诉和体征，早期诊断及治疗困难，导致母婴不良结局。神经系统检查的功能缺失或阳性体征通常对应于出血和相关水肿的位置及出血的进展情况，因此，严密的监护及全面的神经系统查体、影像学的检查（头颅 CT 或 MRI）有助于脑出血早期、紧急诊断。

孕妇脑出血以妊娠晚期和产后早期发生率最高，在母体生命体征平稳的情况下胎儿通常具备宫外存活条件。但是孕产妇合并脑出血的死亡率可达 20.3%，而脑出血孕产妇占所有妊娠相关死亡率约为 7.1%。

☆专家点评

本例患者因头痛、腹痛入院，血压升高，蛋白尿，符合子痫前期诊断，给予降压、解痉、镇静等处理。患者有紧急手术指征，选择全身麻醉，术中患者血压较平稳，拔管期间有一过性血压升高，不排除与脑出血的相关性。术后患者脑出血症状不典型，未能第一时间做出诊断，但在后续治疗中积极寻找影像证据和外科治疗，为患者的良好预后争取了时间，值得反思、借鉴和学习。

本例患者的围手术期管理主要从以下几个方面考虑。

- 终止妊娠时机：妊娠期间发生脑出血的孕妇，应综合考虑出血原因、出血部位、出血量、继续出血风险、神经功能情况、胎儿存活可能等因素来选择治疗方案。脑出血后病情尚稳定的患者，专科评估条件允许下可以卧床静养、控制血压等支持性治疗继续待产至足月，颅内病变可以在分娩后通过手术或介入手段进行治疗，脑出血处理原则与非孕妇相似。但是，如果有继续出血或有神经功能恶化趋势，首先应考虑孕妇安全及时手术。根据母婴危急程度，多学科讨论决定颅内手术和剖宫产的优先级。
- 终止妊娠方式：脑出血病因得到纠正（如动脉瘤或动静脉畸形经过夹闭或栓塞）的孕妇可以考虑阴道试产。然而，对于没有治疗过的动脉瘤，动静脉畸形或血压控制不好的子痫前期孕妇的分娩方式仍存在争议。经阴道试产的孕妇强调区域麻醉下的器械助产，以消除与疼痛和 Valsalva 动作相关的脑血流动力学波动。无论何种分娩方式，都应控制好高血压，尽量减少血压的波动。剖宫产应作为随时可用的备选方案之一。

● 麻醉方式选择：麻醉前评估内容除了产科麻醉需要关注的一般情况外，对于神经系统的症状体征及其变化，头颅影像资料都应详细了解。如果患者有明显颅内压升高的临床和影像学征象，则硬脊膜穿刺后脑疝的风险较高，不推荐行椎管内麻醉。对于脑疝风险较低的患者，应由神经科医生、产科医生、麻醉科医生和患者之间进行共同讨论椎管内麻醉风险及好处后做出决策。同时需注意，硬膜外注药有引起颅内压进一步增高的风险，以及硬膜外麻醉使用更粗的穿刺针并且存在意外硬脊膜刺破风险，因此硬膜外麻醉并不比脊椎麻醉（腰麻）更为安全。存在生命体征不平稳、脑出血已导致患者精神意识状态改变不能合作，胎儿原因以及其他禁忌情况下，通常选择全麻。

● 围手术期管理：重点在于避免血压的剧烈波动，建议有创动脉压持续监测指导血压管理，血压控制目标为波动＜ 20% 或不高于术前安静水平（高血压患者）。全麻诱导、插管、拔管时注意麻醉深度，避免呛咳，可加用镇痛、血管活性药物等，减小血压和颅内压波动，以免增加颅内出血风险。脑出血后瘫痪的孕妇如果需要全麻，需要避免使用氯化琥珀胆碱，因存在增加颅内压以及高钾血症风险。蛛网膜下腔出血后 3 ～ 6d 可能出现脑血管痉挛，需注意避免低血压导致的脑缺血。重视颅内压管理，维持呼气末二氧化碳分压在 28 ～ 32mmHg，既保证胎盘灌注也可以降低颅内压。避免使用高浓度吸入性麻醉药物，因为有扩张脑血管、增加颅内压的效应。谨慎使用卡前列素氨丁三醇（欣母沛）等可诱发高血压的子宫收缩剂，禁用麦角。麻醉复苏前确认呼吸恢复良好、镇痛足够、避免拔管期的呛咳和血压波动。本例患者麻醉诱导和维持平顺，麻醉复苏在肌松未完全恢复时减浅麻醉，导致患者血压一过性升高。在临床实践中建议呼吸恢复良好的情况下再尝试唤醒患者，预防性给予降压药，避免拔管刺激导致的高血压。术后新发持续重度头痛患者伴有精神状态改变、癫痫发作或局部神经功能缺失应及时行影像学检查，排查脑出血。一旦确诊，应请神经外科会诊，有手术指征应及时行血肿清除及颅内减压术，最大程度降低严重神经系统并发症发生率和死亡率。

● 新生儿管理：脑出血在妊娠晚期发生率最高，尤其是分娩和产褥期，胎儿通常具备宫外存活条件，紧急情况下需通过剖宫产加快分娩。对于胎儿娩出前的神经外科手术需尽量避免对胎儿的不利因素，包括低血压、低温、低容量及过度通气等。

总之，妊娠期脑出血虽然罕见，但仍是导致孕产妇死亡的一个重要原因。麻醉管理重点在于维持血压稳定，避免增加颅内压的各种因素。严密监测、全面细致的神经系统查体可早期发现脑出血，头颅影像检查可明确脑出血诊断，积极外科处理可最大程度降低严重神经系统并发症发生率和死亡率。

（冯世苗　黄　伟）

第三节　重度子痫前期合并肺水肿

☆病情介绍

患者，女，34 岁，因“核实孕周 29^{+2} 周，发现血压升高 4^{+} 月，加重 10^{+}d”入院。

外院定期产检，因患者有高血压家族史，嘱自行监测血压。4 个多月前自测血压最高 $130^{+}/90^{+}$mmHg，查狼疮抗凝物（+），给予甲泼尼龙片［剂量不详，用药 1 个月后复查狼疮抗凝物（－）停用］、羟氯喹（200mg，po，qd），那屈肝素（速碧林）（4100U，ih，qd），阿司匹林（50mg，po，qd）至今。2^{+} 月前监测 24h 动态血压，最高血压 149/108mmHg，10^{+} 天前自测血压波动于（150 ～ 160）/（100 ～ 110）mmHg，夜间需高枕卧位，偶有憋醒，偶感头痛，无头晕、眼花、心慌、气促等不适。产检测血压 159/103mmHg，尿蛋白（++++），24h 尿蛋白定量 8.03g，肾功能正常，患者来我院急诊科就诊。B 超核实孕周 29^{+2} 周，急诊科监测最高血压 $200^{+}/100^{+}$mmHg，给予拉贝洛尔 100mg，po，st 紧急降压后收治入院。

入院查体：身高 172cm，体重 88kg，血压 175/98mmHg，心率 103 次 / 分，呼吸 23 次 / 分，SpO_2 94%，双下肢凹陷性水肿，心脏未闻及杂音，双肺呼吸音增粗。神经系统查体无阳性体征。胎心 150 次 / 分。

辅助检查：白蛋白 31.7g/L，NT-proBNP 320pg/ml，K^{+} 3.11mmol/L，其余血常规、凝血、甲功、肝肾功能、电解质、补体、自身免疫抗体等检查无异常。超声提示双侧胸腔积液，左侧深约 4.0cm，右侧深约 1.9cm，双肾形态大小正常，未见确切占位，双下肢深静脉未发现血栓。胎监 NST 反应型。

既往史：7^{+} 年诊断多囊卵巢综合征，中药调理 1 年。

入院诊断：慢性高血压并发子痫前期（重度）；系统性红斑狼疮？ G3P0+2 29^{+2} 周宫内孕头位单活胎待产。入院后监测血压及胎儿宫内情况。给予硫酸镁解痉，口服甲基多巴（0.25g，qid），拉贝洛尔（200mg，qid）降压，地塞米松促胎肺成熟，羟氯喹、速碧林、阿司匹林对症治疗。复查 24h 尿蛋白定量。根据血压情况加用乌拉地尔 24mg/h 泵入，硝苯地平控释片（30mg，qd），经积极处理后血压仍控制不佳。入院后 3d 患者受凉感胸闷气紧、氧饱和度下降，心率 113 次 / 分、呼吸 32 次 / 分、SpO_2 88% ～ 92%，血压 $170^{+}/100^{+}$mmHg，头晕、头痛，视物模糊，呼吸音粗，双下肺湿啰音，NT-proBNP 871.00pg/ml，考虑发生肺水肿，转入 ICU 继续控制血压，无创呼吸机辅助通气，输注白蛋白纠正低蛋白血症，同时呋塞米利尿，抗感染等支持治疗，多科会诊后考虑终止妊娠，术前停用低分子肝素及阿司匹林 12h。

☆处理经过

术前禁饮禁食。患者斜坡卧位入室，血压 170/95mmHg、心率 98 次 / 分、呼吸 28 次 / 分、SpO_2 93%。局麻下右桡动脉穿刺置管测有创血压 170/85mmHg，泵注硝酸甘油 0.5μg/(kg•min) 降血压，血气分析 PaO_2 62mmHg（面罩吸氧 6L/min），余无明显异常。拟行气管插管全麻，患者头高位 20°，面罩给氧 10L/min 快速顺序诱导，依次给予丙泊酚 160mg、瑞芬太尼 80μg、氯化琥珀胆碱（司可林）100mg，插入 6.5# 加强型气管导管，追加顺式阿曲库铵 8mg，七氟烷 2% 吸入维持麻醉。术中潮气量 450ml，呼吸频率 16 次 / 分，维持呼末二氧化碳 35 ～ 45mmHg，4min 后娩出胎儿，Apgar 评分 7-8-9 分。给予呋塞米 10mg，追加咪达唑仑 2mg，舒芬太尼 20μg，后续分次追加舒芬太尼至总量 30μg。术中维持血压（129 ～ 163）/（71 ～ 95）mmHg，心率 65 ～ 95 次 / 分。手术历时 73min，输入晶体液 300ml，胶体液 300ml，失血 400ml，尿量 300ml。术毕镇痛泵联合超声引导下行双侧腹横肌平面阻滞镇痛。患者恢复自主呼吸，血压 160/85mmHg，心率 80 次 / 分，SpO_2 98%（FiO_2 50%），静脉给予盐酸乌拉地尔（亚宁定）10mg，患者呼之睁眼拔除气管导管，血压心率平稳，鼻导管吸氧转入 ICU。ICU 继续硝苯地平控释片 60mg qd+ 甲基多巴 500mg qid+ 拉贝洛尔 200mg qid+ 哌唑嗪 1mg q6h 口服 + 硝普钠 3mg/h 泵注联合降压治疗，术后第 2 天转回普通病房，术后第 10 天患者顺利出院。

☆相关知识点

肺水肿，是指由于各种原因引起肺内组织液的生成和回流平衡失调，使大量组织液在很短时间内不能被肺淋巴和肺静脉系统吸收，从肺毛细血管内外渗，积聚在肺泡、肺间质和细小支气管内，从而造成肺通气与换气功能严重障碍的一种病理状态，根据其病因可分为心源性和非心源性两大类。临床表现为极度的呼吸困难，端坐呼吸，发绀，大汗淋漓，阵发性咳嗽伴大量白色或粉红色泡沫痰，双肺布满对称性湿啰音，甚至导致休克、呼吸衰竭、多脏器功能衰竭以致死亡。

肺水肿的诊断可依赖于病史，临床症状、体征及影像表现，胸部 X 线片、肺超声的影像均可用于肺水肿的辅助诊断，通常肺水含量增加 30% 以上在胸部 X 线片上表现为腺泡状致密阴影，呈不规则相互融合的模糊阴影，弥漫分布或局限于一侧或一叶，或从肺门两侧向外扩展逐渐变淡成典型的蝴蝶状阴影。肺超声 B 线用于诊断肺水肿有较高的敏感度和特异度。可根据血气分析动脉血氧分压、二氧化碳分压的不同，判断肺水肿的严重程度，并可作为动态变化的随访指标。

妊娠期肺水肿有其自身的特点，妊娠期血浆胶体渗透压下降 20%，血容量和心排血量增加 50%，分娩期及产褥期回心血量增多，静脉补液等原因导致孕妇较非孕妇更易发生肺水肿。常见诱因包括使用宫缩抑制剂、心脏病、液体负荷过重和子痫前期等。子痫前期引起肺水肿原因包括：①血管严重痉挛，外周阻力明显增加，心脏后负荷明显升高，心血管系统处于低排高阻状态，易致肺淤血；②严重的内皮损害导致肺内正常内皮屏障紊乱而致血管通透性增加；③血浆蛋白自肾小球大量漏出导致严重的低蛋白血症，使得胶体渗透压在正常下降的基础上额外降低。

☆专家点评

本例患者诊断子痫前期，四联降压药物血压控制不佳，受凉后病情加重，氧饱和度下降，双肺湿啰音，心肌损伤标志物 NT-proBNP 升高，考虑发生了肺水肿，应在积极对症处理同时终止妊娠。

本例患者的围手术期管理主要从以下几个方面考虑。

- 终止妊娠时机：子痫前期孕妇在孕周＜ 34 周伴胎膜早破或其他早产迹象，胎龄＜ 22 ～ 26 周，以及母体和（或）胎儿状况不稳定时建议终止妊娠。以上情况下延长妊娠会使母亲和胎儿面临重大风险，而潜在的好处相对较小。本例患者虽经积极治疗，病情持续进展，发生了肺水肿，应考虑终止妊娠。
- 终止妊娠方式：应个体化，对于高风险患者建议剖宫产，包括未生育过的子痫前期患者，妊娠＜ 32 周，宫颈条件不佳，反复出现的胎心监测异常以及评估较低的阴道分娩成功率。本例患者为初产子痫前期孕妇，合并肺水肿，母体生命体征不平稳，孕周偏小，宫颈条件不成熟，适宜选择剖宫产。

● 麻醉方式选择：首选椎管内麻醉，以避免全麻诱导和苏醒过程中可能发生的危及生命的严重高血压。但是，对于有椎管内麻醉禁忌或孕妇病情危重不能耐受椎管内麻醉的情况，全麻可作为一种选择，但要注意困难气道的评估及处理，以及全麻诱导插管可能的应激反应的预防和处理（使用利多卡因、拉贝洛尔、艾司洛尔、硝酸甘油、尼卡地平、瑞芬太尼等减轻应激、降压）。本例患者合用低分子肝素和阿司匹林，虽已停用 12h，但仍不能排除椎管内穿刺出血风险，有头晕、头痛、视物模糊等颅内压增高征象，同时因肺水肿，氧合指数偏低，需斜坡卧位，综合考虑选择全麻可避免椎管内麻醉相关风险，有效保障通气，且正压通气有利于减轻和治疗肺水肿，改善氧合。

围手术期血压管理是重点，主要措施包括：

（1）麻醉前放置动脉导管持续有创血压监测，维持适当麻醉深度，必要时使用血管活性药物（如持续泵注硝酸甘油）缓慢降压，目标血压接近基线并且＜ 160/110mmHg，避免影响胎盘及重要脏器灌注。

（2）采用保护性肺通气策略 [能维持氧合的小潮气量、适度呼气末正压（PEEP）、间断肺复张和低氧浓度等] 以避免进一步加重肺部病变。

（3）液体管理应个体化，临床评估结合肺超声、经胸超声心动图或脉搏波形监测来综合管理，积极纠正导致肺水肿的各项因素，维持轻度容量负平衡，以容纳胎儿娩出后增加的回心血量，输液速度限制在 80 ～ 100ml/h（不包括出血补充液体量），适度利尿。

（4）注意宫缩剂的使用，禁用卡前列腺素类、麦角新碱等可导致严重高血压、高血压危象、加重肺水肿的药物。

（5）拔管时机需要根据患者术前及术中情况综合考虑，术中正压通气联合 PEEP 通常可暂时改善肺部换气，但在尝试气管拔管前需观察患者自主呼吸下脱氧或低浓度氧气（＜ 50%）吸入氧合维持情况（SpO_2 ＞ 92%），对于氧合不能维持或生命体征不平稳患者建议带管送入 ICU 行机械通气支持治疗。

（6）术后多模式镇痛有利于血压控制，促进快速康复和下床活动，建议减少术后阿片类药物的用量，避免阿片药物的呼吸抑制；避免使用非甾体抗炎药引起高血压危象、加重子痫前期患者肾损伤等副作用。

● 新生儿管理：孕周 29^{+2} 周，胎龄较小，新生儿并发症风险高，需新生儿医疗团队参与围手术期新生儿救治及护理。

总之，子痫前期孕产妇发生肺水肿通常是多因素的，需要积极处理各种诱发因素，包括限制性输液，必要时使用利尿剂，适当降压，避免加重心脏的前后负荷，保证心脏的氧供需平衡，避免心肌抑制，必要时强心，维持患者氧合、血压和内环境稳定。根据母婴情况综合判断终止妊娠时机。

（冯世苗 黄 伟）

第四节 重度子痫前期合并心包积液

☆病情介绍

患者，女，38 岁，因“胚胎移植术后 33 周，血压升高 1^+ 月，下肢水肿 20^+d”入院。患者因原发不孕行胚胎移植术。孕 28^+ 周发现血压升高，最高达到 160/120mmHg，肝功能轻度异常 ALT 84U/L、ALB 26.3g/L。外院予以“硝苯地平 1 片 tid，拉贝洛尔 2 片 tid，硫酸镁”降压解痉，地塞米松促胎肺成熟等治疗，血压波动于（110 ～ 165）/（68 ～ 112）mmHg。20^+ 天前出现双下肢水肿，外院查 BNP 133.1pg/ml，尿蛋白（++），爬二楼稍胸闷、心慌，无头晕、眼花，无皮肤瘙痒，无多食、多饮、多尿。现孕 33 周转入我院。妊娠期精神食欲佳，大小便正常，体重增加约 17kg。

入院查体：神清合作，身高 163cm，体重 85kg，体温 36.4℃，血压 155/98mmHg，心率 75 次 / 分，呼吸 20 次 / 分，SpO_2 96%，四肢水肿、双下肢重度水肿。

辅助检查：ALT 128U/L，AST 83U/L，TB 53.4g/L，ALB 29.2g/L，LDH 251U/L，血常规、凝血功能正常，尿蛋白（3+），BNP 16.93pg/ml。心脏超声左心收缩功能测值正常，心包积液（左心室后壁后方深约 11mm）。胸腹部超声示右侧胸腔深约 2.3cm 液性暗区，左侧胸腔深约 2.4cm 液性暗区，腹腔深约 3.9cm 液性暗区。胎儿超声羊水深度（A）9.2cm，羊水指数 23.7cm。既往史无特殊。

入院诊断：重度子痫前期；妊娠合并心包积液；妊娠合并胸腔积液；体外受精胚胎移植（IVF-ET）术后；高龄初产；G1P0 33 周宫内头位单活胎待产；羊水过多。入院后予以硫酸镁解痉，拉贝洛尔、硝苯地平（拜新同）、甲基多巴降压，依诺肝素钠注射液（克赛）预防血栓，多烯磷脂酰胆碱保肝，地塞米松促胎肺成熟等治疗。入院第 3 天患者突发呼吸困难，血压降低（最低血压 85/59mmHg），颈静脉怒张，听诊心音遥远，床旁超声显示心包积液最深处 15mm，心脏舒张功能受限，考虑“心脏压塞”，前胸壁局麻浸润下紧急心包穿刺引流，并辅以面罩吸氧（5L/min）。心包积液引流后，全麻下行紧急剖宫产手术。

☆处理经过

入室生命体征：血压 168/103mmHg，心率 80 次 / 分，呼吸 18 次 / 分，SpO_2 96%。胎心率 135 次 / 分。再次床旁超声显示心包积液最深处 6mm，左心室收缩功能正常。局麻下桡动脉穿刺置管监测有创血压。消毒铺巾准备完毕，充分预氧后静脉注射 30mg 艾司洛尔控制血压，丙泊酚 150mg，瑞芬太尼 100μg，氯化琥珀胆碱 100mg 快速顺序诱导，可视喉镜下插入 6.5# 加强型气管导管，静脉给予顺式阿曲库铵 10mg，3% 七氟烷吸入维持麻醉。9min 后顺利取出一活婴，Apgar 评分 8-9-10 分。胎儿取出后予以咪达唑仑 2mg，舒芬太尼 30μg 加深麻醉。同时给予氨甲环酸 1g、葡萄糖酸钙 1g、缩宫素 10U 宫壁注射、缩宫素 2U/h 静脉泵入预防产后出血。术中硝酸甘油 1μg/（kg•min）持续泵注降压，维持血压（120 ～ 150）/（60 ～ 105）mmHg。术中血气分析：pH 7.317，BE−5mmol/L，PaO_2 89mmHg（FiO_2 50%），

SaO_2 96%，余无异常。术毕静脉予以曲马多 100mg，连接静脉镇痛泵及双侧腹横肌平面神经阻滞镇痛。术中输液 550ml，估计出血 400ml，尿量 150ml。患者呼吸恢复，给予亚宁定 10mg，呼之睁眼拔除气管导管。血压 151/95mmHg，心率 79 次 / 分，呼吸 18 次 / 分，SpO_2 98%（FiO_2 100%），转入 ICU。ICU 予以吸氧，降压解痉，输注白蛋白利尿消除水肿，监测出入量，抗感染等对症支持治疗，患者术后第 3 天转回普通病房。

☆相关知识点

心包积液（pericardial effusion，PE）根据病因可分为感染性和非感染性两大类。感染性心包积液的常见病因有结核杆菌、流感病毒、革兰氏阴性杆菌、真菌等。非感染性心包积液的病因比较多样，比如肿瘤、自身免疫性疾病、放射损伤、心肌梗死、严重低蛋白等引发的后遗症等。

临床症状取决于积液量大小，积液出现的速度及原发病因。无症状的、良性的、短暂的小到中量积液，在没有急性心包炎或心脏压塞的体征或症状时不需要特殊处理。中到大量心包积液（积液深度 10 ～ 20mm 为中量积液，≥ 20mm 为大量积液）可导致回心血量下降及心排血量的降低，外周灌注下降及周围液体积聚，导致四肢水肿尤其是下肢水肿更为严重。大量心包积液或者慢性心包积液发展至纤维化可导致心包顺应性降低，进而导致心脏压塞。急性心脏压塞三联征包括：血压下降、心音遥远、颈静脉怒张，是危险性较大、比较紧急的情况，通常需要紧急心包引流或心包膜切除术解除压迫。

妊娠期心包积液特点：妊娠期心包积液多见于子痫前期、慢性高血压、蛋白尿、低蛋白血症孕妇，由于大量蛋白的丢失导致胶体渗透压的降低，漏出增多所导致，是妊娠期较常见的临床表现，15% ～ 20% 的孕妇在妊娠早中期，40% 的孕妇在妊娠晚期会出现心包积液。中量以上心包积液可导致孕妇心排血量下降，从而导致胎盘灌注不足，胎儿宫内缺氧、窒息，最终可导致胎死宫内。早期发现，及时治疗原发疾病，如妊娠期高血压，对母婴预后极其重要。

☆专家点评

本例患者为重度子痫前期患者。心包积液考虑与重度子痫前期导致的低蛋白血症相关。入院后发生心脏压塞典型三联征，紧急心包引流放液，解除压迫后患者血流动力学趋于平稳。由于孕周已达 33^{+3} 周，经过促胎肺成熟治疗，胎儿存活可能性大，有急诊剖宫产指征。

本患者的围手术期管理主要从以下几个方面考虑。

- 终止妊娠时机：对于妊娠期高血压合并心包积液患者来说，心包积液引起的低血压与妊娠期高血压两者可达到平衡状态，在血压可控且病情稳定情况下可以期待妊娠到 37 周，在此期间使用促胎肺成熟治疗。本例患者发生心脏压塞，紧急处理后虽生命体征趋于平稳，但存在胎儿宫内窒息或死亡等风险，有终止妊娠指征。
- 终止妊娠方式：心包积液孕妇分娩方式取决于原发病、患者血流动力学状态、母婴情况及疾病进展情况。对于绝大部分循环稳定，胎儿情况良好的孕妇可尝试经阴道试产，强调区域麻醉下的器械助产，以消除与疼痛和 Valsalva 动作相关的血流动力学波动。剖宫产应作为随时可用的备选方案之一。本例患者心脏压塞后有循环不稳定，胎儿宫内窒息或死亡等风险，剖宫产有利于尽快终止妊娠。

• 麻醉方式选择：应基于目前孕妇的循环状态，对于已知心包炎或积液的患者，麻醉前首先评估心脏压塞是否存在。需要识别的症状和体征包括呼吸急促、端坐呼吸、头晕和胸痛 / 胸闷，心动过速、低血压、低氧饱和度、颈静脉怒张、奇脉（吸气时收缩压下降 ≥ 20mmHg），心包摩擦音或心音消失。循环稳定患者首选椎管内麻醉，须避免麻醉平面过高导致广泛的交感抑制、外周血管阻力下降，回心血量降低，加重原本由于心包积液导致的低血压。应采用分次滴定，缓慢调节麻醉平面，对于可预见的低血压推荐持续泵注升压药。血流动力学不稳定患者应推迟择期手术，通过局部麻醉下经皮引流或心包切除术解决心脏压塞后再实施手术。在紧急情况下建议全麻，通过扩容、升压药保持全身阻力和心排血量，正性肌力药物的使用存在争议。全身麻醉正压通气可能进一步减少心排血量，应使用满足患者需求的最小通气压力。避免明显血管扩张的药物，选用对心功能抑制较弱的麻醉药物，可接受阿片类、苯二氮䓬类、肌松药、氧化亚氮和挥发性麻醉药维持麻醉。本例患者心脏压塞紧急处理后行急诊剖宫产术，全身麻醉相对而言可控性更好。

• 围手术期管理：重点在于维持心率、全身血管阻力、静脉回流和心肌收缩力的稳定，包括：①术前优化血容量，谨慎使用利尿药；②除了常规生命体征监测外，建议监测有创动脉压和中心静脉压，超声心动图可以作为围生期心血管系统评估的有价值技术手段，特别是术中紧急心血管事件原因的排查；③对于可加重心包积液的原发病需积极处理，低蛋白血症可适当输注白蛋白，避免发生术后回心血量增多导致的心包积液量的增多等。本例患者在术前通过穿刺引流解决了紧急的心脏压塞的症状，在有创血压监测指导下，通过使用血管活性药物、平衡麻醉维持平稳的血压，保障孕妇心排血量和子宫胎盘灌注。

• 新生儿管理：应保证胎盘胎儿灌注，关注胎儿氧供情况，尽量避免加重胎儿宫内窒息的因素。

总之，妊娠期心包积液虽然常见，但危及患者生命安全的情况较为少见。中到大量心包积液孕妇，特别是血流动力学不稳定患者，术前和围手术期管理具有挑战性。正确、及时的病因诊断，原发疾病及诱因的积极处理可避免心包积液病情加重，急性心脏压塞通常需要紧急心包引流，解除压迫，稳定循环，尽快恢复心排血量和维持子宫胎盘灌注是保障母婴安全的关键。

（冯世苗　黄　伟）

第五节　妊高征患者子痫后剖宫产管理

☆病情介绍

患者，女，27 岁，因“停经 25 周，30min 前全身强直阵挛发作 3min”急诊入院。妊娠期未规律产检，患者及其家属诉孕 24 周出现 3 次新发作的头痛，头痛时自行监测血压在（140 ～ 170）/（90 ～ 120）mmHg，未就医行进一步治疗。30min 前患者头痛发作，伴头晕，随即出现全身阵挛发作，持续 3min 后自行缓解，急诊入院。否认高血压或癫痫病史。

入院查体：身高 168cm，体重 70kg，神志清，心率 82 次 / 分，呼吸 20 次 / 分，血压

158/92mmHg，SpO_2 97%（吸空气），神经系统查体阴性，双下肢轻度水肿。偶有宫缩，胎心正常，自诉胎动正常。

辅助检查：血小板 82×10^9/L，丙氨酸转氨酶 60U/L，天冬氨酸转氨酶 50U/L，碱性磷酸酶 207U/L，乳酸脱氢酶 353U/L，尿蛋白（+++），其余血常规、生化、凝血功能正常。头颅 CT 未见明显异常。

入院诊断：妊娠期子痫；G1P0 25 周宫内孕头位单活胎。入院后禁饮禁食，持续胎监及生命体征监测，血压波动在（140 ～ 160）/（80 ～ 100）mmHg，予以地塞米松促胎肺成熟、硫酸镁泵注解痉预防子痫，控制液体入量，吸氧等对症支持治疗。入院后患者情况改善，神志越来越清醒、警觉，反应灵敏，否认头痛或视觉障碍等，运动和感觉功能正常，未再发抽搐。神经内科急会诊暂不考虑颅内病变，子痫可能性大，眼科急会诊眼底检查发现视网膜动脉痉挛及视网膜水肿，考虑妊娠期高血压疾病导致，经产科全科讨论决定急诊剖宫产终止妊娠。

☆处理经过

入院后 5h 完善术前准备，拟行急诊剖宫产术。入室心率 86 次 / 分，血压 158/90mmHg，SpO_2 97%（吸空气），面罩吸氧（2L/min）SpO_2 100%。患者意识清醒，对答切题，无头痛等不适，硫酸镁持续泵注。孕妇吸氧条件下左侧卧位行腰麻联合麻醉，选择 $L_{2\sim3}$ 间隙穿刺，蛛网膜下腔注入 0.5% 布比卡因 2.2ml，置入硬膜外导管。椎管内操作结束，患者改为平卧位，10min 后麻醉平面达 T_4。手术开始，2min 后娩出一活胎，Apgar 评分为 6-8-9 分。术中患者血流动力学稳定在（130 ～ 140）/（60 ～ 90）mmHg，未额外使用血管活性药，心率 78 ～ 88 次 / 分，SpO_2 100%。手术历时 54min，晶体液入量 700ml，估计失血量 700ml，尿量 100ml。手术结束，予以双侧腹横肌平面阻滞加镇痛泵术后镇痛。产妇鼻导管吸氧转入 ICU 继续治疗。术后第 2 天，患者行头颅 MRI 检查，显示双侧枕部 T_2WI 及 T_2-FLAIR 上呈高信号，为可逆性脑白质后部综合征病变征象，未予特殊处理，术后第 5 天，患者顺利出院，嘱随访。

☆相关知识点

子痫（eclampsia）是子痫前期基础上发生不能用其他原因解释的抽搐，是子痫前期病情最严重的临床表现之一，可发生在产前、产时、产后，不典型的子痫还可发生于妊娠 20 周以前，子痫发作通常表现为全身性强直阵挛发作，子痫发作前几个小时多有先兆体征 / 症状，包括高血压（75%），头痛（持续性额或枕部头痛或雷击性头痛）（66%），视觉障碍（盲点、视力丧失、视物模糊、复视、视野缺损，畏光）（27%），右上象限或上腹部疼痛（25%）。完全无前驱症状的患者约占 25%。发病时，患者突然失去意识，常伴有尖叫，全身肌肉僵直，可能伴随发绀。约 1min 后，肌肉开始抽搐，并持续 1 ～ 2min，舌头可能被咬伤。抽搐结束患者最初处于深度睡眠，深呼吸状态，然后逐渐醒来，常遗留头痛。大多数患者在抽搐后 10 ～ 20min 意识逐渐清醒。神经系统查体可能发现深部肌腱反射活跃（阵挛）、视觉失认、精神状态改变 / 记忆缺陷和脑神经功能缺失等。

病理生理学机制：子痫发作的确切原因尚不清楚，目前有基于高血压作用的两种推测模型。第一种模型，高血压导致脑循环的自动调节系统崩溃，导致高灌注、内皮功能障碍和血管源性和（或）细胞毒性水肿。第二种模型，高血压引起自体调节系统的激活，导致脑血管收缩、灌注不足、局部缺血、内皮功能障碍和血管源性和（或）细胞毒性水肿。脑炎也可能在子痫发作中起作用。

子痫发病率为（1.5 ～ 10）/10 000 次分娩，孕产妇死亡率为 0 ～ 14%，70% 的子痫患者会出现并发症，包括脑出血、短暂性失明、心搏骤停、肝肾功能不全、凝血功能障碍等。其中，由出血或缺血引起的脑损伤可导致永久性的神经后遗症，是子痫患者最常见的死亡原因。早产、胎盘早剥、宫内窒息是妊娠期子痫胎儿死亡的主要原因。子痫发作期间胎儿心动过缓是常见症状，通常持续 3 ～ 5min。对母体和胎儿进行积极治疗干预，胎儿心率通常会得到改善。

超过 90% 的子痫患者神经影像学有可逆性脑白质后部综合征（reversible posterior leukoencephalopathy syndrome，RPLS）表现。经颅多普勒检查显示子痫患者的脑动态自调节能力降低，脑灌注压升高。子痫患者常有脑电图异常表现，但目前相关资料有限。

☆专家点评

该患者为育龄期女性，孕 25 周，妊娠期子痫，入院前发作过 3 次头痛，本次入院前全身强直阵挛 3min，子痫发作，及时终止妊娠有利于病情控制。

本例患者的围手术期管理主要从以下几个方面考虑。

- 终止妊娠时机：对子痫的最终治疗是及时终止妊娠，继续妊娠母胎风险高，不做推荐。本例患者虽然孕周只有 25 周，属于极早产儿，但妊娠期子痫发作，入院后予以硫酸镁解痉并控制血压，孕妇情况稳定后终止妊娠是保障其安全的有利选择。
- 终止妊娠方式：子痫不是自然分娩的禁忌证。孕妇情况稳定后，综合考虑胎龄、胎儿状况和体位，宫颈状况，患者是否有过分娩史等因素决定分娩方式。对于妊娠＞ 32 ～ 34 周，分娩条件较好的孕妇，使用促宫颈成熟剂进一步改善宫颈条件，引产是一个合理的选择。然而，应该避免长时间的引产，并明确引产计划终止时间点（例如，24h 内）。而对于妊娠期＜ 32 ～ 34 周且宫颈状况不佳的患者，剖宫产是一个合理的选择。如果子痫发作后行紧急剖宫产，建议等待 15 ～ 20min，直到母亲和胎儿出现恢复的迹象（子痫发作得到控制，母亲神志恢复，对名字、时间和地点可清晰作答），胎儿产前宫内复苏，胎心率稳定，有助于改善新生儿结局。本例患者孕 25 周，子痫发作后在孕妇情况稳定，胎心恢复正常的情况下剖宫产急诊手术终止妊娠是合理的选择。
- 麻醉方式的选择及麻醉管理：子痫发作的孕妇在麻醉前需要就患者症状及体征再次进行评估，对于有持续头痛或神经系统症状 / 体征的患者，神经内科医生会诊，一般来说，有持续性局灶性中枢神经系统症状或体征的患者，以及不典型子痫发作（如持续时间＞ 10min，使用硫酸镁预防发作时发生，或复发发作）的患者需要进行神经影像学检查，以排查其他可能的神经系统疾病，如癫痫、颅内出血、颅内感染等。孕妇一般情况稳定，神志清晰可配合，没有颅内压升高或其他禁忌证的情况下，椎管内麻醉一般是安全有效的。但在操作过程中继续使用硫酸镁预防子痫发作，并需要专人协助患者摆放体位并适当固定，避免患者再次子痫发作可能的摔伤。全麻风险在于急诊剖宫产孕妇反流误吸风险增加，子痫发作后口咽水肿导致插管困难或失败风险增加，插管过程中一过性的血压升高，以及麻醉诱导的心排血量减少和全身血管阻力下降引起的低血压。本例患者子痫发作后快速缓解，CT 检查未见明显异常，目前硫酸镁解痉，药物降压，情况稳定，在腰硬联合麻醉下顺利完成手术。

● 围手术期管理：①可持续硫酸镁输注预防子痫发作，建议维持至产后 24 ～ 48h，并且根据产妇病情及恢复情况调整用药。②血压控制目标与术前目标血压一致，注意控制血压在目标范围（130 ～ 150mmHg/80 ～ 100mmHg）以内，预防心脑血管意外和胎盘早剥等并发症。术中血压控制不佳的情况下，可复合艾司洛尔、硝酸甘油、硝普钠等短效降压药。推荐采用连续有创动脉血压可对血压进行靶向控制、可联合中心静脉压监控容量，推荐采用限制性容量管理策略。③做好子痫发作处理应急预案，提前准备包括气道设备，抢救药物等，针对并发症对症处理。④不典型病例积极排查其他病因。⑤术后持续性高血压患者过渡到口服降压药物。若妊娠前血压正常，术后口服降压药后无高血压，则 3 周后停止口服降压药，监测血压以评估是否需要进一步治疗。

● 新生儿管理：本例新生儿属于极早早产儿，脏器发育不成熟，合并症多，出生后需接受专业的新生儿团队管理。

总之，子痫是子痫前期病情最严重的临床表现之一，可明显增加母婴并发症发生率及死亡率。对临床怀疑子痫发作的孕产妇，保障母婴预后的最佳策略是在排除其他中枢神经系统病变基础上，控制血压、使用硫酸镁解痉，及时处理并发症，并力争在母婴状况改善前提下尽快终止妊娠。围手术期管理重点以控制血压和预防子痫再次发作为主。

（冯世苗　黄　伟）

第六节　妊娠合并术中子痫

☆病情介绍

患者，女性，29 岁，因“停经 41^{+3} 周，腹痛 2^{+}h”入院。妊娠期产检甲状腺功能提示 TSH ＜ 0.008mU/L，FT4 27.28pmol/L，甲状腺抗体正常，考虑妊娠甲亢综合征，未予处理。妊娠 29^{+} 周彩超提示胎儿脐动脉血流频谱 S/D 值增高（S/D=3.9 ～ 5.7，多次多段测量），门诊给予克赛 4000U ih qd 至孕 38 周停药。2^{+}h 前腹痛，无阴道流血流液，急诊就诊，以“临产”收治入院。入院查体：身高 150cm，体重 63kg，血压 115/69mmHg，心率 82 次 / 分，呼吸 20 次 / 分，体温 36.6℃，心肺检查（－），宫缩间歇 5 ～ 6min，持续约 30s。胎心率 140 次 / 分，胎动正常。

辅助检查：白蛋白 31.9g/L，其余血常规、凝血、生化、电解质检查均正常。既往史无特殊。

入院诊断：脐带绕颈 2 周；妊娠合并甲状腺功能异常；G2P0+1 40^{+1} 周宫内孕头位单活胎临产。入院后常规监护，待产 8h 后破膜，因“羊水Ⅲ度；Ⅱ类胎监”行急诊剖宫产术。

☆处理经过

患者入室已禁食 6h，禁饮 2h。常规监测生命体征，无创血压 165/105mmHg、心率 82

次 / 分、SpO_2 98%。血压偏高考虑宫缩疼痛刺激导致，未给予特殊处理。患者左侧卧位行腰硬联合麻醉，蛛网膜下腔注射 0.5% 布比卡因 2.7ml，麻醉效果满意。手术开始 5min 后娩出胎儿，Apgar 评分 10-10-10 分。胎儿娩出后予缩宫素 10U 宫壁注射、卡贝缩宫素 100μg 静脉滴注。术中维持血压（110 ～ 152）/（75 ～ 105）mmHg，心率 64 ～ 98 次 / 分。手术历时 45min，输入晶体液 700ml，失血 300ml，尿量 10ml。手术结束 7min 后患者在手术间突发牙关紧闭、呼之不应、双上肢及躯干强直抽搐伴意识障碍，口腔内有大量血性液体流出。心率 127 次 / 分，血压 193/106mmHg，SpO_2 94%。立即给予面罩吸氧、口腔吸引、清理呼吸道、保护患者口舌，依次给予丙泊酚 150mg、罗库溴铵 30mg 静脉注射，行快速气管插管，气管内未吸引出分泌物和血液。听诊双肺呼吸清、对称（呼吸机辅助通气下），查双侧瞳孔对光反射正常，瞳孔等大等圆。立即予硫酸镁 4g 负荷剂量解痉，右桡动脉穿刺置管行有创血压监测 142/84mmHg。查血气 pH 7.127、$PaCO_2$ 51.6mmHg、PaO_2 215mmHg、BE －12.2mmol/L、HCO_3^- 17.0mmol/L、Hb134g/L、HCT39%、乳酸 6.5mmol/L。插管 5min 后心率 110 次 / 分，血压 159/90mmHg，SpO_2 100%。患者肌肉松弛，抽搐停止，继续镇静、解痉、控制血压、纠酸等对症支持治疗。30min 后复查血气 pH 7.371、$PaCO_2$ 39mmHg、PaO_2 360mmHg、BE －2.7mmol/L、HCO_3^- 22.6mmol/L、Hb 121g/L、HCT 36%、乳酸 5.18mmol/L。凝血功能检查正常。患者带管转入 ICU，继续镇静镇痛，硫酸镁解痉，降压，利尿，静脉滴注甘露醇减轻脑水肿，抗感染等对症支持治疗，10h 后患者意识清晰，自主呼吸良好，可完成指令动作，拔除气管导管。术后第 2 天头颅 CT 检查未见明显异常，术后第 3 天转出 ICU，术后第 4 天患者顺利出院，嘱门诊随访。

☆相关知识点

子痫定义、临床表现及病理生理改变详见本章第五节相关内容。子痫可能发生在产前、产时和产后，其风险因素包括孕妇年龄＞ 40 岁或＜ 18 岁，子痫前期病史，子痫前期家族史（母亲或姐妹），自身免疫性疾病（抗磷脂抗体阳性、SLE），高血压病史，甲亢、肾脏病史，糖尿病史，初次产检时体重指数（BMI）≥ 28kg/m²，多胎妊娠，首次妊娠，妊娠间隔时间≥ 10 年或＜ 2 年，妊娠早期收缩压≥ 130mmHg 或舒张压≥ 80mmHg，药物滥用（可卡因 / 甲基苯丙胺），以及其他易发生妊娠期高血压疾病的人群。

以往认为，子痫是由高血压、蛋白尿等一系列临床表现逐渐发展而成，但有研究发现子痫发作孕产妇 20% ～ 38% 没有高血压病史，20% 没有尿蛋白病史。同样值得注意的是，子痫还可发生于没有任何前驱表现或症状的患者。产时及产后 24h 是子痫的好发时间，疼痛，过度劳累，手术创伤，情绪波动，过度兴奋均可诱发子痫，已有数据显示 59% 的子痫发生在产前，20% 发生在分娩中，21% 发生在产后。

子痫发作孕产妇并发症发生率可高达 70%，严重的并发症包括颅内出血、心搏骤停、肝肾功能障碍、胎盘早剥、DIC、肺栓塞、胎死宫内等，严重影响孕产妇及新生儿的安危，是导致孕产妇和新生儿死亡率增高的严重疾病。虽然很少发生永久性神经系统损伤，但 1/4 的患者在 MRI 检查中会发现永久性的脑白质缺失，常会出现短暂或长时间的记忆力衰退和认知障碍。

孕产妇抽搐病因很多，应进行鉴别诊断。

妊娠期抽搐的病因以子痫发作占比最高，可达 98%。抽搐发作时应控制气道，维持氧合，镇静，控制抽搐等对症支持治疗的同时，需积极排查其他可能的病因（表 1-6-1），以防病情遗漏，诊断错误导致病情恶化。

表 1-6-1　孕产妇抽搐原因列表

分类	疾病
主要病因	子痫发作
常见病因	癫痫，高热惊厥
脑血管疾病	颅内出血，脑静脉窦血栓，缺血性卒中，占位病变，羊水栓塞，空气栓塞，脑后路可逆性脑病综合征，可逆性脑血管收缩综合征，血栓性血小板减少性紫癜
代谢性疾病	妊娠剧吐，高血糖，低血糖
电解质异常	低钠血症，高钠血症，低钙血症，高钙血症，低镁血症，吡多醇缺乏症，急性肝炎（妊娠脂肪肝、病毒性肝炎），尿毒症，间歇性卟啉症
感染	脑性疟疾，脑膜炎，脑炎，脑脓肿
其他病因	心因性非癫痫性癫痫抽搐，戒断药物（可卡因、酒精等），局部麻醉全身毒性

☆专家点评

本例患者妊娠期产检血压正常，但有甲亢病史，胎儿脐动脉血流频谱 S/D 值增高，需警惕妊娠期高血压相关疾病的发生。患者待产 8h 后由于“羊水Ⅲ度，Ⅱ类胎监”行急诊剖宫产术，入室血压偏高，剖宫产术后发生抽搐，即刻予以镇静、肌松、气管插管进行呼吸循环支持，控制抽搐，预防损伤，纠正酸中毒等一系列及时准确的急救措施。通过排查可能病因，考虑子痫发作可能性大，并以硫酸镁解痉，患者生命体征及内环境基本稳定后送入 ICU 后续治疗，颅脑 CT 排除其他颅脑病变，有效保障了患者的顺利康复。

本例患者的临床管理将从以下几个方面讨论。

● 围生期子痫发作处理关键原则：①患者左侧卧位，保持气道通畅，预防产妇缺氧；②防止误吸，适度约束防止外伤；③治疗严重高血压；④镇静解痉，预防子痫复发；⑤评估分娩时机；⑥高血压和子痫控制后症状改善不明显或出现局部神经系统阳性体征的患者应由神经科医生进行评估并进行相关影像学检查，详细处理流程见图 1-6-1。

孕产妇子痫发作并不是气管插管的绝对指征，需根据患者呼吸状态、反流误吸风险以及病情发展情况综合决定采用何种气道管理策略，对于呼吸不规整，氧合维持不佳，反流误吸高风险，或者诊断不明确，不能排除其他颅脑病变或全身性疾病的患者，建议深度镇静下气管插管。即便初期评估不需要气管插管的患者，也需要做好插管准备，以备紧急抢救。本例患者子痫发作时机在手术结束后离室前，术前无明确妊娠期高血压疾病史，短时间内并不能明确子痫诊断，加之血压急剧升高，心脑血管意外风险大，紧急实施深度镇静下的气管插管。

● 围手术期管理方面：对于已经实施分娩镇痛或腰硬联合麻醉的围生期孕妇，在子痫控制的基础上可通过椎管内麻醉辅助自然分娩或椎管内麻醉下完成剖宫产，围手术期管理强调适度镇静、硫酸镁解痉及血压的控制，避免子痫复发。对于未提前放置硬膜外导管的

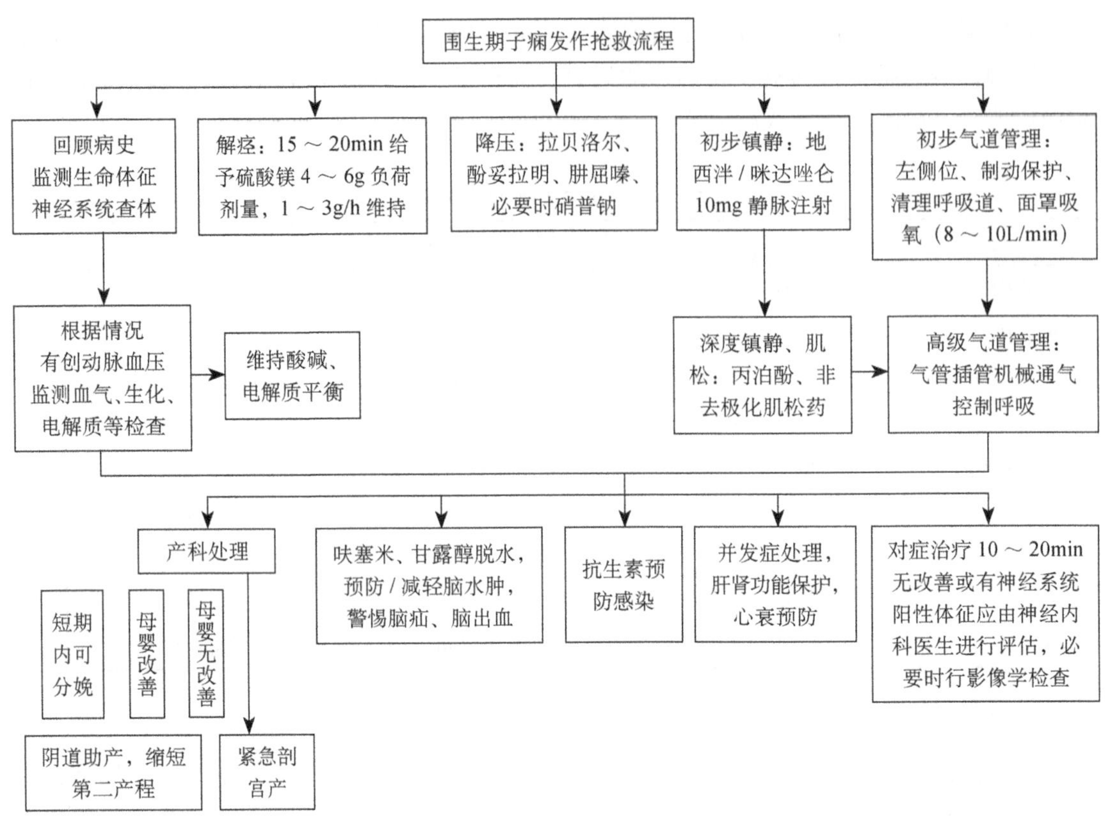

图 1-6-1　围生期子痫发作抢救流程

围生期子痫孕妇，基于对子痫复发的担心以及通常没有充足时间完成相关检查以排查颅内病变，全麻可能是紧急情况下的更适宜选择，但需强调子痫发作可导致头面部、口咽水肿加重，困难插管风险增加，需按困难气道做相应准备。全麻插管过程中一过性血压升高，以及麻醉药物导致心肌抑制和全身血管阻力下降引起的低血压等问题可能导致母婴循环恶化，需充分评估，提前预防。

强调子痫发作孕产妇追踪随访及后续治疗，包括：①维持硫酸镁持续泵注至少 24～48h，预防子痫复发；②继续降压治疗，根据患者情况可从静脉用药逐步过渡为口服用药；③加强子痫发作后产妇陪护，短期内避免患者独处或独自照顾新生儿；④不典型病例应由神经内科医生进行随访，包括不符合子痫前期、妊娠高血压、HELLP 综合征诊断标准或持续性神经功能缺损、长时间意识丧失、分娩后 48h 子痫发作、妊娠 20 周前子痫发作、足量硫酸镁治疗下仍子痫发作的患者。

• 新生儿管理：胎儿娩出前的子痫发作，发作期间可有 3～5min 的胎儿心动过缓。发作缓解后可有胎儿心动过速和胎心率变异性消失，通常在对母体和胎儿积极干预后得到改善，多不需要紧急剖宫产。然而，如果复苏干预 10～15min 仍出现频繁的胎心率减速或胎心率没有改善，需要紧急剖宫产，做好新生儿抢救准备。

总之，子痫是子痫前期病情最严重的临床表现之一，但部分产妇可没有高血压病史和（或）尿蛋白病史，没有任何前驱表现或症状，可发生在产前、分娩中或产后，可明显增加母婴并发症发生率及死亡率。子痫发作的紧急救治流程关键在于气道保护，如紧急情况需控制气道，注意子痫可加重困难插管风险，应深度镇静下准备好困难气道设备进行气管插管，维持氧合，约束患者避免损伤，控制抽搐，降压、预防子痫再次发作等对症支持治疗。胎儿积极干预 10 ～ 15min 仍出现频繁的胎心率减速或胎心率无改善，需要紧急剖宫产，做好新生儿抢救准备。

（冯世苗　黄　伟）

第七节　妊高征患者术中镁中毒

☆病情介绍

患者，女，29 岁，因“孕 36^{+5} 周，全身水肿 20d，血压升高 1 周，头痛 1d”入院。外院建卡常规产检，因血压升高外院住院治疗 3d（用药不详），病情加重，头痛 1d 转入我院。

入院查体：身高 161cm，体重 61.5kg，体温 36.5 ℃，心率 97 次 / 分，血压 160/110mmHg，呼吸 20 次 / 分，SpO_2 95%，重症病容，意识清楚，全身水肿，心肺（–），神经系统查体阴性，膝腱反射存在。胎心 134 次 / 分。

辅助检查：Hb 90g/L，PLT 188 × 10^9/L，BUN 7.8mmol/L，CRE 125μmol/L，尿蛋白（+ + +），其余查血结果未见异常。心电图及心脏超声结果正常。既往病史无特殊。

入院诊断：重度子痫前期；G1P0 36^{+5} 周孕单活胎待产。入院后监测生命体征，鼻导管吸氧，拉贝洛尔（100mg，po，tid）降压，静脉输注硫酸镁（$MgSO_4$）1.8g/h（4% 硫酸镁 500ml 溶液，45ml/h）解痉，卧床静养。8h 后调低硫酸镁速度至 1.5g/h 维持，因胎心晚期减速行紧急剖宫产。

☆处理经过

入室血压 150/88mmHg，心率 90 次 / 分，呼吸 26 次 / 分，SpO_2 97%。患者嗜睡，双侧瞳孔对称，大小正常，对答切题，膝腱反射减弱。硫酸镁泵注带入。消毒铺巾准备，面罩吸氧 10L/min，全身麻醉快速顺序诱导，静脉依次推注丙泊酚 100mg、瑞芬太尼 50μg 和罗库溴铵 40mg 后 6.5# 气管导管插管，2% 七氟烷麻醉维持，呼吸机控制通气（频率 12 次 / 分，潮气量 450ml，纯氧 2L/min）。3min 后娩出一活婴儿，Apgar 评分 7-8-10 分。静脉追加咪达唑仑 2mg，舒芬太尼 15μg。手术持续 30min，患者生命体征平稳。术毕共计输入 800ml 平衡液，估计失血 300ml，小便 50ml。20min 后患者恢复自主呼吸，潮气量 200 ～ 250ml，呼吸 20 ～ 22 次 / 分，心率 70 次 / 分，血压 103/68mmHg，SpO_2 98%。然而，在接下来的 40min 里产妇对刺激没有反应，无苏醒迹象，检查双侧瞳孔对称，直径约 3mm。动脉血气基本正常。总结术前及术中 12h 内硫酸镁总量约 20g，怀疑镁中毒，查血清镁含量为 4.1mmol/L，给予葡萄糖酸钙 2g、呋塞米 10mg 以及小剂量的丙泊酚和曲马多镇静镇痛。30min 后患者意识逐渐恢复，血压升至 121/71mmHg，小便出量 200ml，生命体征平稳，拔出气管导管。送 ICU 加强监护，复查血清镁含量为 2.9mmol/L，继续降压、解痉治疗，并严密监测患者膝腱反射、呼吸频率和小便量，调整硫酸镁用量，患者术后第 6 天顺利出院。

☆相关知识点

镁中毒（magnesium toxicity）：镁是人体中所必需的重要元素，正常浓度范围为0.8～1.0mmol/L，对维持细胞功能和机体的生理功能至关重要。血清镁浓度＞1.25 mmoL/L时为高镁血症，除少数医源性因素导致进入体内镁过多外，大多是因肾脏功能障碍引起排泄减少所致。高镁血症导致患者出现包括消化系统、呼吸系统、神经系统，以及心血管系统等在内的功能障碍，从而引起一系列临床症状和体征，即认为发生了镁中毒。镁中毒是一种严重且可能危及生命的并发症，在健康人群中很少见，多发生于应用镁制剂后，输注硫酸镁速度过快、肾功能不全及体重偏低均会导致镁中毒的风险增高。

临床表现与血清镁升高的幅度及速度有关，短时间内迅速升高者临床症状较重，一般早期表现为食欲不振、恶心、呕吐、皮肤潮红、头痛、头晕等，因缺乏特异性，容易忽视。当血清镁浓度达2～4mmol/L，可出现神经-肌肉及循环系统的明显改变；血清镁浓度＞3mmol/L时，腱反射减弱或消失；血清镁浓度＞4.8mmol/L时，发生肌无力，四肢肌肉软瘫，影响呼吸肌时，可发生呼吸衰竭，呼吸停止；＞6mmol/L时，可发生严重的中枢抑制，如昏睡、木僵、昏迷等，对心血管系统的影响表现为窦性心动过缓、传导阻滞、心律失常、血压下降等。

硫酸镁是子痫前期患者治疗的一线用药，妊娠期硫酸镁解痉最常见的使用方案是：负荷剂量为4～6g（10%硫酸镁溶液15～20min静脉注射），然后1～2g/h持续输注。孕妇体重过低，肾功能不全等可能增加镁中毒风险，需降低使用剂量。禁用于重症肌无力患者，有导致肌无力危象风险。肺水肿患者不推荐使用硫酸镁，如确有必要使用，需同时注意限制液体入量、利尿和吸氧。硫酸镁使用期间应每隔1～2h进行临床评估避免发生镁中毒，评估内容包括：①膝腱反射存在。②呼吸频率＞12次/分。③小便＞100ml/h。④怀疑镁中毒时及时检测血镁浓度。⑤高风险患者如肾功能不全（肌酐＞110μmol/L）建议每4～6小时复查血镁浓度。血镁浓度＞4.0mmol/L停用硫酸镁，并间隔2h后复查血镁浓度，血镁浓度＜3.5mmol/L可继续从低剂量开始泵注。⑥排除其他可导致相似临床症状/体征的疾病：如重症肌无力、周期性麻痹、吉兰-巴雷综合征等均可有肌无力的表现。

妊娠期的镁中毒多与子痫前期患者治疗使用硫酸镁有关，其临床表现同于其他患者，镁离子可自由穿过胎盘，脐血浓度接近母体血清浓度，血镁升高可导致胎儿基线心率和变异率下降，但通常在正常范围内，生物物理评分和NST试验反应改变不明显，在母体生命体征平稳时不增加新生儿的不良预后。

☆专家点评

本例患者孕36^{+5}周，重度子痫前期，住院治疗期间胎儿宫内窘迫有紧急剖宫产指征。手术顺利但麻醉苏醒延迟，术前及术中12h内硫酸镁总量约20g，患者肌酐升高，存在增加镁中毒风险因素，查血镁浓度高于治疗浓度范围，发生镁中毒，进行相应处理，患者恢复良好。

针对本例患者的临床管理将从以下几个方面讨论。

● 镁中毒的临床处理原则：

（1）对症处理：① 2 ～ 5min 静脉注射 10% 葡萄糖酸钙 1.5 ～ 3g 或 10% 氯化钙 0.5 ～ 1g 缓解症状（氯化钙溢出更容易引起组织坏死）；②应用胆碱酯酶抑制剂，如新斯的明可使乙酰胆碱破坏减少，从而减轻高镁血症引起的神经 - 肌肉接头兴奋性的降低；③根据需要可采用呼吸支持治疗、升压药治疗、抗心律失常治疗等。

（2）降低血镁浓度：①补充生理盐水或葡萄糖液纠正脱水，增加肾小球滤过量，加速镁的排出；②在补充血容量的基础上，使用利尿药增加尿镁排出；③肾功能不全时可应用透析疗法；④停用一切含镁药物。

● 分娩方式和时机：主要取决于患者的原发病（具体参考"重度子痫前期合并肺水肿"章节相关内容）及镁中毒的处理情况，剖宫产在紧急情况下具有更好的可控性，安全性更高。

● 麻醉选择：患者生命体征平稳，尚能配合的情况下，可积极处理镁中毒同时实施椎管内麻醉，但需注意适当减少单次给药剂量缓慢调整麻醉平面，避免麻醉平面过高导致严重低血压及呼吸抑制，根据血压情况预防性泵注升压药。对于已出现严重心血管系统毒性反应，呼吸抑制，患者意识不清难以配合，胎儿宫内窘迫需紧急剖宫产等情况，全身麻醉可以更好地控制呼吸，更利于维持循环系统的稳定。

● 围手术期管理：加强监测，镁中毒时适度减量（罗库溴铵 10mg 或顺式阿曲库铵 2mg）或避免使用非去极化肌松药，并使用肌松监测仪。镁剂可导致低血压、心律失常等的发生，需避免选择循环系统抑制明显的麻醉药。严重镁中毒循环呼吸不稳定可能继发缺血缺氧，进而导致酸碱失衡、器官功能障碍等，术中必要时行电解质及血气分析，及时纠正酸碱失衡，维持内环境稳定，术后应待患者清醒，呼吸循环稳定后拔出气管导管，密切监测血镁水平和患者临床症状 / 体征。

● 新生儿管理：镁离子可自由穿过胎盘，脐血浓度接近母体血清浓度，虽然目前有证据表明镁离子浓度升高不增加新生儿的不良预后，但是仍需警惕新生儿呼吸抑制的风险，同时，严重镁中毒导致的孕妇呼吸循环抑制有可能继续影响子宫胎盘供血供氧，进而威胁胎儿安全，需积极做好新生儿复苏准备。另外，子痫前期患者的胎儿生长受限、羊水过少、胎盘早剥以及胎儿宫内窘迫发生率增加，需由新生儿团队进行评估及护理。

总之，在使用硫酸镁治疗子痫前期时，不仅要关注药效，也要关注镁离子浓度过高引起的一系列不良反应并及时进行处理。孕妇体重过低，肾功能不全等可能增加镁中毒风险，有条件的医疗机构可采用硫酸镁泵注方式进行治疗，定时评估患者呼吸频率、膝腱反射、小便量的情况，必要时监测血镁浓度。镁中毒发生首先应维持患者循环呼吸系统稳定，使用钙剂阻断镁离子的相关毒性作用，利尿促进镁离子的排除。

（冯世苗　黄　伟）

第八节　妊娠合并高血压危象

☆病情介绍

患者，女，34 岁，因"停经 6^+ 月，颜面及下肢水肿 2^+d，超声提示胎死宫内 1^+d"入院。妊娠期未行产检、未监测血压。2^+天前无明显诱因出现颜面及双下肢水肿，外院就诊超声检查提示：宫内死胎，测血压230/140mmHg，诊断为“高血压危象；慢性高血压并发子痫前期；G3P1+1 6^+月宫内孕死胎”，予以心电监护，硝苯地平口服、硫酸镁、乌拉地尔静脉泵入等治疗，因患者病情危重，转诊至我院。无头痛、恶心、呕吐、视物模糊等不适。

入院体格检查：身高158cm，体重76kg，体温36.9℃，心率82次/分，呼吸17次/分，血压189/120mmHg，面部、四肢水肿，双眼球结膜轻度水肿，视盘轻度水肿（眼科会诊）。双肺闻及散在少许湿啰音，腹部检查未见明显异常，活动正常，神经系统查体阴性。

专科查体：偶有宫缩，子宫下段瘢痕处无压痛。

辅助检查：血红蛋白117g/L，血小板106×10^9/L，乳酸脱氢酶330U/L，ALT 109U/L，AST 85U/L，总镁3.82mmol/L，肌酐93μmol/L，N型脑钠肽686pg/ml，肌钙蛋白I 0.051μg/L。心脏超声检查：EF=61%、FS=33%、室间隔与左心室后壁增厚、左心房稍大、主动脉瓣反流（轻度）、左心室收缩功能测值正常。产科超声：未见确切胎心胎动。

既往史：5年前因“胎儿宫内窘迫、重度子痫前期”行剖宫产术，产一女婴，健在。3^+年前因“死胎、重度子痫前期”行引产术，诊断为“慢性高血压”，给予药物治疗，具体不详，后自行停药。

入院后诊断：高血压危象；慢性高血压并发重度子痫前期；G3P1+1 6^+月宫内孕单死胎；瘢痕子宫；肥胖。入院后完善相关检查，降压、硫酸镁解痉、保肝、补充白蛋白、调节电解质、交叉配血试验、完善术前准备等处理，经产科全科讨论决定在B超监测下行乳酸依沙吖啶（利凡诺）羊膜腔穿刺引产。

☆处理经过

B超监测下利凡诺羊膜腔穿刺引产术，术前再次复查肝肾功能、血常规、凝血功能，较入院时无明显变化。孕妇禁食6h，禁饮2h，排空膀胱后送入手术室，心率85次/分，呼吸18次/分，血压165/103mmHg，SpO_2 93%，面罩吸氧6L/min后SpO_2 99%。评估患者气道条件马氏分级Ⅲ级，给予咪达唑仑1mg镇静。患者全身水肿明显，背部解剖结构不清晰，左侧卧位下超声定位$L_{2\sim3}$间隙，局麻后硬膜外穿刺置管顺利，患者恢复平卧位。硬膜外给予试探剂量1.5%利多卡因3ml（不含肾上腺素），5min后追加1%利多卡因10ml，调整麻醉平面至T_{10}。B超监测下利凡诺羊膜腔穿刺引产术，过程顺利，穿刺点无出血，孕妇一般情况可，未诉特殊不适。接硬膜外镇痛泵（罗哌卡因100mg+舒芬太尼50μg+生理盐水110ml，8ml/h，推注6ml，锁时20min），观察患者生命体征、宫缩及镇痛效果，30min后送患者回ICU待产及监护。ICU继续予以硝苯地平控释片及拉贝洛尔口服、乌拉地尔泵入控制血压、硫酸镁解痉、抗感染、雾化祛痰、补充白蛋白并利尿等治疗。患者安静休息，23h后顺娩一死胎，5min后胎盘娩出，检查胎盘、胎膜完整。未见会阴、宫颈裂伤及外阴、阴道血肿，出血总量170ml。待产及分娩过程镇痛效果佳，视觉模拟评分法（VAS）评分维持≤3分，血压（131～158）/（82～101）mmHg。产后返回ICU继续降压、解痉、抗感染、利尿等治疗，缩宫素促宫缩，低分子肝素预防性抗凝（硬膜外导管拔除后4h开始），维持电解质平衡等治疗，产后2d安全转出ICU，产后4天顺利出院，持续口服拉贝洛尔（100mg，tid），嘱心内科随访。

☆相关知识点

高血压危象（hypertension crisis）：高血压疾病是妊娠期最常见的合并症之一，在全球的发病率为 5% ～ 10%，是造成母胎发病及死亡的最常见原因之一。妊娠期高血压疾病可分为妊娠期高血压、子痫前期 / 子痫、妊娠合并慢性高血压及慢性高血压合并子痫前期。2017 年美国妇产科医师协会（American College of Obstetricians and Gynecologists，ACOG）就妊娠期及产后严重高血压急性发作的紧急处理发布了相关指南，血压突然升高至≥ 160/110mmHg，持续 15min 即可诊断为高血压危象。妊娠期高血压危象会导致孕产妇和胎儿严重并发症，如脑血管意外、肺水肿、心肌梗死、急性肾功能衰竭、子宫 - 胎盘血液灌流不足、胎盘早剥等，是围生期母婴发病及死亡的主要原因。

高血压危象重在预防，有高血压病史的患者不适当减药、停药和其他诱发因素未得到很好控制都可能诱发高血压危象。发生高血压危象患者需要及早识别并准确评估病情风险，定期评估靶器官功能，密切监测，及早发现靶器官损害，调整降压药，快速、平稳降压，减轻靶器官损害。妊娠期需根据孕妇及胎儿情况制订相应处理计划包括降压药物、降压范围以及终止妊娠时机，静脉注射拉贝洛尔和肼屈嗪是治疗孕产妇高血压危象的一线药物。口服硝苯地平缓释片在无法静脉给药时可做首选。患者病情稳定后寻找血压异常升高的可纠正原因或诱因是预防再次复发的关键。

妊娠期高血压危象血压控制目标如下。

（1）降压治疗第一目标：30 ～ 60min 将血压降低到一个安全水平。由于患者基础血压水平各异、合并的靶器官损害不一，这一安全水平必须根据患者的具体情况决定。除特殊情况外（缺血性脑卒中、主动脉夹层），建议使平均动脉血压迅速下降但不超过 25%。一般掌握在近期血压升高值的 2/3 左右。在紧急降压治疗时，需要充分认识过快过剧烈的血压下降可导致组织灌注不足和（或）梗死。

（2）降压治疗第二目标：在达到第一目标后，应放慢降压速度，可加用口服降压药，逐步减慢静脉给药的速度，在后续的 2 ～ 6h 将血压降至 160/100 ～ 110mmHg，根据患者的具体病情适当调整。

（3）降压治疗第三目标：血压水平目标不是正常化，但是在 24 ～ 48h 血压要达到（130 ～ 150）/（80 ～ 100）mmHg 的范围，以防止反复、长时间暴露于严重的收缩期高血压，导致脑血管自动调节障碍。在控制血压的过程中，强调严密的血压监测和胎儿监测。

☆专家点评

本例患者妊娠 6^+ 月，有慢性高血压病史，妊娠期未监测及控制血压，导致血压急剧升高，突发高血压危象，胎死宫内，患者一般情况差，全身水肿，双肺可闻及湿啰音，有心力衰竭、肺水肿前兆，积极控制血压，消除水肿，维持生命体征平稳的基础上硬膜外分娩镇痛下引产。

本例患者的围手术期管理主要从以下几个方面考虑。

• 终止妊娠时机：具体参考本章第三节相关内容。分娩前积极控制血压，尽量维持患者情况平稳，即使在紧急情况下也要遵循这一原则。本例患者胎死宫内，在控制血压，孕妇一般情况稳定时宜尽快终止妊娠。

● 终止妊娠方式：高血压危象孕妇在积极降压解痉、控制血压、一般情况尚可、胎儿状况良好时可尝试自然分娩。在积极治疗同时，母婴情况有恶化趋势或产科评估自然分娩条件差宜选择剖宫产。本例患者妊娠 6^+ 月，胎龄小，胎儿通常易于娩出，尝试引产可避免剖宫产相关心脑血管意外、血栓栓塞、感染等风险的增加。

● 麻醉方式选择：在排除相关禁忌（如凝血功能障碍、局部感染、颅内高压、患者不能配合）前提下，椎管内麻醉对于高血压孕妇的疼痛控制，减轻应激反应、辅助血压控制是有益处的。对于发生了高血压危象的孕妇，强调椎管内应给予不含肾上腺素的试探剂量，避免高血压危象的再次发生。虽然高血压孕妇椎管内麻醉过程中发生低血压的概率低于普通产妇，但仍然强调血压监测和麻醉平面的控制，避免血压快速而剧烈地下降，脏器灌注不足导致缺血和梗死，子宫胎盘灌注不足将严重威胁胎儿宫内安全。有椎管内麻醉禁忌的孕妇，可选择全麻。全身麻醉诱导插管必须事先采取措施以消除或减少高血压发生，具体参考本章第一节相关内容，同时强调高血压孕产妇通常困难气道风险增加，建议采用可视设备插管优化插管条件。本例患者在椎管内镇痛下顺利自然分娩，良好的镇痛对于待产期间的血压控制具有积极的作用。

● 围手术期管理重点：①持续血压控制，目标范围（130 ～ 150）/（80 ～ 100）mmHg，可选用硝酸甘油、硝普钠等短效降压药持续泵注；②建议有创动脉压持续监测指导血压管理，超声心动图可以用于术中紧急心血管事件原因的排查，通过视盘直径测量可初步筛查颅内压升高患者；③优化血容量，必要时使用利尿药；④加用阿片类药物可有效抑制疼痛刺激，减轻应激反应；⑤禁用麦角、欣母沛等可诱发高血压危象的子宫收缩剂；⑥全麻复苏前确认呼吸恢复良好、镇痛足够、可预防性给予降压药，避免拔管刺激导致的呛咳和血压波动；⑦术后多模式镇痛，避免疼痛刺激导致的血压升高。

● 新生儿管理：高血压危象的孕妇发生早产、胎儿宫内窘迫等风险明显增加，术前术中应保证胎盘胎儿灌注，关注胎儿氧供情况，尽量避免加重胎儿宫内窒息的因素，新生儿团队应做好复苏准备。

总之，孕产期高血压危象严重威胁母婴安全，需要及早识别并准确评估病情风险，严格按照妊娠期高血压危象血压控制目标进行控制，纠正高血压危象诱发因素。在降压治疗同时强调维持靶器官灌注和对症支持治疗，密切监测，定期评估，及早发现靶器官损害并处理，避免病情进一步恶化，保证子宫胎盘灌注以避免加重胎儿宫内缺氧窒息。围手术期管理需延续术前降压、解痉等治疗，避免疼痛、疲劳、紧张等不良刺激，加用短效降压药有利于血压调控，局麻药试探剂量避免加用肾上腺素，麦角、欣母沛等宫缩剂可诱发高血压危象，应避免使用。术后提倡多模式镇痛，避免疼痛刺激导致的血压升高。

（冯世苗　黄　伟）

第九节　妊娠合并高血压心脏病

☆病情介绍

患者，女，27 岁，因“停经 33 周，阴道流液 5h”入院，入院时患者呼吸困难，端坐呼吸，痛苦面容，躁动不安，血压 149/96mmHg，心率 130 次 / 分，呼吸 30 次 / 分，SpO_2 85%。口唇、四肢皮肤稍发绀，双下肢水肿，立即端坐位下吸氧（流量 5L/min），持续心电监护，单次口服拉贝洛尔 100mg 后急诊入院。追问病史，患者妊娠前无心脏病病史，未常规产检，近 1 个月前出现进行性劳力性呼吸困难，2d 前加重，不能平卧。

查体：身高 162cm，体重 80kg，端坐呼吸，急性痛苦面容，躁动不安，血压 146/98mmHg，心率 135 次 / 分，呼吸 29 次 / 分，吸氧下 SpO_2 95%。口唇、四肢皮肤稍发绀，双下肢水肿，双下肺可闻及湿啰音，神经系统查体阴性，眼底检查 A ： V=1 ： 3，视网膜未见水肿，无渗血或出血。8 ～ 10min 一次不规律宫缩。

辅助检查：NTpro-BNP 6070.27pg/ml，查血结果未见明显异常。心脏彩色多普勒超声提示左心房增大，室间隔左心室后壁增厚，左心室舒张功能降低，射血分数（EF）55%。产科超声提示宫内单活胎，胎心率 145 次 / 分。既往史：3 年前妊娠一次，妊娠期血压偏高，考虑妊娠期高血压（具体不详），足月孕剖宫产终止妊娠，产后 42d 随访测血压正常，之后未随访血压。

入院诊断：妊娠期高血压；高血压心脏病？心力衰竭；心功能Ⅳ级；G4P1+2 33 周宫内孕单活胎先兆早产；胎膜早破；瘢痕子宫。入院后患者端坐位面罩吸氧 6L/min 后 SpO_2 98%，持续心电监护及胎心监护。建立静脉通道，给予呋塞米 20mg，硝酸甘油 0.5 ～ 1μg/（kg • min）泵注，毛花苷 C 0.2mg 静脉缓推，地塞米松 10mg 促胎肺成熟。心内科、麻醉科、ICU 多科会诊评估后拟急诊剖宫产终止妊娠，积极术前准备，与家属充分沟通，交代相关风险。

☆处理经过

入院后 4h 行急诊剖宫产术，其间未进食。提前准备抢救药物及设备。患者端坐位、鼻导管吸氧、带硝酸甘油泵注 0.5μg/（kg • min）入室，常规心电监护，血压 150/98mmHg，心率 100 次 / 分，SpO_2 90%，呼吸 32 次 / 分，立即予以面罩吸氧 10L/min（SpO_2 98%）。给予 1mg 咪达唑仑适度镇静，局麻下行右侧桡动脉穿刺置管测有创血压为 149/93mmHg，动脉血气分析 pH 7.33，$PaCO_2$ 23.4mmHg，BE −5mmol/L，HCO_3^- 17.5mmol/L，PaO_2 95mmHg，HCT 34%，Hb111g/L，K^+ 4.5mmol/L（FiO_2 60%）。患者吸氧状态下坐位行 $L_{2\sim3}$ 间隙硬膜外穿刺置管。椎管内操作顺利，患者改为高斜坡位，硬膜外腔注入试探剂量 2% 利多卡因 3ml（不含肾上腺素），停硝酸甘油，5min 后分 3 次每次给予 3% 氯普鲁卡因 6ml，15min 后麻醉平面达 T_6，血压 145/91mmHg。患者呼吸困难症状有所缓解，稍放低床头至 15°，手术 3min 后取出一活女婴，Apgar 评分 8-8-9 分，转入新生儿科继续治疗。胎儿娩出后患者出现心率进行性下降，最低降至 42 次 / 分，血压降至 81/40mmHg，立即静脉推注阿托品 0.3mg，2 次静脉推注麻黄碱 6mg，1min 后患者心率升至 80 次 / 分，血压上升不明显，患者呈嗜睡状，立即予以面罩加压给氧，同时静脉注射多巴胺 2mg，并以 5μg/（kg • min）持续泵注，患者血压逐渐上升，3min 后升至 125/76mmHg，意识逐渐恢复。复查动脉血气分析 pH 7.25，$PaCO_2$ 26.4mmHg，BE −8mmol/L，HCO_3^- 12.5mmol/L，PaO_2 78 mmHg，SpO_2 97%，静脉滴注 $NaHCO_3$ 150ml。手术用时 54min，晶体液入量 600ml，胶体液入量 200ml，出血 400ml，尿量 400ml。术毕患者多巴胺 5μg/（kg • min）泵注，面罩吸氧送 ICU。进一步控制血压、解痉、镇静、镇痛、维持内环境稳定等治疗，3d 后患者转入普通病房，7d 后顺利出院。

☆相关知识点

高血压心脏病（hypertensive heart disease，HHD）是指高血压长期控制不佳引起心脏结构和功能的改变，包括左心室肥厚（LVH），左心室舒张功能减退，逐步出现心肌收缩功能减退最终发生心力衰竭，同时可能出现与之相关的冠心病、心房颤动等心脏合并症。

基本病理生理改变：①左心室肥厚是心肌对血压升高的代偿性改变，心肌细胞肥大，肌纤维增粗，向心性重塑，退行性变，心肌纤维化，导致以室间隔增厚为主的向心性肥厚，最后容量负荷增加引起离心性肥厚；②舒张功能减退，左心室肥厚导致心室肌松弛性和顺应性减低，心肌细胞肥大以及心肌纤维化使心肌舒张期压力 - 容量关系发生变化，导致舒张功能减退；③收缩功能减退，长期压力升高引起后负荷过度增高，引起血管壁厚度及心脏向心性肥厚及舒张期松弛性受损，毛细血管相对密度下降心肌缺氧，最终出现心肌收缩力下降，心腔扩大，心室舒张末期容量增大，心室充盈压和心房压力均增高，肺静脉回流受阻，发生高血压心脏病急性或慢性左心衰竭，有左心室肥厚者比无左心室肥厚者心力衰竭发生率高 10 倍。

初期临床表现仅有高血压的一般症状，心功能代偿不全可出现左心衰竭的症状，早期为劳力性呼吸困难，逐渐加重则出现端坐呼吸、心源性哮喘，甚至发生急性肺水肿，久病患者可发生右心衰竭最终导致全心衰竭。体格检查可有相应的心脏（左心增大、第二心音亢进），肺部（湿啰音）以及全身（颈静脉怒张、肝大、水肿及胸腔积液、腹水等）表现。

心电图检查有单侧或双侧心室肥大和（或）劳损，P 波增宽或出现切迹，各种心律失常等。胸部 X 线检查有左心室或全心扩大、肺淤血等。肌钙蛋白、心肌酶学和 B 型利钠肽（BNP，NTpro-BNP）异常升高是提示心肌受损的敏感指标。超声心动图示单侧心室或双侧心室肥厚扩大，左心室舒张功能减退，射血分数降低等。

积极有效降压（SBP ＜ 140mmHg）是治疗高血压心脏病的首要任务。强调逆转左心室肥厚的重要性，包括非药物治疗：优化生活方式，低盐饮食，控制体重，限酒，避免可引起儿茶酚胺升高、肾素 - 血管紧张素系统（RAS）激活的应激状态等。降压药物中血管紧张素转化酶抑制剂（ACEI）、血管紧张素Ⅱ受体阻滞剂（ARB）、醛固酮抑制剂、β 受体阻滞剂可能预防左心室肥厚及心肌纤维化的发生，钙通道阻滞剂（CCB）的使用存在争议。心力衰竭一旦出现明显症状，死亡率就很高，因此要加强对早期无症状心力衰竭（收缩期或舒张期心功能减退）的防治，并针对合并冠心病、心房颤动等情况进行对症支持治疗。

妊娠期高血压疾病是女性高血压的特殊类型，欧美国家的患病率为 6% ～ 10%，我国患病率为 5.22% ～ 5.57%，是女性发生心血管疾病（CVD）的重要危险因素。妊娠期高血压长时间血压控制不佳可导致心脏后负荷增加和心肌缺血损害，并发妊娠期高血压心脏病，严重者发生心力衰竭。妊娠期多种病理生理变化如血容量增加、低蛋白血症、贫血、肾脏损害等均是导致心力衰竭的不良诱因。孕产妇心力衰竭以妊娠晚期和产后多发，病死率占妊娠期高血压相关疾病死亡者的 25%，围生儿死亡率 11.43%。临床处理首先要积极治疗原发病，控制血压，消除心力衰竭发生的不良诱因，其次要加强妊娠期监管，早期发现心力衰竭，及时终止妊娠。妊娠期心力衰竭的处理详见第 2 章第七节“妊娠合并急性心力衰竭”相关内容。

☆专家点评

本例患者首次妊娠有妊娠期高血压病史，此次妊娠（第二次）未规律产检，具体血压情况不详，根据 1 个月以来逐渐加重的劳力性呼吸困难病史，以及心脏超声检查结果考虑高血压心脏病改变导致心力衰竭可能性大，积极控制血压、处理心力衰竭。胎儿虽未足月，考虑胎膜早破，先兆早产，有急诊剖宫产指征。

本例患者围手术期管理要点主要有以下几方面。

- 终止妊娠时机：妊娠合并高血压患者孕周 ≥ 34 周，发生急性心力衰竭时应抗心力衰竭治疗后及时终止妊娠。如果经过积极治疗，母胎情况好转，而孕周尚小（< 32 周），则在治疗妊娠期高血压疾病的基础上严密监测心功能，争取延长孕周。本例患者虽然孕周不足 34 周，但胎膜早破，先兆早产，急性心力衰竭，尽快终止妊娠有利于控制母体病情。
- 终止妊娠方式：妊娠期高血压心脏病不是剖宫产指征，但是自然分娩长时间待产、疲劳、疼痛、激动等因素可导致血压升高、心动过速、加重心肌缺血，诱发心力衰竭。对于具备自然分娩条件的患者，加强全程监护，满意的椎管内镇痛可有效降低母婴风险。对有明显心力衰竭诱因，如肺部感染，经抗感染治疗后心力衰竭症状可明显改善的孕妇，可考虑在心力衰竭控制、严密监护下阴道试产。心力衰竭继续恶化和（或）出现血流动力学不稳定的孕妇建议剖宫产，在较短时间内结束分娩，避免长时间子宫收缩所引起的血流动力学变化，减轻疲劳和疼痛等引起的耗氧增加。
- 麻醉方式选择：妊娠期高血压心脏病患者强调麻醉前对血压、脏器功能、凝血功能以及抗凝药物使用等再次评估，没有禁忌证时椎管内麻醉是首选。实施椎管内麻醉前适度镇静，合理使用降压药以避免患者紧张、疼痛等刺激导致血压剧烈升高。椎管内麻醉可抑制交感神经，导致血管扩张，血压下降，应根据患者情况适量使用升压药维持血压 > 120/80mmHg，以避免血压过低导致的心肌缺血，保证足够的子宫胎盘血流。对于心力衰竭发作，循环不稳定的孕妇需综合考虑母婴风险以确定麻醉方式（详见第 2 章第七节“妊娠合并急性心力衰竭”相关内容）。
- 围手术期管理：持续有创动脉血压监测有利于指导血压管理，妊娠期高血压心脏病在心脏功能不同阶段的临床管理重点有一定差异：①在明显心功能降低之前，管理重点在于血压控制（目标为 135/85mmHg 并不低于 120/80mmHg 以保证子宫 - 胎盘血流灌注）及容量管理，避免外周血管阻力明显增加及心肌收缩力的明显增强，从而避免心肌缺血和心力衰竭发作。②射血分数保留的心力衰竭（heart failure with preserved ejection fraction，HFpEF， EF ≥ 50%）的治疗仍然是经验性的，临床数据有限，包括控制收缩期和舒张期高血压（拉贝洛尔、肼屈嗪、硝酸异山梨酯等），利尿剂控制肺充血和外周水肿，心率升高时控制心率。ACEI、ARB 和醛固酮抑制剂妊娠期禁用。HFpEF 使用正性肌力药有潜在的危害性，因为它能增加耗氧量和钙负荷，应谨慎使用。③严重失代偿射血分数降低的心力衰竭（heart failure with reduced ejection fraction，HFrEF，EF < 40%）和低血压的孕妇，建议使用正性肌力药物。加强心肌收缩药物可用洋地黄类药物（如毛花苷 C、地高辛）或 cAMP 依赖性正性肌力药（多巴酚丁氨、米力农等）。④心力衰竭严重失代偿期但血压稳定或升高的孕妇，可加用硝酸甘油或硝普钠控制血压，并进行血流

动力学和胎儿监测。⑤明显低血压的危重患者，去甲肾上腺素是早期容量复苏无效的心力衰竭孕妇的一线升压药，另外可选用去氧肾上腺素。⑥维持心律稳定，积极处理心房颤动等可导致心排血量严重下降的心律失常。⑦产后最初3d因回心血量增加，仍是心力衰竭的高发期，患者宜进入ICU严密监护，继续抗心力衰竭治疗，多模式镇痛，避免疼痛刺激导致的心动过速、交感神经兴奋，同时控制每天的补液量，预防感染，防止细菌性心内膜炎的发生，防止电解质紊乱。

- 新生儿管理：胎儿宫内发育迟缓、宫内窘迫、早产风险大，产后新生儿呼吸暂停、颅内出血等不良事件风险高，应由新生儿团队负责评估及管理。

总之，妊娠期高血压是孕产妇常见疾病，是孕产妇死亡的第二大原因。长时间高血压将引起高血压心脏病，以左心室肥厚，左心室舒张功能、收缩功能减退，最终发生心力衰竭为主要表现。妊娠期高血压管理强调控制血压，逆转左心室肥厚。高血压心脏病心力衰竭孕妇围术期管理同样强调血压控制，但血压不宜过低，避免心肌缺血，保证足够的子宫胎盘血流，并根据心力衰竭分类及血压情况确定是否需要强心和循环支持。

（冯世苗　黄　伟）

第十节　重度子痫前期合并大量胸腔积液

☆病情介绍

患者，女，23岁，因“停经34^{+4}周，发现血压升高1d”入院。妊娠期未常规产检。10d前出现双下肢水肿，无胸闷、头痛、头晕、眼花、腹痛等不适，休息后无好转，未予以重视，1d前患者在外院产检发现血压为（156～160）/（116～120）mmHg，现我院急诊测血压156/117mmHg，完善相关检查，给予硝苯地平降压及硫酸镁解痉后，收治入院。

入院查体：身高163cm，体重80.5kg，心率84次/分，呼吸频率18次/分，血压149/105mmHg，SpO_2 95%（面罩吸氧5L/min），双下肺呼吸音降低，未闻及湿啰音。双下肢水肿。神经系统查体阴性。眼科检查未见明显异常。胎心145次/分。

辅助检查：尿素氮5.72mmol/L，肌酐96μmol/L，白蛋白24g/L，D-二聚体0.83mg/L，NTpro-BNP 297pg/ml，其余查血结果基本正常。超声示胸腔积液、腹水（左侧胸腔积液最深5.0cm，右侧胸腔积液最深7.6cm，腹水最深7.8cm），心脏彩超提示左心室收缩功能测值正常，双下肢静脉未见明显血栓。胎监反复提示NST无反应型。

既往史：无特殊。

入院诊断：重度子痫前期；G1P0 34^{+4}周宫内孕头位单活胎待产；脐带绕颈一周。

入院后面罩吸氧，监测血压，硫酸镁解痉，拜新同（30mg，po，qd）复合拉贝洛尔（200mg，po，tid）降压治疗。入院后1d，患者气促、面罩给氧（6L/min）状态下SpO_2最低降至86%，脉搏80次/分，血压115/75mmHg。双肺听诊呼吸音减弱，床旁超声协助下行胸腔穿刺抽液引流术，胸腔积液检测为漏出性。术后患者症状无明显改善，床旁血气pH 7.352，$PaCO_2$ 28.8mmHg，PaO_2 54mmHg，PaO_2/FiO_2 89.9mmHg，Hb 159g/L，SaO_2 86.5%，Lac 1.9mmol/L，BE －8.0mmol/L，HCO_3^- 17.9mmol/L。考虑Ⅰ型呼吸衰竭，转入ICU予以无创呼吸机辅助呼吸（无创呼吸机参数，IPAP 10cmH_2O，EPAP 8cmH_2O，FiO_2 60%)，纠正低蛋白血症，适当限制静脉入液量，给予呋塞米（速尿），患者症状逐渐改善，生命体征平稳，SpO_2 96%。入院后第 2 天复查床旁血气 pH 7.374，$PaCO_2$ 28.5mmHg，PaO_2 101mmHg，PaO_2/FiO_2 144mmHg，SaO_2 98.2%，Lac 1.6mmol/L，BE −8.6mmol/L，HCO_3^- 18.6mmol/L。产科、妇科 ICU、心脏内科、呼吸内科、麻醉科多科讨论认为患者系重度子痫前期，NTpro-BNP 297pg/ml，心脏彩超无明显异常，呼吸衰竭暂不考虑心源性相关，考虑与胸腔积液、腹水伴低蛋白血症有关，建议补充白蛋白，适当利尿，严密监测并控制血压，给予硫酸镁预防子痫，入院后胎监反复提示 NST 无反应型，在患者一般情况稳定情况下适时终止妊娠，放宽剖宫产指征。

☆处理经过

入院后第 2 天，患者胎监 NST 无反应型，变异差，晚期减速，行急诊剖宫产。患者禁食 4h，入室血压 150/115mmHg、心率 60 次 / 分、呼吸 18 次 / 分，SpO_2 94%（面罩吸氧 10L/min）。左桡动脉穿刺置管行有创血压监测 165/120mmHg，查动脉血气 pH7.255，$PaCO_2$27.8mmHg，$PaO_2$124mmHg，BE −13mmol/L，HCO_3^- 12.3mmol/L。麻醉前硝酸甘油 0.2 ～ 0.5μg/（kg • min）持续泵注维持血压（140 ～ 160）/（90 ～ 110）mmHg，$L_{2\sim3}$ 间隙行腰硬联合麻醉，给予 0.5% 布比卡因 1.7ml，停硝酸甘油，调整麻醉平面至 T_6。手术开始放腹水 1200ml，9min 后娩出胎儿，Apgar 评分 10-10-10 分。胎儿娩出后静注给予咪达唑仑 1mg，舒芬太尼 5μg。术中血压（150 ～ 160）/（90 ～ 115）mmHg，心率 58 ～ 65 次 / 分，SpO_2 94% ～ 100%。手术历时 42min，补液 700ml，失血 300ml，小便 50ml。手术结束，患者鼻导管吸氧转入 ICU。ICU 预防感染，促宫缩，硫酸镁解痉，控制血压，纠正低蛋白，维持水电解质平衡，复查血常规、肝肾功能调整治疗方案。术后 24h 排除出血倾向后予依诺肝素钠（4000U，ih，qd）预防血栓，复查血气基本正常。术后第 3 天病情好转，生命体征平稳，患者转回普通病房。术后第 7 天患者顺利出院。

☆相关知识点

胸腔积液（pleural effusion，PE）是指胸膜腔内病理性液体积聚。胸膜腔为脏层和壁层胸膜之间的一个潜在间隙，正常人胸膜腔内有 5 ～ 15ml 液体，在呼吸运动时起润滑作用，胸膜腔内每天有 500 ～ 1000ml 的液体形成与吸收，任何原因导致胸膜腔内液体产生增多或吸收减少，即可产生胸腔积液。

主要的病理生理机制包括：胸膜毛细血管内静水压增高（如充血性心力衰竭)、胸膜通透性增加（如胸膜炎症、肿瘤)、胸膜毛细血管内胶体渗透压降低（如低蛋白血症、肝硬化)，壁胸膜淋巴回流障碍（如癌性淋巴管阻塞）及胸部损伤等，按其发生机制可分为漏出性胸腔积液（非炎症性）和渗出性胸腔积液（炎症性）两类，可通过抽液检查蛋白含量、糖、乳酸脱氢酶、细胞含量以及是否含肿瘤细胞或细菌等加以鉴别。

临床表现以气短、呼吸困难为主，临床症状与积液量的多少直接相关（表 1-10-1)。

表 1-10-1 胸腔积液临床及影像相关表现

	积液量	症状	体征	X 线	B 超
少量积液	< 300ml	症状多不明显，急性胸膜炎早期可有明显的胸痛，吸气时加重，随积液增加胸膜脏层和壁层分开，胸痛可减轻或消失	体征可不明显，急性胸膜炎患者可闻及胸膜摩擦音	肋膈角变钝	坐位膈肋窦部三角形的液性暗区
中量积液	300 ～ 600ml	气短、胸闷、心悸，呼吸困难	患侧呼吸运动受限，呼吸浅快，肋间隙丰满	肋膈角完全填塞，液面遮盖整个膈面	液性暗区不超过肩胛线第 6 肋水平
大量积液	> 600ml	呼吸困难逐渐加重，甚至端坐呼吸并伴有发绀	气管向健侧移位，患侧语音震颤减弱或消失，积液区上方呼吸音增强，有时可听到支气管呼吸音	液体弧线的上缘超过肺门角，甚至可见纵隔和心脏向健侧移位	液性暗区上限超过肩胛线第 6 肋间，甚至到第 2 肋水平，或胸膜腔内液体深度≥ 7cm

另外，可有原发病症状，如结核病所致胸腔积液者可有低热、乏力、消瘦等结核中毒症状；心力衰竭患者有心功能不全的症状；肺炎相关性胸腔积液和脓血常有发热和咳嗽、咳痰；肝脓肿者有肝区疼痛。

胸腔积液是重度子痫前期少见但严重的并发症之一，临床表现与普通患者类似，出现越早预示疾病越严重。重度子痫前期合并大量胸腔积液，容易并发子痫、心力衰竭、胎死宫内，应及时终止妊娠。妊娠期血容量增加和胶体渗透压降低是肺毛细血管渗漏的病理生理基础，此外，胸膜腔小动脉痉挛，毛细血管压力增加，低蛋白血症，腹水通过胸腹腔间的淋巴管进入胸膜腔，导致以漏出液为主要表现的胸腔积液，且多与腹水同时出现。另外，心力衰竭、应激反应、内分泌紊乱、内皮受损也是重度子痫前期产生胸腔积液可能的机制。诊断重度子痫前期引起的胸腔积液需除外肝硬化、结核、肾病综合征、麦格斯综合征、恶性肿瘤等。

☆专家点评

本例患者孕 34^{+4} 周，未规律产检，由于血压升高急诊入院，诊断重度子痫前期，并发大量胸腔积液、腹水，Ⅰ型呼吸衰竭。在降压、解痉基础上，对症处理胸腔积液、腹水和Ⅰ型呼吸衰竭，包括超声引导下胸腔穿刺引流，纠正低蛋白，利尿，无创呼吸机支持呼吸等，患者情况逐渐稳定，基于胎儿情况急诊剖宫产终止妊娠。

本患者的围手术期管理主要从以下几个方面考虑。

● 终止妊娠时机：参考子痫前期患者围生期管理原则，即孕周> 34 周，或孕周< 34 周伴有早产或胎膜早破，或孕周< 22 ～ 26 周（胎儿未达到生存能力下限），或以及母体和（或）胎儿状况不稳定均有终止妊娠指征。中到大量胸腔积液严重影响孕妇氧合，甚至导致呼吸衰竭时，在纠正产妇低氧，维持生命平稳期间，需要产科综合评估母婴情况以决定

终止妊娠时机和分娩方法。待产期间，建议至少每日监测胎心率，每周多普勒评估脐动脉，每 2 周胎儿超声评估胎儿生长情况。

● 终止妊娠方式：子痫前期合并胸腔积液不是剖宫产指征，在积极降压解痉、一般情况尚可、胎儿状况良好时可尝试自然分娩。在积极治疗同时，母婴情况有恶化趋势，氧合难以维持或产科评估自然分娩条件差宜选择剖宫产。本例患者孕 34^{+4} 周，大量胸腔积液，I 型呼吸衰竭，胎监 NST 无反应型，变异差，晚期减速，宜剖宫产尽快终止妊娠。

● 麻醉方式选择：排除相关禁忌（如凝血功能障碍、局部感染、颅内高压、患者不能配合），椎管内麻醉对于疼痛控制，减轻应激反应、降低氧耗，避免缺氧发作和呼吸衰竭是有益处的。椎管内麻醉注意麻醉平面控制不高于 T_4，避免呼吸抑制加重缺氧。对于有椎管内麻醉禁忌或者氧合不能维持，需要气管插管全麻的患者，强调针对困难气道和低氧风险充分评估。此类患者由于子痫前期、胸腔积液相关的肺间质水肿、肺组织压迫，可有明显的肺换气和通气功能障碍，同时妊娠期氧耗增加，氧储备减少，全麻诱导期低氧风险增加。诱导前患者斜坡卧位（30°）、子宫左倾（≥ 15°）、面罩（8 ～ 10L/min）紧闭，可有效增加功能残气量，提高预氧效果。在紧急情况下预氧时间有限时，患者在 60s 内进行 8 次深呼吸，可以提供有效的预氧，防止氧饱和度下降。对于预期插管困难或缺氧风险高的患者，建议在压迫环状软骨同时，使用低压力（< 20cmH_2O）进行面罩通气。熟练的插管技术和选用小一号气管导管（≤ 7.0#）有利于保证一次性气管插管成功率，减少低氧的发生。可视化插管设备的使用视各医疗机构情况而定。

● 围手术期管理：强调术前访视了解患者肺部疾病史、查体和对相关检查进行回顾（包括血气分析、胸部 X 线片检查及床旁超声检查等）以评估患者肺部并发症风险，在可能情况下优化患者氧合情况。持续脉搏血氧饱和度监测下氧疗支持，动脉置管有利于反复动脉血气分析，以识别和量化患者通气异常的严重程度，并指导呼吸管理及机械通气的呼吸参数调整。保持动脉氧分压（PaO_2）> 70mmHg，$PaCO_2$ 是 30 ～ 32mmHg。低蛋白血症，毛细血管通透性增加等机制导致液体外渗，在利尿治疗过程中容易导致容量不足、脏器灌注减少、代谢性酸中毒、电解质紊乱及脏器功能障碍等，需加强监测并及时纠正。拔管时机目前并无统一指征，术前存在呼吸衰竭，动脉血氧分压（PaO_2）< 60mmHg，对应动脉氧饱和度< 90%，或伴有二氧化碳分压（$PaCO_2$）> 50mmHg，术后呼吸机支持可能性大的患者可考虑带管送入 ICU。术后支持性治疗包括氧合、镇静、疼痛控制、血流动力学支持、容量管理、营养支持、应激性溃疡预防和静脉血栓栓塞预防等。

● 新生儿管理：强调维持子宫胎盘灌注，积极纠正低氧，维持酸碱平衡，降低胎儿缺血缺氧风险，做好新生儿抢救准备。

总之，子痫前期多种病理生理改变可导致以漏出液特性为主的胸腔积液（多伴发腹水和全身水肿）。中到大量胸腔积液将明显增加孕产妇缺氧、呼吸衰竭及胎儿宫内窘迫风险。在子痫前期降压解痉基础上，纠正低蛋白，利尿，必要时胸腔穿刺引流和呼吸支持等治疗有利于改善肺部情况，根据母婴情况综合决定终止妊娠时机及方式。围手术期管理除血压调控以外，强调血气分析指导下的氧疗和根据不同缺氧程度选择合适的呼吸支持模式，避免缺氧发作及呼吸功能恶化。

（冯世苗　黄　伟）

第 2 章
妊娠合并心脏病

第一节 妊娠合并艾森门格综合征

☆病情介绍

患者，女，32 岁，因“停经 30^{+6} 周，肺动脉高压”入院。妊娠期未正规产检。3d 前外院心脏彩超示“先天性心脏病，法洛四联症，室间隔缺损 18mm（双向分流），肺动脉压 73mmHg，EF66%”。现偶有不规律宫缩，急诊入院。妊娠晚期可平卧，轻微活动不受限，长时间活动后稍气喘，无夜间憋醒、胸闷、气急、呼吸困难等。

入院查体：身高 168cm，体重 59.5kg，心率 78 次 / 分，呼吸 17 次 / 分，血压 95/63mmHg，$SpO_2$86%（鼻导管吸氧 2L/min）。甲床发绀，双下肺可闻及极少量湿啰音，心律齐，肺动脉瓣区可闻及收缩期粗糙喷射样杂音。双下肢轻度水肿。偶有宫缩，胎心正常，自诉胎动正常。

辅助检查：白细胞 13.5×10^9/L，血小板计数 164×10^9/L，血红蛋白 155g/L，凝血功能、肝肾功能电解质正常，心肌酶谱及 BNP 未见明显异常。心脏超声 EF=74%，FS=47%，右心室增大，右心室前壁增厚，主动脉骑跨于室间隔，右心室流出道最窄约 1.7cm，室间隔连续性中断，室水平探及双向分流，右心室流出道探及花色血流。心电图示“窦性心律，电轴右偏，右心室高电压”。既往史：23 年前患者因“乏力、晕厥”发现先天性心脏病，选择观察随访。

入院诊断：妊娠合并复杂先天性心脏病；艾森门格综合征；心功能Ⅱ～Ⅲ级；G1P0 30^{+6} 周宫内孕头位单活胎先兆早产。入院后收住 ICU，予以地塞米松促胎肺成熟、硫酸镁抑制宫缩、保护胎儿脑神经，中心静脉置管监测 CVP，严密控制液体输入量及输入速度、吸氧等对症支持治疗，静脉泵入曲前列尼尔起始剂量 2.5ng/（kg・min），逐步增加至 20ng/（kg・min）降肺动脉压。心内科、心外科、产科、麻醉科、ICU 多学科会诊评估后拟择期行剖宫产术终止妊娠。

☆处理经过

入院后第 3 天行择期剖宫产术。术前禁食禁饮，曲前列尼尔持续泵注带入，术前准备一氧化氮，备用米力农，准备去甲肾上腺素等血管活性药，警惕肺动脉高压危象可能。入室心率 86 次 / 分，血压 110/72mmHg，SpO_2 91%（吸空气），面罩吸氧（5L/min）SpO_2 98%。予以咪达唑仑 1mg 缓解孕妇焦虑，局麻下桡动脉穿刺置管监测有创血压。孕妇面罩吸氧下左侧卧位行腰硬联合麻醉，首先于 T_{12} ～ L_1 间隙穿刺向头端放置硬膜外管（上管），再于 $L_{2～3}$ 间隙穿刺，蛛网膜下腔向头端注入 0.5% 罗哌卡因 2ml，旋转硬膜外针向尾端置管（下管）。注入腰麻药同时予以去甲肾上腺素初始剂量 0.03μg/（kg • min）静脉泵注。椎管内操作结束，患者改为平卧位，测试麻醉平面达 T_8，此时患者诉头晕、心慌、恶心，有创血压最低降至 64/40mmHg，根据血压情况调整去甲肾上腺素泵注速度最大至 0.1μg/（kg • min），血气分析 pH7.446，$PaCO_2$28.4mmHg，BE － 3.0mmol/L，HCO_3^- 19.6mmHg，K^+ 3.8mmol/L，$PaO_2$49mmHg（FiO_2 40%）。血压稳定后上下管间隔 5min 分次追加 1.5% 利多卡因各 3ml 试探剂量（均不含肾上腺素），调整麻醉平面至 T_6。手术开始后 5min 取出一活胎，Apgar 评分 10-10-10 分。术中维持母体血压（90 ～ 110）/（50 ～ 70）mmHg，心率 68 ～ 92 次 / 分，SpO_2 87% ～ 93%。手术历时 69min，晶体液入量 300ml，失血 400ml，尿量 100ml。术毕硬膜外给予吗啡 1.5mg，双侧腹横肌平面阻滞联合镇痛泵多模式镇痛。产妇鼻导管吸氧，去甲肾上腺素 0.05μg/（kg • min），曲前列尼尔 20ng/（kg • min）维持泵注转入 ICU。继续予曲前列尼尔降肺动脉压，去甲肾上腺素维持血压，促宫缩，观察出血量，维持容量平衡，抗感染等处理。曲前列尼尔维持至术后第 4 天减量至 7.5ng/(kg • min)，同时加用皮下泵注 5ng/（kg • min），至术后第 6 天停用静脉曲前列尼尔，维持皮下泵注 20ng/（kg • min）。术后第 7 天患者转回普通病房，术后 9d 顺利出院，嘱心内科随访。

☆相关知识点

艾森门格综合征（Eisenmenger’s syndrome）是指各种左向右分流型先天性心脏病（房间隔缺损、室间隔缺损、动脉导管未闭等）随着疾病进程到后期，肺血管阻力升高，使肺动脉压达到或超过体循环压力，导致血液通过心内或心外异常通路产生双向或反向分流的一种病理生理综合征。

临床表现包括疲劳、发绀、胸痛、心悸、晕厥和劳力性呼吸困难等。长时间缺氧可导致继发性红细胞增多，进而引起系列症状，例如血栓栓塞、短暂脑缺血发作、视觉障碍、头痛和言语不清或其他神经系统症状等。也可能发生脑脓肿、感染性心内膜炎。咯血是晚期的症状。患者有猝死风险。查体可见中央性发绀和杵状指（趾），可能有右心衰竭的体征（如肝大、颈静脉怒张、周围性水肿）。心电图通常表现右心室肥大合并电轴右偏，胸部 X 线片显示肺动脉凸出合并右心室肥大，超声心动图显示缺损处右向左或者双向分流血流信号。

妊娠合并艾森门格综合征的特点：妊娠期循环容量增加，外周血管阻力下降。分娩期疼痛、恐惧及焦虑等应激及分娩后回心血量增加，固定的肺循环阻力不能适应妊娠、分娩和产褥期的血流动力学变化，会增加右向左分流并导致严重的缺氧和心力衰竭发作。艾森门格综合征孕产妇死亡率为 30% ～ 50%，大多数死亡发生在分娩期间或分娩后第一周。由于孕妇死亡率高，艾森门格综合征患者禁忌妊娠。此外，右向左分流导致的低氧血症极大地增加了胎儿风险，只有 15% ～ 25% 孕妇可妊娠至足月，至少 50% 的婴儿早产，新生儿围生期死亡率为 7% ～ 28%。胎儿先天性心脏病发生率明显增加。

☆专家点评

本例患者为育龄期妇女，孕 30^{+6} 周，肺动脉高压，艾森门格综合征，长期慢性缺氧，甲床发绀，血红蛋白155g/L。随着妊娠进展，孕妇心脏负荷加重，死亡或严重不良事件发生率极高，在情况进一步恶化前应及时终止妊娠。妊娠终止过程中或手术后均有发生循环剧烈波动、肺动脉高压危象、心衰、猝死、血栓、感染等风险。新生儿属早产儿，娩出后需由新生儿团队复苏、护理及监护。

本例患者的围手术期管理主要从以下几个方面考虑。

- 终止妊娠时机：艾森门格综合征妇女应避免怀孕。意外妊娠孕妇应接受心血管和产科的专科个体化咨询，尽可能早期终止妊娠。对母亲来说，及时终止妊娠更安全。本例患者目前妊娠30^{+6}周，胎儿具备存活条件，孕妇出现不规律宫缩及心脏功能下降的早期临床症状，应在做好准备前提下尽早终止妊娠。

- 终止妊娠方式：艾森门格尔综合征患者的剖宫产和阴道分娩均与母体心血管风险相关，推荐的方法是采用严密监护下的硬膜外镇痛，胎吸或低位产钳助产的经阴道分娩或择期剖宫产。本例患者未临产，出于时间、地点、人员的可控性考虑，选择择期剖宫产对于保障母婴安全是适宜的。

- 麻醉方式选择：目前临床证据和指南推荐能够耐受相关操作的严重心脏病孕妇优先选择椎管内麻醉，可避免全麻的插管和拔管应激反应，以及困难气道、反流误吸、新生儿抑制等风险，还可实施分娩后椎管内镇痛。为了更好地维持循环稳定，椎管内麻醉又首选连续硬膜外麻醉或者小剂量腰麻复合硬膜外麻醉。应分次滴定局麻药，缓慢调节麻醉平面至T_6，避免麻醉起效过快、麻醉平面过高导致快速、广泛的交感抑制、外周血管阻力下降加重右向左分流。全麻可用于不能耐受椎管内操作或者有椎管内麻醉禁忌的孕妇，但全麻诱导和维持的药物大多数可抑制心肌功能和扩张外周血管，应尽量选择对血流动力学影响小的药物，如阿片类药物和依托咪酯等。同时要注意全麻诱导需要达到足够的麻醉深度，以避免交感兴奋，肺血管收缩导致肺动脉高压危象。本例患者由于腰麻药剂量偏大，起效较快，导致一过性低血压和缺氧发作，虽及时处理避免了更严重的不良事件，但需要强调的是，不论选择何种麻醉方式，重要的是对可能的循环风险事件提前预防。

- 围手术期管理：控制肺动脉压力，避免肺动脉高压危象、回心血量减少及体循环阻力降低对于此类患者围手术期安全至关重要：①吸氧，避免呼吸抑制、缺氧、二氧化碳蓄积和酸中毒等增加肺循环阻力的风险因素。②根据术前靶向降肺动脉压药物使用情况，围手术期可备用或持续使用。前列腺素类药物（如曲前列尼尔）妊娠期使用较为安全，术中可准备一氧化氮吸入，考虑胎儿致畸性，内皮素受体拮抗剂（波生坦、安贝生坦、马西替坦）和鸟苷酸环化酶兴奋剂（利奥西呱）在妊娠期是绝对禁忌。③椎管内阻滞，尤其是蛛网膜下腔阻滞的孕妇易发生低血压，推荐持续泵注去甲肾上腺素预防低血压发生。麻黄碱可加快心率，增加心肌耗氧，去氧肾上腺素有收缩冠状动脉血管的风险，均不作为首选升压药，术中持续有创动脉监测指导目标导向的血压控制。④维持容量平衡，过多或过少的容量负荷都可能是循环进一步恶化的诱发因素。⑤强心药物可选择多巴酚丁胺和米力农。⑥肺动脉导管（PAC）有较高并发症发生率，不能改善产妇结局，不作为常规推荐。动态中心静脉压（CVP）监测可指导容量管理。经食管超声心动图（TEE）或经胸超声心动图（TTE）可用于探寻原因不明的持续性或危及生命的循环不稳定的病因。⑦术后ICU加强监护，根据情况调整降肺动脉压药物，采用多模式镇痛，避免疼痛刺激导致的心动过速、交感神经兴奋。避免容量缺乏，以及与之相关的全身血管阻力下降导致的右至左分流增加和心排血量减少导致的心血管虚脱。针对血栓、感染等风险事件采取预防措施。该患者入院后参照以上处理原则并静脉泵入曲前列尼尔至出院，有效地降低肺血管阻力，避免肺动脉高压危象的发生。

● 新生儿管理：早产儿、胎儿宫内发育迟缓、合并先天性心脏病患儿发生概率高，应提前筛查并由具备相关临床经验和资质的新生儿团队负责评估及管理。

总之，妊娠合并艾森门格综合征的孕妇妊娠风险大，孕产妇死亡率高，不建议妊娠。对于意外妊娠孕产妇的围手术期管理，以有效控制肺动脉压，避免肺动脉高压危象最为紧要。具体措施在于预防各种肺动脉高压的诱发因素，包括低氧、二氧化碳蓄积、酸中毒、交感神经兴奋及避免明显的体循环阻力下降。

（冯世苗　李　平）

第二节　妊娠合并单心室

☆病情介绍

患者，女，34 岁，因“停经 30^{+3} 周，活动时心悸、呼吸困难 1 月余，夜间憋喘 7d”入院。患者自诉患先天性心脏病具体不详，未治疗，医嘱禁忌妊娠。妊娠前心功能Ⅱ级。本次妊娠早期无特殊不适，未规律产检。妊娠 26 周左右出现运动时心悸、呼吸困难，加重 7d，遂入院待产。

入院体格检查：神清合作，身高 160cm，体重 60kg，体温 36.4℃，脉搏 88 次 / 分，呼吸 26 次 / 分，血压 105/70mmHg，$SpO_2$67%。发育良好，营养中等，可平卧。颜面及口唇发绀，双手杵状指，颈静脉怒张，心界扩大、心律齐，肺动脉瓣区第二心音亢进，心前区、胸骨左侧 3 ～ 4 肋间闻及收缩期吹风样杂音，双下肺散在湿啰音，腹膨隆，肝颈静脉回流征（+），双下肢凹陷性水肿。

辅助检查：心脏超声示左心室射血分数无法测得，先天性心脏病（矫正型大动脉转位合并单心室），左心房（49mm）、右心房（51mm）增大，二尖瓣、三尖瓣中度反流，三尖瓣跨瓣压差 93mmHg（肺静脉血流入左侧心房，腔静脉血流入右侧心房，两组房室瓣开口于共同心室，主动脉、肺动脉起自共同心室，呈平行关系，肺动脉内径增宽）。心电图示右心室肥厚、完全性右束支阻滞、ST-T 改变。动脉血气 pH7.34，PaO_2 36mmHg，$PaCO_2$ 43mmHg，SpO_2 65%（未吸氧）；NT-proBNP 4249ng/L，肌钙蛋白 T 0.106μg/L，血浆白蛋白 28g/L。

既往史：5 年前足月孕于连续硬膜外麻醉下行剖宫产术，产一活男婴，目前男孩健康状况良好。后妊娠两次均因社会因素引产。

入院诊断：G4P1+2 30^{+3} 周宫内孕头位单活胎待产；复杂性先心病（发绀型，矫正型大动脉转位合并单心室）；二尖瓣、三尖瓣中度反流；肺动脉高压（重度）；心功能Ⅳ级；低蛋白血症。

入院后完善相关检查，予以吸氧、强心、利尿、静脉泵入曲前列尼尔起始剂量 1.25ng/

(kg・min)，逐步增加至 15ng/（kg・min）降肺动脉压、促胎肺成熟等处理，心力衰竭症状好转。经多科讨论决定尽快终止妊娠。

☆处理经过

入院后 3d 择期剖宫产，患者带中心静脉导管入室，头高半卧左侧倾斜体位，心率 91 次 / 分，无创血压 112/58mmHg，呼吸 22 次 / 分，SpO_2 70%，予以 10L/min 高流量面罩吸氧。局麻下行桡动脉穿刺监测有创动脉血压。消毒铺巾准备就绪，静脉推注丙泊酚 70mg、氯胺酮 30mg、瑞芬太尼 50μg、氯化琥珀胆碱 100mg 快速诱导，插入 7.0# 加强型气管导管，维库溴铵 6mg，2.5% 七氟烷维持麻醉。6min 后产一活女婴，Apgar 评分 5-7-8 分。胎儿娩出后台上立即持续按压腹部，静脉追加舒芬太尼 10μg、咪达唑仑 2mg 加深麻醉。此时患者出血较多，血压和 SpO_2 均呈下降趋势，间断予以去甲肾上腺素、去氧肾上腺素、多巴酚丁胺、米力农等心血管药物，并持续泵注曲前列尼尔。根据动脉血气结果纠正内环境紊乱。术中有创血压（90 ～ 131）/（49 ～ 70）mmHg，心率 88 ～ 120 次 / 分，SpO_2 90% ～ 97%，共输注胶体 200ml，晶体 250ml，出血 600ml，尿量 10ml，手术历时 75min。术毕持续泵注多巴酚丁胺、去甲肾上腺素、曲前列尼尔，带管回 ICU。ICU 予以辅助通气、镇静、镇痛、抗感染、抗心力衰竭及稳定循环等处理。术后第 3 天呼吸循环稳定后拔除气管导管，术后第 6 天返回普通病房。

☆相关知识点

单心室（single ventricle，SV）是一种罕见的复杂先天性心脏病，在活产新生儿中的发病率为 0.05/10 000 ～ 0.1/10 000，约占先天性心脏病的 1.5%。心室接受来自三尖瓣和二尖瓣二者或共同房室瓣的血液。主动脉和肺动脉共同起自该心室或一个起自该心室，另一个起自较小的流出室。单心室的病理生理学取决于肺动脉瓣狭窄、主动脉瓣瓣下狭窄、房室瓣关闭不全等的有无及其程度，以及心室的功能状态。有明显肺动脉瓣狭窄者呈现发绀，并随病情加重出现红细胞增多症。不合并肺动脉瓣狭窄者，则肺循环血流增多，后期出现肺血管阻力增高和肺动脉高压，呈现肺充血和充血性心力衰竭的症状和体征。

大多数单心室患者早年即有明显的临床表现，如发绀、心动过速或体重增加缓慢等，不经治疗单心室患者的自然寿命较短。对肺血较多，氧合维持尚可的部分单心室患者幼年时可耐受良好，但随年龄增长或妊娠状态等改变，患者可逐渐出现肺充血、肺动脉高压，致右向左分流，体循环供氧不足，耐受逐渐下降。死因主要是充血性心力衰竭、心律失常、猝死等。体格检查肺血流量减少者可见发绀及杵状指（趾）。肺血流异常增多呈慢性充血性心力衰竭者生长发育差、消瘦。充血性心力衰竭时或右侧房室瓣狭窄而无房间隔缺损时，颈静脉饱满或怒张。如右侧房室瓣关闭不全严重，则颈静脉和肝脏会有收缩期搏动。超声多普勒已基本上可取代侵入性心导管检查，了解心内基本解剖、大动脉的关系、伴随心脏畸形、肺动脉瓣狭窄与否及心室出口部情况等。还可对肺动脉狭窄、心室输出部阻塞及房室瓣关闭不全等的程度做出定量性测定。

妊娠合并单心室特点：妊娠和分娩期心排血量增加，生理性贫血和外周血管阻力降低，都是容易增加右向左分流的危险事件，导致孕产妇发病率和死亡率增加，尤其是合并肺动脉高压、心律失常、心力衰竭、红细胞增多症和动脉血氧饱和度降低的患者。细菌性心内膜炎和脑血栓形成的发生率也显著增加。母亲的严重发绀可能导致胎儿早产和宫内发育迟缓，胎儿患先天性心脏病的风险增加了 16%，其他常见的胎儿并发症包括低出生体重、呼吸窘迫综合征、死胎等。

☆专家点评

本例患者为复杂先天性心脏病中的单心室畸形，随着年龄的增长及妊娠期病理生理改变，患者已出现心力衰竭症状，心功能Ⅳ级。尽管孕周偏小，但已不适合继续妊娠。在控制心力衰竭同时尽快终止妊娠。在分娩过程中维持氧饱和度、血压、心率稳定，避免增加右向左分流的风险因素非常重要。

本例患者的围手术期管理主要从以下几个方面考虑。

- 终止妊娠时机：单心室患者妊娠应严密随访，若妊娠期未出现明显心血管系统症状，可继续妊娠至胎儿成熟再考虑终止妊娠。如孕妇出现心功能下降，自身氧合难以维持，应早期终止妊娠。
- 终止妊娠方式：心功能Ⅰ～Ⅱ级、一般情况良好时可尝试阴道分娩，但强调在有效的椎管内镇痛以及阴道助产技术下尽快娩出胎儿，以避免长时间疼痛和分娩时的屏气用力导致心脏的前后负荷急剧增加引发心力衰竭。剖宫产用于具有产科指征或严重心力衰竭的孕妇，缩短分娩时长，最大限度地减少由反复 Valsalva 动作引起的循环波动和胸腔内压力增加。本例患者已出现心力衰竭症状，在积极控制心力衰竭同时择期行剖宫产术对于母婴安全是合理的选择。
- 麻醉方式选择：椎管内麻醉有一定优势，除了良好的镇痛效果外，下半身交感神经阻断可扩张静脉系统，减轻分娩时回心血量的急剧增加，还可避免大多数麻醉药物的负性肌力作用，并且降低药物对胎儿的影响。但需注意缓慢提升麻醉平面，以避免交感神经快速阻断导致的体循环阻力突然降低和右向左分流明显增加，进而导致母体低氧血症。可选择滴定式的硬膜外麻醉或小剂量腰麻（鞘内给予 5 ～ 7.5mg 布比卡因）复合滴定式硬膜外麻醉。如果病情需要实施全身麻醉，除了标准的产科全麻准备，子宫左移对于维持单心室患者的前负荷至关重要。诱导药物如氯胺酮和依托咪酯对于维持血流动力学稳定有优势。通气参数应尽量维持最低有效的气道峰压，以降低肺循环阻力，维持氧合。提供足够的分钟通气维持 PCO_2 正常或偏低，缩短吸气时间以避免影响回心血量，可能情况下尽快恢复自主呼吸。
- 围手术期管理：目标是维持心排血量，平衡体 - 肺循环血流，维持氧饱和度、血压、心率稳定，避免任何增加右向左分流的风险因素，其主要措施包括以下几点：①保持心室收缩功能，尽量减少麻醉药物的心脏抑制作用，米力农具有正性肌力和血管扩张两方面作用，对于有发绀和低心排血量状态的单心室患者可通过增强心肌收缩力和降低肺循环阻力改善症状。②避免肺循环阻力增加的因素，如缺氧、酸中毒、二氧化碳蓄积等。③避免体循环阻力明显升高或降低，如交感神经兴奋或抑制。升压药物推荐首选去甲肾上腺素，麻黄碱可加快心率，缩短舒张充盈时间，增加心肌耗氧，去氧肾上腺素可导致明显心动过缓，并可引起肺循环阻力升高。④使用β受体阻滞剂、钙通道阻滞剂和地高辛等药物维持窦性心律，血流动力学不稳定时应进行电复律。⑤根据患者的心室收缩功能和其他合并症情况，必要时可给予小剂量液体，以维持前负荷和心排血量。⑥除常规监测外，可采用有创动脉血压及动态中心静脉压持续监测，肺动脉导管监测不作为常规推荐。围手术期 TTE 或 TEE 有助于指导容量管理决策，以优化患者的心脏功能。

● 新生儿管理：术前评估新生儿是否合并先天性心脏病，评估新生儿复苏的风险及准备新生儿复苏团队。

总之，单心室孕妇妊娠母婴风险增加，其中以并存肺动脉高压、心律失常、心力衰竭、红细胞增多症和动脉血氧饱和度降低的患者风险最高。在对相应并发症进行对症处理同时，围手术期管理维持心排血量，平衡体 - 肺循环血流对于保障母婴安全至关重要。

（冯世苗　李　平）

第三节　妊娠合并中 - 重度二尖瓣狭窄

☆病情介绍

患者，女，30 岁，因“停经 25 周，心累、气促 2 周”入院。孕 6^{+4} 周外院建卡，心脏彩超提示二尖瓣狭窄（中 - 重度，二尖瓣解剖面积 1.0cm²），告知妊娠风险极高，建议终止妊娠，但患者及其家属选择继续妊娠。孕 23 周患者自觉活动感心累、气促，转卡至我院。4d 前产科大讨论认为患者妊娠风险极高，建议入院终止妊娠。

入院查体：身高 162cm，体重 60kg，体温 36.4℃，心率 115 次 / 分，呼吸 20 次 / 分，血压 96/65mmHg，口唇红润，双肺呼吸音清，无干、湿啰音，心律齐，心尖区可闻及舒张中晚期低调隆隆样杂音。

辅助检查：血 K^+ 3.4mmol/L，余查血结果无异常。心脏彩超示左心房明显增大，二尖瓣增厚、回声稍增强、开放明显受限、解剖面积约 1.0cm²，二尖瓣轻到中度反流，EF65%。动态心电图示窦性心律不齐，房性期前收缩 28 次 /24 小时，室性期前收缩 84 次 /24 小时。

既往史：1 年多以前，患者剧烈活动后即感心累、气紧，于外院检查发现“风湿性心脏病，二尖瓣中度狭窄”，未予特殊处理。

入院诊断：妊娠合并风湿性心脏病；二尖瓣狭窄（中 - 重度）；二尖瓣反流（轻 - 中度）；窦性心律不齐伴偶发房性期前收缩和室性期前收缩；心功能Ⅱ～Ⅲ级；瘢痕子宫；G4P1+2 25 周宫内孕头位单活胎待产。

入院后予以地塞米松促胎肺成熟，口服氯化钾维持血 $K^+ > 4.0$mmol/L，限制液体入量避免容量过负荷。经心脏科等多科会诊后建议终止妊娠，若患者不愿终止妊娠，可考虑选择经皮二尖瓣球囊扩张手术，但需充分向患者及其家属交代相关风险。患者及家属选择适时终止妊娠。

☆处理经过

入院后 10d 行择期剖宫产术。术前禁饮禁食，入室后心率 80 次 / 分，血压 100/66mmHg，吸空气 SpO_2 98%。局麻下桡动脉穿刺置管监测有创血压，患者左侧卧位吸氧行腰硬联合麻醉，先于 $L_{1\sim2}$ 间隙穿刺向头端置入硬膜外导管，再于 $L_{3\sim4}$ 间隙穿刺蛛网膜下腔注入 0.67%

罗哌卡因 2ml 并向尾端置入硬膜外导管，穿刺过程顺利，患者恢复平卧位。推注腰麻药同时静脉泵注去氧肾上腺素 0.5 ～ 1μg/（kg • min），维持血压在 110/70mmHg，心率 80 次 / 分左右。分别从硬膜外上、下管注入 2%、1.5% 不含肾上腺素利多卡因 3ml，调整麻醉平面至 T_6。手术开始 6min 后取出一活婴，Apgar 评分 1-5-10min 分别为 10-10-10 分。胎儿取出后产妇心率稍增快，给予艾司洛尔 10mg 控制心室率，咪达唑仑 2mg、舒芬太尼 5μg 镇静，产妇安静入睡。手术历时 52min，晶体液入量 400ml，估计失血 300ml，尿量 100ml。术毕停止泵入去氧肾上腺素，产妇血压波动在（105 ～ 112）/（60 ～ 71）mmHg，心率波动在 77 ～ 83 次 / 分，SpO_2 100%。连接静脉镇痛泵，产妇鼻导管吸氧转入 ICU 继续治疗。术后 3d 转回普通病房。

☆相关知识点

二尖瓣狭窄（mitral stenosis，MS）：正常二尖瓣瓣口面积为 4 ～ 6cm^2，任何病因导致瓣口面积减少称为二尖瓣狭窄，根据瓣口面积狭窄程度，划分为轻、中、重度，超声心动图有助于诊断及严重程度分级。最常见的病因是风湿热，少见的发病原因包括二尖瓣环钙化、左心房黏液瘤、类风湿关节炎、系统性红斑狼疮等，导致二尖瓣瓣叶及瓣膜下结构弥漫性增厚、瓣膜交接处粘连融合、钙化，二尖瓣开放受限，瓣口狭窄。主要病理生理改变为左心房流出道梗阻，左心室充盈受损，左心房长大、左心房压增加、肺血管阻力增加、肺动脉高压和右心压力增加，右心室肥厚、右心衰竭。

临床症状呈渐进式，早期没有明显症状，瓣口面积至少减少 50% 时出现症状，包括劳力性呼吸困难、端坐呼吸及夜间阵发性呼吸困难。二尖瓣瓣口面积越小，心率增加导致的舒张充盈时间缩短和跨瓣压差升高将越明显，在瓣口面积为 1.0cm^2 时，心率从 70 次 / 分增加至 100 次 / 分，跨瓣压差将从 10mmHg 增加至 17mmHg，临床症状越明显。因此，当二尖瓣重度狭窄，瓣口面积＜ 1.0cm^2，二尖瓣跨瓣压差＞ 10mmHg（正常＜ 5mmHg），左心房压＞ 25mmHg 时，任何增加心率和前负荷的因素如心房颤动、发热、败血症、疼痛和妊娠等，可导致跨瓣压差明显升高，诱发肺水肿。有临床症状或运动能力降低的患者，在瓣膜形态合适且无禁忌（如左心房血栓或左心耳血栓）的情况下，可行经皮二尖瓣成形术（percutaneous mitral balloon valvuloplasty，PMBV）。

妊娠合并二尖瓣狭窄的特点：妊娠期血容量增加和心率增快，解剖上的中度二尖瓣狭窄成为功能上的重度狭窄，25% 的患者在妊娠期间首次出现症状，肺水肿 / 心力衰竭和心律失常的风险增加，最终可导致 1% ～ 3% 的孕产妇死亡。二尖瓣狭窄孕妇是发生心房颤动和左心房血栓的高风险人群。胎儿早产，死产，低出生体重以及各种早产的合并症增加。

☆专家点评

本例孕妇合并中重度二尖瓣狭窄（二尖瓣面积 1.0cm^2），孕 23 周活动感心累、气促，心功能Ⅱ～Ⅲ级，目前无血栓、心房颤动、肺水肿、心力衰竭等，病情较为平稳。入院后积极控制病情，腰硬联合麻醉下顺利手术。

本例患者的围手术期管理主要从以下几个方面考虑。

- 终止妊娠时机：大多数二尖瓣狭窄的女性可以顺利生产，严重二尖瓣狭窄孕妇（二尖瓣面积＜ 1.0cm^2 时）应考虑尽早终止妊娠，同时综合评估患者意愿、医疗水平、心脏功能状态和其他妊娠危险因素。本例患者为重度二尖瓣狭窄，目前心功能Ⅱ～Ⅲ级，孕周 26^{+3} 周，逐渐出现活动后心累、气促等早期心功能不全表现，血容量仍处于上升期，分娩期间及分娩后血容量进一步增加，母体风险将大大增加。因此，目前虽然胎儿属于极早产儿，综合考虑母婴风险尽早终止妊娠是合理的。

• 终止妊娠方式：绝大部分二尖瓣狭窄孕妇可以在严密监护、助产下经阴道分娩，良好的椎管内分娩镇痛将有效降低心排血量的峰值，但这需要根据医护经验、产科条件、是否具备心脏专科及患者意愿等多项因素综合考虑。二尖瓣狭窄孕妇出现难治性心力衰竭，需要插管和机械通气是行剖宫产尽早终止妊娠的指征。本例患者孕周 26^{+3} 周，有早期心力衰竭症状，胎儿耐受缺氧能力差，长时间待产将增加母婴风险，剖宫产可尽快终止妊娠。

• 麻醉方式选择：完善椎管内麻醉可以有效镇痛、减少心脏前后负荷，降低心排血量的峰值，避免急性肺水肿或心力衰竭发作，能够耐受相关操作的严重心脏病孕妇优先选择椎管内麻醉。但须避免椎管内麻醉快速起效、交感阻断后明显低血压引起的反射性心动过速。分娩镇痛遵循低浓度、小剂量、分次滴定、逐步调整原则，必要时可采用单纯阿片类镇痛药鞘内注射以降低对血流动力学的影响。剖宫产麻醉使用低剂量腰硬联合麻醉（鞘内注射布比卡因 5 ～ 7.5mg 或者在复合芬太尼 20 ～ 25μg 情况下将布比卡因剂量降至 4 ～ 5mg）或缓慢滴定的持续硬膜外麻醉对于大部分二尖瓣狭窄孕妇是安全的。对于严重的二尖瓣狭窄孕妇，试探剂量避免加用肾上腺素，以免出现明显的快速心律失常或高血压，导致心功能恶化。对于合并心房颤动、左心房血栓或既往有栓塞的患者，通常行抗凝治疗，需权衡椎管内麻醉与全麻的风险。辅助镇静可有效缓解孕妇的紧张焦虑，避免心动过速。全麻可用于已出现难治性心力衰竭，需要插管和机械通气的孕妇。全麻药物的选择需要谨慎，避免使用心肌抑制和循环抑制明显的药物。在必要情况下可使用芬太尼和利多卡因等药物以抑制交感神经兴奋，并缓慢诱导以维持血流动力学稳定，同时尽量做好预防和处理反流误吸的各项准备，用药方案需告知新生儿团队，以便为新生儿可能的呼吸支持做好准备。本例患者在实施腰硬联合麻醉同时持续泵注去氧肾上腺素维持外周血管阻力，避免心动过速，胎儿娩出后辅助镇静，术中很好地维持了心率和血压的稳定，有效避免心血管不良事件的发生。

• 围手术期管理要点：①维持正常偏慢心率（70 ～ 90 次 / 分），预防疼痛、紧张、低血压等引起的心动过速，可使用 β 受体阻滞剂、去氧肾上腺素对症处理；②维持窦性节律，控制新发心房颤动、室上性心动过速、必要时电复律；③口服或静脉补液维持前负荷，避免肺水肿，治疗低氧；④连续有创动脉血压监测有利于指导血管活性药物的使用，及时纠正低血压和测量动脉血气，升压药首选去氧肾上腺素或去甲肾上腺素；⑤避免肺循环阻力增加；⑥术后多模式镇痛缓解产妇焦虑、降低交感神经兴奋，避免心动过速；⑦对于需要持续抗凝的产妇，一旦术后没有产后出血的证据，就可以恢复抗凝；⑧必要时预防性使用抗生素（预防风湿热、心内膜炎等）；⑨择期心血管侵入性手术应推迟到产后 6 个月后，以避免不必要的血栓栓塞风险。

• 新生儿管理：极早产儿并发症发生率将明显增加，需由专业的新生儿团队进行评估、管理和治疗。须提前准备新生儿插管、吸引、保温设备及肾上腺素等抢救药物。

总之，妊娠通常会加重二尖瓣狭窄的严重程度，孕产妇可能发生心律失常、心房颤动、血栓、肺水肿等不良事件。应在孕妇心功能失代偿前及时终止妊娠。围手术期管理重点在于避免加重二尖瓣狭窄的因素，包括心动过速、心律失常、体循环阻力明显降低等，维持适当循环容量，同时避免增加肺循环阻力和心肌抑制的相关因素。术后抗凝治疗可有效预防血栓形成。

（冯世苗　李　平）

第四节　妊娠合并先天性二叶式主动脉瓣畸形伴重度狭窄

☆病情介绍

患者，女，24 岁，因“停经 37^{+2} 周，心累、气促 2d”急诊入院。妊娠期日常活动不受限，爬四楼稍费力。2d 前出现爬坡时气短、呼吸困难，夜间不能平卧且呈进行性加重就诊入院，偶有头晕，无晕厥、胸痛等症状。

查体：身高 163cm，体重 72kg，体温 36.6℃，心率 98 次 / 分，呼吸 20 次 / 分，血压 108/74mmHg，心律齐，主动脉瓣区可闻及收缩期杂音，双肺未闻及明显啰音。

心脏超声检查：EF=68%，FS=36%，各房室大小基本正常，室间隔及后壁厚约 11mm，主动脉瓣呈二叶式，瓣口面积 $0.9cm^2$，升主动脉内径增宽（37mm），心包未见明显积液。大血管水平未见明显分流，主动脉前向血流加速 V_{max}=4.1m/s，PG 67mmHg。

既往史：18 年前发现先天性心脏病（PDA；主动脉瓣二叶畸形伴中度狭窄），外院行 PDA 结扎术，术后定期随访并专科咨询后妊娠。

入院诊断：妊娠合并心脏病（先天性二叶式主动脉瓣畸形伴重度狭窄，PDA 术后，窦性心动过速，心功能Ⅱ级）；G2P0+1 37^{+2} 周宫内孕头位单活胎待产。

入院后监测生命体征、胎心胎动，心肌标志物、NT-proBNP、凝血、血常规、血气分析结果无明显异常，经心内科、心外科、产科、麻醉科、ICU 多学科会诊及讨论建议根据母婴情况适时终止妊娠。

☆处理经过

入院后 1d 行择期剖宫产术，术前禁饮禁食，入室心率 110 次 / 分，血压 86/40mmHg，吸空气 SpO_2 97%。稍加快输液速度，面罩吸氧 4L/min，局麻下左侧桡动脉穿刺置管并监测有创血压为 103/64mmHg，血气分析 K^+3.4mmol/L。予以 10% 氯化钾注射液 10ml 加入平衡液 500ml 静脉滴注。患者取左侧卧位 $L_{3\sim4}$ 间隙穿刺行腰麻联合麻醉，蛛网膜下腔注入 0.5% 罗哌卡因 3ml，同时泵注去甲肾上腺素 0.03μg/（kg•min）维持血压。患者转为平卧，诉胸闷、心慌伴大汗，血压迅速下降低至 62/38mmHg，心率 120 次 / 分，单次静脉推注去氧肾上腺素 100μg，血压逐渐上升至 120/68mmHg 并趋于稳定，心率 90 次 / 分。10min 后麻醉平面达 T_6，手术开始 2min 后取出一活胎，Apgar 评分 10-10-10 分。术中调整去甲肾上腺素 0.03～0.07μg/（kg•min），维持血压（98～112）/（61～77）mmHg，心率 96～112 次 / 分。手术历时 35min，晶体液入量 500ml，失血 500ml，尿量 50ml。手术结束停去甲肾上腺素，静脉镇痛泵联合双侧腹横肌平面阻滞术后镇痛。观察 20min，患者生命体征平稳，

麻醉平面 T_4，鼻导管吸氧转入 ICU 继续治疗，术后第 2 天转回普通病房。术后第 5 天顺利出院。

☆相关知识点

正常的主动脉瓣共有 3 个瓣膜。若主动脉瓣先天性只有两个瓣膜，称为二叶式主动脉瓣畸形，人群中的发生率约为 1%，男女比率为（2 ～ 3）：1，是育龄期妇女主动脉狭窄的常见原因，还可伴有主动脉瓣关闭不全及其他先天性心血管畸形，易并发感染性心内膜炎。

主动脉狭窄（aortic stenosis，AS）是指各种病因导致瓣膜交界处粘连、增厚，瓣口变小、开放受限。正常成人主动脉瓣口面积为 3.0 ～ 4.0cm^2，根据瓣口面积大小及跨瓣压差，分为轻、中、重度狭窄（表 2-4-1）。二叶式主动脉瓣畸形伴狭窄与其他原因引起的主动脉狭窄在血流动力学变化特点上并无差异。临床上发现主动脉瓣区喷射性收缩期杂音，结合超声心动图检查可明确诊断。

病理生理变化：左心室流出道狭窄，导致左心室壁向心性肥厚、耗氧量增加，瓣膜狭窄致冠状动脉和体循环灌注减少，可导致心肌供血相对不足，出现心肌缺血、心绞痛症状；体循环血流量减少可出现晕厥。病程后期左心室收缩舒张功能失调，常导致二尖瓣反流、左心房高压、右心室容量负荷过重、右心室压力过高，最终进入终末期心力衰竭阶段。严重的主动脉瓣狭窄限制了每搏量和心排血量的增加，心室收缩期和舒张期充盈压升高，患者对前负荷和后负荷的急性变化非常敏感，可发生室性心律失常和心力衰竭。瓣口面积 ≤ 0.75cm^2 时会出现呼吸困难、心绞痛、晕厥和充血性心力衰竭的症状。

表 2-4-1 主动脉瓣狭窄严重程度分级

	血流峰速度（m/s）	跨瓣压差（mmHg）	主动脉瓣口面积（cm^2）
轻度	＜ 3.0	＜ 20	＞ 1.5
中度	3.0 ～ 4.0	20 ～ 40	1.0 ～ 1.5
重度	≥ 4.0	≥ 40	＜ 1.0

备注：左心功能不全的患者跨瓣压差很少＞ 30mmHg

妊娠合并主动脉瓣狭窄的特点：轻、中度主动脉瓣狭窄患者通常对妊娠耐受良好，重度主动脉瓣狭窄患者对妊娠血流动力学改变耐受差。主动脉瓣狭窄流出道固定，无法适应妊娠期心排血量、每搏量的增加及心率的增快，左心室舒张末压的增加，导致心力衰竭、肺水肿和心律失常发生概率明显增加，最终导致孕产妇 2% 的死亡率。

☆专家点评

本例患者妊娠前诊断二叶式主动脉瓣畸形伴中度狭窄，目前临近足月孕，出现呼吸困难，夜间不能平卧等早期心力衰竭表现，与妊娠期循环容量增加、心排血量增加，外周阻力下降，主动脉跨瓣压差增加，主动脉瓣狭窄程度的加重有关。应在维持母体生命体征平稳，治疗早期心力衰竭的同时尽早终止妊娠，麻醉管理需要警惕充血性心力衰竭、心律失常等心血管风险事件的发生。

本例患者围手术期管理重点关注以下几点。

● 终止妊娠时机：轻、中度主动脉瓣狭窄孕妇通常左心室收缩功能保持正常，妊娠期耐受性良好。在密切的临床观察、卧床休息、服用 β 受体阻滞剂和吸氧等非手术治疗下通常可期待妊娠至妊娠晚期。严重主动脉瓣狭窄和（或）LVEF < 40%，建议尽早终止妊娠并进行主动脉瓣修复性手术，必要时可妊娠同时行主动脉瓣球囊扩张或经导管主动脉瓣植入术（transcatheter aortic valve implantation，TAVI）等微创治疗。本例患者临近足月孕，出现呼吸困难、夜间不能平卧等早期心力衰竭表现，综合考虑母婴风险，可终止妊娠后再行心脏专科处理。

● 终止妊娠方式：对大多数轻中度主动脉瓣狭窄的产妇来说，可在有效镇痛、严密监护下尝试阴道分娩。但需注意，分娩时宫缩导致的心排血量增加可能显著增加发生心力衰竭的风险。不论有无临床症状，重度主动脉瓣狭窄（瓣口面积≤ 1.0cm^2，跨瓣压差≥ 40mmHg）是母婴高风险因素，推荐选择剖宫产终止妊娠。

● 麻醉方式选择：不论自然分娩还是剖宫产，椎管内麻醉仍是首选麻醉方式，并且在分娩早期置管有利于疼痛管理，降低母婴风险。剖宫产麻醉需强调在持续有创动脉监测下，采用缓慢滴度硬膜外麻醉或低剂量腰麻（布比卡因 4 ～ 5mg 复合芬太尼 20 ～ 25μg）联合硬膜外麻醉。在主动脉狭窄患者中尽量避免单次腰麻，因为快速的交感神经阻断和随之而来的体循环阻力下降可能会增加跨瓣压差，加重主动脉瓣狭窄，导致危及生命的低血压。本例患者使用的腰麻剂量大，虽然预防性泵注了去甲肾上腺素，腰麻后仍然发生了严重的低血压，患者不适感明显，应减少腰麻剂量，尽量维持血压稳定。全麻诱导药物的选择应选用较少引起低血压的药物（例如，使用依托咪酯或分次追加异丙酚，而不是单次大剂量给药），低血压的紧急治疗包括静脉输液，泵注或单次推注去氧肾上腺素或去甲肾上腺素，血管活性药物应提前准备随时可用。保证足够的麻醉深度，使用瑞芬太尼，减轻疼痛，减少插管过程中交感神经刺激导致的心动过速。如果发生心动过速，应立即通过加深麻醉（注意低血压风险）和（或）使用 β 受体阻滞剂（如艾司洛尔、拉贝洛尔或美托洛尔）来控制心率。

● 围手术期管理：以维持心排血量和避免低血压为主，具体处理策略包括：①保持足够血容量，但勿过量，维持静脉回流及左心室充盈。临产患者建议在整个分娩过程中摄入适量的清亮液体，禁食禁饮患者应以每小时 1ml/kg 的速度静脉输注，并根据患者的容量状态和血流动力学反应进行调整。②避免体循环血管阻力显著降低，以免增加跨瓣压差，加重主动脉瓣狭窄，导致危及生命的低血压。严重低血压可导致冠状动脉灌注压降低，心内膜下缺血和室性心律失常，建议使用 α- 肾上腺素能激动剂，单次推注或泵注去氧肾上腺素或去甲肾上腺素维持血压> 100/70mmHg 或浮动在基线的 10% ～ 20%。③避免心动过缓，因主动脉狭窄患者每搏量下降并固定，需较快心率维持心排血量，保证冠状动脉灌注。④避免心动过速，心率过快，舒张期明显缩短，左心室前负荷减少，以及射血时间减少，进一步减少心排血量，同时过快的心率将增加心肌氧耗，增加心肌缺血风险。⑤纠正心律失常，保持“心房收缩”，心房收缩占总心排血量近 40%，控制新发心房颤动、控制心室率。对于有快速型心律失常发作史或高风险因素的主动脉瓣狭窄孕妇，需常规准备体外除颤仪，随时备用。在心律转复期间，用 α- 肾上腺素能激动剂维持血压。⑥除非血压严重下降，避免应用正性肌力药。

● 新生儿管理：配置早产儿管理团队，产后尽早对可能的心脏畸形进行筛查。

总之，妊娠合并重度主动脉瓣狭窄会明显增加孕产妇死亡率，围手术期麻醉管理应持续监测有创动脉血压，保持足够的容量，避免体循环阻力的明显改变和低血压，尽量避免使用单次腰麻，可选用椎管内麻醉，但要缓慢调整麻醉平面同时泵注升压药来有效预防低血压的发生，同时维持心率稳定，避免心动过速或心动过缓、心律失常等心血管风险事件的发生。

（冯世苗　李　平）

第五节　妊娠合并中-重度二尖瓣反流

☆病情介绍

患者，女，27岁，因“孕30^{+2}周，要求入院待产”入院。孕9周外院心脏彩超提示：二尖瓣黏液样变伴反流（中-重度），房间隔细小缺损，LVEF75%，LV56mm。孕20^{+2}周因活动后胸闷、心悸入院，多科讨论建议终止妊娠，患者及其家属拒绝。孕29周心脏彩超提示左心增大，二尖瓣反流（中-重度），三尖瓣反流（轻度），房水平细束左向右分流，LVEF降至64%，考虑左心室收缩功能减弱。现患者诉偶有胸闷，爬四层楼后感心悸、胸闷、气紧，休息后缓解，夜间可平卧，遂入院待产。入院查体口唇、甲床轻度发绀，心率96～136次/分，血压98/75mmHg，$SpO_2$92%（吸空气）。心尖区可闻及收缩期吹风样杂音。双肺听诊未闻及啰音，双下肢轻度凹陷性水肿。

辅助检查：血红蛋白108g/L，血小板154×10^9/L，白细胞14.5×10^9/L，血浆D-二聚体7.00mg/L。肝肾功能、电解质、凝血功能、心肌酶学、心肌损伤标志物、尿常规未见异常。24h动态心电图：窦性心动过速伴不齐，心室率78～161次/分，房性期前收缩80次/24小时，室性期前收缩6次/24小时，T波改变（Ⅱ、Ⅲ、aVF、V_4～V_6 T波低平或倒置）。心脏彩超EF=61%，FS=33%，左心房室偏大（LA=34mm，LV=56mm），房间隔中上份较薄，呈瘤样突向右心房，大小约22mm×12mm，其上多处回声失落，最大径约4mm，室间隔连续。双下肢血管彩超：左下肢静脉血流速度缓慢。胎监NST反应型。既往史：15年前发现心脏病，未予治疗及随诊。2年前因妊娠合并先天性心脏病，于孕37^{+1}周行剖宫产术。

入院诊断：妊娠合并先天性心脏病[二尖瓣黏液样变伴反流（中-重度），房间隔膨出瘤伴小缺损，房水平左向右分流，窦性心动过速伴不齐，心功能Ⅱ～Ⅲ级]；瘢痕子宫；G2P1 30^{+2}周宫内孕头位单活胎待产。入院后监测出入量，给予地塞米松促胎肺成熟，硫酸镁保护胎儿脑神经，低分子肝素预防静脉血栓及抗感染等治疗。经全科讨论及多科会诊后，拟择期行剖宫产术。

☆处理经过

入院后12d孕32周行择期剖宫产，术前禁饮禁食。入室心率130次/分，血压98/72mmHg，呼吸19次/分，吸空气$SpO_2$93%，面罩吸氧5L/min后$SpO_2$100%。局麻下左侧桡动脉置管并监测有创血压102/60mmHg，血气分析无明显异常。患者吸氧状态下左侧卧位行腰硬联合麻醉，于 $L_{3\sim4}$ 间隙穿刺并鞘内注入 0.5% 罗哌卡因 2.2ml，注药后 10min 麻醉平面达 T_8，硬膜外给予 3% 氯普鲁卡因 5ml 调整麻醉平面至 T_6。手术开始 3min 后取出一活胎，Apgar 评分 10-10-10 分。静脉追加咪达唑仑 2mg、舒芬太尼 5μg 辅助镇静，产妇血压波动在（101 ～ 119）/（51 ～ 64）mmHg，心率 99 ～ 111 次 / 分，$SpO_2$100%。手术历时 57min，晶体液入量 400ml，失血 400ml，尿量 50ml。术毕产妇鼻导管吸氧转入妇产科 ICU，给予抗生素预防感染，缩宫素促宫缩，低分子肝素预防静脉血栓等处理。术后第 2 天转回普通病房。

☆相关知识点

二尖瓣反流（mitral regurgitation，MR）可由二尖瓣任何部分的异常引起瓣膜关闭不全，包括瓣叶、瓣环、腱索和乳头肌，左心房和左心室也参与二尖瓣的功能。主要的病因包括先天性二尖瓣脱垂、退行性二尖瓣疾病、风湿热、感染性心内膜炎、创伤、二尖瓣钙化等，次要的原因包括冠心病、扩张型心肌病、肥厚型心肌病等。主要病理生理改变为左心室前向血流减少，每搏量和心排血量下降。每搏量的一部分通过功能不全的二尖瓣反流到左心房导致左心房容量超负荷和肺瘀血。反流量超过 60% 为重度二尖瓣反流。二尖瓣反流患者的心率快慢及体循环血管阻力高低对反流量有重大影响。

大多数患者在左心室扩大伴收缩功能障碍、肺动脉高压或心房颤动发作前均无症状，这一阶段可持续 30 ～ 40 年，一般耐受良好，病情进展，左心房压增加、肺瘀血、水肿、肺动脉高压存在时，逐渐出现劳力性呼吸困难、疲劳、阵发性或持续性心房颤动。左心室严重增大的患者最终发展为心力衰竭，伴有肺充血和水肿。

妊娠合并二尖瓣反流的特点：妊娠期血容量、心排血量的增加，心率增快，体循环阻力的下降，可使二尖瓣反流患者的反流量减少、前向血流增多，对患者有利。大部分二尖瓣反流患者可以很好耐受妊娠，但病情期别较晚，已出现持续左心压力增加，左心功能不全的孕妇无法耐受妊娠期间的血容量增加，可导致肺水肿。同时，分娩时的疼痛、焦虑、恐惧、宫缩和手术的刺激可能增加交感神经活性从而使体循环血管阻力增加，前向血流减少及反流量增加导致急性左心衰竭和肺水肿。

☆专家点评

本例患者二尖瓣反流病程 15 年多，2 年前有一次足月剖宫产史，目前孕周 30^{+2} 周，出现静息胸闷，活动后心悸、气紧，LVEF 从妊娠初期的 75% 降至 61%，提示早期左心功能不全，可考虑适时终止妊娠。综合考虑母婴风险，在严密监护，处理早期心力衰竭，预防血栓，抗感染，促胎肺成熟的基础上，积极待产至妊娠 32 周，有利于提高胎儿存活率，减少早产相关合并症。术中持续有创血压监测，控制腰硬联合麻醉平面，维持循环稳定，维持出入量平衡，避免心动过缓、体循环血管阻力增加等增加反流量的因素，有效预防急性心力衰竭、肺水肿的发生。

本例患者的围手术期管理主要从以下几个方面考虑。

● 终止妊娠时机：严重左心室收缩功能不全（LVEF ＜ 30%）或明显肺动脉高压的二尖瓣反流妇女应避免妊娠。没有临床症状的二尖瓣反流孕妇通常可以很好地耐受妊娠，但需定期专科随访，一旦出现临床症状，心功能迅速恶化，还可能出现心房颤动、血栓栓塞及心内膜炎等一系列并发症，5年死亡率可达50%，建议尽早终止妊娠。本例患者孕30^{+2}周，处于血容量高峰期，已经出现胸闷、心悸、气促等早期心力衰竭症状，具备终止妊娠指征。

● 终止妊娠方式：只要谨慎地进行围生期管理，包括注意控制后负荷和容量平衡，大多数无症状的严重二尖瓣反流孕妇可以尝试阴道分娩。分娩过程中，建议采用椎管内分娩镇痛，以防治疼痛引起的外周血管收缩。发生难治性心力衰竭孕妇需要插管和机械通气时通常选择剖宫产终止妊娠。本例患者存在早期心力衰竭症状，未临产，出于时间、地点、人员的可控性考虑，选择择期剖宫产对于保障母婴安全是适宜的。

● 麻醉方式选择：绝大部分二尖瓣反流患者可以耐受椎管内麻醉。椎管内麻醉阻断交感神经，外周血管扩张，前负荷、后负荷均下降，反射性心率增快，有利于减少反流量。但需注意，由于椎管内麻醉扩张外周血管，需要适量的容量补充，子宫左倾可减轻腹腔血管的压迫，避免回心血量减少，保证左心室充盈血量。尤其是对于有典型症状的孕妇，适度减少椎管内单次给药剂量，逐步调整麻醉平面有利于维持更稳定的循环，避免严重低血压导致的心肌灌注不足和心肌抑制。本例患者在适度减量的腰麻基础上硬膜外滴定给药，逐步调节麻醉平面，患者围手术期循环平稳，顺利完成手术。全麻诱导既需要避免麻醉过浅导致的体循环阻力明显增加，又要避免药物引起的心肌抑制。吸入麻醉药能够增加心率、降低全身血管阻力，加上极小的负性肌力作用，可以用于麻醉维持。当心肌功能受到严重损害时，阿片类药物对心肌抑制程度小可用于麻醉维持。然而，强效镇痛药可以导致显著的心动过缓，这对严重二尖瓣反流孕妇是有害的，需要积极处理。

● 围手术期管理：重点在于保持前向血流、预防和治疗心排血量的进一步减低：①积极处理心律失常，维持心率在正常范围或轻度增快，低血压时可采用麻黄碱5～10mg（有加快心率作用），而不使用可能导致心率减慢的去氧肾上腺素。②防止体循环血管阻力明显增加，对于有临床症状的重度二尖瓣反流孕妇行连续有创动脉压测压有利于监测血压变化并及时处理。超声心动图可用于围手术期血流动力学的监测和评估。③尽量减少药物引起的心肌抑制，必要时可输注米力农或多巴酚丁胺增强心肌收缩力和扩张外周血管以增加每搏量。④明显低血压的患者，可选择去甲肾上腺素或肾上腺素与米力农或多巴酚丁胺联合使用，避免冠状动脉灌注不足导致的心肌抑制。⑤重度二尖瓣反流产妇产后容量重分布，回心血量增加，有容量过负荷导致急性左心衰竭风险，可分次少量给予利尿剂以减少容量负荷，优化血流动力学状态。⑥术后多模式镇痛，控制产妇急性疼痛发作，可有效避免体循环阻力显著增加。⑦由于存在的心血管风险，产妇产后建议在重症监护室监护。

总之，二尖瓣反流孕妇剖宫产麻醉管理重点在于预防和治疗心排血量的进一步减低，其目标是提高左心室前向血流，降低反流分数。大部分患者对椎管内麻醉耐受好，处理低血压时建议使用麻黄碱，建议维持一个比正常稍快的心率，避免心动过缓，避免体循环阻力的增加，避免药物以及严重低血压导致的心肌抑制，同时需要重视产后回心血量增加这一过程，必要时给予利尿剂减轻容量负荷，预防肺水肿。

（冯世苗　李　平）

第六节　妊娠合并心内膜炎伴重度主动脉瓣反流

☆病情介绍

患者，女，31 岁，“孕 36 周，因发热、乏力、胸痛、呼吸困难 3d 入院”。妊娠期常规产检无特殊。2 周前因尿路感染外院治疗（具体不详），3d 前出现发热、最高体温 39.5℃，乏力、胸痛、呼吸困难，急诊转入我院。

入院查体：身高 167cm，体重 78kg，心率 120 次 / 分，血压 105/55mmHg，$SpO_2$93%，体温 38.0℃，神清，急性病容，胸骨左缘可闻及舒张期杂音，心尖部可闻及 1/6 级收缩期杂音，心功能Ⅲ级，双下肺少量湿啰音，神经系统查体阴性。辅助检查：血细胞沉降率 74mm/h，白细胞 15.7×10^9/L，中性分类 90%，血红蛋白 93g/L，NT-proBNP 1328 pg/ml，余心肌损伤标志物、凝血功能、肝肾功能、电解质未见明显异常。经胸超声心动图显示房室大小基本正常，右冠状动脉尖部有一个 18mm × 6mm 的可移动赘生物，伴重度主动脉瓣反流，舒张期赘生物位于左心室流出道，收缩期位于主动脉根部。左心室收缩功能正常，射血分数 52%。

入院诊断：妊娠合并感染性心内膜炎？重度主动脉瓣反流；心功能Ⅲ级；G1P0 36 周宫内孕头位单活胎待产。

入院后取血、尿培养后应用青霉素、庆大霉素控制感染，吸氧、静卧休息、强心、利尿等对症支持治疗。产科、心脏外科、麻醉科、ICU 多学科评估讨论决定紧急剖宫产及同期主动脉瓣置换术，患者禁饮禁食，积极完善术前准备。

☆处理经过

入院后 9h 患者斜坡卧位，鼻导管吸氧送入手术室，心率 125 次 / 分，血压 104/56mmHg，SpO_2 94%，体温 37.5℃，SpO_2 99%（面罩吸氧 6L/min）。给予 1mg 咪达唑仑和 5μg 舒芬太尼后局麻下完成左侧桡动脉置管及中心静脉置管，监测有创动脉血压（110/58mmHg）及中心静脉压（13cmH_2O）。提前准备多巴酚丁胺、米力农、肾上腺素、去甲肾上腺素、硝酸甘油等抢救药，体外循环装机备用。待消毒铺巾后，静脉推注依托咪酯 10mg、丙泊酚 50mg、瑞芬太尼 50μg、氯化琥珀胆碱（司可林）100mg 快速诱导，患者意识消失给予低压力（＜ 20cmH_2O）面罩手控通气，1min 后顺利气管插管，3% 七氟烷吸入，维库溴铵 6mg 加深麻醉，5min 后娩出一活胎，Apgar 评分 10-10-10 分。胎儿娩出后台上立即沙袋持续按压上腹部，舒芬太尼 15μg，咪达唑仑 2mg 静脉注射加深麻醉，降低七氟烷吸入浓度至 2% 维持，呋塞米（速尿）10mg 利尿。术中维持血压（98 ～ 110）/（49 ～ 67）mmHg，心率 110 ～ 125 次 / 分。剖宫产手术持续 42min，输注晶体液 400ml，估计出血 300ml，小便量 250ml。剖宫产手术结束，充分止血后静脉给予肝素 3mg/kg，追加舒芬太尼 50μg，咪达唑仑 5mg 加深麻醉，常规建立低温（29℃）体外循环，开始心脏手术（略）。术后患者顺利脱离体外循环，血流动力学稳定后转入 ICU。强效抗生素预防感染，患者于术后第 37 天出院。出院前及术后 6 个月超声心动图检查主动脉生物瓣膜功能正常，左心室功能正常。

☆相关知识点

主动脉瓣反流（aortic regurgitation，AR）又称主动脉瓣关闭不全，是由于主动脉瓣关闭不充分导致舒张期部分血液从主动脉逆流到左心室，左心室舒张末期容积增加，舒张末期压力升高，左心室代偿性偏心性肥厚。疾病初期，左心室偏心性肥厚与心室增大可提高舒张末容积及有效心排血量，维持前向血流和全身血流量，并且由于心室顺应性增加，舒张末期压力保持正常，心脏可以很好地适应。随着病程进展，左心功能下降，逐步出现左心前向血流减少，体循环缺血及左心压力增加，肺循环瘀血的相关临床表现。多由主动脉瓣瓣叶病变或主动脉根部和升主动脉变形或扩张引起，常见原因包括风湿性心脏病、主动脉根部扩张、先天性二叶瓣、瓣膜钙化引起。心内膜炎、主动脉夹层、创伤、医源性损伤等因素可导致急性主动脉瓣反流。主动脉瓣反流在人群中较为常见，随着年龄的增长发病率明显增加，在 70 ～ 83 岁的女性中度至重度主动脉瓣反流的患病率为 2.3%。

临床表现：主动脉瓣反流患者可在几十年内无症状，出现心功能不全时患者可表现为劳力性呼吸困难、心绞痛、端坐呼吸、阵发性夜间呼吸困难和肺水肿等。严重的急性主动脉瓣反流通常是一种急症，因为左心室不能快速适应舒张末期容量突然增加，临床症状多类似于慢性主动脉瓣反流晚期的症状。如果不进行手术矫正，通常会导致心源性休克。周围脉搏检查（水冲脉、枪击音、毛细血管搏动征）、心前区触诊（心尖外移、搏动增强弥散）、心脏听诊（胸骨左缘舒张早期杂音）有助于对主动脉瓣反流患者的评估。超声心动图、心脏磁共振成像（CMR）等可用于主动脉瓣反流的诊断和评估，反流束宽度＞ 6mm 或≥ 65%LVOT 为严重的主动脉瓣反流。当无创检查不能明确诊断或结果与临床表现不一致时，可选择有创的心导管造影。心电图可用于辅助评估。

妊娠合并主动脉瓣反流的特点：中度主动脉瓣反流的患者通常能很好地耐受妊娠，妊娠期间全身血管阻力降低可减少反流，增加前向血流。伴有左室扩张和（或）心肌收缩力下降、肺动脉压升高或充血性心力衰竭症状明显的患者，在妊娠或分娩期间可能会出现心力衰竭进行性加重。妊娠期免疫力下降，可能发生感染性心内膜炎甚至累及瓣膜，发生急性主动脉瓣反流，在妊娠期间的发病率为 0.006%。产妇死亡率可达 33%，大多数死亡与瓣膜病变引起的瓣膜反流和心力衰竭或栓塞事件有关，胎儿死亡率可达 29%。

☆专家点评

本例患者妊娠晚期由于感染性心内膜炎，赘生物形成导致急性主动脉瓣反流，出现早期心力衰竭症状，有主动脉瓣置换手术的指征。目前孕 36 周，胎儿趋近成熟，可剖宫产术终止妊娠，胎儿娩出后回心血量增加，心脏负荷进一步增加，有心功能继续恶化风险，同期体外循环支持下心脏手术可降低孕产妇死亡风险。

本例患者的围手术期管理主要从以下几个方面考虑。

● 终止妊娠时机：有严重主动脉瓣反流伴左心室收缩功能障碍（LVEF ＜ 30%）的女性应建议避免妊娠，意外妊娠者建议尽早终止妊娠，并在再次尝试妊娠前进行矫正手术。对于没有临床症状的主动脉瓣反流孕妇通常可以很好地耐受妊娠，但需定期专科随访，一旦出现临床症状，心功能迅速恶化，建议尽早终止妊娠。有症状的患者可使用利尿剂及血管扩张剂等对症支持治疗。ACEI 和 ARB 类药对胎儿有潜在的伤害，不建议妊娠期使用。体外循环会明显增加胎儿风险，尽量推迟心脏手术直到胎儿可存活，先娩出胎儿再行心脏手术。本例患者在妊娠晚期出现急性重度主动脉瓣反流，有尽快终止妊娠并同期心脏手术指征。

● 终止妊娠方式：大多数无症状的主动脉瓣反流孕妇可尝试阴道分娩，分娩过程中，建议采用椎管内分娩镇痛，以防治疼痛引起的外周阻力增加，加重反流。对于发生难治性心力衰竭、循环不稳定、氧合不能维持等情况的孕妇通常选择剖宫产终止妊娠。如果同时具备心脏手术指征，在妊娠后期可以根据母体血流动力学状况选择分期手术或同期手术。如非手术治疗可维持血流动力学稳定，可先行剖宫产或阴道分娩，再择期进行心脏手术。需要行紧急心脏手术，建议先行剖宫产术以最大限度地降低母胎风险。

● 麻醉方式选择：基于相似的病理生理改变，参见本章第五节相关内容。本例患者拟行同期剖宫产及心脏手术，考虑体外循环需全身肝素化，椎管内麻醉出血风险高，选用全身麻醉。术前适度镇静镇痛完成动静脉穿刺，有利于围手术期循环管理。全麻诱导强调既要避免麻醉过浅导致的体循环阻力明显增加，又要避免药物引起的心肌抑制和明显低血压。

● 围手术期管理：血流动力学目标包括保持相对较低的外周血管阻力和相对较快的心率（80 ～ 100 次 / 分），以减少反流量和增加前向心排血量（详见本章第五节相关内容）。严重的急性主动脉瓣反流孕妇通常情况紧急，生命体征不稳定，需要同时行紧急主动脉瓣置换或修补术，强调多学科团队充分评估母婴风险，术前使用血管扩张剂（如硝普钠）和强心药物（如多巴酚丁胺、米力农）以增加前向血流和降低左心室舒张压，避免使用 β 受体阻滞剂，因其有阻断代偿性心动过速、增加反流量、导致明显低血压的副作用。主动脉夹层患者通常需要使用 β 受体阻滞剂降低血压、减慢心率，但合并急性主动脉瓣反流时应谨慎使用。

● 新生儿管理：严重的急性主动脉瓣反流孕妇心功能短期内可急剧恶化，体循环缺血、肺循环淤血导致胎儿宫内缺血缺氧，强调母体氧疗及循环支持，改善子宫 - 胎盘灌注，新生儿团队参与抢救及护理。

总之，慢性主动脉瓣反流与慢性二尖瓣反流孕妇病理生理改变类似，无症状患者通常可较好耐受妊娠至妊娠晚期，当出现心功能不全症状，情况可急剧恶化，强调预防和治疗心排血量的进一步减低，其目标是提高左心室前向血流，降低反流分数。由感染性心内膜炎等导致的重度急性主动脉瓣反流，由于左心室不能代偿，舒张末压力明显增加，短期内可出现急性心力衰竭表现，多学科团队充分评估以决定剖宫产及心脏手术时机，术前根据患者血流动力学状态使用强心、利尿、扩血管药物以优化母体心脏功能。

（冯世苗　李　平）

第七节　妊娠合并急性心力衰竭

☆病情介绍

患者，女，35 岁，因“双胎妊娠 32^{+1} 周，阴道流液伴不规则宫缩 1h”入院。人工受孕后定期产检，孕 22 周系统彩超提示双胎之一多发畸形（唇腭裂，脐膨出，四肢内翻畸形）。妊娠 24 周开始出现双下肢水肿。1h 前患者排小便后出现阴道少量流液，随后感不规则宫缩，每次持续约10s，无阴道出血，遂急诊入院。

入院查体：身高162cm，体重78kg，体温36.9℃，心率68次/分，呼吸19次/分，血压138/63 mmHg，$SpO_2$97%。心肺无异常，双下肢中度水肿。宫颈管未消失，宫口未开，胎膜已破，羊水清，头先露S－3，胎监正常。

辅助检查：血常规WBC10.1×10^9/L，NEU%77.4%，Hb95g/L，PLT108×10^9/L；感染指标CRP 14.1mg/L，PCT 0.16 ng/ml；凝血功能PT 10.8s，APTT 34s，纤维蛋白原4.1g/L，D-二聚体13.5mg/L；电解质K^+4.1mmol/L，Mg^{2+}0.7mmol/L。免疫全套、血糖、甲功、肝肾功能均未见明显异常。

入院诊断：G1P0 32^{+1}周头/臀位双胎妊娠；胎膜早破；先兆早产；双胎之一胎儿畸形；试管婴儿妊娠状态。入院后给予地塞米松（5mg，im，q12h）促胎肺成熟、盐酸利托君（100mg＋0.9%生理盐水500ml）5滴/分逐渐增加至10滴/分抑制宫缩，阿奇霉素抗感染等治疗。保胎第3天，患者自诉感下腹紧5～10min 1次，调整利托君至15滴/分，患者自诉宫缩时轻度胸闷、偶有咳嗽、无咳痰，脉搏112次/分，血压135/70mmHg，$SpO_2$95%，心律齐，未闻及心脏杂音，双下肺呼吸音稍粗，胎心155～158次/分。2h后患者突诉胸闷、憋气，端坐呼吸，咳粉红色泡沫痰，立即停用利托君，吸氧，行心电监护，心率128次/分，呼吸28次/分，血压120/69mmHg，$SpO_2$85%，测随机血糖5.4mmol/L，患者神清，稍烦躁，面略苍白，口唇无发绀，颈静脉无怒张，心律齐，未闻及心脏杂音，双下肺呼吸音粗，右下肺可闻及湿啰音，胎心152～160次/分。考虑急性左心衰竭，请心内科急会诊协助诊治，同时，予斜坡卧位，面罩吸氧5L/min，呋塞米（速尿）20mg，去乙酰毛花苷0.2mg静脉缓推，硝普钠2μg/kg持续静脉泵入。3h后患者诉胸闷明显好转，无心慌、憋气、咳嗽咳痰等不适。床旁心电图示：窦性心动过速，短PR间期，ST-T改变。床旁心脏超声示：左心室收缩功能正常，EF 62%，心脏结构及功能未见明显异常。心率108次/分，呼吸26次/分，血压124/75mmHg，$SpO_2$93%，右下肺可闻及细湿啰音。患者病情控制较平稳，拟急诊剖宫产术。

☆处理经过

积极完善术前准备，提前准备米力农、硝酸甘油、去甲肾上腺素等强心、血管活性药。患者斜坡卧位入室，心率120次/分，呼吸30次/分，无创血压122/83mmHg，吸空气$SpO_2$95%，面罩吸氧5L/min时SpO_2 100%。静脉给予咪达唑仑1mg、舒芬太尼5μg镇静，局麻下桡动脉穿刺置管监测有创血压为133/91mmHg，血气pH7.43，$PaCO_2$ 25.6mmHg，BE－6mmol/L，HCO_3^- 17.0mmol/L，PaO_2 112mmHg，HCT32%，Hb109g/L，K^+ 3.40mmol/L。予以1g氯化钾注射液（20mg/ml）25ml/h微量泵泵入。患者坐位下行$L_{1\sim2}$、$L_{3\sim4}$双持硬膜外麻醉，穿刺过程顺利，上下管间隔5min分别予以2%、1.5%利多卡因6ml（不含肾上腺素），患者恢复高枕卧位。15min后测试麻醉平面达T_{10}，上管追加2%利多卡因4ml，5min后下管追加1.5%利多卡因6ml，测试麻醉平面达T_6。手术开始3min，4min分别取出两活胎，Apgar评分8-9-9/7-8-9分。胎儿取出后静脉推注呋塞米10mg、咪达唑仑1mg、舒芬太尼5μg。低剂量缩宫素3.6ml/h（10U入50ml NS）静脉微泵泵入，益母草2ml宫壁注射。维持血压（90～101）/（50～62）mmHg，心率120～125次/分，

SpO_2 97% ～ 100%。胎儿取出后 20min，患者血压逐渐下降至 89/48mmHg，心率 120 次 / 分，静脉推注去甲肾上腺素 4μg，血压逐渐上升至 95/55mmHg，心率无明显变化。手术历时 50min，晶体液入量 200ml，失血 300ml，尿量 50ml。术毕硬膜外给予吗啡 2mg 联合静脉镇痛泵镇痛。产妇鼻导管吸氧斜坡卧位转入 ICU，心率 103 次 / 分，呼吸 27 次 / 分，血压 113/67mmHg，SpO_2 99%（吸氧 2L/min）。双肺可闻及少量湿啰音，心律齐。继续吸氧、抗感染、促宫缩、强心利尿，维持容量负平衡等治疗。术后第 1 天患者可平卧，无胸闷、气促、咳嗽等不适，生命体征平稳，转回普通病房，术后第 5 天顺利出院。

☆相关知识点

心力衰竭（heart failure，HF，心衰）是由任何结构性或功能性心脏疾病引起心室充血或射血的能力失代偿。根据发病的快慢分为急性心衰和慢性心衰；根据左心室射血分数（LVEF）是否减少可分为射血分数降低的心力衰竭（heart failure with reduced ejection fraction，HFrEF，EF ＜ 40%）或射血分数保留的心力衰竭（heart failure with preserved ejection fraction，HFpEF，EF ≥ 50%），射血分数在 41% ～ 49% 通常被认为是临界的 HFpEF；根据心脏不同部位的心衰分为右心衰竭和（或）左心衰竭。

心衰的症状包括过多液体积聚导致的呼吸困难、端坐呼吸、水肿、颈静脉怒张、肝充血、腹水；心排血量减少导致的疲劳、虚弱，运动时更为明显。通常右心衰竭是继发于左心衰竭，但右心衰竭也可由肺动脉高压、三尖瓣和肺动脉瓣功能障碍导致。根据临床评估，包括病史、症状、体格检查结合心脏超声、血清脑利钠肽结果通常可做出诊断。

妊娠期心衰特点：妊娠期心排血量和血容量增加 30% ～ 50%，有心衰或其他心血管疾病病史的女性容易心功能失代偿。妊娠期心衰的主要病因包括心肌病（如扩张型心肌病或肥厚型心肌病）、二尖瓣狭窄、主动脉狭窄和严重的二尖瓣或主动脉反流、先天性心脏病等，缺血性心脏病并不常见。基于妊娠期血流动力学变化对心脏的影响，妊娠 32 ～ 34 周、分娩期及产褥期的最初 3d 是心力衰竭高发时期。

保胎药物盐酸利托君作用于 β 受体，可有效抑制宫缩，静脉输注常出现孕妇和胎儿心率增加，孕妇可发生心悸、胸闷和心律失常等不良反应，急性心衰较少见，是最严重的不良反应，与心动过速，舒张期缩短，肺循环后负荷增加及水钠潴留，容量过负荷有关，用药过程中严密观察孕妇的心率、血压、宫缩及自觉症状变化，每周监测血糖、电解质及肝功能等并及时调整用药滴速，特别是与糖皮质激素合用时易诱发心衰，应严格控制每日液体输入量在 2000ml 以内。同时加强医护沟通、重视孕妇主诉，发现异常情况及时做出相应处理，保证母儿安全。

☆专家点评

本例患者双胎妊娠 32 周，先兆早产利托君保胎合用地塞米松促胎肺成熟治疗过程中出现心衰。在停用利托君，进行强心、利尿、扩血管治疗心衰好转后顺利终止妊娠。

本例患者围手术期管理要点主要有以下几方面。

- 终止妊娠时机及方式：当抗心衰治疗无效，心力衰竭继续恶化和（或）出现血流动力学不稳定的孕妇建议紧急剖宫产。对有明显心衰诱因，如肺部感染，经抗感染治疗后心衰症状可明显改善的孕妇，可考虑在心衰控制、严密监护下阴道试产。本例患者无基础心肺疾病，考虑保胎药诱发心衰，停用保胎药，积极处理心衰病情快速缓解，但双胎妊娠（头 / 臀位）先兆早产，在积极控制心衰同时行急诊剖宫产终止妊娠是合理的。

● 术前评估及心衰控制：麻醉前应通过病史回顾、体格检查、五导联心电图、脉搏氧饱和度、有创动脉血压监测、动脉血气分析、心衰标志物（BNP、NT-proBNP）以及超声心动图等进行心衰评估，高危患者可考虑采用床旁 TTE 或 TEE 监测心功能。必要时行胎儿生物物理评分及持续胎监。一旦发生心衰，应建立心衰处理多学科团队（心脏病专家、重症监护医生、产科医生、麻醉医生、心脏外科医生和新生儿医生）和应急预案对于急性心力衰竭孕妇进行快速诊断、病因分析和决策处理，以了解病因、疾病进展和治疗效果。孕产妇心衰的控制在围生期是一个连续不中断的过程，任何一个环节的疏漏都可能加重原有病情，严重威胁母婴安全。

● 心衰孕妇的管理目标与非妊娠患者相似：①缓解症状；②优化血流动力学状态，包括辅助氧疗、药物治疗（如迅速洋地黄化控制早期心力衰竭，利尿剂和血管舒张剂降低静脉压和后负荷改善肺水肿）和预防静脉血栓栓塞；③必要时使用地高辛和β受体阻滞剂改善长期预后；④诱发因素（如高血压、贫血、心律失常、感染、甲状腺疾病）的治疗。需要注意由于胎儿风险，妊娠期间禁用血管紧张素转化酶抑制剂（ACEI）、血管紧张素Ⅱ受体阻滞剂（ARB）类药物。体外膜氧合（ECMO）技术可用于严重心衰患者的短期支持治疗。对于左心室功能严重降低和心源性休克的患者，心室辅助装置（VAD）置入作为心脏功能恢复前或移植前的桥梁是必要的。

● 麻醉方式选择：对于循环尚稳定的孕妇，椎管内麻醉是首选，可抑制交感神经、降低外周阻力，减少心脏前、后负荷，减轻心衰。麻醉前肌肉或静脉注射小剂量阿片类药物可用于缓解产妇疼痛和焦虑，保障母体循环稳定。硬膜外麻醉通过滴定给药，缓慢调整麻醉平面，相较蛛网膜下腔麻醉可以更好地维持循环稳定和足够的子宫胎盘血流。需警惕椎管内麻醉有扩张外周血管，导致低血压的可能，必要时适当补液和（或）使用血管活性药物，避免循环剧烈波动。本例患者采用双节段穿刺置管的硬膜外麻醉，在缓慢提升麻醉平面同时保证麻醉效果，采用单次给予去甲肾上腺素处理偶发的低血压，很好地保证了母体循环稳定和手术的顺利进行。对于心衰失代偿，不能耐受椎管内操作或者有椎管内麻醉禁忌的孕妇可选择全身麻醉，注意选用心肌抑制小的麻醉药物，如阿片类药物和依托咪酯等。吸入性麻醉药，对心肌有一定抑制，需控制吸入浓度。维持合理的麻醉深度，避免插管拔管期间的明显血流动力学波动。

● 围手术期管理：重点在于遵循心衰处理原则，避免心功能恶化，具体内容包括：①避免容量过负荷，利尿剂首选袢利尿剂。②强心药首选多巴酚丁胺和磷酸二酯酶抑制剂如米力农，强心同时可扩张外周血管。③血管扩张剂如硝酸甘油和硝普钠缓慢滴定可缓解高血压导致的心功能恶化。但是，减少后负荷应非常小心，避免产妇血压迅速而明地下降，导致冠状动脉灌注不足，心肌缺血和心功能抑制。同时注意硝普钠有胎儿氰化物中毒风险。④心衰患者通常避免使用升压药，因为这类患者通常有较高的外周血管阻力，进一步的外周血管收缩可能会损害心排血量。然而，明显低血压的危重患者，可能需要升压药支持治疗。去甲肾上腺素是早期容量复苏无效的心衰孕妇的一线升压药，另外可选用去氧肾上腺素。

⑤合理选择子宫收缩剂，卡前列腺素类药物和麦角新碱均有明显的外周血管收缩作用，心衰患者应避免使用，必要时可使用低剂量缩宫素促进宫缩。⑥维持心律稳定，积极处理心房颤动等可导致心排血量严重下降的心律失常。⑦术后宜进入重症监护室严密监护，维持循环、内环境稳定，持续抗心衰治疗，采用多模式镇痛，避免疼痛刺激导致的心动过速、交感兴奋。针对血栓、感染等风险事件采取预防措施。

● 新生儿管理：早产儿发生呼吸暂停、颅内出血等不良事件风险高，应由新生儿团队负责评估及管理。

总之，发生心衰的孕妇，根据母婴情况，心衰诱因，心衰控制效果综合决定终止妊娠时机。抗心衰治疗无效，心力衰竭继续恶化和（或）出现血流动力学不稳定的孕妇建议紧急剖宫产。围手术期持续不中断心衰控制，可能情况下选择椎管内麻醉，有利于减轻心脏前、后负荷，改善心衰症状，麻醉管理基本原则是稳定循环、避免心肌抑制。

（冯世苗　李　平）

第八节　妊娠合并急性心肌梗死

☆病情介绍

患者，女，37 岁，因“孕 37 周，10h 前突发胸痛，伴一过性晕厥入院”。患者妊娠期常规产检无特殊，自述入院前 10h 无明显诱因突发胸痛，位于心前区，约巴掌大小范围，压榨样疼痛持续约 10min，伴胸闷、气短、大汗、呕吐，继之出现一过性晕厥，15min 左右意识恢复，当地医院急查心电图，怀疑急性心肌梗死紧急转入我院。

入院查体：患者神清，急性病容，身高 158cm，体重 66kg，体温 36.6 ℃，脉搏 104 次 / 分，呼吸 23 次 / 分，血压 105/69mmHg。胸廓对称，心前区无隆起，未触及震颤及心包摩擦感。叩诊心界不大，心音有力，心率 104 次 / 分，律齐，主动脉瓣听诊区第二心音大于肺动脉瓣听诊区第二心音（A2 ＞ P2），各瓣膜听诊区未闻及杂音。双肺呼吸音清，未闻及干、湿啰音。心功能Ⅲ级。

实验室检查：血红蛋白 96g/L，白蛋白 29.9g/L，D- 二聚体 3.15mg/L，NT-proBNP 4729pg/ml，cTnT 1419ng/L，CK 1480U/L，CK-MB 65U/L。辅助检查：心脏超声示各房室腔大小未见明显异常；左心室前壁心尖段、下壁基底段室壁运动欠协调；各瓣膜形态，结构未见异常，二尖瓣、三尖瓣收缩期少量反流；主肺动脉、升主动脉内径不宽；少量心包积液；射血分数 50%。心电图Ⅱ，Ⅲ，aVF，V_1 ～ V_5 ST 段弓背抬高，心率 102 次 / 分。产科超声示宫内单活胎，胎儿绕颈两周。既往史：分别于 8 年多、5 年多前顺产 1 次，子女体健，余无特殊。

入院诊断：妊娠合并急性心肌梗死？心功能Ⅲ级；G3P2 37 周宫内孕单活胎待产。入住 ICU 持续心电监护，吸氧，斜坡卧位静卧休息，冠状动脉造影考虑“左冠状动脉前降支中远段夹层”，给予美托洛尔（12.5mg，po，bid）控制心室率，降低氧耗，呋塞米（速尿）利尿，阿司匹林抗血小板等非手术治疗，其间定时胎监。患者入院后第 5 天 CK，CK-MB 恢复正常，cTnT 持续下降趋势。入院后第 9 天再次复查心脏超声与前次无明显差异。孕

周已达 38^{+2} 周，产科，心脏内科，麻醉科，ICU 多科会诊讨论，患者妊娠期急性心肌梗死，目前生命体征平稳，ASA 分级Ⅱ～Ⅲ级，胎儿足月，向家属交代风险，考虑剖宫产适时终止妊娠。

☆处理过程

入院后第 11 天行择期剖宫产术，术前禁饮禁食。提前配置多巴酚丁胺、米力农、肾上腺素、去氧肾上腺素、去甲肾上腺素、硝酸甘油等强心及血管活性药物，以及抢救设备。患者入室，心率 82 次 / 分，血压 105/73mmHg，$SpO_2$88%，斜坡卧位面罩（10L/min）吸氧 SpO_2 升至 95%。右侧桡动脉及中心静脉穿刺置管，测有创动脉血压 108/72mmHg，中心静脉压 11cmH_2O，血气分析结果基本正常。$L_{3\sim4}$ 间隙实施腰硬联合麻醉，鞘内推注 0.5% 盐酸罗哌卡因注射液 2.3ml，同时持续泵注去氧肾上腺素 0.5μg/（kg • min）。硬膜外置管后平卧，头高足低 15°，手术床左倾 30°，调整麻醉平面至 T_6。有创动脉血压最低 90/54mmHg，心率 95 次 / 分，快速输注万汶 100ml，调整去氧肾上腺素至 1μg/（kg • min）。手术开始后 4min 胎儿娩出，给予咪达唑仑 1mg，舒芬太尼 5μg 镇静镇痛，患者安静入睡，生命体征平稳，逐步减量去氧肾上腺素并在手术结束前停用。手术历时 50min，术中血压维持（90 ～ 107）/（54 ～ 67）mmHg，心率 75 ～ 95 次 / 分，入液量胶体 100ml、晶体 300ml，失血约 600ml，尿量 200ml，术后入 ICU 持续监护。患者于产后第 4 天出院，嘱心内科随访。出院 6 个月后复查心脏超声，EF51%。

☆相关知识点

急性心肌梗死（acute myocardial infarction，AMI）是冠状动脉急性、持续性缺血缺氧所引起的心肌坏死，普通患者多发生在冠状动脉粥样硬化狭窄基础上。常见的诱因包括剧烈活动、激动、暴饮暴食、寒冷刺激、便秘、吸烟饮酒、血栓形成等，冠状动脉痉挛或阻塞，心肌氧供需失衡，心肌缺血坏死。

临床上多有剧烈而持久的胸骨后疼痛，休息及硝酸酯类药物不能完全缓解，可并发难治性室性心律失常或充血性心力衰竭，表现为呼吸困难、气促、心悸、晕厥或心搏骤停等，常可危及生命。后续可继发附壁血栓、心脏破裂、室壁瘤形成、心肌梗死后综合征等明显的心脏病变。典型的临床表现，心电图新出现特征性 Q 波及 ST 段抬高和 ST-T 动态演变等变化及心肌损伤标志物 [肌酸激酶同工酶（CK-MB）及肌钙蛋白（T 或 I）升高是诊断急性心肌梗死的重要指标] 的动态变化，可诊断急性心肌梗死。表现不典型的常需与急腹症、肺梗死、夹层动脉瘤等相鉴别，并根据临床情况选择冠状动脉造影、心脏磁共振进一步筛查。

急性心肌梗死发病突然，死亡率高，应及早发现，及早治疗，治疗原则为挽救濒死的心肌，缩小梗死面积，保护心脏功能，及时处理各种并发症。急性期一般处理包括绝对卧床 1 ～ 3d，吸氧，持续心电监护，观察心率、心律变化及血压和呼吸，低盐、低脂、少食多餐、保持大便通畅。根据心肌梗死病因，选择溶栓治疗、经皮冠脉介入术（percutaneous coronary intervention，PCI）、冠状动脉搭桥术（coronary artery bypass grafting，CABG）或药物非手术治疗等。有心力衰竭、严重心律失常、低血压等患者给予对症支持治疗。

妊娠期心肌梗死特点：孕产妇发生急性心肌梗死很罕见，围生期急性心肌梗死的发生率约为 0.006%。高龄、经产妇、吸烟、合并糖尿病或高血压、高血脂的孕妇在妊娠期和产后急性心肌梗死的风险增加，高凝、输血、产后感染也是围生期心肌梗死的重要因素。自发性冠状动脉夹层（spontaneous coronary artery dissection， SCAD）占妊娠相关心肌梗死的 14.5% ～ 43%，这与妊娠期间激素和血流动力学改变引起的动脉壁内膜和中膜结构改变有关，有别于普通人群心肌梗死以冠状动脉粥样硬化病变为主。除此而外，血栓栓塞、冠状动脉痉挛或者围生期心肌病等也是妊娠期心肌梗死的可能原因。多数情况下，孕妇急性心肌梗死的症状和体征与一般人群相似，然而，有一些孕妇表现不典型，如只有呼吸困难或恶心。心肌梗死孕产妇重点强调对其并发症的处理，常见并发症包括心力衰竭或心源性休克，室性心律失常，复发性心绞痛或心肌梗死等。产科医生、麻醉科医生、重症医学科医生需共同制订最佳监测和治疗方案，减少剖宫产术后产科和心血管并发症的发生。自发性冠状动脉夹层急性期的治疗目标是恢复和保持心肌灌注和心脏功能，以药物非手术治疗为主，不建议溶栓或介入治疗。

☆专家点评

妊娠期急性心肌梗死治疗策略将取决于梗死原因和发生的妊娠阶段。本例患者妊娠晚期突发心肌梗死，考虑自发性冠状动脉夹层导致，给予非手术治疗数日，稳定生命体征。孕 38^{+4} 周时终止妊娠，术中积极维持循环稳定，避免增加心肌缺血及心脏负荷的可能因素，在腰硬联合麻醉下顺利完成剖宫产术。

本例患者的围手术期管理主要从以下几个方面考虑：

● 终止妊娠时机：对于已经度过心肌梗死急性期的孕妇来说，推迟分娩至急性心肌梗死后的 2 ～ 3 周可能是有利的。但目前并没有前瞻性临床研究对心肌梗死后不同时间段（1 ～ 7d vs 7 ～ 30d）行剖宫产术或分娩的孕产妇预后的比较，以评估终止妊娠的最佳时机。强调住院治疗期间密切监测母婴状态，并做好紧急剖宫产应急预案，以防突发的母体或胎儿情况恶化。

● 终止妊娠方式：虽然相关指南提到对于几乎所有循环稳定的心脏病孕妇来说，阴道分娩整体风险较剖宫产更小，但本书作者建议各医疗机构需根据自身条件谨慎选择自然分娩人群，长时间待产、疲劳、疼痛、激动等因素均可诱发心动过速、增加心肌氧耗、加重心肌缺血，加重原有病情。

● 麻醉方式选择：自然分娩患者应实施严密监护下的硬膜外分娩镇痛，以避免任何交感神经刺激导致心率增快，氧耗增加。心肌梗死后剖宫产患者，在有效避免或及时治疗低血压情况下，通常可耐受腰麻或硬膜外麻醉。但针对使用双联抗血小板（DAPT）的患者，椎管内操作出血风险高，需充分评估风险获益比，根据药物停用时间及术后恢复抗凝时间选择麻醉。如果母婴情况不稳定需要紧急剖宫产，全麻效果确切，可保证充分氧供，便于气道和循环管理。但需注意放置喉镜及插管、拔管易引起心动过速和高血压，诱发心肌缺血，需要足够的麻醉深度减少母体对有害刺激的血流动力学反应，注意避免低血压。可辅助使用 β 受体阻滞剂（如艾司洛尔、拉贝洛尔或美托洛尔）或小剂量瑞芬太尼、利多卡因等来减少插管、拔管刺激，避免心动过速。避免使用诱发心动过速（如氯胺酮）或显著降低外周血管阻力（如高剂量丙泊酚）的诱导药物。七氟烷和异氟烷等挥发性麻醉药具有心脏保护作用，减轻再灌注损伤，可用于维持全身麻醉。地氟醚可能导致心动过速，不建议使用。

• 围手术期管理：术前访视应强调对孕妇心脏功能及心肌缺血风险的再次评估，在可能情况下尽量优化心脏情况。建议在没有明显心力衰竭、房室传导阻滞、哮喘等禁忌证时使用β受体阻滞剂控制心室率（55～70次/分），同时保持收缩压＞100mmHg。根据病情严重程度，可在麻醉前动脉置管持续有创动脉血压监测以便立即发现并治疗低血压。围手术期管理首要目标是维持心肌氧供需平衡，避免降低氧供（心率增快、动脉氧含量降低、冠状动脉血供减少）及增加氧耗（心率增快、心肌收缩力增强、后负荷增加）的各种因素，主要措施包括：①维持窦性节律和合适心率，避免心动过速。推荐使用有ST段趋势分析功能的监护仪持续监测心率，以便早期发现心肌缺血的证据。②维持收缩压＞100mmHg，平均动脉压＞70mmHg，或两者都在基线的20%以内。单次推注去氧肾上腺素（40～100μg）或输注0.1～2μg/（kg•min）治疗低血压。如果去氧肾上腺素无效，可给予去甲肾上腺素。③维持足够的循环容量以保证前负荷。④维持正常或轻微降低心肌收缩力（使用β受体阻滞剂或全麻中使用挥发性吸入剂），这适用于左心室收缩功能保留的患者。⑤避免使用麦角新碱、前列腺素等可引起冠状动脉血管收缩的药物。⑥心动过速和高血压可能导致心肌缺血，通过多模式镇痛，静脉注射β受体阻滞剂和（或）血管扩张剂来预防或控制这些血流动力学变化。

• 新生儿管理：心肌梗死孕妇发生胎儿宫内窒息、早产、死产风险明显增加，建议新生儿团队负责新生儿抢救及护理。如果妊娠晚期孕妇发生心搏骤停，抓紧黄金4～5min内娩出胎儿有利于产妇复苏，并且胎儿可能仍有较高的存活概率。

总之，孕产妇发生急性心肌梗死很罕见，自发性冠状动脉夹层、血栓栓塞、冠状动脉痉挛或者围生期心肌病等是可能的病因。治疗原则与普通患者类似，包括挽救濒死的心肌，缩小梗死面积，保护心脏功能，心肌梗死孕产妇重点强调对其并发症和病因的处理。妊娠期心梗已经度过急性期的患者，建议稳定2～3周后终止妊娠，孕妇心脏功能严重恶化甚至心搏骤停时，抓紧黄金4～5min娩出胎儿有利于母亲复苏。母体循环状态以及是否存在禁忌证是决定麻醉方式选择的主要因素。围手术期管理强调心肌氧供需平衡，避免心动过速、低血压、高血压、缺氧等不利因素。

（冯世苗　李　平）

第九节　妊娠合并左心房黏液瘤

☆病情介绍

患者，女，30岁，因“停经33^{+3}周，发现左心房黏液瘤2周，胎监NST无反应型”急诊入院。患者人工受孕，停经50多天行B超检查提示宫内早孕（双孕囊双胎芽）。孕30^{+1}周心电图提示窦性心动过速，心脏超声提示左心房占位：黏液瘤？患者无心慌、胸闷、气促、呼吸困难，日常活动不受限。心内科就诊，未予特殊处理。心外科就诊，建议暂时观察，适时终止妊娠，剖宫产术后行心脏手术。现孕33^{+3}周，产检NST两次无反应型急诊入院。

入院查体：身高 165cm，体重 80kg，神清合作，体温 36.5℃，心率 80 次 / 分，呼吸 20 次 / 分，血压 129/79mmHg。胎心：136/149 次 / 分，无宫缩。

辅助检查：血常规、肝肾功能电解质、凝血功能无明显异常。心脏超声 EF=69%，FS=39%，左心房长大（LA=41mm），左心房内查见大小约 38mm × 31mm × 37mm 稍强回声团，形态较规则，团块大部分附着于房间隔上，基底部长约 27mm，余房室大小基本正常。产科超声未见明显异常。入院复查胎监，NST 反应型。

入院诊断：妊娠合并左心房黏液瘤？双绒毛膜双羊膜囊双胎妊娠；IVF-ET 术后；G1P0 33^{+3} 周宫内孕双头位双活胎待产。

经多学科会诊，拟近期行择期剖宫产终止妊娠。

☆处理经过

入院第 3 天行择期剖宫产术，术前常规禁饮禁食。入室血压 117/68mmHg，心率 96 次 / 分，呼吸 20 次 / 分，SpO_2 97%。拟左侧卧位行椎管内穿刺麻醉，患者诉心慌、胸闷，改为右侧卧位于 L_3 ～ L_4 间隙行腰硬联合麻醉，鞘内给予 0.5% 布比卡因 2.6ml，置入硬膜外导管并固定后孕妇缓慢回复平卧，调整麻醉平面至 T_5。手术开始，顺次娩出两活婴，Apgar 评分分别为 9-10-10 分 /9-10-10 分。胎儿娩出后子宫收缩欠佳，给予缩宫素 5U 宫壁注射、10U 缓慢静脉泵入。术中血压（95 ～ 118）/（58 ～ 72）mmHg，心率 80 ～ 108 次 / 分，手术历时 41min，术中平衡液入量 600ml，估计出血量 450ml，尿量 50ml。术后予以静脉镇痛泵镇痛。出室麻醉平面 T_6，VAS 评分 0 分，生命体征平稳，安全返回 ICU。ICU 予以头孢西丁预防感染，缩宫素收缩子宫，维持电解质平衡，术后第 2 天转回普通病房。术后第 5 天顺利出院。出院医嘱心外科就诊，适时行心脏手术。

☆相关知识点

心脏黏液瘤是最常见的原发性心脏肿瘤，心脏各个房、室可见呈圆形或椭圆形、有蒂、可移动的腔内肿瘤，位于左心房者最为多见，约占 80%，次之为右心房，约占 15%，心室黏液瘤则较少见，大多为单发病灶，极少数在同一心腔或不同心腔内呈现两个或多个肿瘤，发病率约为 7/ 万。

临床表现取决于黏液瘤的位置、大小、活动性和表面特征，症状包括梗阻性（房室瓣梗阻）、栓塞性和全身性症状。较小的黏液瘤可无症状。左心房黏液瘤最常见的临床症状是由于二尖瓣血流受阻引起心悸、气急和心力衰竭（心衰）等，与二尖瓣狭窄类似。右心房黏液瘤造成三尖瓣瓣口阻塞时可呈现颈静脉怒张，肝大、腹水、下肢水肿等与三尖瓣狭窄或缩窄性心包炎相类似的症状。移动度较大的黏液瘤如突然阻塞房室瓣瓣孔，患者可发作晕厥，抽搐，甚或导致猝死。肿瘤除了干扰循环外，还可能释放肿瘤碎片或血栓进入体循环，导致脏器栓塞，最严重的并发症是脑栓塞。肿瘤可直接侵犯心肌，导致左心室功能受损、心律失常、心脏传导阻滞或心包积液伴或不伴心脏压塞。邻近肺组织浸润可引起肺部症状，可表现为支气管原位癌相似症状。患者尚可呈现反复发热、食欲缺乏、体重减轻、关节痛、贫血等全身表现，有红细胞沉降率增快、血清球蛋白增高等实验室检查异常。心脏黏液瘤超声心动图检查诊断准确率极高，影像表现为能移动的云雾状光团回声波。左心房黏液瘤在收缩期时光团位于心房腔内，舒张期时移位到二尖瓣瓣口。

妊娠合并左心房黏液瘤的特点：妊娠期孕妇处于高凝状态，合并左心房黏液瘤时血栓风险更高。左心房黏液瘤可引起二尖瓣血流受阻，妊娠期血容量的增加，心率增快，加重二尖瓣狭窄，引起呼吸困难、疲劳和周围水肿、心悸和心衰等，这些症状有时会被误解为妊娠期间的正常变化，易被忽视。左心房黏液瘤患者因肿瘤脱垂进入二尖瓣反复机械拉伸，可能伴二尖瓣反流，继发性肺动脉高压。分娩期由于疼痛刺激、紧张、子宫收缩等一系列因素导致的血流动力学波动，心衰及肺水肿发生的风险增加。考虑到心脏黏液瘤的潜在梗阻及栓塞风险，妊娠前或妊娠期间应考虑手术切除。妊娠早期体外循环下的心脏手术将增加胎儿风险，所以手术时机需要综合考虑手术风险、孕妇和胎儿的一般情况。26% 的患者心脏手术术后可出现心律失常或传导异常，部分心房黏液瘤患者切除后复发。

☆专家点评

本例患者因胎心监护 NST 无反应型急诊入院（复查 NST 正常），心脏超声提示左心房内大小近 40mm 肿瘤团块，诊断明确，围生期主要考虑心房黏液瘤可能导致的梗阻及栓塞风险。目前患者无明显临床症状，心功能 I 级，无脑血管栓塞及心衰方面的病史，可以耐受妊娠。心脏超声提示肿瘤团块较固定，未探及二尖瓣血流受阻或反流，房室大小及功能基本正常。但不排除肿瘤继续生长或体位变化导致急性流出道梗阻，突发心血管事件的可能。患者双胎妊娠孕周已达 33^{+3} 周，胎儿存活可能性大，可考虑近期终止妊娠。在分娩或手术过程中不能完全排除急性梗阻或栓塞的风险，需加强监护，及时处理。

本患者的围手术期管理主要从以下几个方面考虑：

- 终止妊娠时机：基于潜在心源性栓塞和梗阻风险，即使患者目前无症状，也应该加强随访并尽快手术切除黏液瘤。是否继续妊娠应基于当地医疗水平、心脏手术风险、目前母婴情况、患者及其家属意愿等综合考虑。妊娠合并心脏黏液瘤孕妇可以在妊娠早期、妊娠中期和妊娠晚期接受心脏手术。但考虑胎儿致畸风险，在病情允许情况下应避免妊娠早期进行体外循环心脏手术。妊娠期心脏手术注意事项：使用血液预充、常温和高灌注压（$>$ 70mmHg）。本例患者已进入妊娠晚期，孕妇循环稳定，胎儿存活概率大，终止妊娠后再行心脏手术对于保障母婴安全是合理的选择。
- 终止妊娠方式：相较分娩时间和心脏手术与分娩的先后顺序，分娩方式对母婴结局的影响不明显。对于体积较小未造成血流动力学明显变化的固定肿瘤孕妇，可尝试经阴道试产，但需严密监护，警惕流出道梗阻、心律失常、心衰甚至心搏骤停等风险。择期剖宫产手术可缩短分娩时间，避免长时间高腹压，抑制宫缩、有效控制疼痛刺激，可控性强。本例患者为双胎妊娠，未临产，行择期剖宫产对于保障胎儿安全更有优势。
- 麻醉方式选择：无相关禁忌证的患者首选椎管内麻醉，给药前可适当补液，避免外周血管扩张导致的低血压，维持循环稳定。注意体位变化可能导致肿瘤移位梗阻而引起血流动力学剧烈变化，尽量让患者处于自然舒适体位。全麻通常用于心脏功能已经非常脆弱或者凝血功能障碍的患者，需要警惕麻醉诱导时血流动力学波动及正压通气时胸膜腔内压的增大可减少患者回心血量。本例患者在左侧卧位出现了一定程度的流出道梗阻症状，在及时调整体位，患者症状改善后常规腰硬联合麻醉下顺利完成手术。

● 围手术期管理：除常规生命体征监测，超声心动图可以用于术中紧急心血管事件原因的排查。对于黏液瘤已导致明显瓣膜狭窄，反流或心脏功能不全的患者，按照相关疾病麻醉管理原则进行处理，持续有创动脉血压监测有利于早期发现血压变化，早期干预，避免严重不良事件的发生。术后维持足够的镇痛，积极预防产后出血。

● 新生儿管理：妊娠期如果决定行手术切除黏液瘤，麻醉科医生应熟悉妊娠的生理变化及体外循环如何影响子宫血流和胎儿氧合。妊娠期体外循环与胎儿死亡相关，推迟手术，死亡率会有所下降。本例患者需配备早产儿医疗团队，必要时送新生儿 ICU 后续照护。

总之，心脏黏液瘤在大多数情况下是良性肿瘤，临床表现与黏液瘤的位置、大小、活动性相关，病情严重者主要表现为心源性梗死及栓塞症状，则应按照相关疾病麻醉管理原则进行处理，超声心动图可以用于围手术期紧急心血管事件原因的排查。

（冯世苗　李　平）

第十节　妊娠合并肥厚型心肌病

☆病情介绍

患者，女，31 岁，身高 169cm，体重 68kg。因“停经 36^{+6} 周，入院待产”。8 年前因“心累、气促”于外院诊断为肥厚型心肌病，予以美托洛尔 45mg/d 治疗至今，症状缓解。1 年多以前，因有生育要求安置“置入型心律转复除颤器（ICD）”。患者植入胚胎 14^{+3} 周，妊娠早期心脏彩超提示肥厚型心肌病，右心房室内导线样回声，舒张功能正常。妊娠中晚期可平卧，活动耐量无明显受损。

查体：心率 88 次 / 分，血压 104/64mmHg，$SpO_2$98%。心脏听诊闻及收缩期杂音，余查体未见异常。

辅助检查：心脏彩超：ICD 置入术后、非梗阻性肥厚型心肌病（室间隔中下段及心尖各段显著增厚，左心室后壁厚度 =19mm，室间隔厚度 =30mm）、左心房稍大（41mm）、二尖瓣轻度反流、左心室收缩功能正常（左心室射血分数 EF=72%）。心电图提示：左心室高电压、广泛 T 波改变。血常规、凝血功能、肝肾功能、胎儿彩超、下肢动静脉彩超未见异常。N 端脑钠肽前体 1127pg/ml，肌钙蛋白 2.872μg/L。

入院诊断：妊娠合并肥厚型心肌病；ICD 置入术后；心功能 I 级；G1P0 36^{+6} 周宫内孕头位单活胎待产。

☆处理经过

患者入院后产科、心内科、ICU、麻醉科多学科会诊。与患者家属交代风险获益后，拟行连续硬膜外麻醉下择期剖宫产。

常规禁饮禁食，手术当日继续服用美托洛尔，入室后行局麻下桡动脉穿刺置管监测有创血压，血气分析未见异常。麻醉前输注平衡液 300ml，于 $L_{2\sim3}$ 间隙硬膜外穿刺向头端置管，采用 1.5% 利多卡因 3ml（含 50μg 芬太尼）作为试探剂量，未发现全脊麻和患者嗜睡后，硬膜外分 3 次共追加 2% 利多卡因 15ml（每次 5ml），麻醉平面达到 T_6。患者仰卧位后将床左倾 30°，避免下腔静脉受压导致回心血流量减少。硬膜外麻醉起效后静脉泵注小剂量去氧肾上腺素 0.3～0.5μg/（kg·min）维持血压稳定。手术开始 5min 后分娩一活男婴，Apgar 评分 10 分。胎儿娩出后静脉缓慢滴注 10U 缩宫素促进子宫收缩，静脉注射咪达唑仑 2mg 镇静，患者术中未诉特殊不适。手术持续 45min，出血 400ml，输液 700ml，尿量 100ml。术毕行多模式镇痛（腹横肌平面神经阻滞 + 静脉镇痛泵）并转入 ICU 监护，24h 后开始皮下注射低分子肝素预防血栓。术后第 4 天患者顺利出院。

☆相关知识点

肥厚型心肌病（hypertrophic cardiomyopathy，HCM）是一种常染色体显性遗传性心脏病，以各种形态的左心室肥厚为主要特征。根据心肌肥厚的部位和程度，患者可有以下一种或多种异常，如左心室流出道梗阻、舒张功能障碍、心肌缺血、二尖瓣关闭不全等。超声心动图或其他影像学检查检测到室间隔或左心室壁一个或者多个节段的厚度≥ 15mm，且这种增厚不能用异常的心脏负荷情况来解释；或者有明确家族史者且厚度≥ 13mm，通常不伴有左心室腔的扩大，可诊断 HCM。对 HCM 患者的初始评估，推荐做 24h 动态心电图（holter）监测，以检出室性心动过速（VT）和识别可能需要置入 ICD 治疗的患者。

HCM 的临床表现包括劳力性或者进行性呼吸困难、心悸、胸痛、晕厥等，症状与左心室流出道梗阻、心功能受损、快速心律失常等有关，快速心率和“心房强力收缩”缺失均会损害左心室充盈，而在舒张功能障碍的患者中临床影响更大。HCM 的发病率约为 8/10 万，其并发症包括心源性猝死、心力衰竭和心律失常。HCM 患者发生心源性猝死的高危因素有心脏停搏史、持续性室性心动过速、心室纤颤、猝死家族史、不明原因的晕厥、重度左心室肥厚（最大厚度 ≥ 30mm），运动时低血压反应。根据左心室流出道压力差（LVOTG）可将 HCM 分为 3 种类型，见表 2-10-1。

表 2-10-1　肥厚型心肌病分类

分类	LVOTG
梗阻性	安静时 LVOTG ≥ 30mmHg
非梗阻性	安静或负荷时 LVOTG 均 < 30mmHg
隐匿梗阻性	安静时 LVOTG 正常，负荷运动时 LVOTG ≥ 30mmHg

注：LVOTG. 左心室流出道压力

HCM 的治疗最常使用负性肌力药，包括 β 受体阻滞剂和非二氢吡啶类钙通道阻滞剂（维拉帕米最常用）。如若两种药物都不能缓解症状，可以其中一种联合使用丙吡胺。对于联用两种药物最大耐受剂量治疗后仍存在心衰症状和 LVOT 梗阻的患者，可行有创性室间隔厚度减少术。对于有相关症状或有晕厥史的育龄妇女可在孕前安装置入型心律转复除颤器（ICD）。HCM 的良好预后依赖于控制心率、维持足够的血容量和预防心律失常。

所有备孕的 HCM 患者都应接受生育和遗传咨询。适当的产前评估、监测和医疗管理是降低相关发病率的关键。大多数 HCM 患者可以耐受妊娠，耐受程度与妊娠前心功能状态密切相关。妊娠期间 BNP 或者 NT-proBNP 的剧烈改变可能提示心脏功能失代偿。阵发性或持续性心房颤动患者宜进行抗凝治疗。

妊娠期血容量增加可维持足够的心室充盈压，并减少流出道梗阻的严重程度。然而，妊娠期的心肌收缩力增加、心率加快、外周血管阻力降低、妊娠中后期仰卧位时妊娠子宫压迫下腔静脉导致静脉回流受阻、前负荷降低和左心室容积下降，这些改变可独立或者综合地加剧流出道梗阻。有研究发现 HCM 孕妇的死亡率较健康孕产妇高，约 23% 孕妇发生了心血管不良事件（心力衰竭、心律失常），26% 孕产妇发生早产。孕妇由于妊娠期长期服用 β 受体阻滞剂和维拉帕米，其新生儿低血糖、心动过缓和呼吸暂停发生率更高，故需加强对新生儿的监测。

☆专家点评

本例妊娠患者合并非梗阻性肥厚型心肌病，心功能 I 级，术前已安置 ICD，采用滴定式硬膜外麻醉下的剖宫产，使用去氧肾上腺素维持血流动力学稳定，手术顺利，母婴安全。

分娩方式，可根据患者的心功能和胎儿情况决定。大部分 HCM 患者可良好耐受第二产程，建议在临产早期、疼痛引起大量儿茶酚胺释放之前施行硬膜外麻醉，并保证足够的镇痛阻滞强度，以避免任何交感神经刺激。但需谨慎选择硬膜外试探药物，不使用含肾上腺素的试探剂量，避免引起血压升高或心动过速，导致心功能的恶化。可以使用含阿片类药物的硬膜外分娩镇痛药物 5ml 作为试探剂量。缩宫素可导致外周血管扩张和心动过速，加重左心室流出道梗阻，可能诱发心衰，故需注意缩宫素的用量和方法。其他宫缩剂如麦角、欣母沛等可导致严重高血压，加重心脏负荷，加重流出道梗阻，禁用于此类患者。

麻醉方式的选择，若患者为梗阻性肥厚型心肌病伴心力衰竭，则推荐全身麻醉，因为椎管内麻醉可能导致交感神经抑制、外周血管扩张，回心血流量减少、心室充盈减少，进一步加重流出道梗阻。在全身麻醉时，避免使用氯胺酮等兴奋交感神经和加快心率的药物、避免低血压的发生。插管和拔管时可以使用 β 受体阻滞剂来抑制应激反应导致的心动过速。由于机械通气可能导致静脉回流量减少，故推荐小潮气量和高频率的机械通气策略，有助于减轻机械通气对静脉回流的影响。

对于心功能良好、非梗阻性的 HCM 孕产妇，首选椎管内麻醉，推荐滴定式硬膜外麻醉或者小剂量腰硬联合麻醉。缓慢滴定麻醉平面，避免外周血管快速扩张导致的严重低血压和循环血容量降低。对于严重心脏病患者，局麻药试探剂量，推荐将肾上腺素替换为芬太尼（50 ～ 100μg）复合利多卡因来检查硬膜外导管是否被置入血管内或鞘内，以避免肾上腺素的交感神经兴奋、加快心率的副作用，硬膜外导管误入血管内则芬太尼血药浓度较高可快速出现睡意，而导管误入鞘内可通过快速（约 5min）出现脊髓阻滞来判定。本例患者术前心功能 I 级，且已安置 ICD，故选择连续硬膜外麻醉，对血压影响小。

HCM 患者的麻醉管理目标是：①维持足够的血管内容量，充分优化容量状态；②避免下腔静脉压迫，保证静脉回流；③维持足够的外周血管阻力；④维持窦性心律下的缓慢心率，围手术期应继续维持 β 受体阻滞剂；⑤积极处理心房颤动和其他快心率的心律失常；⑥避免增加心肌收缩力。术前抗焦虑药物降低儿茶酚胺水平，避免心动过速。需注意避免使用可能加重症状和增加左心室流出道压力阶差的药物（增强心肌收缩力、降低外周血管阻力，降低心室充盈），包括扩血管药物、氨氯地平、硝苯地平、血管紧张素转化酶抑制剂、β 受体激动剂（如多巴酚丁胺和多巴胺）。若急诊手术患者术前已合并心律失常、晕厥史，且未安置ICD，术前也可放置体外起搏除颤装置。术中若发生低血压时可采用液体纠正和α受体激动剂（如血管升压素、去氧肾上腺素），如经上述治疗后低血压还不能纠正，可采用β受体阻滞剂或者非二氢吡啶类钙通道阻滞剂来纠正左心室流出道梗阻导致的低血压。避免使用强心药物，因为该类药物导致心肌收缩力加强和加快心率可能加重左心室流出道梗阻，进一步恶化低血压。

术后注意避免疼痛、缺氧、二氧化碳蓄积等刺激交感神经，导致心率加快、心室充盈受限、流出道梗阻加重的因素。合并心房颤动者及血栓风险高者，围手术期注意加强抗凝治疗。

总之，妊娠合并HCM患者妊娠期风险高，妊娠期应继续服用β受体阻滞剂，术前控制心率，优化液体容量，维持较高的前后负荷。术中维持足够的麻醉深度，术后充分镇痛。避免使用正性肌力药物，避免加重左心室流出道梗阻的其他因素。有心房颤动及血栓风险者，注意围手术期抗凝。

（李　平　冯世苗）

第十一节　妊娠合并围生期心肌病

☆病情介绍

患者，女，27岁，体重65kg，身高156cm。患者因“停经37^{+1}周，下腹部隐痛伴咳嗽咳痰1周”入院。1周前因胸闷气短、夜间呼吸困难，于外院诊断为围生期心肌病、慢性心力衰竭（心衰），治疗无好转而转入我院。

查体：患者半卧位，呼吸急促，无发绀，血压90/46 mmHg，呼吸30次/分，心率105次/分，SpO_2 95%（吸空气），颈静脉怒张。双肺可闻及散在湿啰音，双下肢水肿，椎间隙清楚。

辅助检查：心脏彩超：左心增大（左心房=37mm；左心室=70mm），射血分数=39%，左心室短轴缩短率=20%，二尖瓣中-重度反流。动态心电图：窦性心律不齐，房性期前收缩，多源性室性期前收缩，室内传导阻滞，ST段改变。双下肢静脉彩超：右侧股浅静脉血流速度缓慢。胸、腹部彩超未见明显积液。胸部CT：双肺下叶炎症，左侧明显，左肺下叶实变不张。痰涂片：草绿色链球菌。神经末端前体脑利钠肽（NT-proBNP）598pg/ml，白细胞17×10^9/L，凝血功能及血小板正常。心功能：Ⅱ～Ⅲ级。

入院诊断：肺部感染；围生期心肌病；慢性心力衰竭；心功能Ⅲ级；室性期前收缩；G3P2 37^{+1}周宫内孕单活胎先兆早产。

☆处理经过

入院后给予吸氧、限制液体、抗感染、抗心律失常、补钾、抗心衰等治疗3d，包括：呋塞米（20mg/d，po）、氯化钾1g/6h、美托洛尔（12.5mg，bid）、地高辛（0.125mg/d，po），患者心衰症状减轻，多学科讨论后拟行椎管内麻醉下择期剖宫产。患者入室后，常规监测，头高侧卧位吸氧。局麻下行桡动脉穿刺置管并测血气分析，无异常。于$L_{3\sim4}$间隙行腰硬联合麻醉，鞘内给予0.5%罗哌卡因2.5ml，给予腰麻药的同时，开始泵注小剂量去氧肾上腺素 0.02 ～ 0.05μg/（kg • min）维持血流动力学稳定。术前麻醉平面达 T_6，胎儿娩出后静脉注射咪达唑仑 2mg 镇静，术毕采用硬膜外注射吗啡 2mg 和静脉镇痛泵镇痛，并转入 ICU 继续观察抗心衰治疗。

☆相关知识点

围生期心肌病（peripartum cardiomyopathy，PPCM）又称妊娠相关性心肌病，是指发生于妊娠末期或分娩后数月内的特发性心肌病，以左心室收缩功能障碍引起心衰为主要表现，排除其他可确认心衰的原因，且左室射血分数（LVEF）一般＜ 45%。PPCM 的病因不详，可能包括以下因素：血管生成失衡、催乳素水平变化、遗传、炎症、激素、血流动力学和自身免疫。目前已经确定的 PPCM 危险因素包括：高龄妊娠、多胎妊娠、非洲血统，长期（4 周）口服保胎药 β 受体激动剂，以及有子痫前期、子痫或产后高血压病史。PPCM 的临床表现与心肌病引起的其他类型充血性心力衰竭表现相似。最常见的主诉是呼吸困难，其他常见症状包括咳嗽、端坐呼吸、夜间阵发性呼吸困难、足部水肿和咯血。PPCM 患者还可能出现体循环血栓栓塞或肺血栓栓塞的体征和症状。

临床疑似 PPCM 的患者采用超声心动图、心电图和胸部 X 线片检查有助于诊断。超声心动图通常可见心腔扩大、搏动普遍减弱、左心室收缩功能下降、左心室射血分数减低（＜ 45%）。多达 50%PPCM 患者存在心电图异常（包括窦性心动过速、室性心律失常和非特异性 ST-T 波改变），但心电图正常并不能排除 PPCM。胸部 X 线片通常提示心影增大，并有肺静脉充血和（或）肺间质水肿表现。建议在评估疑似心衰患者时测量血浆 BNP 或 NT-proBNP 动态变化水平。

PPCM 的治疗包括抗心衰治疗、心律失常治疗、抗凝治疗及其他治疗。抗心衰治疗包括：根据需要给氧和辅助通气；优化前负荷；根据需要使用正性肌力药物和血管加压药；给予血流动力学支持；缓解症状；尽可能给予改善远期结局的长期治疗。妊娠期的抗心衰治疗与一般抗心衰治疗相似。但需避免使用妊娠期禁用药物，包括血管紧张素转化酶抑制剂、血管紧张素Ⅱ受体阻滞剂、血管紧张素受体 - 脑啡肽酶抑制剂，以及盐皮质激素受体拮抗剂。

产科医生、心脏病专家、母胎医学专家和麻醉科医生组成的多学科团队应该参与到关于分娩时机和分娩方式的决策中。PPCM 患者因重度左心室功能障碍所致血流停滞及妊娠期高凝状态，发生血栓和血栓栓塞风险高，围生期应加强凝血功能监测，必要时抗血栓治疗。

产后需要对心功能进行随访评估，监测心脏恢复情况。鉴于催乳素亚片段的潜在影响以及泌乳和哺乳期间代谢需求高，2018 年 ESC 妊娠期心血管疾病管理指南，针对重度心衰患者建议考虑阻止泌乳。当前或既往有 PPCM 的女性应接受有关复发风险及计划生育和避孕措施的咨询。

☆专家点评

本例妊娠患者合并 PPCM，心功能Ⅲ级，经积极抗心衰治疗后，在腰硬联合麻醉下行择期剖宫产，保证了母胎安全。

• 分娩方式：如患者的血流动力学稳定且没有剖宫产绝对指征，推荐在血流动力学密切监测及硬膜外麻醉下行阴道分娩，减轻应激。风险较高的妇女，严重左心功能障碍（EF

< 30% 或 NYHA Ⅲ～Ⅳ级)、有活动性心力衰竭症状则需要剖宫产。该患者在控制心衰情况下实施了择期剖宫产。

• 麻醉方式选择：与全身麻醉比较，椎管内麻醉更适合 PPCM 患者，椎管内麻醉可以有效降低交感兴奋和 SVR，对心肌收缩力影响较小。但需注意腰麻起效快，可能会引起血压剧烈下降，故需适当减少腰麻药物剂量，必要时可以增加椎管内阿片类药物的使用剂量，或者使用滴定式硬膜外麻醉，避免血压骤降。与布比卡因比较，鞘内给予罗哌卡因的血流动力学更加稳定，因此该患者使用了罗哌卡因。为了维持血流动力学的稳定，可以预防性使用去氧肾上腺素避免低血压，无效时可以使用去甲肾上腺素。

• 麻醉管理：此类患者麻醉管理的关键是维持血流动力学稳定，保证氧供氧耗平衡。血流动力学的管理目标包括：①心率：在每搏输出量较低的情况下维持心排血量，应维持心率在正常至略升高水平（即 80 ～ 100 次 / 分）。②外周血管阻力（SVR）：避免 SVR 的显著升高或骤降。SVR 显著升高可导致心排血量进一步降低，而 SVR 骤降，可导致低血压，易发生心肌缺血，氧供不足。故该患者在围手术期采用了去氧肾上腺素维持 SVR 稳定，且在胎儿娩出后给予咪达唑仑适度镇静，避免交感兴奋，SVR 增加。③前负荷：避免前负荷明显不足或超负荷，前负荷明显不足可导致心排血量的减少，而超负荷可能诱发或加重心衰。该患者术前心衰，在 ICU 经过吸氧、利尿、强心治疗后，心衰症状缓解，但是此类患者因利尿易发生低血钾，故术前行血气分析以明确是否合并电解质、内环境紊乱是非常必要的。④心肌收缩力：避免或减少使用心肌抑制药物，如大剂量的丙泊酚或挥发性麻醉剂。左心室收缩功能显著降低的心肌病患者可能对这些药物的作用尤为敏感。全麻诱导时，可采用依托咪酯代替丙泊酚。该患者选择椎管内麻醉，有效避免了全麻药物对心肌收缩力的干扰，且术前一直维持强心药物治疗。胎儿娩出后，需注意子宫收缩剂对血流动力学及 PVR 的影响。由于外周滞留血液的回输和子宫收缩剂的使用，胎儿娩出后是容易诱发心衰的时间点，故需要严密监测。如若发生急性心衰，可立即进行强心、利尿、适度扩血管治疗。

产后疼痛导致交感神经兴奋、SVR、PVR 升高，故可采用神经阻滞、椎管内镇痛、静脉药物等多模式镇痛。患者术后应转入 ICU 严密监测和治疗，同时注意预防血栓，合并持续性左心室功能障碍的 PPCM 患者需要持续接受标准抗心衰治疗（术后 ICU 管理部分参考 ICU 相关章节）。

总之，对于合并心衰的 PPCM 患者的围手术期管理原则：限制液体及盐摄入，增强心肌收缩力，防治心衰，情况允许优先选择椎管内麻醉，避免心肌前、后负荷骤然变化，纠正电解质紊乱，预防血栓栓塞及心律失常等并发症的发生。PPCM 患者术后需要转入 ICU 持续接受抗心衰治疗。

（李　平　冯世苗）

第十二节　妊娠合并左心室致密化不全性心肌病

☆病情介绍

患者，女，22 岁，既往诊断为左心室致密化不全性心肌病，未给予任何药物治疗。妊娠 6 周在医院建卡。经超声心动图检查，提示左心室射血分数稳定在 55%，开始服用阿司匹林。妊娠 20 周时患者由于肺水肿而继发呼吸急促，于是开始使用呋塞米治疗。妊娠 30 周时患者出现心悸，可以自行缓解。心电图提示：室性心动过速（110 次 / 分），立即给予美托洛尔和镁剂处理，并收入院进行持续心电监测。

入院查体：身高 162cm，体重 64kg，心率 101 次 / 分，血压 122/73mmHg，呼吸 23 次 / 分，SpO_2 97%。

实验室检查：无特殊，超声心动图显示左心室致密化不全性心肌病典型影像改变，左心室射血分数低于 45%。开始常规使用美托洛尔，并采用低分子肝素预防静脉血栓。住院期间患者仍然伴有心悸（最快心率 130 次 / 分），每次持续时间约 30s，可以自行缓解，发作频率为平均每周 2 次，发作期间无血流动力学波动。妊娠 36 周时患者自述心累，活动耐量下降，请心内科、心外科、麻醉科经多学科会诊评估后拟行择期剖宫产术终止妊娠。

☆处理经过

入室常规监护，血压 109/60mmHg，心率 78 次 / 分，呼吸 25 次 / 分，SpO_2 96%。静脉给予咪达唑仑 1mg 后行面罩吸氧，在局麻下建立有创动脉血压监测。麻醉方式采用腰硬联合麻醉，$L_{2\sim3}$ 间隙穿刺成功后，在蛛网膜下腔给予 0.5% 罗哌卡因 2ml，硬膜外导管向头端置入深度为 4cm，麻醉穿刺和注药完毕后给予静脉持续泵入去氧肾上腺素 1 ～ 2mg/h 维持血压，2min 后测麻醉平面 T_9 ～ S_5，于硬膜外追加 2% 利多卡因 5ml 后，维持麻醉平面在 T_6 ～ S_5，取出胎儿后静脉给予患者盐酸纳布啡 10mg，患者术中生命体征平稳，收缩压维持在 102 ～ 112mmHg，舒张压维持在 52 ～ 66mmHg，心率维持在 62 ～ 87 次 / 分。手术持续时间 35min，术中出血量 350ml，尿量 100ml，共输入羟乙基淀粉 300ml 和乳酸钠林格液 300ml。术毕行双侧腰方肌阻滞镇痛（0.35% 罗哌卡因 40ml）。术后静脉镇痛给予曲马多 1200mg+ 生理盐水 180ml+ 盐酸雷莫司琼 0.6mg，背景剂量 2ml/h，追加 2ml/ 次，间隔锁时 20min。

术毕入 ICU 进一步监护，给予限液、抗凝、预防感染、维持内环境稳定，动态监测血气、复查心脏超声等处理，术后血常规、肝肾功能、电解质和凝血功能未见明显异常。患者仍偶有心悸，心率最快 120 次 / 分左右，可自行缓解，心累症状有所缓解，心脏超声提示左心室射血分数低于 45%，较术前无明显改善。于术后 12d 顺利出院，嘱心内科门诊随访。

☆相关知识点

左心室致密化不全性（left ventricular noncompaction，LVNC）心肌病是以心室内异常粗大的肌小梁和交错的深隐窝为特征的与基因相关的遗传性疾病，是一种罕见的心肌病类型，又称为海绵状心肌病，主要表现为左心室心尖处不正常的肌小梁形成。危及患者生命安全的主要原因是失代偿性心力衰竭和恶性心律失常，可以表现为晕厥或猝死。其临床表现多变，在任何年龄均可发生，从无症状到终末期心衰，或出现致命性心律失常、心源性猝死或全身性血栓栓塞事件等。和其他心肌病不同的是 LVNC 心肌病心律失常的风险增加，可以表现为多种类型，如室性心动过速、心脏传导阻滞和心房颤动等，未诊断的患者可以黑矇、晕厥为首发症状。心律失常与心室衰竭、血栓栓塞事件和猝死等不良预后相关。

辅助诊断LVNC心肌病最常用的方法是超声心动图，其他技术还包括心电图、心脏CT、心脏磁共振和左心室造影等。其中，超声心动图是诊断LVNC心肌病最重要的影像学检查手段，影像学主要表现包括：①由致密层和非致密层心肌组成的双层心肌；②左心室心尖处突出的肌小梁；③肌小梁间的深陷隐窝。大多数LVNC心肌病患者的心电图显示异常，最常见的是左心室肥大或ST-T波改变。由于该疾病为遗传性疾病，心脏本身结构异常是导致疾病发作的解剖基础，因此没有特异性的治疗手段，用药只能部分缓解症状。根据国际心力衰竭管理指南，目前推荐的治疗方法包括β受体阻滞剂、血管紧张素转化酶抑制剂和利尿剂。在妊娠期间，孕妇将会发生一系列生理变化，循环系统和血液系统主要表现为心脏长大、贫血、总血容量、心排血量及心率的增加，心脏负荷增加，正常孕妇可以很好地耐受这些变化，而不会出现氧供氧耗平衡紊乱，但对于合并LVNC心肌病的患者，极易产生严重失代偿性心力衰竭及恶性心律失常。疾病的严重程度往往容易受到多种因素的影响，例如：贫血、缺氧、二氧化碳蓄积、疼痛、紧张和回心血量增加等导致心肌氧供氧耗失衡的因素。

☆专家点评

本例患者妊娠合并左心室致密化不全性心肌病，妊娠前未给予药物治疗。妊娠20周就出现了充血性心力衰竭症状，妊娠30周出现了室性心律失常。

- 终止妊娠时机：由于妊娠晚期心脏容量负荷增加，如果患者出现心衰症状逐渐加重，应行多学科会诊制订分娩计划，结合胎儿情况考虑适时终止妊娠。
- 分娩方式选择：自然分娩时每次子宫收缩可致心排血量增加10%～25%，疼痛应激导致心肌耗氧量上升等因素易增加患者心肌缺血、心肌梗死的风险，诱发恶性心律失常和心功能失代偿。建议择期剖宫产手术娩出胎儿，以减轻心脏负担。
- 麻醉方式选择：需根据患者心功能受损情况来进行决策，围手术期维持心肌的灌注，保持血流动力学平稳，限制液体的出入量及有效控制应激和疼痛是对此类患者麻醉管理的要点。全麻是所有合并严重终末期心脏病和猝死极高风险患者首选的方式，对于病情处于代偿期的心脏病患者不推荐。对于该患者，腰硬联合麻醉和全麻比较有较多优势，尤其是推荐小剂量腰麻联合硬膜外麻醉，小剂量药物的腰麻起效快，麻醉效果确切、镇痛完善及下腹部肌肉松弛良好，联合硬膜外麻醉可以避免麻醉平面不足致术中牵拉反射引起患者不适，亦避免了全麻插管及拔管引起心血管不良反应，从而避免了心脏的缺血、缺氧发生。与布比卡因相比，罗哌卡因在保证麻醉效果的同时可以更好地维持循环动力学的稳定。单纯滴定式的硬膜外麻醉也可以作为一种选择，但由于其麻醉效果的不可控性，临床应用有一定的局限性。
- 麻醉监测和管理：术前可使用小剂量咪达唑仑镇静并吸氧，建立有创动脉置管持续监测血压，采用“预防性”持续静脉泵注升压药物，避免血压下降后再处理导致的循环剧烈波动，避免心率过快。胎儿娩出后推荐尽快使用对循环影响小的镇静镇痛药物让患者处于可唤醒的睡眠状态，以减少情绪对循环的影响和后继各类子宫收缩药物对患者造成的不适。胎盘娩出后大量血液从子宫涌入产妇体循环，是心血管不良事件的高危时期，应加强监护。缩宫素应缓慢使用，以避免心动过速和低血压。在处理心律失常时，临床医生必须在母亲治疗的紧迫性和对胎儿的潜在危险之间取得平衡。胺碘酮对胎儿有危害，应尽可能避免在胎儿娩出之前使用。尽管没有研究证明妊娠期电复律的安全性，但已有大量成功使用的病例报告。所有心肌病的管理都是具有挑战性的，这个病例特别强调了预防和管理心肌病患者心律失常的重要性。

- 术后管理：术后超声引导下双侧腰方肌阻滞有效缓解切口疼痛，联合静脉镇痛，将疼痛、应激降到最低。产后 24h 内是产后出血的高危时期，产后 48 ～ 72h 是外周血回心造成容量负担加重的重要时期，这期间仍然是 LVNC 心肌病患者的危险期。产后在多学科团队管理下，患者应继续接受药物治疗和严密的血流动力学监测。

总之，LVNC 心肌病可因继发失代偿性心力衰竭和恶性心律失常危及患者生命安全，围手术期加强监护，维持生命体征平稳、控制液体输入量及输液速度、充分镇静、镇痛、保证心肌氧供需平衡，及时处理心律失常，防止心功能的进一步损害，是预防严重心血管不良事件发生，保障母婴安全的重要手段。

（徐　莉　王思曼）

第十三节　妊娠合并致心律失常性右心室心肌病

☆病情介绍

患者，女，27 岁，因“孕 37^{+2} 周”要求入院待产。患者妊娠 17 周心脏彩超提示异常，心内科就诊诊断为“致心律失常性右心室心肌病”。因为无明显症状，因此未给予相应治疗。妊娠 32 周行胎儿头围针对性彩超提示：双顶径与头围偏小，行胎儿头颅 MRI 检查未见明显结构异常。

入院查体：身高 161cm，体重 64kg，血压 114/75mmHg，心率 84 次 / 分，呼吸频率 20 次 / 分，体温 36.6℃。患者心功能 Ⅱ 级，马氏分级 Ⅰ 级。

辅助检查：心脏彩超提示：右心室增大伴节段性室壁运动异常，左心室节段性运动异常，三尖瓣反流（轻度），左心室收缩功能测值正常低限，右心室收缩功能测值正常；心电图：窦性心律，电轴右偏 +111° ，深 Q 波（Ⅰ、aVL、QRS 呈 qr 型，Q ＞ 1/4R）。实验室检查：血常规与凝血功能无异常，BNP：266.4pg/ml。

专科查体：宫高 30cm，腹围 100cm，胎方位：臀位，双顶径 8.9cm，胎心：152 次 / 分。家族史：患者母亲 37 岁时猝死，原因不明。

入院诊断为：致心律失常性右心室心肌病；G3P0+2 37^{+2} 周宫内孕单活胎臀位。因臀位拟行择期剖宫产术。

☆处理经过

患者入室后建立静脉通路，监测心电图、血压、脉搏氧饱和度。血压 116/72mmHg，心率 95 次 / 分，SpO_2 96%，心电图可见深 Q 波。静脉给予 1mg 咪达唑仑抗焦虑，局麻下

☆☆☆☆

行左侧桡动脉穿刺置管，监测有创血压。于 $L_{3\sim4}$ 间隙行腰硬联合麻醉，蛛网膜下腔给予 0.5% 布比卡因 2.5ml，硬膜外导管向头端留置 4cm。蛛网膜下腔给予药物的同时，静脉持续泵注去氧肾上腺素预防低血压。待麻醉平面达 T_6 后开始手术，2min 后取出一男活婴，Apgar 评分 1-5-10min 分别为 10-10-10 分。手术历时 60min，晶体液输入 1000ml，出血 350ml，尿量 100ml，术中生命体征平稳。手术结束后行双侧腹横筋膜阻滞和自控静脉镇痛。术后转入 ICU，密切监测患者各项生命体征，未出现心律失常等相关症状，于术后第 3 天出院。

☆相关知识点

致心律失常性右心室心肌病（arrhythmogenic right ventricular cardiomyopathy，ARVC）是一种主要影响右心室的常染色体显性遗传性心肌疾病，与桥粒或桥粒相关蛋白基因突变有关。右心室心肌被纤维脂肪组织替代是该病的病理特征。右心室最常见的受累区域是右心室流出道、心尖和三尖瓣下区域。通常在疾病的后期，左心室（通常为基底后壁或心尖）和室间隔可能也会受累，也有早期左心室受累的报道。一般成人人群 ARVC 患病率估计为 1/5000 ～ 1/2000，男性约是女性的 3 倍。ARVC 是年轻人和运动员心律失常性心搏骤停的主要原因之一，心源性猝死可能是该病的首要症状。临床表现最常开始于 10 ～ 50 岁。青少年或年轻人最常见的临床表现是心悸或用力引起的晕厥，心电图上右侧心前导联（V_1 ～ V_4）出现 T 波倒置，左束支传导阻滞型室性心律失常，室性心律失常范围从频繁的室性期前收缩到室性心动过速，也可演化到室颤。心脏磁共振成像（MRI）已成为首选的成像技术，影像学研究中右心室的诊断性改变包括整体扩张和功能障碍及局部室壁运动异常，如收缩障碍或运动障碍或舒张性膨胀，左心室和中隔的受累程度通常较小。长期疾病患者可能出现终末期右心室或双心室泵衰竭。

ARVC 临床治疗的目的是通过缓解心律失常和心力衰竭症状来降低心源性猝死的风险，提高生活质量。限制剧烈运动被视为健康基因携带者和临床受影响者的重要预防方式，以免发生运动相关性恶性心律失常和疾病恶化。目前 ARVC 的治疗方法是姑息性的，可以部分缓解症状和减少心源性猝死的风险，但不能阻止疾病的发展。建议所有临床受影响者使用 β 受体阻滞剂，以预防心律失常和减少右心室壁应力。置入式心脏复律除颤器（ICD）适用于经历持续性室性心动过速患者的心源性猝死的二级预防和高危患者的一级预防。抗心律失常药物（索他洛尔或胺碘酮）可能对置入（ICD）不可行的患者的持续性室性心动过速有效。在药物不耐受或无效的情况下，可以考虑进行导管消融。当疾病进展为心力衰竭时，治疗包括使用利尿剂、β 受体阻滞剂、血管紧张素转化酶抑制剂和抗凝剂。对于难治性心力衰竭和（或）心律失常，心脏移植可能是唯一选择。

妊娠后每搏量增加、心率加快，右心室舒张末期直径也增加，这些会给心肌施加过多的机械应力。但是，妊娠期间以下一些因素又起着重要的心肌保护作用。首先，妊娠后血流动力学变化是逐渐发生的，这就给了心脏时间来适应；其次，妊娠期雌激素和松弛素有显著的心脏保护作用；再次，妊娠期周围血管扩张减少了心脏后负荷；最后，妊娠是生理上的免疫抑制状态，由于炎症在 ARVC 的进展中起着重要作用，这种免疫抑制状态可能是有益的。因此，一些回顾性研究表明 ARVC 患者对妊娠的耐受性良好。妊娠合并 ARVC 患

者常服用 β 受体阻滞剂，这可能导致早产和新生儿心动过缓。

☆专家点评

本例患者为妊娠合并 ARVC，主要表现为心律失常和心脏彩超异常。该类患者的围麻醉期管理主要考虑以下几个方面：

妊娠合并ARVC患者的分娩时机和分娩方式主要由患者的心功能及产科因素共同决定。心功能良好、阴道分娩条件好患者可以在严密监测下阴道分娩。分娩期间应严密监测患者生命体征，准备好相关抢救药物及设备，做好恶性心脏事件的应急预案。

妊娠合并 ARVC 患者若选择阴道试产，应进行分娩镇痛。分娩镇痛可以减轻疼痛，减少应激导致的心脏机械应力增加和心律失常的发生。整个待产过程做好严密的心电监护，预防和处理心律失常和心力衰竭。若该类患者进行剖宫产，使用全身麻醉还是椎管内麻醉取决于患者心功能不全的程度。若行椎管内麻醉及局部麻醉，应避免使用肾上腺素作为局部麻醉剂的辅助药物，由于布比卡因有潜在的心脏毒性，应避免大剂量使用。围手术期应谨慎使用 β- 肾上腺素能药物，可能引起心律失常。α 受体激动剂一般不引起心律失常，可安全使用。若需行全身麻醉，术前可使用苯二氮䓬类药物，缓解患者焦虑。应谨慎使用氯胺酮，可能会导致心动过速。氟烷作为一种负性肌力药物，应避免使用，异氟烷被报道可安全用于 ARVC 患者。丙泊酚、依托咪酯、芬太尼可安全用于此类患者。维库溴铵、顺式阿曲库铵和罗库溴铵，几乎没有心血管副作用，可以安全运用。骨骼肌 RYR1 亚型的突变使携带者易患由氯化琥珀胆碱或挥发性麻醉剂引发的恶性高热，但研究显示 *RYR2* 突变引起的 ARVC 患者不易发生恶性高热。氯化琥珀胆碱虽不推荐使用，但在病例报道中未出现不良事件。

从围手术期管理方面上，若术前患者存在心力衰竭或心律失常症状，应推迟手术，直到心律失常和症状得到控制。抗心律失常药物应继续使用，如果患者正在积极接受针对 ARVC 的 β 受体阻滞剂治疗，应在围手术期继续进行 β 受体阻滞剂治疗，并在手术当天上午给予其常规剂量。同时，应启动产科、麻醉科和心脏专科的多学科会诊，制订详细的围产期管理治疗计划及应对突发心脏事件的措施。对于复杂手术，建议进行有创动、静脉压监测和经食管超声心动图监测。不建议放置肺动脉导管，因为这些患者可能更容易出现导管放置的并发症。围手术期应密切监测该类患者的生命体征，维持血流动力学及内环境稳定，避免容量过负荷，注意患者心电图变化，若出现心律失常应及时识别和处理。术后给予患者充分镇痛，避免因疼痛刺激所致的心脏不良事件。对于出生的儿童应长期随访及心脏监测，必要时可行基因检测。

总之，妊娠合并 ARVC 患者主要表现为心律失常和心力衰竭。分娩方式主要由患者心功能和产科因素共同决定。若经阴道分娩，建议进行分娩镇痛，若行剖宫产手术，应根据患者心功能状态选择麻醉方式。分娩镇痛与麻醉期间都应严密监测患者生命体征，防止恶性心血管事件的发生。

（周婧馨　顾　娟）

第十四节 妊娠合并肺动脉高压

☆病情介绍

患者，女，29岁，因“停经7个多月，胸闷气紧进行性加重1个多月，自觉胎动减少8h”急诊入院。患者妊娠期未产检。1个多月前出现活动后胸闷气紧，逐渐加重，双下肢水肿，自行观察。10多天前于当地医院就诊考虑可疑心力衰竭，未治疗。近1周安静休息下仍自觉心累、气紧，不能平卧，双下肢水肿加重。8h前自觉胎动减少入我院急诊，急诊胎心监测未采集到胎心，立即行胎儿彩超，提示胎死宫内。

既往史：一般活动情况稍差，2年前因“先天性心脏病，动脉导管未闭，心功能Ⅳ级”外院急诊剖宫产，术后建议手术治疗先天性心脏病，患者未治疗。

入院查体：心率99次/分，血压123/74 mmHg，呼吸20次/分，SpO_2 92%。心脏听诊：心律齐，心尖及胸骨左缘下段收缩期杂音，胸骨左缘第2肋间连续性杂音，双肺呼吸音粗糙。双下肢及外阴水肿。

辅助检查：白蛋白26.6g/L、血红蛋白104g/L。心脏彩超：先天性心脏病；动脉导管未闭（管型），大血管内水平左向右分流；二尖瓣反流（中度）；三尖瓣反流（轻度）；肺动脉压高（87mmHg）；左心室收缩功能正常（左心室射血分数EF=60%）。胸腹部超声：双侧胸腔积液，左侧最深2.3cm，右侧最深1.3cm。

入院诊断：妊娠合并先天性心脏病（动脉导管未闭，重度肺动脉高压，心功能Ⅳ级）；妊娠合并胸腔积液；妊娠合并低蛋白血症；妊娠合并贫血；G2P1 30^{+2} 周宫内孕单死胎待产。

☆处理经过

入院后转入ICU，完善术前检查，给予吸氧、利尿、补充白蛋白、静脉泵注曲前列环素降低肺动脉压力。经产科、心血管科、ICU、麻醉科多科讨论后拟行择期剖宫取胎。

该患者术前在ICU超声引导下局部麻醉后行中心静脉穿刺置管。入手术室后静脉注射咪达唑仑2mg镇静，局部麻醉后进行桡动脉置管，测动脉血气无异常并连续监测有创血压。双下肢上驱血带备用。静脉泵注米力农0.5μg/（kg·min）。在 T_{12} ～ L_1 间隙穿刺硬膜外向头端置管，再于 $L_{3\sim4}$ 间隙行腰硬联合阻滞，蛛网膜下腔注射0.5%罗哌卡因2ml。在给予腰麻药物的同时静脉泵注去甲肾上腺素，根据血压调控速度。根据麻醉效果硬膜外追加局麻药，最终追加2%利多卡因9ml（上管6ml+下管3ml），麻醉平面达 T_6。胎儿娩出后下肢驱血带充气（止血带压力：超过收缩压10～20mmHg，之后根据产妇血压状态将双侧驱血带逐渐交替放气，每次每侧50mmHg），避免回心血量的急剧增加。术后硬膜外注射吗啡2mg及使用静脉镇痛泵行多模式镇痛（布托啡诺1.2mg/h，追加量1.6mg/次，锁定时间20min）。

☆相关知识点

肺动脉高压（pulmonary hypertension，PH）根据临床分型可分为5类（表2-14-1）。

PH 还可以分为毛细血管前或毛细血管后 PH。毛细血管前 PH 是由于单纯肺动脉系统的压力原发性升高（即肺动脉高压），而毛细血管后 PH 是由于肺静脉和肺毛细血管系统中的压力升高，但一些患者兼具毛细血管前和毛细血管后 PH 表现。肺高血压的血流动力学诊断标准为：海平面状态下、静息时、右心导管测量肺动脉平均压（mPAP）≥ 20mmHg，正常人 mPAP 为（14±3）mmHg。

表 2-14-1 肺动脉高血压分型

1. 动脉型肺动脉高压（PAH）	3. 呼吸系统疾病和（或）缺氧所致肺动脉高压
1.1 特发性肺动脉高压	3.1 阻塞性肺疾病
1.2 急性肺血管扩张试验阳性 PAH	3.2 限制性肺疾病
1.3 遗传性 PAH	3.3 其他混合型限制性 / 阻塞性肺疾病
1.4 药物和毒物相关 PAH	3.4 非肺部疾病所致低氧
1.5 相关因素所致 PAH	3.5 肺发育异常性疾病
1.5.1 结缔组织病	4. 肺动脉阻塞性疾病所致肺动脉高压
1.5.2 HIV 感染	4.1 慢性血栓栓塞性肺动脉高压（CTEPH）
1.5.3 门静脉高压	4.2 其他肺动脉阻塞性病变所致肺动脉高压
1.5.4 先天性心脏病	4.2.1 肺动脉肉瘤或血管肉瘤
1.5.5 血吸虫病	4.2.2 其他恶性肿瘤
1.6 门静脉闭塞病（PVOD）/ 肺毛血管瘤（PCH）	4.2.3 非恶性肿瘤
1.7 新生儿持续性肺动脉高压（PPHN）	4.2.4 肺血管炎
2. 左心疾病所致肺动脉高压	4.2.5 先天性肺动脉狭窄
2.1 射血分数保留的心力衰竭（HFpEF）	4.2.6 寄生虫阻塞
2.2 射血分数降低的心力衰竭（HFrEF）	5. 未知因素所致肺动脉高压
2.3 心脏瓣膜病	5.1 血液系统疾病
2.4 先天性毛细血管后阻塞性病变	5.2 系统性疾病
	5.3 其他：慢性肾功能障碍、纤维纵隔炎、节段性肺动脉高压
	5.4 复杂先天性心脏病

肺动脉高压（pulmonary arterial hypertension，PAH）指孤立性肺动脉压力升高，而左心房与肺静脉压力正常，主要由肺小动脉本身病变导致肺动脉阻力（PVR）增加，且不合并慢性呼吸系统疾病、慢性血栓栓塞性疾病及其他未知因素等导致的肺动脉高压。PAH 的血流动力学诊断标准为右心导管测量 mPAP ≥ 20mmHg，同时肺小动脉楔压（PAWP）≤ 15mmHg 及 PVR ＞ 3Wood 单位。肺动脉高压轻度：肺动脉收缩压 30 ～ 40mmHg；中度：肺动脉收缩压 40 ～ 70mmHg；重度：肺动脉收缩压 ＞ 70mmHg。本例患者重度肺动

脉高压（87mmHg），系与先天性心脏病（动脉导管未闭）相关的 PAH。

妊娠合并 PAH 患者，由于体循环容量增加、高凝状态、外周血管阻力下降、心率增加、心肌耗氧量增加容易使患者在围生期发生肺动脉高压危象和急性右心衰竭，导致围生期死亡率的增加。对于此类高危产妇，降低围生期血流动力学波动对改善预后至关重要。术前应有多学科团队参与，包括母胎医学、心血管科、麻醉科、ICU、新生儿科等。术前准备的目的就是尽量改善患者的心功能、降低肺动脉压力。

PAH 的治疗包括传统内科治疗和肺血管扩张剂治疗。传统内科治疗包括氧疗、利尿、强心、抗凝治疗。当外周血氧饱和度＜ 91% 或动脉血氧分压＜ 60mmHg 时建议吸氧。利尿药可缓解右心衰竭时症状，但应避免使用利尿酸和螺内酯，以防引起耳毒性和胎儿性征畸形。若患者妊娠前已使用抗凝药物，在妊娠期应再次评估抗凝治疗的效益和风险，并密切监测出血等并发症。术前使用肺血管扩张剂治疗至少 1 周以上才可显著降低产妇死亡率。肺血管扩张剂治疗包括前列环素及其结构类似物、内皮素受体拮抗剂、钙通道阻滞药和磷酸二酯酶 5 抑制剂。在使用肺血管扩张剂时需考虑对胎儿的安全性。对于血管扩张试验阳性者，优先使用钙通道阻滞剂，围术期也可吸入一氧化氮。该患者入院后立即给予吸氧、利尿、完善术前检查及多学科会诊，经心内科会诊后决定在围手术期静脉泵注曲前列环素降低肺动脉压力。

☆专家点评

该患者妊娠 30^{+2} 周，胎死宫内，合并重度肺动脉高压，经多学科讨论后决定择期剖腹取胎。术前积极纠正心功能并使用曲前列环素降低肺动脉压力。在腰硬联合麻醉下顺利完成手术。

- 分娩方式的选择：妊娠合并 PAH 患者，死亡率明显增加，为 30% ～ 56%，一旦发现妊娠应尽早终止，建议在麻醉下行人工流产或钳刮术。若患者在妊娠中晚期出现难以控制的心力衰竭而危及生命时应及时终止妊娠。对于妊娠合并 PAH 患者，计划分娩的内容应包括分娩时间、分娩方式、麻醉方式的选择。由于孕妇在妊娠 32 ～ 34 周时血容量达到最高峰，故有计划地在孕 32 ～ 34 周终止妊娠可以获得较好的母婴结局。维持妊娠至 34 ～ 37 周后终止妊娠适用于轻中度 PAH 且病情稳定者。国内外学者对妊娠合并 PAH 患者的最佳分娩方式说法不一，但倾向于选择择期剖宫产终止妊娠。轻中度 PAH 患者可以考虑阴道分娩，这类患者应进行硬膜外分娩镇痛，以减轻因疼痛刺激导致的儿茶酚胺释放，肺血管收缩可能导致肺动脉高压危象，同时避免 Valsalva 动作，可实施低位阴道助产术，使用产钳或负压胎头吸引术，大大缩短第二产程避免应激，从而降低母体死亡率。重度的 PAH 患者可能因不能耐受分娩痛苦及子宫强烈收缩对心血管系统造成影响，应该选择剖宫产，剖宫产缩短了分娩时长，避免了疼痛应激及长时间子宫收缩所致的母体血流动力学恶化。该患者胎死宫内，孕周大，未临产；心功能Ⅳ级，肺动脉重度高压，经阴道分娩风险大，故拟行剖宫取胎。

全身麻醉和椎管内麻醉均可采用。针对术前心功能较好的患者，推荐使用椎管内麻醉，而针对循环衰竭的患者则推荐选用全身麻醉来保持血流动力学的稳定和氧供。

全身麻醉：对患者体循环压力影响较大，大多全麻药物可导致血管扩张、血压下降、心肌收缩力下降。气管插管和拔管过程的应激反应易导致肺血管收缩，肺动脉压急剧升高；此外，正压通气可增加肺动脉压力，同时可影响静脉回流，降低右心排血量。可采用小潮气量快频率通气模式，避免机械通气增加患者肺血管阻力，常用通气模式为压力控制通气，设定最佳 PEEP（呼气末正压）可尽量减轻肺不张，但也应避免吸气压过高和自动 PEEP。在药物选择方面需慎重，有研究推荐使用咪达唑仑、芬太尼、依托咪酯、右美托咪定等来抑制交感刺激和镇痛。麻醉维持时应避免使用氧化亚氮和氯胺酮，因其可能增加 PVR 和导致缺氧。

椎管内麻醉：硬膜外阻滞优于腰麻。麻醉目标为逐渐建立椎管内阻滞，采用硬膜外麻醉时应非常缓慢地调整局麻药的剂量（如每 5 分钟 3 ～ 5ml），采用腰麻时应控制剂量，减少布比卡因的剂量或替换为罗哌卡因，以达到完成手术所需的最低阻滞水平。对于心衰和重度肺高血压患者，在开始和维持椎管内麻醉期间尤其难以通过液体管理防止低血压。如果体循环血压开始下降，则应谨慎补液，可给予血管加压药和正性肌力药（如去甲肾上腺素、多巴酚丁胺、米力农等）， 去甲肾上腺素或加压素降低 PVR/SVR 比值的效果优于大剂量去氧肾上腺素，后者可能导致无拮抗的肺血管收缩和反射性心动过缓。该患者术前血压、心率、氧合情况尚可，故为患者小剂量腰麻 + 硬膜外麻醉。

● 围术期管理：对于妊娠合并 PAH 的患者，麻醉科医生应该全程参与。麻醉前会诊目的包括：进一步完善术前检查和术前准备。术前应完善的检查包括如心电图、胸部 X 线片、超声心动图、心肌酶、利钠肽水平等，具体取决于临床指征、近期已进行的检查、检查结果是否可能影响围术期管理、手术时间等。例如，如果患者出现心力衰竭加重的症状或体征，则应进行超声心动图检查。如果患者长期使用利尿剂，则应检查电解质，以明确是否存在可能导致心律失常的电解质紊乱等（如低钾血症）。该患者术前使用利尿剂，故术前查动脉血气一次明确有无电解质紊乱。

术前准备包括术前用药、优化血管内容量、血流动力学管理、在监护下输注血管活性药物及肺动脉高压靶向治疗药物。

术前镇静可能有利于减轻疼痛和（或）焦虑引起的交感神经张力增加。因此，术前可给予极少量镇静药（如咪达唑仑）或阿片类药物，但应非常缓慢地调整其剂量。对于肺动脉高压或心力衰竭患者，避免镇静过度引起通气不足尤为重要，因为低氧血症和（或）高碳酸血症可能使 PVR 急剧增加并加重右心室功能不全。术前血管活性药物和肺动脉高压靶向治疗药物可持续使用至入手术室内。

最佳血管内容量状态：右心室衰竭和（或）肺动脉高压患者对血管内容量超负荷或前负荷不足的耐受性较差，为前负荷依赖性，但其前负荷的最佳范围较窄。右心室衰竭导致液体潴留和血容量过多，可导致室间隔左移，从而降低左心室前负荷以及降低心排血量，利尿剂治疗可能有益；但必须谨慎以避免利尿过度和低血容量，右心室充盈不足会降低右心室每搏输出量，也可能导致左心心排血量降低。对于可能或实际存在血流动力学不稳定的患者，通常可在术中进行有创监测，以获得并维持最佳血管内容量状态，监测措施包括有创动脉血压监测、中心静脉导管、经食管超声心动图检查等。在控制良好的慢性右心衰或肺动脉高压患者中，中心静脉压通常维持在 6 ～ 10mmHg。

麻醉管理的目标：维持外周血管阻力防止血压下降、适当强心以应对胎儿胎盘娩出后回心血量的增加、防止肺血管阻力升高。胎儿娩出后，将产妇置头高足低位，产科医生予腹部手法加压以减慢回心血量，适当加大血管收缩药剂量提升血压。适当强心，同时吸入浓度为 0.5U/ml 的伊洛前列素 10ml 及氧气改善肺循环阻力，待产妇情况稳定后再缓慢娩出胎盘。麻醉后双下肢膝关节以上置驱血带备用。胎儿胎盘娩出后，若产妇血流动力学状况良好可控，则不需要充气。若出现血压下降，体肺循环压力倒置和（或）血氧饱和度下降，则将驱血带充气，压力超过动脉血压 10 ～ 20mmHg，之后视产妇血流动力状态将双侧驱血带逐渐交替放气（每次每侧 50mmHg）。

总之，妊娠合并重度肺动脉高压患者，术前应该积极改善心功能，尽量使用药物降低肺动脉压力。对于中重度肺动脉高压患者尽可能择期行剖宫产。胎儿娩出前避免心肌抑制导致低血压，胎儿娩出后注意回心血量骤增诱发右心衰竭。围手术期加强血流动力学监测、避免心衰和加重肺动脉高压的危险因素（如缺氧、二氧化碳蓄积、酸中毒、宫缩剂等）和预防血栓。

（李　平　冯世苗）

第 3 章 妊娠合并心血管疾病

第一节 妊娠合并马方综合征

☆病情介绍

患者，女，33 岁，身高 174cm，体重 82kg。因“胚胎移植术后 35^{+1} 周，妊娠期肝内胆汁淤积症”入院。患者 6+ 年前确诊为马方综合征，主动脉窦部稍增宽（37mm）。孕 13^{+6} 周时超声检查发现主动脉窦部 37mm 及升主动脉 39mm。孕 29 周时心脏超声示主动脉窦部增宽至 39mm，左心室收缩功能正常，反复胸外科随诊无特殊处理，告知无阴道分娩禁忌。

入院查体：生命体征平稳，血压 117/78mmHg。眼睛无晶状体脱位。四肢、手指、足趾细长，下肢散在瘀斑、瘀点，胸椎部分向右侧轻度偏斜。

辅助检查：血常规、凝血功能正常，肝功能：总胆汁酸（TBA）42.9μmol/L，谷丙转氨酶（ALT）235U/L，谷草转氨酶（AST）127U/L。心电图、胎儿超声检查未提示异常。

入院诊断：妊娠合并马方综合征（主动脉窦部增宽）；妊娠期肝内胆汁淤积症（重度）；体外受精 - 胚胎移植（IVF-ET）术后；G4P0 37^{+2} 周宫内孕头位单活胎待产。

☆处理经过

患者在缩宫素激惹试验过程中，逐渐产生规律宫缩，宫口开大 3cm 时，突然出现胸背部疼痛，不伴呼吸困难、心悸，与宫缩不同步。同时请 ICU、新生儿科、麻醉科、超声科、放射科、心外科等多科会诊，会诊结果考虑：主动脉夹层，不排除主动脉夹层破裂。拟行急诊剖宫产。

入手术室后，评估患者马氏分级Ⅱ级，张口度 3 横指，甲颏距 4 横指，颈部活动正常，无关节活动障碍，平常无呼吸困难。四肢血压无差异，四肢动脉可触及有力搏动。局部麻醉下行右桡动脉穿刺置管及有创血压监测，测动脉血气未见异常。呼叫新生儿科医生和心血管外科到位以备抢救新生儿和孕妇。消毒铺巾完毕后，先静脉注射甲氧氯普胺 10mg、艾司洛尔 30mg，再给予丙泊酚 140mg、瑞芬太尼 70μg、罗库溴铵 40mg，快速顺序诱导气管插管，利多卡因乳膏涂抹于气管导管表面。插管后立即开始手术，七氟烷维持麻醉。4min 后胎儿娩出，新生儿 Apgar 评分 10 分。胎儿娩出后静脉注射咪达唑仑 2mg、舒芬太尼 20μg 加深麻醉。术中血压维持在（90 ～ 105）/（50 ～ 90）mmHg，心率维持在 60 ～ 80

次/分。30min 后手术结束，术中出血 450ml，尿量 100ml，输液量 1000ml。双侧腹横肌平面阻滞复合静脉镇痛泵术后镇痛。患者自主呼吸恢复，分次静脉注射乌拉地尔 30mg 和利多卡因 40mg 控制血压，清醒拔管无呛咳，术后紧急行 CTA 血管造影示主动脉夹层动脉瘤（B 型）。经非手术治疗，该产妇病情平稳后出院。

☆相关知识点

马方综合征（Marfan's syndrome）是一种少见的常染色体显性遗传的结缔组织疾病。该疾病主要由染色体 15q21 上的 *FBN1* 基因突变引起。该疾病可累及全身多系统，如骨骼病变[身材瘦高、蜘蛛指（趾）样改变、漏斗胸、脊柱侧弯、脊柱裂等]、眼部病变（近视、斜视等）、心血管系统病变（主动脉扩张、夹层、破裂、二尖瓣脱垂、冠状动脉受累、先天性心血管畸形、心律失常等）、中枢神经系统病变（脊膜/硬脊膜膨出、蛛网膜下腔囊肿等）。65% ～ 76% 的马方综合征患者会发生主动脉根部扩张，进行性主动脉根部扩张和主动脉夹层，是马方综合征患者死亡的主要原因。

妊娠会增加马方综合征患者主动脉夹层和破裂的风险。妊娠期高容量和高动力的心血管状态，导致进行性主动脉根部扩张，增加主动脉夹层或破裂的风险。妊娠期间雌激素和孕酮水平升高会降低主动脉壁的弹性，增加主动脉夹层和破裂的易感性。这些风险主要发生在妊娠中晚期及围生期，主动脉根部直径≥ 4.5cm 的妇女发生主动脉夹层的风险更高。

合并马方综合征的孕妇，孕产妇和新生儿合并症增加，比如因胎膜早破和宫颈功能不全而导致的早产；发生主动脉夹层甚至破裂导致孕产妇死亡；胎儿的常染色体遗传和更高的胎儿及新生儿死亡率。妊娠期主动脉夹层的治疗建议取决于主动脉夹层的位置和胎儿的胎龄。

☆专家点评

本例患者合并有马方综合征，妊娠期多次超声提示有主动脉窦部增宽。患者第一产程中突然胸背痛，经多学科会诊后，考虑有主动脉夹层，行急诊剖宫产，经权衡利益风险后，为患者行全身麻醉。患者术中生命体征平稳，术后 CTA 诊断为 B 型主动脉夹层，药物非手术治疗，母婴安全。

此类患者的围妊娠期管理主要从以下几个方面考虑，包括妊娠孕前评估、妊娠期管理、分娩方式和麻醉管理。

● 妊娠前评估：患马方综合征和主动脉根部扩张的妇女，应妊娠前评估妊娠的风险，包括心脏评估和遗传咨询。目的是评估妊娠期间心血管并发症的风险，并确定是否有必要在妊娠前进行预防性手术。目前的建议是，马方综合征合并主动脉根部直径＞ 40mm 的妇女避免妊娠或在受孕前接受预防性的升主动脉置换手术。该患者妊娠前主动脉根部 37mm，妊娠期间多次心脏彩超监测，35 周主动脉根部扩张到 39mm，尚不需要手术干预。合并马方综合征的患者需进行遗传咨询，评估后代患马方综合征的风险。该患者为避免遗传风险，选择第三代试管婴儿。

● 妊娠期管理：患马方综合征且已知主动脉根部或升主动脉扩张的孕妇妊娠期应每月或每 2 个月进行升主动脉超声监测是否有进行性扩张。故该患者妊娠前和妊娠期多次行心脏超声检查。妊娠期可使用 β 受体阻滞剂严格控制血压，推荐血压控制低于 140/90mmHg。由于产后主动脉并发症的风险，治疗持续到产后 3 个月。

• 分娩时机和方式：分娩的时间和方式应根据主动脉扩张的程度做出决定。升主动脉根部直径 ＜ 4.0cm 的女性可以尝试阴道分娩。当尝试经阴道分娩时，推荐硬膜外麻醉充分镇痛，母亲应尽量侧卧姿势或侧倾，以纠正下腔静脉闭塞和伴随宫缩的脉压大幅度波动。必要时器械助产、避免 Valsalva 动作来降低与第二产程相关的血流动力学变化。如果主动脉明显扩张（＞ 4.0cm），应考虑剖宫产。剖宫产动作轻柔，尤其是在胎儿娩出时避免过度挤压宫底，导致主动脉夹层破裂。合理选择子宫收缩剂，避免发生高血压。胎儿娩出后，产妇采取头高足低位，避免回心血流量剧烈增加诱发心力衰竭。孕产妇长期口服 β 受体阻滞剂所分娩的新生儿，需注意新生儿有无心动过缓。

• 麻醉方式：目前暂无研究提示椎管内麻醉或全身麻醉哪种麻醉方式更优，维持血流动力学稳定（即避免高血压）比麻醉方式本身更重要，围手术期建议行有创血压持续监测。若患者血压控制不佳，可以复合多种降压药物，避免血压过高导致的夹层破裂。

椎管内麻醉的优点是可以通过阻滞交感神经有效降压，也避免全身麻醉的风险，如：困难气道、反流误吸、插管拔管的应激反应等。选择椎管内麻醉时需注意，多达 90% 马方综合征患者可见硬膜囊扩张，可能无症状，也可能存在腰痛、头痛或者下肢的近端痛、乏力或麻木。虽然硬膜囊扩张不是硬膜外麻醉的绝对禁忌证，但应与患者讨论意外硬脊膜穿破或麻醉不充分的风险。应注意，脑脊液容量较多（通常表现为硬脊膜扩张）可能导致腰麻失败。另外，马方综合征患者还可能合并有腰椎畸形、脊膜膨出或腰椎关节融合史，这可能妨碍硬膜外穿刺针或导管的成功放置，椎管内麻醉前，建议行脊柱 MRI 或者 CT 检查。试探剂量可不使用含有肾上腺素的局麻药，避免血压升高。

全麻可有效控制气道、保证供氧和肌松，但需注意这类患者可能合并有脊柱侧弯、胸廓畸形、肺功能差、关节松弛，插管期间应避免过度牵引颞颌关节。全麻插管和拔管操作刺激大，可使用利多卡因、艾司洛尔、瑞芬太尼等来抑制插管、拔管应激所致的血压升高。该患者选择全身麻醉的原因如下：①由于该患者已经疑似发生主动脉夹层，足月，需紧急剖宫产；②已伴随宫缩，疼痛难忍，不能配合椎管内麻醉所需的屈躯抱膝位，且屈躯抱膝位导致腹压升高可能增加动脉夹层破裂的风险；③术前未行脊椎 MRI，有无脊髓病变未知，椎管内麻醉后可能导致神经功能损伤；④椎管内麻醉效果可能不佳。

• 麻醉管理：围手术期注意四肢血压的差异和尿量变化，因为夹层破裂可能导致四肢血压差异大、尿量减少等。术前局麻下有创血压的监测，可以实时持续观察血压变化。胎儿娩出前，不宜过度降压，避免胎盘供血不足导致胎儿宫内缺氧。胎儿娩出后，可以尽量将血压维持在（100 ～ 120）/（60 ～ 90）mmHg 范围内。由于此类患者术中可能发生夹层破裂，所以术前需备血，有条件者可以备血液回收机或者体外循环。为了降低反流误吸的风险和缩短胎儿暴露于麻醉药物的时间，尽量使用快速顺序诱导，推荐的药物有依托咪酯、丙泊酚、罗库溴铵、瑞芬太尼。不推荐使用氯化琥珀胆碱，因为该药会导致肌颤，可能导致血压升高和动脉瘤破裂。为避免血压升高，可复合利多卡因、艾司洛尔、乌拉地尔、硝酸甘油等。气管导管涂抹利多卡因乳膏，以增强患者对气管导管的耐受性。术后联合神经阻滞、切口局部浸润阻滞等方法多模式充分镇痛，避免疼痛导致高血压。产后仍是发生心血管并发症的危险期，故术后仍需加强监测和继续降压治疗。

总之，对妊娠合并马方综合征孕妇的麻醉关注点是监测血压变化、维持血流动力学稳定和完善镇痛，警惕血流动力学剧烈波动和主动脉夹层破裂。需注意此类患者的硬脊膜扩张可能导致椎管内阻滞不全或者失败。

（李　平　冯世苗）

第二节　妊娠合并A型主动脉夹层

☆病情介绍

患者，女，33岁，单胎妊娠35^{+1}周，因"突发胸背部疼痛11h"转入我院急诊。妊娠期未行定期产检。早晨5点上厕所时突发胸背部撕裂样疼痛，呈持续性，伴大汗淋漓、胸闷、气促、头晕，于7点左右就诊于当地医院，考虑主动脉夹层可能，遂转我院。患者既往体健，其母亲主动脉夹层破裂去世。

入院查体：脉搏110次/分，血压163/93mmHg，神清，心肺未查及异常，双下肢水肿（+）。既往有多囊卵巢综合征和甲状腺功能减退，每日服用优甲乐50μg，入院立即行主动脉CTA：主动脉夹层Stanford A型，夹层血肿由主动脉根部延伸至双侧髂总动脉水平，腹腔干和左肾动脉受压，肠系膜上动脉及右肾动脉未累及。心脏彩超：①左心房稍大；②主动脉瓣轻度狭窄伴开放受限，左心室射血分数65%。产科彩超：宫内晚期妊娠，单活胎，臀位，胎盘Ⅱ级，胎儿脐带绕颈一周。血常规、凝血功能、肝肾功能未见异常。

入院诊断：主动脉夹层Stanford A型；G1P0 35^{+1}周宫内孕单活胎待产。

☆处理经过

入院立即静脉注射美托洛尔和硝酸甘油控制血压和心率，哌替啶镇痛。多学科会诊，汇总会诊意见及家属意愿，拟在全身麻醉下行子宫下段剖宫产术＋升主动脉置换术＋主动脉弓支架置入术。

入室后立即对患者常规监测及体温、脑电双频指数（BIS）监测。血压125/70mmHg，心率67次/分，SpO_2 97%。立即予以面罩吸氧10L/min。局部麻醉后B超引导下行桡动脉、足背动脉和右侧颈内静脉穿刺置管，并行中心静脉压和有创动脉血压监测。消毒铺巾完毕后准备开始快速顺序麻醉诱导，诱导药物：丙泊酚140mg，瑞芬太尼70μg，意识消失后注射罗库溴铵40mg，1min后行可视喉镜辅助气管插管。同时置入鼻咽温探头，并行经食管超声（TEE）检查：左心室舒张、收缩功能良好，左心室射血分数（LVEF）约60%，主动脉内膜破口位于右侧冠状动脉开口上约10cm，主动脉瓣无明显关闭不全，瓣环无扩大，升主动脉扩张，最宽处直径4.6cm。插管完毕后立即开始剖宫产手术，3%七氟烷维持麻醉。4min后胎儿娩出，新生儿体重3050g，1-5-10分钟Apgar评分分别为8-10-10分。追加麻醉药物舒芬太尼25μg，咪达唑仑2mg，七氟烷更改为2%。胎儿娩出后子宫壁注射10U缩宫素，静脉注射100μg卡贝缩宫素，宫腔内放置Bakri球囊预防产后出血。30min后产科手术结束，开始行心脏手术。继续静脉注射舒芬太尼25μg，罗库溴铵30mg，咪达唑仑

4mg，加深麻醉，查全血凝固时间（ACT）。常规正常开胸、全身肝素化（3mg/kg），5min 后复查 ACT（580s），上下腔静脉插管及右上肺静脉放置左心减压管引血，右侧股动脉插管，双侧颈总动脉 Y 形人工血管桥接连接灌注管，建立体外循环（CPB）。脑与躯体分开灌注，冰袋降温护脑，CPB 降温，小剂量硝酸甘油 0.3μg/（kg • min）和多巴胺 3μg/（kg • min）扩血管降压。食管温度降至 25 ～ 27℃，肛温降至 24 ～ 26℃后，停全身体循环只维持脑灌注，调节 CPB 流量、血红蛋白浓度。主动脉弓覆膜支架置入、人工血管断端吻合后恢复全身体循环灌注并开始复温，调节血管活性药物，维持平均动脉压（MAP）55 ～ 70mmHg，复温至食管温度 36℃，肛温 35℃，心脏恢复自主窦性心律，心率 78 ～ 89 次 / 分，MAP 65 ～ 95mmHg，停多巴胺，小剂量硝酸甘油维持。再次行 TEE 检查：左心室舒张、收缩功能良好，主动脉瓣轻度反流，瓣膜无狭窄及关闭不全。再次复查血气，纠正内环境紊乱，逐渐缩小 CPB 辅助流量直到停机。停机后患者生命体征平稳。注射鱼精蛋白中和肝素，止血关胸。术后转入 ICU 进一步治疗。患者术后 10d 出院，1 个月后电话随访，自诉母婴状况良好。

☆相关知识点

主动脉夹层，是指主动脉内膜撕裂后腔内的血液通过内膜破口进入动脉壁中层形成夹层血肿，并沿血管长轴方向扩展，形成动脉真、假腔病理改变的严重主动脉疾病。根据夹层起源和主动脉受累部位，按 Standford 分为两种类型：不论起源部位，所有累及升主动脉的为 A 型（相当于 DeBakey Ⅰ型和Ⅱ型），需积极外科手术治疗，预后较差；夹层起源并局限于降主动脉的为 B 型（相当于 DeBakey Ⅲ型），可通过手术或药物治疗。妊娠并发主动脉夹层的患者中，A 型占 50% ～ 89%，院前病死率高达 53%；B 型占 11% ～ 21%，预后好于 A 型。Stanford Type A 主动脉夹层在产前病例中更为常见，尤其是在妊娠晚期，而产后 Stanford Type B 主动脉夹层病例更为常见，胎儿死亡率高达 7%。

主动脉夹层临床表现多样，疼痛为其常见表现，90% 以上的患者以突发剧痛为首发症状，常表现为持续撕裂样或针扎样剧痛，可位于胸部、背部、上腹部。当夹层累及分支血管时，可出现相应脏器灌注不足，甚至坏死。CTA 用于诊断主动脉夹层，可短时间明确诊断并明确累及部位，破口位置及分支血管受累情况，对围手术期管理具有指导性意义。

初步的治疗原则：控制血压和心率、有效镇痛。最初可使用快速起效的静脉用 β 受体阻滞剂（例如艾司洛尔、拉贝洛尔）或钙通道阻滞剂降低血压（血压在基础值的 −20% 或者控制收缩压 100 ～ 120mmHg 以下）、控制心率（心率控制在 60 ～ 80 次 / 分），可降低主动脉动脉壁应力，降低主动脉破裂风险。

治疗方案的制订应以挽救产妇生命为前提，在此前提下依据夹层的类型、病变撕裂范围和胎儿的发育情况，以及患者及其家属的意愿制订具体的方案。妊娠合并 A 型夹层通常需要积极外科手术治疗，孕周＜ 28 周者采用手术治疗后可根据具体情况继续妊娠；孕周 28 ～ 32 周者，应该考虑孕母和胎儿的状况，慎重处理；孕周＞ 32 周者胎儿存活率高，可剖宫产术后同时进行手术修补夹层，使胎儿免受体外循环的影响，避免胎儿缺血缺氧性脑病的发生。

☆专家点评

该患者妊娠 35^{+1} 周，突发胸背痛入院，经 CTA 确诊为 Standford A 型主动脉夹层。患者入院后经积极控制血压、心率和镇痛，在全身麻醉下行了剖宫产术 + 升主动脉置换术 + 主动脉弓支架置入术。新生儿评分良好，患者术后恢复好。

● 手术时机：急性 A 型主动脉夹层的手术大多是识别后立即进行。因此，一旦诊断为急性 A 型主动脉夹层，需立即进行心脏外科会诊，如果没有心脏外科，则应立即将患者转送至具有急诊心脏救治能力的机构治疗。该患者在院外诊断为 A 型主动脉夹层后，立即转入上级医院救治。急性 A 型主动脉夹层手术的目标是防止破裂和治疗以下一种或多种情况：急性主动脉瓣关闭不全、夹层逆撕至主动脉根部导致心肌梗死、顺向延伸至主动脉弓导致脑卒中、远端灌注不良综合征导致内脏或外周动脉缺血。

● 麻醉选择及术中管理：心脏手术需要全身肝素化，会增加椎管内麻醉硬膜外血肿的风险，一般选择全身麻醉。在术前，需要进行中心静脉和动脉穿刺置管，以便连续监测动脉血压和中心静脉压，以及输注血管活性药物。但是需注意，尽量缩短胎儿暴露于麻醉的时间，按照常规产科全麻来进行，推荐的药物有依托咪酯、丙泊酚、罗库溴铵、瑞芬太尼。不推荐使用产科全麻中常用的氯化琥珀胆碱，因为该药会导致肌颤，可能导致血压升高和夹层破裂。如需进一步降低插管反应，可复合艾司洛尔、乌拉地尔、硝酸甘油等。

在胎儿娩出之前，不能将血压降得过低，以免胎盘供血不足，导致胎儿宫内缺血缺氧等。胎儿娩出之后加深麻醉，同时需要注意子宫收缩剂对血流动力学的影响，如缩宫素、卡贝会导致外周血管扩张、血压下降、心率增快，而麦角新碱、欣母沛则会导致血压升高，应加强对血流动力学的监测，根据不同的子宫收缩剂的不同作用来合理选择血管活性药物，以免发生严重心血管不良事件。同期手术时，体外循环的抗凝措施易引起创面出血，导致剖宫产术后子宫切缘和胎盘剥离面严重出血，术中对子宫的处理更应该谨慎。若是对于妊娠中期行心脏手术后继续妊娠者，则需更进一步考虑术中加强胎儿监测、减少体外循环时间，避免深低温等，避免胎儿早产和胎儿死亡。

● 新生儿管理：由于胎儿可能是早产儿及全麻药物对胎儿呼吸功能的影响，故在麻醉之前需要新生儿科医生到场，准备好气管插管及抢救物资。

总之，对于 A 型动脉夹层的患者，应该及时就诊确诊夹层位置，再根据孕周及时行合适的手术。早期治疗包括控制血压、心率，有效镇痛，避免主动脉夹层破裂，麻醉重点是关注血流动力学的稳定，避免夹层破裂和胎儿缺氧，强调多学科的配合是该类孕产妇围生期母婴安全保障的关键 。

（李　平　冯世苗）

第三节　妊娠合并多发性大动脉炎

☆病情介绍

患者，女，35 岁，身高 163cm，体重 67kg。因“停经 35^{+5} 周，咯血 2 次”入院。5 年

前出现大咯血，经血管造影诊断为多发性大动脉炎（自述左锁骨下动脉狭窄），口服泼尼松、他克莫司、阿司匹林治疗。妊娠期行皮下注射低分子肝素、口服他克莫司、阿司匹林、培塞利珠单抗治疗大动脉炎。6h 前突发咯血 2 次，约 5ml。

查体：双上肢脉搏减弱，左侧桡动脉搏动减弱明显、双下肢足背动脉搏动好，左上肢血压 70/40mmHg，右上肢血压 86/56mmHg，下肢血压 130/71mmHg，双侧颈部血管可闻及杂音，余未见特殊。

辅助检查：B 超提示左锁骨下动脉狭窄 70%，双侧颈总动脉、腋动脉及头臂干内膜明显增厚；主动脉瓣轻度反流，左心室收缩功能正常。血常规、凝血功能、肝肾功能未见异常，C 反应蛋白和红细胞沉降率升高。其余检查无特殊。

入院诊断：妊娠合并大动脉炎；咯血待诊；G2P0 35^{+5} 周宫内孕头位单活胎待产。

☆处理经过

入院后进行多学科（产科、麻醉科、呼吸科、风湿免疫科、ICU）会诊讨论，给予络磺钠止血，地塞米松促胎肺成熟，甲泼尼龙治疗大动脉炎。入院治疗 4d 后拟行择期剖宫产。患者入室生命体征：心率 70 次 / 分，SpO_2 98%（吸空气），行足背动脉穿刺置管持续监测有创血压，血压 132/78mmHg。左侧卧位于 $L_{3\sim4}$ 间隙行腰硬联合麻醉，蛛网膜下腔注射腰麻药物：0.5% 等比重布比卡因 2.5ml，硬膜外追加 2% 利多卡因 5ml，麻醉平面达到 T_6。麻醉完成后患者平躺且将床左倾 30°，防止主动脉和下腔静脉受压迫。给予腰麻药物的同时泵注去氧肾上腺素维持血压稳定。胎儿顺利娩出，Apgar 评分 10 分。胎儿娩出后，静脉注射咪达唑仑 2mg 强化麻醉，缩宫素 10U 静脉滴注预防产后出血。手术持续 47min，出血 400ml，尿量 100ml，输液 700ml。术中患者未诉特殊不适，生命体征平稳。术毕采用双侧腹横肌平面神经阻滞和静脉镇痛。24h 后开始皮下注射低分子肝素 4000U 继续抗凝治疗。术后第 5 天恢复出院。

☆相关知识点

多发性大动脉炎（Takayasu's disease，TAK），是主动脉及其主要分支的多发性、非化脓性炎症性疾病。病变常侵犯主动脉及其主要分支，引起不同部位的狭窄、闭塞、扩张和夹层，造成一系列缺血及高血压的临床症状和体征（表 3-3-1）。多发性大动脉炎的发病机制尚不明确，可能与人组织相容性抗原（HLA）有关。临床上根据受累动脉的不同，将多发性大动脉炎分为不同的临床类型，其中以头臂动脉型最为多见。大动脉炎为慢性进行性血管病变，如病情稳定，预后好。预后主要取决于高血压的程度及脑供血情况，早期糖皮质激素联合免疫抑制剂积极治疗可改善预后。其并发症有脑出血、脑血栓、心力衰竭、肾衰竭、心肌梗死，主动脉瓣关闭不全及失明等。死亡原因主要为脑出血和肾衰竭。

影像学检查对于确诊 TAK 和确定血管病变范围至关重要。疑似 TAK 的患者应行动脉树磁共振血管造影（MRA）或 CT 血管造影（CTA），评估动脉管腔。目前对 TAK 治疗主要是对症及后遗症的治疗，尚无特效的防治手段。若病变为急性期（活动期）则应首选激素治疗，通常应用泼尼松龙。当激素治疗失败可加用免疫抑制剂。稳定期以扩血管、改善微循环、抗高血压治疗为主。外科治疗旨在恢复缺血肢体、脑、肾脏及其他重要脏器的血供，切除动脉瘤，处理并发症。

表 3-3-1　多发性大动脉炎分型

分型	累及血管	表　现
头臂动脉型	颈动脉和椎动脉	脑部不同程度的缺血，头晕、晕厥、抽搐、视力减退等；肢体缺血性疼痛，一侧或双侧上肢血压降低或未测出
胸 - 腹主动脉型	降主动脉及腹主动脉	上肢高血压、下肢动脉波动减弱；下肢无力、间歇性跛行、高血压、主动脉瓣关闭不全、心力衰竭
主 - 肾动脉型	主动脉、肾动脉	高血压、上下肢动脉血压相差大；肾功能不全
肺动脉 - 冠状动脉型	肺动脉、冠状动脉	肺动脉高压、呼吸困难、咯血、心悸、心绞痛、心力衰竭等
广泛型	全身脏器多处血管	具有上述两种类型的特征，属多发性病变，多数患者病情较重

活动性大动脉炎可能造成妊娠的不良结局和并发症，如流产、早产、新生儿低体重、妊娠期高血压、心力衰竭、脑血管意外等。妊娠期血容量增多、激素水平的改变、腹压增加所致的内脏器官压迫，可能加重大动脉炎的进展，出现如血压进行性升高，血管闭塞、短暂性脑缺血发作、终末期肾脏疾病、主动脉瘤、主动脉夹层、咯血等。

☆专家点评

本例患者是妊娠合并头臂型多发性大动脉炎，主要表现为上肢动脉搏动减弱和咯血。妊娠前和妊娠期都长期服用糖皮质激素、免疫抑制剂和抗凝剂治疗。采用小剂量腰硬联合麻醉，麻醉效果佳，保证了母婴安全。

● 分娩方式选择：TAK 不是剖宫产的指征，疾病分期不同则选择的分娩方式不同，有学者将妊娠期 TAK 分为四期，认为肾病、继发性高血压、主动脉瓣反流、动脉瘤是影响母亲结局的重要因素。Ⅰ期：无以上并发症；Ⅱa 期：伴一种轻度并发症；Ⅱb 期：伴一种严重并发症；Ⅲ期：伴一种以上并发症。对于Ⅰ期、Ⅱa 期患者可考虑经阴道分娩，但宫缩疼痛和第二产程血压升高可导致脑血管意外发生。可应用硬膜外分娩镇痛，减少宫缩疼痛对血压的影响，必要时使用器械助产尽量缩短第二产程；对于Ⅱb 期、Ⅲ期患者建议剖宫产终止妊娠。若行剖宫产，应注意子宫收缩剂的不良反应，如麦角新碱、欣母沛可能导致严重高血压，加重患者病情，导致心血管不良结局。

● 麻醉方式选择：目前尚无一致定论。若无禁忌，首选椎管内麻醉，注意避免椎管内麻醉后交感神经抑制导致的血压下降，从而导致重要脏器的灌注不足，可选择硬膜外滴定给药、小剂量腰硬联合麻醉或者蛛网膜下腔给予阿片类药物来减少局麻药的使用，也可联合升压药物来维持血压稳定。应注意此类患者长期使用抗凝剂，需仔细评估抗凝剂剂量及停药时间对椎管内麻醉的影响。若患者需行全身麻醉，应注意插管和拔管应激可导致血压升高，尤其颈动脉狭窄的患者，颅内血管压力大，容易导致颅内出血；大部分全麻药物可导致血管扩张、血压下降，可引起重要脏器缺血，故全麻时可选用心血管系统抑制作用小的药物（如采用依托咪酯代替丙泊酚）。合并动脉瘤者，全麻时避免使用氯化琥珀胆碱，因为该药所导致的肌颤和血压升高可能导致动脉瘤破裂。本患者在术前 24h 未行抗凝治疗，无椎管内麻醉禁忌，故采用低位、小剂量腰硬联合麻醉来满足手术需要。为避免硬膜外血肿的风险，术后24h开始抗凝治疗。

● 围手术期管理：良好细致的术前评估是围手术期麻醉方案制订及良好的术中管理的保障。严格记录好患者的四肢血压，以评估狭窄程度。听诊患者大血管及心脏有无杂音，触诊大血管有无搏动减弱及压痛。查看患者的既往影像学检查明确狭窄部位、程度及有无累及其他重要器官（心、肺、脑、肾）。查看患者实验室检查（包括但不限于红细胞沉降率和C反应蛋白）明确大动脉炎是否处于活动期。询问患者是否长期服用糖皮质激素；是否有骨质疏松；是否使用抗凝剂及其剂量和使用时间。若患者长期服用糖皮质激素，可能发生下丘脑-垂体-肾上腺轴功能障碍，故术前需补充糖皮质激素。

部分患者的病变可能累及上肢血管，故上肢血压较低而下肢血压正常，麻醉前尽量选择未受累的肢体建立有创血压监测，有条件者，也可建立中心静脉血压监测。累及肾动脉者，术中还需严密监测尿量。对于颈动脉狭窄者，避免颈部过度伸展和压迫，避免减少头部血流。需注意胎儿和胎盘娩出后，胎盘血循环终止，大量血液回流，对心脏造成极大负荷，容易发生心力衰竭、脑血管意外。该患者病变主要累及上肢，故在足背动脉建立有创血压监测。

● 新生儿方面：此类产妇容易发生早产、新生儿低体重，孕妇长期服用糖皮质激素可能使新生儿发生皮质功能不全等，故需要新生儿科医生协助确保新生儿安全。

总之，针对合并多发性大动脉炎的孕产妇，术前需明确病变累及的血管和脏器，注意长期服用糖皮质激素可能导致的肾上腺皮质功能不全，抗凝药物的剂量和停药时间。选择未受累的肢体建立有创血压监测，累及肾动脉者术中密切监测尿量，合理选择血管活性药物来维持血流动力学稳定和重要器官的灌注。

（李 平 冯世苗）

第四节 妊娠合并多发性血管瘤

☆病情介绍

患者，女，32岁，身高152cm，体重62.5kg。因“停经36^{+5}周”入院待产。患者自幼发现全身多处血管瘤，未进行相关治疗。孕27^{+5}周发现D-二聚体45.91mg/L，考虑先天性血管瘤、易栓症，予以口服阿司匹林75mg/d，皮下注射低分子肝素4000U/d，直至入院。查体：血压155/105mmHg，心率105次/分，SpO_2 94%。颈部短促，小下颌，张口度可，门齿无松动。自幼不能长时间平卧。两侧面颊部、左眼部、咽喉部、左侧颈部、左侧腰背部、会阴部见大小不一血管瘤样包块凸起。双肺听诊未见异常。双下肢凹陷性水肿。

辅助检查：胸腹部及双下肢彩超：双侧胸腔少量积液，腹腔少量积液，右肝下缘查见小片状液性暗区，双下肢血管未见异常。胎儿彩超未见异常。心脏彩超：左心房增大，二、三尖瓣轻度反流，心包少量积液，左心室收缩功能正常。颈部和腰椎MRI：颌面部、颈部、上纵隔广泛多发血管瘤，累及双侧咽壁及咽旁系，口咽腔明显狭窄，累及软腭会厌；食管前后方可见血管瘤；双侧髂窝腹膜后间隙多发血管瘤；腰椎及椎管内未见异常；腰背部皮肤及周围软组织未见明确血管瘤异样密度影。

术前诊断：先天性全身多处血管瘤，G1P0 36^{+6} 周宫内孕头位单活胎先兆早产。

☆处理经过

患者入院后继续皮下注射低分子肝素、肌内注射地塞米松促胎肺成熟治疗。术前经产科、耳鼻喉科、血管外科、麻醉科、ICU、新生儿科等多学科会诊讨论后，拟于腰硬联合麻醉下择期剖宫产。患者术前 24h 停用低分子肝素，入室后常规监测，超声扫查腰部穿刺路径未见异常。于 $L_{3\sim4}$ 间隙行腰硬联合麻醉，蛛网膜下腔注射等比重 0.5% 布比卡因 2.5ml，随后顺利向头端置入硬膜外导管 3cm，轻柔回抽未见回血。患者平卧，麻醉平面达到 T_6 后开始手术，手术顺利，患者未诉特殊不适，术中生命体征平稳。术后测麻醉平面达 T_8，疼痛 VAS 评分 0 分，硬膜外腔注射 2mg 吗啡用于术后镇痛。术后 24h 继续低分子肝素治疗，术后第 5 天出院。

☆相关知识点

血管瘤是一种先天性良性肿瘤或血管畸形，发生在皮肤和软组织，通常在出生时或出生后不久被发现。残余的胚胎成血管细胞和活跃的内皮样芽侵入邻近组织，形成内皮样条，经管化后与剩余血管连接，形成血管瘤。血管瘤可发生于全身，发生于口腔颌面部的血管瘤占全身血管瘤 60%，其次是躯干（25%）和四肢（15%）。血管瘤多见于面部皮肤、皮下组织和口腔黏膜，如舌、唇、口腔基底，少数见于颌骨或深层组织。

目前血管瘤的主要的治疗措施包括口服 β 受体阻滞剂，糖皮质激素、西罗莫司、干扰素 -α 等，部分患者可能需要手术治疗、放射治疗、化学治疗。

妊娠期高血压、用药不当、早产、高龄妊娠、胎盘前置均为血管瘤的危险因素。妊娠可能加速血管瘤体积增大和新发部位。其原因包括：①力学理论：通过妊娠子宫的压迫阻塞静脉血流回流，因此血管瘤的大小迅速增加；②激素理论：通过在胚胎发育期间血管生成因子的过度表达导致在妊娠期间畸形显著增加。雌激素还将通过直接作用于血管通道的内皮，在这些病变的生长中发挥作用。

妊娠合并血管瘤，根据不同的部位，可能导致不同后果。如子宫部位的多发血管瘤则可能导致围术期大出血、子宫切除等；若咽喉部、颈部的血管瘤，则会进一步加重孕妇咽喉部肿胀，导致声嘶、咯血、通气困难、插管困难等。累及眼部者，可能发生视力减弱，甚至失明等。若颅内的血管瘤，则更易在妊娠期发生破裂，导致颅内出血。若血管瘤累及肝脏者，则可能发生血小板降低及凝血功能障碍。

血管瘤内内皮细胞的异常增殖易导致血小板滞留，且妊娠期激素变化和血容量增加也使产妇呈现高凝状态，易形成血栓。故妊娠期需要更加频繁地监测凝血功能和必要时的抗凝治疗。

☆专家点评

该患者术前合并全身多发血管瘤，以咽喉部、颈部为甚。术前评估为困难气道，且颈前正中大面积血管瘤覆盖，行人工气道失败率高，而脊柱和椎管内结构无异常，腰背部皮肤及周围软组织未见明确血管瘤异样密度影，故为患者行椎管内麻醉，避免气道操作，麻醉效果佳，母婴恢复好。

● 术前评估：由于此类患者可能全身多发血管瘤，故术前需行 MRI、超声等检查明确患者其他部位有无血管瘤，如颅内、脊柱、咽喉部、内脏器官及可能涉及的手术部位。触诊血管瘤有无搏动，视诊瘤体表面有无皮损、溃疡、出血、颜色改变、体位对瘤体大小的改变、肢体是否对称等。

● 分娩方式和分娩时机选择：分娩方式主要根据胎儿及母体情况决定。血管瘤未发生破裂的孕妇，可妊娠至足月分娩。由于该产妇术前评估发现会阴部大面积血管瘤，若经阴道自然分娩，会阴侧切或者撕裂则可能导致血管瘤破裂，发生大出血；而经腹切口路径和子宫壁未见血管瘤，故该患者最终选择择期剖宫产终止妊娠。

● 麻醉方式选择和术中管理：全身麻醉和椎管内麻醉都有报道。主要根据患者血管瘤侵袭的部位来选择相对安全的麻醉方式。对于这类患者，麻醉医生应对气道和椎管进行着重检查。由于部分血管瘤可侵入神经系统，表现为颅内、脊髓内海绵状血管瘤，该类患者则应避免使用椎管内麻醉，因为血管瘤的破裂可能导致椎管内血肿，导致截瘫等严重不良后果。若患者无禁忌证拟行椎管内麻醉，需注意此类患者的凝血功能和是否使用抗凝剂，需注意抗凝剂的停用时间和再次使用时间，避免硬膜外出血、血肿风险。拟行全身麻醉者，术前需评估患者气道，因为多发性血管瘤好发于颈部。对于咽喉部、颈部有血管瘤的患者，应准备困难气道的工具和方案。围手术期还应尽量避免无气道保护情况下使用镇静药物，麻醉诱导可使用局麻下纤维支气管镜清醒气管插管，插管成功后再加深麻醉进行剖宫产。术后拔管需谨慎，尽量使用肌松拮抗剂后清醒拔管，避免发生再次插管。由于麻醉剂和手术体位对血管瘤的血管扩张作用，口咽血管瘤可能危及呼吸道安全，故围手术期尽量减少麻醉剂和体位对血管瘤的影响，可使患者位于头高足低位。尽量减少血管瘤部位附近的有创操作，且所有操作动作需轻柔，避免暴力操作导致血管瘤破裂。

总之，妊娠合并多发性血管瘤，血管瘤可发生于全身多器官、多部位，术前需行颈部和腰椎的 MRI 明确血管瘤部位，评估咽喉部和脊柱有无血管瘤，选择合适的麻醉方法，尽量减少血管瘤附近的有创操作，避免血管瘤破裂。

（李　平　冯世苗）

第五节　妊娠合并左冠状动脉起源于肺动脉

☆病情介绍

患者，女，31 岁，因“停经 37^{+5} 周，要求入院待产”，孕 14^{+2} 周建卡时超声心动图提示：左右冠状动脉瘤样扩张伴血栓形成，二尖瓣反流（中 - 重度），左心室收缩功能正常。心电图提示：窦性心律，电轴不偏，ST 段改变。心脏外科随诊无特殊处理。追溯病史患者 11+ 年前跑步后出现晕厥，诊断“急性心肌炎”给予对症处理后出院，平时活动不受限，6+ 年前再次因跑步晕厥，表现为意识丧失，20min 后自行苏醒，未就医诊治。入院 12d 前心脏超声：LV61mm，LA45mm，左冠状动脉异常起源于肺动脉，右冠状动脉球样扩张，右冠状动脉起始段开口处内径约 5.5mm，随后管腔瘤样扩张，最宽处内径约 21mm，室间隔及左心室后壁厚度正常高限，左心室壁整体搏幅稍降低，运动欠协调。二尖瓣中度反流，左心室收缩功能测值轻度降低（EF：46%）左心室壁整体搏幅稍降低，运动欠协调。心外科门诊随诊，无特殊处理。定期复查超声心动图及N端脑利钠肽无明显加重。

术前实验室检查：血常规、凝血功能及肝肾功能、电解质未见明显异常，N端脑利钠肽 165pg/ml，稍增高。

入院诊断：妊娠合并先天性心脏病。左冠状动脉异常起源于肺动脉，右冠状动脉球样扩张（心脏血栓形成？），二尖瓣反流（中度），窦性心律，心功能Ⅰ级；G1P0 37^{+5} 周宫内孕头位单活胎待产。请心内科、心外科、麻醉科，经多学科会诊评估后拟行择期剖宫产术终止妊娠，入院后给予地塞米松促胎肺成熟，皮下注射低分子肝素钠 4000U，qd。

☆处理经过

入室常规监护，血压 112/70mmHg，心率 78 次 / 分，呼吸 20 次 / 分，SpO_2 98%。术前 10% 葡萄糖酸钙 1g 静脉滴注。麻醉方式为腰硬联合麻醉，选择 $L_{2\sim3}$ 间隙穿刺成功后，蛛网膜下腔给予 0.5% 罗哌卡因 2.6ml 维持麻醉平面在 $T_4 \sim S_5$，硬膜外导管头端置入深度 3cm，麻醉穿刺注药完毕后给予持续静脉泵入去氧肾上腺素 2mg/h 维持血压，切皮后 4min 取出胎儿后静脉给予患者舒芬太尼 5μg，术中生命体征平稳，收缩压维持在 105 ～ 130mmHg，舒张压维持在 55 ～ 80mmHg，心率维持在 70 ～ 96 次 / 分。手术持续时间 38min，术中出血量 400ml，尿量 100ml，共输入乳酸钠林格液 600ml。术毕行双侧腹横筋膜阻滞镇痛（0.25% 罗哌卡因 40ml+ 地塞米松 5mg）。术后静脉镇痛给予曲马多 1200mg＋生理盐水 180ml，背景剂量 2ml/h，追加 2ml/ 次，间隔锁时 20min。

术毕入 ICU 进一步加强监护治疗，给予限液、维持内环境稳定，充分镇痛，缩宫素促进子宫收缩，预防感染、抗凝，动态监测血气、N 端脑利钠肽、心脏超声等处理，术后复查肝肾能、电解质及血常规、凝血功能未见明显异常，N 端脑利钠肽 454pg/ml。于术后第 8 天顺利出院，嘱心外科门诊入院并择期手术治疗。

☆相关知识点

心肌的血液供应系统由左冠状动脉、右冠状动脉及其主要分支组成，分别起源于左、右主动脉窦。左冠状动脉主干很短，分为前降支和回旋支。左冠状动脉通常供应左心房、大部分室间隔和左心室（间隔、前壁、侧壁）。

采用 Schlesinger 等的分类原则，将冠状动脉的分布分为三型：①右优势型；②均衡型；③左优势型。无论是哪种优势型的冠状动脉，左冠状动脉提供了左心室 60% ～ 100% 的血液，从血液供应量来说，左冠状动脉永远是优势动脉。成年人静息时冠状动脉血流平均接近 250ml/min，其中冠状动脉 65% ～ 70% 的氧被心肌摄取，当机体剧烈运动或精神紧张时，心肌的舒缩运动增强，耗氧量也相应增加。

左冠状动脉起源于肺动脉（anomalous origin of the left coronary artery from the pulmonary artery，ALCAPA）又称 Bland-White-Garland 综合征，是一种罕见且严重的先天性心脏病，发生率为 1/30 万，占先天性心脏病的 0.26% ～ 0.50%。此外，其他冠状动脉异常起源类型还包括右冠状动脉、两支冠状动脉、左前降冠状动脉、附加冠状动脉和左回旋冠状动脉起源于肺动脉。成人型 ALCAPA 往往表现不典型，偶有胸闷、气促、胸痛等症状，主要原因为左、右冠状动脉之间存在大量侧支循环可代偿心肌供血，患者可存活至成年，但仍存在不同程度心肌缺血，80%～90% 患者甚至存在猝死风险。在妊娠期将发生一系列生理变化，主要表现为总血容量、心排血量及心率增加，心肌氧耗随之增加。一旦妊娠患者合并左冠状动脉开口起源于肺动脉，其心肌缺血风险将明显增加。这类患者左冠状动脉由右心室肺动脉圆锥发出，其内流动的是含二氧化碳丰富的静脉血，血氧饱和度仅为 75%，加之妊娠期耗氧量增加，极易产生严重的心肌缺血症状和心力衰竭。

☆专家点评

本例患者妊娠合并先天性心脏病，既往剧烈运动后由于心肌缺血导致晕厥，诊断“心肌炎”。此次妊娠后早期体检超声心动图提示：左右冠状动脉瘤样扩张伴血栓形成，二尖瓣反流（中 - 重度），左心室收缩功能正常。妊娠期自觉症状不明显，属于成人型左冠状动脉起源于肺动脉。

- 终止妊娠时机：由于妊娠晚期心脏容量负荷增加，氧耗增加，如果患者出现心肌缺血症状逐渐加重，除了吸氧和卧床休息等处理外，应结合胎儿情况考虑适时终止妊娠。
- 分娩方式选择：自然分娩时第一产程中长时间子宫收缩所致血流动力学变化、疼痛所致心肌耗氧量上升等因素易增加患者心肌缺血、心肌梗死，甚至心力衰竭的风险，故建议择期剖宫产手术娩出胎儿，以减轻心脏负担。
- 麻醉方式选择：需根据患者心功能受损情况来进行决策，围手术期维持冠状动脉的灌注，避免循环的剧烈波动，限制液体的出入量及疼痛、应激的控制是对此类患者麻醉管理的要点。腰硬联合麻醉较全麻有较多优势，小剂量药物的腰麻即刻起效，成功率高，麻醉效果确切、镇痛完善及下腹部肌肉松弛良好，联合硬膜外麻醉可以避免麻醉平面不足致术中牵拉反射引起患者不适，亦避免了全麻插管及拔管引起心血管反应，进而导致心脏的缺血、缺氧发生。
- 麻醉监测和管理：建立有创动脉置管连续血压监测，采用“预防性”持续泵注升压药物，避免血压下降后再处理导致的循环剧烈波动，避免心率过快或过慢。患者入室后持续吸氧，提高吸氧浓度可增加血氧含量。胎盘娩出后大量血液从子宫涌入产妇体循环，是心血管不良事件的高危时期，应加强监护。总体原则就是避免心脏前、后负荷的明显增加，维持冠状动脉的灌注，维持心脏氧供需平衡。
- 术后管理：术后超声引导下双侧腹横肌平面阻滞有效缓解切口疼痛，联合静脉镇痛，将疼痛、应激降到最低。产后 72h 内妊娠期潴留的组织间液回归血管内，产妇循环血量增加 15%～25%，心脏容量负荷进一步加重，氧耗进一步增加，在原有的病理生理基础上增加了患者心肌缺血等心血管不良事件的风险，术后需要入 ICU 进一步加强监护治疗。

本例患者妊娠期自觉症状不重，虽然左冠状动脉起源于肺动脉，极易出现心肌缺血及心力衰竭，但患者右冠状动脉有一定的代偿能力。麻醉期间和术后维持生命体征平稳、控制液体输入量及输液速度、充分镇痛、保证心肌氧供需平衡，防止了心功能的进一步损害，预防严重心血管不良事件的发生，保障母婴安全。

（刘　艳　罗林丽）

第六节　分娩期间急性肺栓塞

☆病情介绍

患者，女，31岁，因“停经39周，要求入院待产”入院。除缺铁性贫血外，既往病史无明显特殊，入院时，患者无任何不适，无妊娠相关的并发症。

入院诊断：G1P0 39周宫内孕头位单活胎待产；缺铁性贫血。

查体：体温36.4℃，心率67次/分，呼吸17次/分，血压118/69mmHg；身高156cm，体重58kg。

实验室检查：血常规、凝血功能及肝肾功能、电解质未见明显异常，拟行阴道试产。入院后第2天，患者出现规律宫缩，进入产程后不久，患者出现心动过速（心率130～140次/分）和呼吸过速（呼吸25～30次/分），不伴有发热或胸痛，血氧饱和度96%。立即给予吸氧、输液和抗生素治疗。血液检查结果正常，心电图显示窦性心动过速。经上述处理后患者情况没有改善，经内科医生会诊后行肺动脉CT血管造影（CTPA）显示双侧肺微栓塞。血液科建议，如果预期分娩时间长，应考虑使用普通肝素治疗；如果计划立即分娩，则应在术后使用治疗剂量的低分子肝素（LMWH）。由于患者处于产程潜伏期，子宫颈口扩张4h后没有进展，决定行紧急剖宫产。麻醉前评估，脊柱体表标志清楚，解剖正常，选择椎管内麻醉。

☆处理经过

入室常规监护，血压119/64mmHg，心率135次/分，呼吸28次/分，SpO_2 95%。麻醉方式采用腰硬联合麻醉，选择$L_{2\sim3}$间隙穿刺成功后，在蛛网膜下腔给予0.5%罗哌卡因2ml，硬膜外导管向头端置入深度为3cm，麻醉穿刺和注药完毕后给予静脉持续泵入去氧肾上腺素1～2mg/h维持血压，维持麻醉平面在T_6～S_5，取出胎儿后静脉滴注缩宫素5U，输注时间超过10min，随后再给予缩宫素12.5U/h持续泵注。静脉给予患者咪达唑仑1mg、盐酸纳布啡10mg，患者术中生命体征平稳，收缩压维持在112～120mmHg，舒张压维持在56～69mmHg，心率维持在130～140次/分。手术持续时间40min，术中出血量400ml，尿量100ml，共输入羟乙基淀粉400ml和乳酸钠林格液200ml。术毕行双侧腰方肌阻滞镇痛（0.35%罗哌卡因40ml）。术后静脉镇痛给予曲马多1200mg＋生理盐水180ml+盐酸雷莫司琼0.6mg，背景剂量2ml/h，追加2ml/次，间隔锁时20min。

术毕入ICU进一步监护，给予限液、抗凝、预防感染、维持内环境稳定等处理，术后4h开始使用依诺肝素治疗，每日一次皮下注射150U/kg，密切监测产后出血和椎管内麻醉后神经功能恢复情况，给药后8h患者心率和呼吸逐渐恢复正常。于术后第3天复查肺动脉CT血管造影，结果未见异常。术后第5天顺利出院，嘱血液科门诊随访。

☆相关知识点

肺栓塞（pulmonary embolism，PE）是内源性或外源性栓子堵塞肺动脉及其分支引起的以肺循环和呼吸功能障碍为主的一系列临床和病理综合征。栓子可以是血栓，也可以是脂肪、肿瘤或空气。PE 栓子 90% 来源于下肢深静脉，这类肺栓塞统称为静脉血栓栓塞性疾病。

急性 PE 是妊娠和分娩中的一种临床急症。妊娠期及产褥期的生理变化导致的高凝状态、妊娠晚期血流动力学改变导致的血液淤滞和手术等原因导致的血管损伤，使得处于此阶段女性患者 PE 的发病率较高，妊娠期 PE 发病率为（1.03 ～ 5.4）/ 万。急性 PE 严重威胁孕产妇生命安全，可引起血流动力学不稳定甚至猝死，是导致孕产妇死亡的主要原因之一。若不及时治疗，其病死率高达 35%。

导致 PE 的高危因素包括：年龄＞ 35 岁、静脉血栓栓塞个人史 / 家族史、肥胖、长期卧床、炎性肠病、吸烟、全身麻醉。产科特殊情况：多胎妊娠、死胎、先兆子痫、剖宫产、产褥期；合并系统性疾病：心脏病、易栓症、自身免疫性疾病。PE 临床症状和体征包括烦躁、呼吸困难、喘息、咳嗽、出汗、低血压、心率增快、低氧血症、发热，严重者可出现咯血、胸痛、休克、晕厥，甚至心脏停搏。听诊呼吸音降低、肺动脉瓣区 S2 增强、啰音。

由于肺动脉机械性阻塞及神经体液因素导致神经递质活性增加引起心脏变时变力作用和肺血管收缩，导致肺动脉压力升高，进而导致右心室室壁压力增加和氧需增加，最终导致右心室扩张和功能障碍，右心排血量下降；室间隔左移，左心充盈受限，导致心排血量和血压下降，冠状动脉灌注减少，右心室氧供减少，加剧右心室缺血，进一步导致右心室功能障碍。由于肺动脉机械性阻塞，肺循环阻力升高，导致肺血流减少，通气血流比失调，从而导致低氧血症的发生。

对高度疑诊或确诊的急性 PE 患者，应严密监测呼吸、血压、心率、心电图及血气变化，给予积极的呼吸和循环支持。对于可疑肺栓塞患者，首选影像学检查为 CT 肺动脉血管造影 CTPA，同时应行双下肢静脉压缩超声检查确定是否有深静脉血栓形成。肌钙蛋白 T/I 和脑钠肽等心肌损伤标志物检查和 D- 二聚体检查有助于帮助诊断。对于症状较重的患者，心脏彩超可发现因肺动脉压力升高导致的右心增大，心脏彩超还可以协助判断病情的严重程度和对疾病进行鉴别诊断。

根据 PE 患者病情的危重程度，治疗策略不同（表 3-6-1）。与维生素 K 和新型口服抗凝药相比，低分子肝素不会透过胎盘，不会给胎儿带来出血或致畸的风险，故中低危和低危孕产妇 PE 治疗首选低分子肝素。合并 PE 的孕产妇在分娩后，抗凝治疗应持续≥ 6 周，且整个治疗周期最少持续 3 个月。

表 3-6-1　PE 的诊断及治疗策略

危险分层	休克或低血压	右心功能不全	心肌损伤标志物	治疗策略
高危	+	+	+/ －	溶栓 / 取栓
中高危	－	+	+	抗凝 / 补救性溶栓
中低危	－	+/ －	+/ －	抗凝
低危	－	－	－	抗凝

☆专家点评

本例患者妊娠期间除缺铁性贫血外无特殊病史，在分娩期间突然出现心动过速、呼吸过速和轻度的血氧饱和度下降，该症状虽然不典型，但仍然需要高度怀疑发生PE的可能，除对症治疗外，需行影像学检查确诊。

- 终止妊娠时机：由于患者发生肺栓塞，如果患者出现心动过速和呼吸过速症状逐渐加重，应行多学科会诊制订分娩计划，结合胎儿情况考虑适时终止妊娠。分娩方式选择上，应行多学科会诊，根据产程进展情况决定分娩方式和抗凝药使用时机。通常情况下，如果患者症状较轻，产程进展顺利，宫口已经接近开全可以继续自然分娩。反之，如果患者缺氧症状重，产程进展缓慢，预计距离宫口开全时间较长，应考虑改变分娩方式，尽快取出胎儿，避免出现胎儿宫内缺氧，并方便母亲尽早开始溶栓治疗。
- 麻醉方式选择：需根据患者心肺功能和抗凝药使用情况来进行决策，椎管内麻醉能降低正常孕产妇深静脉血栓和PE的风险，对于已发生PE患者，围术期维持心肌的灌注，保持血流动力学平稳，限制液体的出入量及有效控制应激和疼痛是对此类患者麻醉管理的基本原则。对于缺氧症状较轻，循环平稳、未使用抗凝药物的PE患者，椎管内麻醉没有禁忌。反之，对于缺氧较重，循环不平稳、已使用抗凝药物的PE患者优先选择全身麻醉。对于该患者，腰硬联合麻醉和全麻比较有较多优势，尤其是推荐小剂量腰麻联合硬膜外麻醉，小剂量药物的腰麻起效快，麻醉效果确切、镇痛完善及下腹部肌肉松弛良好，联合硬膜外麻醉可以避免麻醉平面不足致术中牵拉反射引起患者不适，亦避免了全麻插管及拔管引起心血管不良反应，从而避免了心脏的缺血、缺氧发生。
- 麻醉监测和管理：采用“预防性”持续静脉泵注升压药物，避免循环剧烈波动，避免心率过快。胎儿娩出后推荐尽快使用对循环影响小的镇静镇痛止吐药物让患者处于浅睡眠状态，以减少情绪波动对循环的影响和后继各类子宫收缩药物及手术牵拉对患者造成的不适。胎盘娩出后大量血液从子宫涌入产妇体循环，是心血管不良事件的高危时期，应加强监护。缩宫素应缓慢使用，以避免导致心动过速、低血压和肺动脉压力升高的风险。
- 术后管理：术后超声引导下双侧腰方肌阻滞有效缓解切口疼痛，联合静脉镇痛，将疼痛、应激降到最低。产后在多学科团队管理下，接受抗凝药物治疗的患者应严密监测血流动力学变化，并严密监测椎管内麻醉后神经功能恢复情况。

总之，妊娠期血液系统的高凝状态使得围生期成为急性PE发作的高危时期，急性PE根据栓塞部位和面积可有多种临床表现，严重者可引起血流动力学不稳定甚至猝死，危及孕妇和胎儿的生命安全。因此，在围生期应提高对该疾病的认识和警惕性，严密监测呼吸、血压、心率、心电图及血气变化，及早识别并判断疾病的严重程度，给予积极的呼吸循环支持和后继溶栓抗凝治疗，保障母婴安全。

（徐 莉 侯 运）

第七节　妊娠合并 Alagille 综合征

☆病情介绍

患者，34 岁，因"G3P2 孕 31 周，胎膜早破、胎儿宫内生长受限（IUGR）、臀位"入院。患者自出生后就被诊断为 Alagille 综合征。成年期临床表现为胆汁淤积，用熊去氧胆酸治疗瘙痒症，门静脉高压伴食管静脉曲张Ⅱ级，采用普萘洛尔治疗，血小板减少 [（40 ~ 55）× 10^9/L]，抗血小板抗体阳性，脾功能亢进，面部畸形。患者没有心脏异常，5 岁时被诊断为胰岛素依赖型糖尿病。在第一次妊娠的产后期，患者出现急性肺水肿，机械通气 7d 后好转。第二次妊娠时，在腰麻下行剖宫产术，因 HELLP 综合征，在术中输注血小板。检查 *JAG1* 基因突变情况，第一名婴儿为阴性，第二名为阳性。妊娠期间因黄疸和肝功能紊乱多次住院，但近年来其胆汁淤积情况保持稳定。此次妊娠期间，在妊娠 14 周时进行了肝胆超声检查，生化参数没有变化。但随着瘙痒程度加重，熊去氧胆酸剂量增加至 600mg/d。此次入院诊断：G3P2 31 周宫内单活胎临产；胎儿宫内生长受限；臀位；妊娠合并瘢痕子宫；Alagille 综合征；胰岛素依赖型糖尿病。查体：体温 36.4℃，心率 72 次 / 分，呼吸 17 次 / 分，血压 113/74mmHg；身高 158cm，体重 70 kg。入院时实验室检查显示胆汁淤积、中度贫血、凝血功能正常。经多学科会诊得出结论，由于患者食管静脉曲张，加上瘢痕子宫、臀位、宫内生长受限和血小板减少，禁忌过度用力，拟 34 周在全麻下进行择期剖宫产术。然而，患者入院后 48h 进入产程，行急诊剖宫产术。

☆处理经过

入室常规监护，血压 112/63mmHg，心率 87 次 / 分，呼吸 22 次 / 分，SpO_2 98%。采用环状软骨加压快速顺序诱导全身麻醉，给予瑞芬太尼 70μg，丙泊酚 100mg 和罗库溴铵 70mg 顺利行气管插管，手术开始后 3min，取出一个重量 1060g 的女婴，1-5-10min Apgar 评分分别为 8-8-9 分，转入新生儿复苏病房。胎儿取出后，静脉给予舒芬太尼 15μg、咪达唑仑 4mg，静脉泵入丙泊酚和瑞芬太尼维持麻醉。估计失血量为 200ml，尿量 100ml，术中输入乳酸林格液 1000ml，预防性输注 6U 浓缩血小板。术后血流动力学参数稳定，术后即刻实验室检查显示肝功能未发生改变，凝血功能良好。由于术后存在持续中等量出血，在血液科会诊后第二次输入 5U 浓缩血小板。剖宫产前给予普萘洛尔，术后继续给予。术毕行双侧腰方肌阻滞镇痛（0.25% 罗哌卡因 40ml）。术后静脉镇痛给予曲马多 1200mg + 生理盐水 180ml+ 盐酸雷莫司琼 0.6mg，背景剂量 2ml/h，追加 2ml/ 次，间隔锁时 20min。避免使用非甾体抗炎药，术后穿弹性加压袜和早期活动用于预防血栓。血流动力学参数保持稳定，术后第 5 天未发现胆汁淤积恶化或肾功能改变。分娩 4 个月后，婴儿状况良好，*JAG1* 突变呈阳性。

☆相关知识点

Alagille 综合征（Alagille syndrome，ALGS）是一种由 *JAG1*（Jagged canonical Notch ligand 1）基因突变或缺失引起的常染色体显性遗传病。临床上具有 5 种典型表现：①慢性胆汁淤积；②眼部异常（角膜后胚胎环）；③先天性心脏病（以肺动脉狭窄为主）；④脊柱畸形（蝴蝶状椎骨）；⑤特殊面容（前额突出，眼距增宽，眼眶深陷，鼻梁扁平，尖下巴等）。ALGS 的诊断主要是通过临床表现，具有以上 5 种临床表现中的 3 种即可以诊断，存在 *JAG1* 基因突变或有 ALGS 家族史时，合并 2 种典型表现即可诊断。由肝内胆管缺乏引起的胆汁淤积症是有症状的，治疗包括使用饮食措施，补充脂溶性维生素（ADEK），以及使用熊去氧胆酸治疗瘙痒症。发病率和早期死亡率与心脏异常有关，肝病的严重程度决定成年患者的预后。

由于肝内胆管缺乏而引起的胆汁淤积是 ALGS 的主要表现，45% ～ 75% 的患者在出生后前 3 个月出现，其余患者在 3 岁前出现。可表现为顽固性瘙痒、黄疸、黄色瘤，在 10% ～ 15% 的病例中，胆汁淤积可发展为肝硬化。由此产生的维生素 K 缺乏可能导致凝血酶原时间延长的凝血功能障碍。血小板减少症常继发于脾功能亢进和脾大。根据黄疸和瘙痒的严重程度，15% ～ 50% 的患者有肝移植指征，肝衰竭和门静脉高压也可能发生。

对于母体而言，胃肠道出血的发生率为 6% ～ 22%，一些妊娠特有的生理变化可能引发食管静脉曲张破裂。这包括心排血量增加，内脏和门静脉受压，尤其是子宫发育导致的腹内压力增加和腔静脉受压，使得食管静脉系统门静脉压力增加。β 受体阻滞剂治疗可以有效地预防这些并发症。内镜治疗（硬化治疗和结扎）可用于治疗食管静脉曲张破裂，不会对母体和胎儿造成影响，感染和肝毒性药物也应避免使用，因为它们可能引起胃肠道出血。分娩时，应尽量减少产科创伤和减少产妇用力，建议使用产钳或吸引助产。

在 ALGS 患者中，在 85% ～ 95% 的病例中发现心脏畸形。最常见的异常（75% ～ 90%）是肺动脉分支局部性狭窄，通常不会进展引起血流动力学变化。可通过听见心脏杂音而诊断，并经超声心动图证实。更广泛的肺动脉狭窄和肺动脉发育不全极为罕见，但它们可导致肺动脉高压。其他更复杂的异常如法洛四联症（8% ～ 12% 的病例），室间隔或房间缺损，主动脉缩窄和瓣膜缺损也有报道，并导致发病率和过早死亡，应进行评估，如有需要应进行手术矫正。

40% ～ 50% 的病例发现肾功能改变。脑血管异常也很常见，通常无症状（23%），但颅内出血已有报道，可能与高死亡率（30% ～ 50%）有关。

宫内生长受限和胎膜早破可能发生，导致早产儿出生。宫内生长受限的病因尚不清楚，但母体慢性肝功能障碍可能是一个致病因素。ALGS 具有常染色体显性遗传模式，在每次妊娠中有 50% 的传播风险，但临床表型无法预测。当父母一方出现基因突变时，产前诊断可通过羊膜穿刺术或绒毛膜绒毛取样获得。如果未进行产前诊断，可在出现长期黄疸和（或）心脏异常的婴儿出生后不久查明该疾病。早期诊断 ALGS 对避免不必要的手术干预肝胆疾病具有重要意义。

☆专家点评

本例患者妊娠合并 Alagille 综合征，瘢痕子宫，胎儿宫内生长受限，臀位，合并胰岛素依赖型糖尿病。

围手术期管理主要从以下几个方面考虑。

● 终止妊娠时机：如果患者胆汁淤积症状控制较好，凝血功能正常和门静脉压力不高，胎儿情况良好，可继续妊娠至足月，反之，如病情有进一步恶化趋势或出现临产症状，应适时终止妊娠，避免腹压过高导致的消化道出血等严重并发症。

● 分娩方式选择：患者往往合并食管静脉曲张，禁忌过度增加腹压，建议选择剖宫产术缩短产程。

● 麻醉方式选择：患者合并血小板减少，存在椎管内麻醉禁忌，因此优先选择气管插管全身麻醉。

● 麻醉监测和管理：围手术期维持肝脏和肾脏灌注，保持血流动力学平稳，有效控制应激和疼痛是对此类患者麻醉管理的要点。避免使用肝肾毒性药物，没有证据表明胆汁淤积症和麻醉药之间存在相互作用。由于许多麻醉药物经过肝脏代谢，优先选择使用不依赖于肝脏代谢的肌肉松弛剂，如顺式阿曲库铵和阿曲库铵。麻醉期间为了避免改变肝脏灌注，首选吸入性麻醉剂，如异氟醚、七氟烷和地氟烷，它们较少抑制心肌，能更好地保存肝脏血流量。

● 术后管理：术后给予有效镇痛，将疼痛、应激降到最低。产后 24h 内是产后出血的高危时期，应关注凝血功能和血小板计数。产后在多学科团队管理下，患者应继续接受药物治疗和严密的血流动力学监测。

总之，Alagille 综合征主要表现为胆汁淤积、凝血功能障碍、门静脉高压和多器官系统受累，妊娠可导致病情进一步恶化，给麻醉管理带来挑战。围手术期应加强监护，维持生命体征平稳，避免影响肝肾灌注，防止受累脏器功能的进一步损害。

（徐　莉　陈柏霖）

第八节　妊娠期遗传性出血性毛细血管扩张

☆病情介绍

患者，女，26 岁，因“孕 30^{+2} 周，呼吸困难 2h”入院。患有遗传性出血性毛细血管扩张，累及皮肤黏膜、肺、肝、结肠。因为肺部动静脉畸形经历了多次栓塞手术。近期脊柱成像显示没有动静脉畸形的证据，没有进行脑成像检查。因为肠息肉，患者接受了多次息肉切除术。除此以外，无其他病史。妊娠后前 3 个月呼吸系统保持稳定，无任何症状。休息时吸空气时的氧饱和度（SpO_2）为 98%，但在妊娠 14 周时，SpO_2 在休息时为 95%，运动时下降到 92%。随着肺部病情进展，患者出现呼吸急促，到妊娠 30 周时需要夜间吸入氧气（2L/min）。吸入 2L/min 氧气时，SpO_2 维持在 92%。患者因呼吸功能恶化入院。此次入院诊断：G1P0 30^{+2} 周宫内单活胎；遗传性出血性毛细血管扩张症。

查体：体温 36.5℃，心率 67 次 / 分，呼吸 17 次 / 分，血压 122/78mmHg；身高 156cm，体重 58kg。

经多科会诊后计划在妊娠 34 周时行剖宫产术。入院后血生化、血常规、凝血功能检查基本正常。麻醉术前评估，无困难气道，脊柱体表标志清晰，向患者交代椎管内麻醉和全身麻醉的风险和获益，患者知情同意后坚决选择椎管内麻醉。

☆处理经过

入室常规监护，血压 119/63mmHg，心率 75 次 / 分，呼吸 20 次 / 分，SpO_2 92%。静脉给予咪达唑仑 1mg 后行面罩吸氧，在局麻下建立有创动脉血压监测。左侧卧位在 $L_{2\sim3}$ 间隙行蛛网膜下腔麻醉；抽吸到清亮脑脊液后，注入 0.5% 盐酸罗哌卡因 2.8ml。20nin 后仅出现轻微的感觉阻滞。于是在右侧卧位进行第二次穿刺，但直接抽出血液，于是放弃腰麻，采用全身麻醉。使用 5L/min 高流量面罩预吸氧，持续 5min；然后采用瑞芬太尼 60μg、丙泊酚 100mg 和罗库溴铵 60mg 行全身麻醉诱导。行间歇正压通气（IPPV），以 2.4% 七氟烷维持麻醉。由于预计会发生大量失血，手术开始即安装好自体血液回收装置。手术开始后 3min 取出一活女婴，1-5-10min 时 Apgar 评分分别为 9-10-10 分。胎盘娩出后给予 10U 的缩宫素，输入时间为 10min 以上。子宫收缩乏力，使手术延迟 30min 结束。给予氨甲环酸 1g 和 10% 葡萄糖酸钙 10ml 优化凝血功能。总失血量为 1800ml，自体血回输 670ml。术毕行双侧腰方肌阻滞镇痛（0.25% 罗哌卡因 40ml）。术后静脉镇痛给予曲马多 1200mg + 生理盐水 180ml+ 盐酸雷莫司琼 0.6mg，背景剂量 2ml/h，追加 2ml/ 次，间隔锁时 20min。

经动脉血气分析显示，在吸入氧气浓度为 30% 的情况下，氧分压为 18.2kPa 后，拔出患者气管导管，然后转入 ICU。每小时进行下肢神经监测，结果显示正常，没有背痛的症状。血栓预防延迟到手术 24h 后，以确保没有出现硬膜外血肿的临床症状。呼吸稳定，但夜间仍需吸入 2L/min 氧气。2 周后患者出院，夜间持续吸入氧气。产后第 6 个月，停止氧气吸入。

☆相关知识点

遗传性出血性毛细血管扩张症（hereditary haemorrhagic telangiectasia，HHT）是一种常染色体显性遗传性血管病，又称为 Osler-Weber-Rendu 综合征，主要由 *ALK1* 或 *ENG* 基因突变引起，患病率为 1/8000 ～ 1/5000。临床特点包括动静脉分流和多发性毛细血管扩张，并有出血倾向。动静脉分流是动脉和静脉之间的直接沟通，异常血管取代了正常的毛细血管床，动脉侧和静脉侧之间的直接高流量连接，表现为动静脉畸形；而毛细血管扩张是一种小动脉、小静脉或毛细血管扩张。

HHT 患者可能无症状，也可能存在从轻微到危及生命的广泛临床表现。出生时一般没有临床表现，之后随着年龄增长而逐渐显现。鼻出血通常是该病最早的表现，通常发生于儿童期。HHT 可导致大血管动静脉畸形，主要包括肺动静脉畸形、脑动静脉畸形、肝脏病变等。肺动静脉畸形是由肺动脉和肺静脉之间的异常交通、从右向左分流而引起，从而导致动脉血氧含量减少。肺动静脉畸形（PAVM）的症状一般在青春期后出现。最常见的临床表现是鼻出血和出血所致的缺铁性贫血。内脏（肝、肺）及中枢神经系统的动静脉畸形常见，但往往无症状；并发症包括高输出量性心力衰竭、门静脉高压、肝衰竭、咯血、红细胞增多、脑脓肿及脑卒中。

妊娠期生理变化可导致 HHT 患者病情进展。血容量的增加和外周血管阻力下降导致肺动静脉畸形血流增加，在妊娠 34 ～ 36 周时达到最高水平。妊娠期激素的变化会导致畸形血管的异常生长和发展。通过吸入氧气可以降低右向左分流的严重程度，但当分流率超过 20% 或更高时，吸入氧气将不能改善分流导致的低氧血症。肺动静脉畸形通常发生在肺下叶，妊娠子宫增大导致的膈肌上抬对肺下叶的压迫可掩盖肺动静脉畸形的严重程度。直到分娩时，此时流向肺下叶的血流增加，可能导致肺出血。母亲因肺动静脉畸形发生危及生命的肺出血的风险为 1.4%，产后第一年内这一风险降低到 0.6%。

☆专家点评

本例患者妊娠合并 HHT，累及肺、肝、结肠和皮肤黏膜等，并因为肺部动静脉畸形经历了多次栓塞手术。

围手术期管理主要从以下几个方面考虑。

- 终止妊娠时机：在正常孕妇，由于妊娠晚期功能残气量减少，导致氧储备能力减少，加上呼吸和心脏做功增加，导致氧耗增加，使得孕妇更容易发生缺氧。本例患者还合并 HHT，妊娠加剧了 HHT 病情的发展，如果患者出现呼吸困难症状逐渐加重，除了吸氧和卧床休息等处理外，病情仍无法改善，应结合胎儿情况考虑适时终止妊娠。
- 分娩方式选择：由于患者病情累及结肠，阴道分娩存在括约肌损伤和血管并发症的风险。阴道分娩被认为是禁忌证，建议择期剖宫产手术娩出胎儿。
- 麻醉方式选择：需根据患者 HHT 器官系统受累情况来进行决策，无论是选择全身麻醉还是椎管内麻醉都有很大的风险，选择麻醉方法需要权衡椎管内麻醉和全身麻醉的风险。椎管内麻醉风险在于椎管内麻醉引起的血管舒张可增加经肺动静脉畸形的分流，当分娩后，动静脉畸形不再受到压迫，血流增加，分流更加加重，动静脉畸形可在妊娠后期生长迅速，如果患者合并椎管内动静脉畸形，可能存在出血导致神经系统压迫症状。由于孕妇不会在孕期常规行影像学检查,这种风险是存在的。区域麻醉的血管舒张作用可能降低栓子的风险，能够在清醒患者中早期识别栓子。尽管硬膜外麻醉提供更好的心血管稳定性，但意外硬脊膜穿破导致的神经系统后果被认为比腰麻风险更大，因此选择蛛网膜下腔麻醉相对于硬膜外麻醉更合适。全身麻醉优势在于可以获得更好的氧合，但是对于那些有严重肺部疾病的患者，需避免正压通气导致肺动静脉畸形破裂的风险。

该患者第一次腰麻失败，第二次只吸出了血液。失败的原因尚不清楚，也不清楚吸到的血液是否与新的脊髓动静脉畸形的发展有关或其他原因。该患者在腰麻失败后进行了全身麻醉，其肺受累的程度表明在分娩期间或分娩后立即发生肺动静脉畸形破裂的风险很大。通过瑞芬太尼阻断全麻插管时的应激反应，术中使用低潮气量（6ml/kg）并避免 PEEP，可降低肺动静脉畸形破裂的风险。

- 麻醉监测和管理：围手术期维持氧合，做好大出血的准备措施、避免循环的剧烈波动及对疼痛、应激的控制是此类患者麻醉管理的要点。建立有创动脉置管连续血压监测，患者入室后持续吸氧，提高吸氧浓度可增加血氧含量。由于预计存在大量失血，手术中进行自体血液回收。胎盘娩出后大量血液从子宫涌入产妇体循环，是心血管不良事件的高危时期，应在胎儿和胎盘娩出时密切监测血容量状态，并保持循环动力学稳定。总体原则就是维持患者充分氧合、做好大出血抢救的准备工作。多学科管理包括产科医生、产科麻醉医生、呼吸内科医生、重症监护医生、心脏麻醉医生、介入放射科医生和助产士。制订手术分娩计划以确保有足够的工作人员，并在有动脉栓塞设施的手术室进行。
- 术后管理：术后超声引导下双侧腹横筋膜阻滞或腰方肌阻滞可有效缓解切口疼痛，

联合静脉镇痛，将疼痛、应激降到最低。产后24h应密切观察产妇出血情况，产后72h内妊娠期潴留的组织间液将回归血管内，肺动静脉畸形血流增加导致动脉血氧含量减少，患者仍然处于高危期。应行严密的血流动力学监测。

总之，遗传性出血性毛细血管扩张可因缺氧和大出血危及患者生命安全，妊娠的生理改变可加重病情，围手术期应该加强监护，改善氧合，维持生命体征平稳，做好大出血的抢救准备，充分镇静镇痛，保障母婴安全。

（徐 莉 喻 茜）

第九节 妊娠合并孤立性单侧肺动脉缺如

☆病情介绍

患者，女，24岁，因“停经35周，要求入院待产”入院。患者诉15岁时因为右侧肺炎就诊而被诊断出患有先天性单侧肺动脉缺如（UAPA），胸部X线显示右肺动脉干缺如；胸部CT显示右肺动脉缺如，且有3条从升主动脉发出到右肺的侧支血管；超声心动图没有显示任何其他心脏异常；右心导管检查显示肺动脉压（PAP）正常。由于无其他症状，医生建议不需要行手术矫正。

患者入院时无任何不适，无妊娠相关的并发症。血压123/73mmHg，心率87次/分，呼吸24次/分，$SpO_2$97%，身高154cm，体重63kg。胸部X线显示右肺动脉干缺如，纵隔向右移位，左肺动脉干扩张。胸部MRI显示左肺动脉血流量约为正常血流量的2倍；肺动脉压PAP正常。动脉血气分析显示，呼吸空气时的pH为7.48，PaO_2为83.8mmHg，$PaCO_2$为34.7mmHg。

入院诊断：妊娠合并先天性心脏病：先天性单侧肺动脉缺如（UAPA）；窦性心律；心功能Ⅰ级；G1P0 35周宫内孕头位单活胎待产。

请心内科、心外科、麻醉科，经多学科会诊评估后拟38周行择期剖宫产术终止妊娠。

术前实验室检查：血常规、凝血功能及肝肾功能、电解质未见明显异常。麻醉术前评估，脊柱体表标志清楚，解剖正常，给患者交代椎管内麻醉风险，患者知情同意行椎管内麻醉。

☆处理经过

术前1天置入肺动脉漂浮导管。入室常规监护，血压110/70mmHg，PAP为5/1mmHg，心率95次/分，呼吸20次/分，$SpO_2$98%。行有创动脉血压监测，选择双管持续硬膜外麻醉，在T_{12}～L_1间隙行硬膜外穿刺并向头端置管，随后在L_3～L_4间隙行硬膜外穿刺成功后置入腰麻针，蛛网膜下腔给予10mg重比重盐酸布比卡因，并向头端硬膜外腔置管。给药5min后，血压108/52mmHg，PAP6/2mmHg，HR82次/分，$SpO_2$99%。给药15min后，感觉阻滞平面介于T_2～S_5。此时，经静脉补充了300ml晶体液和400ml胶体液。血压、PAP、SpO_2无明显变化。未使用血管活性药物。术中血压、PAP、SpO_2无明显变化。分娩时，新生儿在1-5-10min时Apgar评分分别为8-9-10分。分娩期间，PAP从10/7mmHg轻微升高至15/6mmHg，血压从100/50mmHg轻微升高至108/65mmHg。胎盘娩出后，静脉注射 10U 的缩宫素，使血压从 108/65mmHg 轻微下降到 100/55mmHg，而 PAP 无变化。静脉注射咪达唑仑 2mg 镇静，血压或 PAP 均无改变。手术顺利，术中总失血量约为 180ml。在 PAP 监测和中心静脉压监测下输入 400ml 晶体液和 900ml 胶体液。患者在整个手术过程中都没有使用心血管药物。术后用 0.2% 罗哌卡因以 5ml/h 的速度硬膜外 PCEA 镇痛，未给予其他镇痛药。术毕入 ICU 进一步监护治疗，术后第 2 天肺收缩压最高达 20mmHg。于术后 7d 顺利出院，嘱心外科门诊随访。

☆相关知识点

先天性单侧肺动脉缺如（unilateral absence of pulmonary artery，UAPA）是一种罕见的肺血管畸形，据估计发病率约为二十万分之一。其原因是胚胎发育过程中第六主动脉弓未能与肺干相连。UAPA 单独发生者少见，常合并其他先天性心脏病，如法洛四联症、动脉间隔缺损、动脉干等。因此多数 UAPA 在婴儿或儿童时期就被诊断出来。相反，约 30% 的 UAPA 患者没有相关的心血管异常，这被称为孤立性 UAPA，这种病例通常表现为轻微的临床病程，可以保持无症状直到成年才被确诊。孤立性 UAPA 症状可由妊娠或高海拔等诱因引起。众所周知，在妊娠期会出现总血容量、心排血量和心率增加等一系列生理变化。此外，伴全心排血量的单侧肺灌注是肺动脉高压发展的一个危险因素。妊娠伴随的交感的、机械性的和炎症性改变等生理学变化可以明显加重肺动脉阻力，在分娩期间可以导致肺动脉高压恶化，继而引起右心功能障碍。

几乎 85% 的单纯性 UAPA 成人患者有症状，UAPA 成人患者的主要临床表现是肺动脉高压、反复发作的肺部感染和咯血。还可伴有运动耐力下降或劳累时轻度呼吸困难，肺间质纤维化。发病机制包括几个方面：①劳力性呼吸困难可能机制包括心脏分流、休息和（或）运动增加、生理性无效腔或肺动脉高压。②反复呼吸道感染可能与受影响肺内的支气管扩张症有关，机制包括继发于肺泡低碳酸血症的支气管收缩，以及由于血源性炎症细胞输送障碍导致的支气管黏液纤毛清除障碍。③有 14% 的成人 UAPA 患者发生肺纤维化和囊性改变，表现为网状混浊或蜂窝样改变和多发大泡。可能的机制在于低灌注率影响了肺实质的发育和生长。④咯血主要由侧支循环过多导致，黏膜下侧支随着时间的推移而肥大，可能破裂咯血。孤立性 UAPA 的预后取决于是否存在肺动脉高压。据报道，UAPA 患者的总体死亡率为 7%，大咯血会对长期生存产生毁灭性的影响。

CT、磁共振成像和超声心动图是诊断和评估 UAPA 的主要手段。到目前为止，有关成人患者中孤立性 UAPA 的数据有限，对于治疗目前尚无共识。没有症状一般可不处理，有肺动脉高压的患者行长期的血管扩张剂（口服磷酸二酯酶抑制剂或内皮素受体拮抗剂）治疗可能有帮助。反复肺部感染或咯血需要全身抗生素或选择性支气管动脉栓塞术，当症状变得严重时，必须进行全肺切除术手术。早期血运重建可以使受影响的肺发育更正常，改善肺动脉高压。

☆专家点评

本例患者虽然合并了先天性 UAPA，在 15 岁因为肺炎而诊断。但此次妊娠患者无任何不适，肺动脉压正常，动脉血气正常。

围生期管理主要包括几个方面：

● 终止妊娠时机：由于妊娠晚期心脏容量负荷增加，氧耗增加，如果患者出现运动耐力下降和劳累后呼吸困难应结合胎儿情况考虑适时终止妊娠。

● 分娩方式选择：自然分娩时患者焦虑、子宫收缩所致的疼痛和应激会引起肺循环血管阻力增加，给患者带来不利影响。建议择期行剖宫产手术，以减轻心脏负担。

在制订麻醉方案前，必须对患者肺高压和右心功能障碍严重程度进行评估，围手术期避免肺循环血管阻力增加，避免浅麻醉、低氧血症、高碳酸血症、酸中毒，控制疼痛和应激是对此类患者麻醉管理的要点。腰硬联合麻醉具有起效快、效果确切、镇痛完善、下腹部肌肉松弛、减少应激等优点，全身麻醉在插管及拔管时可引起剧烈心血管反应，进而对患者产生不利影响。

● 麻醉监测和管理：手术前应建立有创动脉血压监测，患者入室后持续吸氧，用肢体和语言安慰患者以减轻患者的焦虑和紧张情绪。术中避免血压剧烈波动。胎盘娩出后大量血液从子宫涌入产妇体循环，此时容易发生心血管不良事件，应加强监护。有学者报道了一例产妇因分娩后静脉回流突然增加而在剖宫产术后出现 PAP 升高。胎儿娩出后需要注意缩宫素的剂量，应该使用能使子宫充分收缩的最小剂量，同时考虑出血量。总体原则就是避免心脏前、后负荷的明显增加，维持血流动力学的平稳。

● 术后管理：①对于心血管合并症患者，术后镇痛十分重要，因为伤害性交感神经刺激可能导致右心负荷过重。术后采用硬膜外镇痛，镇痛效果确切，将疼痛、应激降到最低。②产后 72h 内由于妊娠期潴留的组织间液将回归血管内，产妇循环血量将会增加 15% ～ 25%，心脏容量负荷进一步加重，氧耗进一步增加，在原有的病理生理基础上增加了患者右心衰竭等心血管不良事件的风险，术后需要入 ICU 进一步加强监护治疗。③加强对术后心血管并发症的监测和管理，该患者术后第 2 天 PAP 略有升高，在此期间，密切观察 PAP 是很重要的。Harkel 等报道，孤立性 UAPA 的死亡率为 6.5%。死亡原因包括肺出血、右心衰、肺动脉高压、呼吸衰竭和高原肺水肿。妊娠引起心排血量增加，可导致 UAPA 患者出现肺动脉高压，导致右心衰竭或受影响的肺毛细血管破裂。文献报道术后并发症包括呼吸困难、胸痛、呼吸窘迫综合征甚至死亡等。因此，对于 UAPA 患者行剖宫产术时，应在整个围手术期进行密切、持续的随访，特别是在存在子宫收缩时。

总之，妊娠合并先天性 UAPA 患者，极易出现肺动脉压增加和右心衰竭。多学科协作，充分评估患者病情，术中加强监护，麻醉期间和术后维持生命体征平稳、控制液体输入量及输液速度、充分镇痛、保证心肌氧供需平衡，避免肺动脉压增加，预防严重心血管不良事件的发生，保障母婴安全。

（徐　莉　童　丹）

第十节　妊娠合并主动脉窦瘤破裂

☆病情介绍

患者，女，28 岁，因“停经 36^{+5} 周，突发胸痛 1h”入院。孕 29 周时发现血压升高，最高达 150/96mmHg，尿蛋白检查结果阴性，诊断“妊娠高血压”。患者自觉无特殊不适，未予以治疗。孕 36 周时，患者突发胸痛，伴头晕、胸闷、气促，遂急诊入院。入院血压 169/105mmHg，心电图示：窦性心动过速，心率 111 次 / 分，不完全性左束支传导阻滞。超声心动图示：主动脉瓣窦部增宽，右冠状窦可见 10mm × 9mm 大小瘤样改变并向右心室膨出，瘤壁可见 6mm 回声中断，三尖瓣反流（中 - 重度），射血分数 67%。入院诊断：G2P1 36^{+5} 周 LOA 宫内单活胎；先天性心脏病，主动脉窦瘤破裂，三尖瓣反流（中 - 重度）；重度妊高征。

入院查体：体重 79kg，身高 161cm，体温 37.1 ℃，脉搏 115 次 / 分，呼吸 22 次 / 分，血压 169/105mmHg，神志清醒，痛苦面容。双肺呼吸音清晰对称，未闻及明显干、湿啰音；心率快，律齐，胸骨左缘 3 ～ 4 肋间可闻及Ⅲ / Ⅵ连续性杂音。

实验室检验结果：血细胞分析、凝血功能检测、输血前检查未见明显异常，白蛋白稍低，尿蛋白 2+。胎儿超声示发育正常。根据患者病情和辅助检查，立即联合产科、心内科、心外科及麻醉科行多学科会诊评估，决定急诊剖宫产终止妊娠。

☆处理经过

患者行急诊剖宫产术，在心脏外科专科手术室进行，麻醉方式选用腰硬联合麻醉。入室后常规监护：血压 155/100mmHg、心率 103 次 / 分、呼吸 20 次 / 分、SpO_2 96%。给予面罩吸氧 4L/min。左侧 Allen 试验未见异常，局麻后在超声引导下行左侧桡动脉穿刺置管测压，动脉血气分析未见异常。超声引导下行右颈内静脉穿刺置管，初始 CVP12cmH_2O。患者取左侧卧位，经 $L_{3\sim4}$ 间隙穿刺，蛛网膜下腔给予 0.5% 罗哌卡因 3ml，随后经硬膜外腔向头侧置管，置管深度 4cm。协助患者平卧，调整麻醉平面至 T_6 水平，并将手术床左倾 15°，持续静脉泵注去氧肾上腺素 1 ～ 2μg/（kg • min），血压、心率未见明显变化，患者未诉特殊不适，开始手术。5min 后取出胎儿，Apgar 评分 1-5-10min 均为 10 分。患者在胎儿取出后使用缩宫素时出现胸闷心悸不适，此时有创血压 145/85mmHg、心率 119 次 / 分、呼吸 21 次 / 分、SpO_2 99%，麻醉平面 T_6。考虑缩宫素反应，予以 3mg 咪达唑仑静脉注射，患者安静休息，3min 后血压 141/82mmHg、心率 101 次 / 分、呼吸 20 次 / 分、SpO_2 99%。手术持续时间 38min，术中出血量 400ml，尿量 110ml，共输入晶体液 650ml。术毕行双侧腹横筋膜阻滞镇痛（0.3% 罗哌卡因共 40ml），术后静脉自控镇痛给予舒芬太尼 150μg + 布托啡诺 10mg + 格拉司琼 9mg + 生理盐水 180ml，背景剂量 2ml/h，追加 2ml/ 次，间隔锁时 15min。术后患者转入 ICU 继续治疗。剖宫产术后第 9 天在体外循环下行主动脉窦瘤破裂矫正术，术后第 10 天办理出院，术后 6 个月随访未诉不适。

☆相关知识点

主动脉窦瘤（又称 Valsalva 窦状动脉瘤，sinus of valsalva aneurysm，SVA）是一种位于瓣膜环和窦管交界处的主动脉根部异常扩张，发生在弹性层水平。这是一种罕见的心脏病，患病率约为 0.09%，占先天性心脏病 3.5%。除了遗传因素，还可以由于感染、创伤、手术、炎症或退行性疾病引起，通常影响 1 个以上的 Valsalva 窦。

主动脉窦瘤增大可引起相邻结构紊乱，如果瘤体增大瘤壁变薄破裂，可破入右心室、右心房、肺动脉、左心室或心包腔，出现心律失常、心脏传导阻滞、心肌缺血、心脏压塞、心力衰竭等，手术干预是最佳的治疗方式。并且 SVA 常与其他心脏病变并存，如室间隔缺损或主动脉反流。患者在瘤体破裂前可能没有任何不适症状，容易漏诊，导致治疗延迟，甚至危及患者生命安全。2013 年，有学者提出将 SVA 破裂分为 5 种类型，具体见表 3-10-1。SVA 破裂后才呈现症状，表现为类似心绞痛的突发心前区或上腹部剧烈疼痛、胸闷和呼吸困难，往往与受累的腔室和瓣膜反流的程度相关。该例患者为 SVA 破入右心室，SVA 破入右心室的主动脉窦动脉瘤，在胸骨左缘第 3、4 肋间扪到震颤和听到粗糙Ⅳ级连续性杂音，向心尖传导；破入右心房者震颤和杂音则偏向胸骨正中或右缘。

表 3-10-1 Valsalva 窦状动脉瘤破裂分型

分型	描　述
Ⅰ型	肺动脉瓣下突破入右心室
Ⅱ型	穿透并破裂至右心室上嵴或其下方
Ⅲ型	穿透和破裂至右心三尖瓣环附近或三尖瓣环处
Ⅳ型	突出和破裂进入右心房
Ⅴ型	其他罕见情况 （如破裂至左心房、肺动脉、左心室或其他结构）

与妊娠前相比，足月孕妇的血容量比妊娠前增加了 50% ～ 55%，心脏负荷明显增加。对于有心脏疾病的女性来说是非常危险的，会加重原有的心脏疾病。甚至有研究还显示妊娠也可诱发孕妇出现心脏疾病，包括妊娠相关的主动脉夹层。这些变化在妊娠早期开始，在妊娠晚期和围生期最为明显。对于合并妊高征的患者来说，导致 SVA 破裂的风险是明显增加的。妊娠晚期，SVA 破裂可能是由心血管系统高动力状态加上激素诱导结缔组织力学性质的改变而促成的，此时的孕妇更容易出现心血管系统的恶性事件而危及生命，应及时予以干预。对于胎儿而言，心脏代偿失调的孕妇，长期慢性缺氧，可引起胎儿缺氧、宫内发育迟缓、胎儿窘迫、胎死宫内或早产等。

☆专家点评

本例患者妊娠合并 SVA 破裂入右心室，主要症状为胸痛，伴头晕胸闷气促，同时有重度妊高征。超声心动图提示主动脉瓣窦部增宽，右冠状窦可见 10mm × 9mm 大小瘤样改变并向右心室膨出，瘤壁可见 6mm 回声中断，三尖瓣反流（中 - 重度），射血分数 67%。该患者在妊娠晚期出现 SVA 破裂，合并妊高征，经多学科会诊后决定为患者终止妊娠。

本患者的围手术期管理主要从以下几个方面考虑。

- 终止妊娠时机：妊娠晚期出现 SVA 破裂，患者有胸痛，伴头晕胸闷气促症状，如不加以干预，患者可能出现心力衰竭、恶性心律失常等不良事件，胎儿的安全亦不能得到保障。因此结合患者和胎儿的情况，一旦确诊存在 SVA 破裂后建议尽早终止妊娠，并择期行 SVA 破裂矫正术。
- 分娩方式选择：自然分娩时需进行催产，子宫收缩和疼痛所致的血流动力学改变和机体氧耗的增加，增加患者心脏负担，同时增加腹内压和胸内压，导致动脉和静脉血管系统内压力明显上升，将明显增加 SVA 破裂风险。麻醉效果良好的剖宫产手术可大大缩短分娩时间，避免长时间血流动力学的剧烈波动，保障患者和胎儿的安全。

● 麻醉方式选择：有研究指出腰硬联合阻滞麻醉和全麻都适用于该类患者，需根据实际情况选择。本例患者选择腰硬联合阻滞麻醉，蛛网膜下腔给药后起效快、成功率高、镇痛完善及下腹部肌肉松弛良好，同时可以经硬膜外导管追加局麻药，使麻醉平面稳定在 T_6 水平，避免术中麻醉平面消退致牵拉反射，引起患者不适。

● 麻醉监测和管理：围手术期充分镇痛、减少应激、良好肌松、维持有效循环血容量及避免血流动力学剧烈波动是这类患者麻醉管理的要点。除了常规监测生命体征，建立有创动脉置管连续血压监测，并行右颈内静脉置管监测中心静脉压，对指导围手术期液体治疗和血管活性药物的使用有重要意义。麻醉后小剂量泵注 α_1 受体激动剂去氧肾上腺素，左倾卧位预防仰卧位低血压，胎儿取出时避免暴力按压腹腔，适当延长胎儿取出后至胎盘剥离的时间，尽量维持血流动力学剧烈波动，降低患者的心血管系统风险。胎儿取出后给予产妇静脉镇痛和镇静药物充分辅助镇静镇痛。

● 术后管理：双侧腹横筋膜平面阻滞联合静脉镇痛泵自控镇痛，可明显缓解术后疼痛。术后送入 ICU 密切观察治疗，预防产后疼痛导致的交感兴奋、循环容量剧烈波动、激素变化等因素诱发 SVA 破裂，导致更严重的心血管急性事件。

总之，妊娠期病理和生理改变增加了 SVA 破裂的风险，该患者合并妊高征，入院时胸痛、头晕、胸闷气促症状明显，使患者病情更加复杂，容易导致妊娠合并 SVA 破裂患者出现误诊。超声心动图检查对该类疾病的诊断和鉴别诊断有重要的辅助作用，一旦确诊，应尽早终止妊娠并行外科手术。维持循环系统稳定，避免严重心血管不良事件是管理的重点。

（白毅平　周　军）

第十一节　妊娠合并肺动脉闭锁 + 室缺 + 主肺动脉侧支

☆病情介绍

患者，女，32 岁，因“G4P3 停经 36 周，肺动脉狭窄术后 8 年，呼吸困难加重 1^+d”入院，患者自诉停经 40^+d 后便于当地医院查血 HCG 为阳性，B 超确认妊娠后于当地医院不定期进行产检，孕 5^+ 月胎儿心脏彩超检查提示：室间隔上段缺损。未经特殊处理，3d 前患者出现不规律腹痛，于当地医院予以硫酸镁治疗后症状缓解，完善心脏彩超提示：肺动脉闭锁合并室间隔缺损。患者 14 年前顺产一女婴，10^+ 年前因“足先露”行剖宫产一女婴，8^+ 年前因“肺动脉瓣狭窄”行球囊扩张术（具体不详），6 年前因“瘢痕子宫”行剖宫产一女婴。患者孕 32 周后出现乏力、头晕、呼吸困难。

入院后查体：患者卧床休息，体温 36.5℃，心率 98 次 / 分，呼吸 22 次 / 分，血压 156/84mmHg，身高 150cm，体重 64kg。查体提示胸骨左缘第 2 肋间可闻及粗糙收缩期喷射样杂音、胸骨右缘第 2 肋间分别可听到双相机械性杂音，腹膨隆，耻骨联合上约 2 横指处见一长约 10cm 手术瘢痕，余未见明显异常。产前检查：宫高 34cm，腹围 97cm，头先露，胎心率130次/分，胎儿估计大小约2500g，产道测量各径线无异常。入院后完善相关检验检查，血常规、凝血功能、生化、电解质、心力衰竭标志物、糖化血红蛋白、尿常规、阴道分泌物、心电图等检查未见明显异常。血气分析：pH7.32、$PCO_2$32mmHg、$PO_2$57mmHg、HCO_3^- 20mmol/L、BE－5.2mmol/L、SpO_2 82%；心脏超声：部分切面显示欠佳，各房室内径不大，右心室前壁增厚，主、肺动脉内径不宽，室间隔、左心室后壁不厚，二者搏动尚可，左心室壁未见明显节段运动异常。肺动脉瓣纤细，开放受限，关闭尚可；余瓣膜结构形态未见确切异常，心包内未见确切液性暗区。多普勒检查：二尖瓣前向血流A峰＜E峰；右室流出道前向血流约0.95m/s；肺动脉瓣前向血流加速；余瓣膜口两侧未见确切异常血流，诊断意见：肺动脉闭锁伴室间隔缺损和主肺侧支大动脉，左心室功能（EF 67%）。术前诊断：妊娠合并心脏病：PA/VSD/MAPCA，窦性心律，心功能Ⅲ级；妊娠合并瘢痕子宫（两次）；G4P3 36^{+1}周宫内单活胎头位待产；肺动脉瓣重度狭窄球囊扩张术后。

由心内科、心外科、麻醉科、心脏超声、ICU、新生儿科、产科组成多学科团队管理，术前1周对患者予以呋塞米、地高辛、硝酸甘油以改善心功能，予以地塞米松促进胎儿成熟，经过1周的治疗后，患者症状明显减轻，血气分析：pH7.42、$PCO_2$38mmHg、$PO_2$75mmHg、HCO_3^- 24.3mmol/L、BE － 1.4mmol/L、SpO_2 92%。于手术前1d多学科团队对手术进行了进一步的讨论，讨论意见：患者为PA/VSD/MAPCA患者，现孕周已达36^{+1}周，胎儿已基本发育成熟，继续妊娠风险极高，且可能危及母儿生命，现建议剖宫产终止妊娠，术后转入ICU，围手术期应预防心力衰竭发生，酌情使用利尿剂，抗生素预防感染。麻醉前评估，Mallampati分级Ⅰ～Ⅱ级，脊柱解剖正常，体表标志清楚。麻醉方面应注意患者目前症状明显好转，可因麻醉或手术打击进一步加重心脏负担，术中、术后可能发生恶性心律失常、心力衰竭、心搏骤停、猝死。患者能平卧，可考虑行蛛网膜下腔阻滞麻醉，对全身循环影响较小，若效果不佳，可改为全身麻醉，术中应严格控制液体入量，警惕胎儿娩出后回心血量增加，诱发急性心力衰竭，必要时应用强心药物，术中应予以中心静脉置管及有创血压监测，严密观察生命体征变化。

☆处理经过

术前6～8h禁饮禁食，术前1h静脉输注头孢唑林钠2g预防感染性心内膜炎，入室监测无创血压、心电图及指脉氧饱和度，面罩吸氧（氧流量6L/min），局麻下行右侧颈内静脉置管及右侧桡动脉导管监测有创血压，根据中心静脉压（CVP）、心率和血压反应缓慢给予乳酸林格液300ml，选择持续硬膜外麻醉，患者取左侧卧位，在L_1～L_2间隙穿刺成功后置入硬膜外置管，置管深度4cm。试验剂量2%利多卡因3ml。15min后给予0.5%罗哌卡因4ml，20min后给0.5%罗哌卡因3ml，50min后达到T_7水平的感觉阻滞平面。为了避免剧烈的血流动力学波动，将感觉阻滞水平保持在T_6水平以下。手术开始后3min取出一名男婴，1-5-10min Apgar评分为10-10-10分，胎儿取出后，调整体位为头高足低位，静脉给予咪达唑仑2mg舒芬太尼5μg，术中生命体征平稳（血压138/76mmHg，心率72次/分，SpO_2 98%）手术结束前10min予以地佐辛5mg+格拉司琼3mg静脉滴注，预防恶心呕吐和术后疼痛，手术持续50min，总输入量600ml（乳酸林格钠500ml，0.9%氯化钠100ml），估计失血量300ml，尿量120ml。手术后采用静脉自控镇痛联合腹横肌平面阻滞镇痛，患者被转移到 ICU 监测治疗，1d 后返回病房，术后第 5 天出院。

☆相关知识点

未矫正肺动脉闭锁、室间隔缺损及主肺动脉侧支动脉（PA/VSD/MAPCA）是一种极其罕见的先天性疾病，以高孕产妇死亡率为特征的疾病，被认为是法洛四联症最严重的病理变异。PA/VSD/MAPCA 是一种复杂的心脏畸形，其解剖学改变包括三方面：肺动脉闭锁、室间隔缺损、主 - 肺侧支动脉（MAPCA）形成。

肺动脉闭锁可表现为肺动脉极度纤细，这部分肺动脉被认为是残余的真肺动脉，由于通过残余肺动脉流出的血流量锐减，故由这部分肺动脉供血的肺组织范围较小。由于肺动脉闭锁后正常的肺血流通道缺失，为了保障回到右心的血液能充分氧合后回到左心，肺动脉脉管系统代偿性地出现了一系列解剖学改变：如果存在动脉导管，可形成不同大小的 MAPCA 血管与真肺动脉融合；MAPCA 是直接来自主动脉或其分支的弯曲血管。在数量和来源上各不相同，这些侧支动脉沿着迂回路线到达中央、肺叶和肺段动脉；并且具有可变的狭窄区域和位置。由于它们的分支模式是不可预测的和不完整的，使得一些肺段血流过多或不足，并且它们会随着时间的推移而变窄。结果，肺的某些部分可能仅由真正的残余肺动脉供应，或仅由 MAPCA 供应，或者两者都有。如果没有通过动脉导管或一个或多个 MAPCA 的血流，来自内脏血管丛的胎儿血管就可能在出生后继续存在。这些血管连接全身和肺动脉脉管系统，从而供应肺血流。肺脉管系统和 MAPCA 的形态学特征也决定了后继外科手术治疗的决策。

PA/VSD/MAPCA 患者同时伴有室间隔缺损，当通过残余肺动脉和 MAPCA 血管由于代谢性酸中毒，高碳酸血症等原因出现痉挛收缩导致血流量下降，右心压力增加，可出现经缺损的室间隔右向左分流加重，虽然一方面可以缓解右心压力和肺动脉压力，降低心脏功能失代偿的风险，但却会加重患者发绀的严重程度。

该病预后很差，大多数患者在婴儿期就经历进行性充血性心力衰竭和严重发绀。患儿出生后发绀的严重程度取决于 MAPCA 血管合并内径的大小，和肺血流量与全身血流量的比率（Qp/Qs）。①如果 MAPCA 较大，狭窄区域相对较少，则流向肺血管床的血流通常不受限制，患者可能会出现轻度或无发绀迹象。但另一方面，这些患儿由于出生后 MAPCA 血流多，左心室容量负荷增加，可能会发生心力衰竭。②如果 MAPCA 合并内径较小，患者可能肺血流量不足，经室间隔右向左分流增加，表现为严重的发绀，需要在新生儿期进行干预。③另一些新生儿可能没有广泛的 MAPCA，但存在向一侧或两侧肺供血的动脉导管未闭，这些患者通常有中度发绀，需要前列腺素 E1 输注来维持导管开放和肺血流；否则，随着动脉导管未闭的闭合，发绀和缺氧会越来越严重。

☆专家点评

这种罕见的发绀型先天性心脏病与高死亡率有关。由于妊娠期间心功能恶化，剖宫产的麻醉管理是一个特别的挑战。关于术前、围手术期和术后处理的产前决定对成功分娩和产后结局至关重要。该患者经历了 4 次妊娠，并成功地娩出 4 个胎儿，直到现在患者都没有明显的症状，麻醉管理的目标是尽量减少对母亲全身血管阻力和肺血管阻力的影响，并尽量减少新生儿的心血管和呼吸抑制。

对于术中血流动力学控制，建议注意以下要点：①维持正常稍快的心率；②避免增加肺血管阻力的因素（如低氧血症或高碳酸血症）；③维持一定的体循环阻力以保证冠状动脉灌注；④适当补液维持充足的右心室前负荷；⑤避免使用抑制右心室功能的药物，因为重度肺动脉瓣狭窄患者，心肌收缩力下降可导致右心室衰竭及临床情况恶化。麻醉方面应注意虽然患者目前心功能Ⅰ～Ⅱ级，但可因麻醉或手术打击诱发患者心脏负担加重，术中、术后可能发生恶性心律失常、心力衰竭、心搏骤停、猝死。

对该患者来讲，考虑到脊髓麻醉的不稳定性，连续硬膜外麻醉优于其他麻醉方案，硬膜外置管能有效避免麻醉平面过高或麻醉剂量过大引起的广泛交感神经阻滞，避免前负荷降低或心动过缓，在麻醉过程中应缓慢给予麻醉药物，控制麻醉平面达到 T_6 水平，以产生满意的镇痛效果和最大限度的血流动力学稳定。

建议避免使用肾上腺素，因其可提高肺动脉压，可使用去甲肾上腺素和去氧肾上腺素维持血压，以降低患者心率和心排血量，硝酸甘油可用于降压并可以扩张肺动脉。术中应严格控制液体入量，警惕胎儿娩出后回心血量增加，诱发急性心力衰竭，必要时应用强心药物。连续有创动脉血压、CVP 监测对指导输液治疗有重要价值。该患者手术过程中 SpO_2 维持 92% ～ 98%，但是对于发绀型先天性心脏病患者，如果 SpO_2 严格控制为 70% ～ 80%，则可能出现严重的供氧不足，对于这类患者可行动脉血氧饱和度监测及动脉血乳酸测量来反应供氧，间歇性的血气测量，能有效反映 pH、PaO_2、$PaCO_2$ 等，可避免高碳酸血症、酸中毒、低氧引起的肺血管收缩增加肺血管阻力。

同时，产后的密切监测和随访是必不可少的，因为心脏并发症可能在分娩后 6 周内发生，术后护理宜在重症监护病房进行，便于有创监测和早期干预，该患者剖宫产手术时行双侧输卵管结扎，避免再次妊娠，并建议手术 1^+ 月后于心外科门诊就诊，再次评估患者矫正手术时机及风险。

总之，PA/VSD/MAPCA 是一类严重的复杂先天性心脏病，围手术期发生心力衰竭、心源性休克、严重低氧血症、猝死等风险极高，麻醉管理重点在于维持心脏前后负荷脆弱的平衡关系，维持主 - 肺动脉侧支循环正常引流，保障肺灌注和左心回心血量在正常范围。

（刘　力　周　军）

第4章 妊娠合并心律失常

第一节 妊娠合并房室传导阻滞

☆病情介绍

患者，女，27岁，因“停经36^{+5}周，诊断二度Ⅰ型房室传导阻滞4^{+}年”入院待产。4^{+}年前诊断二度Ⅰ型房室传导阻滞、室性期前收缩（室性早搏），伴有夜间呼吸困难，建议安起搏器，患者拒绝。妊娠期定期产检。孕30周心脏彩超未见明显异常。动态心电图：心律失常二度Ⅰ型房室传导阻滞、窦缓、室性早搏，建议安置心脏起搏器，患者再次拒绝。孕31^{+6}周诊断妊娠期肝内胆汁淤积症，孕32周呼吸困难加重，喜高枕（1～2个），偶有黑矇晕厥症状，持续时间短，休息后可自行缓解，无端坐呼吸，白天活动不受限，能上3楼。15^{+}d前，心悸加重，外院入院治疗。为进一步治疗，转诊入我院。

入院体格检查：体温36.7℃，脉搏84次/分，呼吸20次/分，血压108/71mmHg，动态心电图：二度Ⅰ型房室传导阻滞，室性早搏，夜间最低心律28次/分。

入院诊断：G3P0+2 36^{+5}周宫内孕头位单活胎待产；妊娠合并心脏病（二度Ⅰ型房室传导阻滞、室性早搏）；妊娠期肝内胆汁淤积症。

拟37周择期行剖宫产术终止妊娠。

☆处理经过

术前禁食6h，禁饮4h。术前安置临时起搏器（起搏心率60次/分），常规监护，心率78次/分，血压126/74mmHg，呼吸19次/分，SpO_2 98%。术前测血钾4.3mmol/L，给予吸氧，左侧卧位下$L_{3\sim4}$间隙实施腰硬联合麻醉，鞘内给予0.5%布比卡因2.4ml，麻醉平面达T_6。麻黄碱6mg间断静脉注射，防止低血压。麻醉后，心电监护可见起搏心率，术中心率波动在60～100次/分。术中生命体征平稳，历时50min，新生儿Apgar评分1-5-10min分别为10-10-10分。术中晶体液入量500ml，出血400ml，尿量100ml。术后第1天取出临时起搏器。术后第6天安全出院。

☆相关知识点

缓慢型心律失常按发作时间间隔分为持续性和阵发性缓慢型心律失常两类。持续性缓慢型心律失常包括窦房结功能不全和房室传导阻滞两大类。

☆☆☆☆

房室传导阻滞（atrioventricular block，AVB）指心脏传导系统解剖或功能受损，心房向心室冲动传导延迟或中断，可分为一、二、三度。一度指心房到心室传导完整但有延迟，PR 间期＞200ms。二度指心房到心室冲动间歇性传导，分为Ⅰ型和Ⅱ型。二度Ⅰ型，PR 间期进行性延长，直到出现一次心室漏搏，该型患者多无症状，极少进展为更高度的心脏传导阻滞。二度Ⅱ型，指间歇性房室传导，可按 2∶1、3∶1 比例下传，该型患者常表现为心动过缓，可导致血流动力学障碍、晕厥，甚至进展成完全性心脏传导阻滞。三度指无心房冲动到达心室，ECG 上 P 波和 QRS 波相互独立。QRS 波有助于确定逸搏部位，窄 QRS 波提示阻滞发生在房室结或希氏束内，宽 QRS 波提示希氏束下阻滞。逸搏心率 30 次 / 分或更少时，可出现晕厥，呼吸困难、胸痛、心搏骤停。

妊娠女性传导紊乱和心动过缓的治疗方法与非妊娠患者相似。有症状、血流动力学不稳定者，立即药物治疗、围手术期可置入临时起搏器。阿托品为治疗心动过缓的一线药物，可重复给药，总量不超过 3mg。阻滞部位在房室结，阿托品反应好。阻滞部位在希氏束及以下，则阿托品可能无效，可使用肾上腺素、异丙肾上腺素等正性频率作用的药物。低血压患者可使用多巴胺，心力衰竭症状患者选用多巴酚丁胺。有症状的先天性完全性心脏传导阻滞女性，应在妊娠前置入永久性心脏。妊娠期可安全置入临时性和永久性起搏电极。

起搏可分为临时起搏、永久起搏。临时经静脉起搏器一般术前置入，术后拔除，起搏频率 60 ～ 70 次 / 分即可。临时起搏方式包括经静脉起搏、经皮起搏、经心外膜起搏和经食管起搏等，围手术期麻醉医生涉及的以经皮起搏和经静脉起搏为主。经皮起搏是临时经静脉起搏或永久起搏前的桥梁。当临时经静脉起搏无法获得或不可用时，对于影响血流动力学的缓慢性心律失常，可考虑经皮起搏。严重低温、心脏骤停患者不推荐使用。

妊娠期间存在以下情况，可以以治疗为目的，置入永久性起搏器：①窦房结功能不全时，有明确的与心动过缓相关的临床症状时，建议置入。没有临床症状或者造成心动过缓的诱因可以去除时，不建议置入。②获得性房室传导阻滞中，二度Ⅱ型和三度房室传导阻滞、2∶1AVB、高度房室传导阻滞患者无论是否有临床症状，均建议置入，二度Ⅰ型房室传导阻滞者有明确相关临床症状，或电生理检查证实传导延迟位于希氏束及其以下水平，可考虑置入，房室传导阻滞的诱因可以去除，则不建议置入。③慢快综合征且症状由心动过缓引起者，可行永久起搏，纠正心动过缓且使药物治疗成为可能性。④晕厥患者，记录到无症状窦性停搏＞6s 时，可行永久起搏以减少晕厥的反复发作。

妊娠期间存在以下情况，可置入经静脉临时起搏器：①静脉内变时性药物难治的影响血流动力学的缓慢型心律失常，推荐临时经静脉起搏。②当需要立即起搏并且起搏指征预测可逆时（在心肌缺血、心肌炎、电解质紊乱、毒性接触或心脏手术后），应考虑临时经静脉起搏。③伴发感染无法立即置入永久起搏器时，可置入经静脉临时起搏，作为永久起搏器置入前的过渡。

拟行手术且合并下列情况之一者（属于 ACC/AHA 起搏标准Ⅱ类或部分Ⅱ类指征者），如果有经皮起搏条件者，推荐术前准备经皮起搏设备，无经皮起搏条件者，也可置入临时经静脉起搏器，作为预防性或保护性起搏，以提高麻醉和手术的安全性：①确诊窦房结功能障碍，无缓脉症状。②无症状间歇性二度Ⅱ型和二度Ⅰ型房室阻滞。③无症状双束支阻滞。

④频发性室性早搏，经药物治疗无效。⑤有症状的二度 I 型房室传导阻滞。这些患者围手术期应用临时起搏器可预防缓慢心律失常恶化加重、阿 - 斯综合征发作、术中心跳停搏发生、麻醉及手术创伤、出血诱发的严重缓慢心律失常，进而降低孕产妇死亡率。

妊娠期间首次检出完全性心脏传导阻滞，如果伴窄 QRS 波者，可分娩后置入起搏器，如果伴宽 QRS 波逸搏心律者，应在妊娠期间置入起搏器。

☆专家点评

本例患者 4 年前以及此次妊娠期多次诊断二度 I 型房室传导阻滞合并室性早搏伴呼吸困难病史，妊娠期偶有黑矇、晕厥症状，可自行缓解，多次建议安起搏器，但患者拒绝。单纯二度 I 型房室传导阻滞多无症状，极少进展为更高度的心脏传导阻滞，但如果同时合并室性早搏等其他心律失常，也可出现晕厥、黑矇等血流动力学不稳定症状。本例孕妇其动态心电图显示，夜间最低心率 28 次 / 分。严重心动过缓可能是该孕妇孕期偶有晕厥、黑矇的根本原因。该孕产妇有术前放置临床起搏器指征，重建缓慢心率导致的循环急剧受损，血流动力学不稳，可提高剖宫产手术麻醉的安全性，母儿结局良好。

该患者围手术期关注点包括以下几方面：

● 起搏器安置：起搏器适应证见相关知识点。该患者症状性二度 I 型房室传导阻滞合并室性早搏，具有临时起搏器指征。术前临时起搏器置入，术中记录到起搏心律，预防术中因仰卧位低血压等诱发的恶性心动过缓发生，保证孕妇安全。

● 分娩方式与时机：置入起搏器孕妇可顺利妊娠，阴道分娩不是禁忌证。起搏器不会干扰胎儿监护，分娩方式与分娩时机同其他普通孕妇。

● 麻醉方式选择：全身麻醉、椎管内麻醉均可选择。具体方式需考虑临时起搏器电极导线置入途径。临时起搏器电极导线置入途径有 3 种：经颈内静脉、锁骨下静脉和股静脉，其中股静脉最为常用。股静脉途径者优选全身麻醉，锁骨下静脉、颈内静脉途径者也可选择椎管内麻醉。但必须注意，椎管内麻醉时，在体位摆放、移动时务必谨慎，避免牵拉、打折电极导线。本例孕产妇，临时起搏器为经锁骨下途径，结合孕妇意愿，选择了腰硬联合阻滞。

● 围手术期管理：积极治疗基础疾病和纠正潜在诱因，预防术中心律失常急性加重。术前准备抢救药物（阿托品、肾上腺素、异丙肾上腺素等）和设备（除颤仪、经皮起搏电极），符合临时起搏、永久起搏适应证者，择期手术前分别置入合适起搏器。有置入永久起搏器适应证的急诊手术患者，推荐在经皮临时起搏保护下进行。

术前必须明确起搏器功能是否正常，尤其是起搏依赖者。手术麻醉过程中需全程心电监测，全麻者主要通过心电监护，识别有无异常或心律失常，椎管内麻醉清醒者，还应结合患者有无心慌、胸闷、头晕、突发意识丧失等症状，判断是否有效起搏。术中警惕电磁干扰，使起搏器过度感知而停止起搏。本例患者整个剖宫产术中没有使用单、双极电凝。如果确实需要使用电凝，建议使用双极电凝，起搏器程控为非同步模式。

内环境、电解质异常可诱发恶性心律失常。置入起搏器的孕产妇围手术期必须维持内环境稳定、电解质正常。血钾与维持心肌自律性、传导性和兴奋性密切相关。低钾可诱发室速、室颤、传导阻滞等。围手术期血钾应维持在 4.0mmol/L。口服地高辛类药物、妊娠合并糖尿病使用胰岛素治疗患者应特别注意。本例孕产妇术前血钾 4.3mmol/L，避免了因低血钾而诱发的恶性心律失常。

综上，严重房室传导阻滞可导致血流动力学不稳定，置入起搏器为主要治疗方法，妊娠期可安全置入临时或永久起搏器。妊娠合并房室传导阻滞者，术前积极治疗基础疾病和纠正潜在诱因（维持血钾在 4.0mmol/L），准备抢救药物（阿托品、肾上腺素、异丙肾上腺素等）和设备（除颤仪、经皮起搏电极），根据患者情况置入适合起搏装置。术前必须明确起搏器功能是否正常，术中警惕电磁干扰。根据起搏器电极导线置入途径选择麻醉方式，椎管内麻醉时，在体位摆放、移动时务必谨慎，避免牵拉、打折电极导线。

（江晓琴　吴　兰）

第二节　妊娠合并频发室性期前收缩

☆病情介绍

患者，女，35 岁，因“停经 38 周，黑矇 2 个月”入院待产。妊娠期定期产检，无特殊。2^{+} 月前无明显诱因下出现黑矇 2 次，伴呕吐感，无心慌气紧，无晕厥，查心电图提示：窦性心律，室性期前收缩（室性早搏）（三联律），24h 动态心电图示：室性期前收缩有 42949 次 /24h，占总心率 31%。心内科就诊建议休息，服用美托洛尔 50mg，qd，6d 后症状好转自行停药。1 个多月前偶有胸闷，无头晕、眼花、晕厥，可正常活动。既往史无特殊。

查体：体温 36.4℃，脉搏 85 次 / 分，呼吸 20 次 / 分，血压 115/77mmHg。

入院诊断：妊娠合并频发室性期前收缩；心功能Ⅲ级；G4P1+2 38 周孕单活胎待产。

☆处理经过

入室常规监护：心率 76 次 / 分，血压 112/66mmHg，呼吸频率 18 次 / 分，SpO_2 100%（吸空气）。心电图示：频发室性早搏、室性早搏二联律。局麻下左侧桡动脉有创穿刺置管连续监测血压，左侧卧位 $L_{3\sim4}$ 腰硬联合麻醉，穿刺过程顺利，鞘内给予 0.5% 罗哌卡因 2.5ml 麻醉平面达 T_6，手术开始 3min 后取出胎儿，术中血气分析未见明显异常，术中血压维持在（100 ～ 140）/（50 ～ 70）mmHg，心率维持在 70 ～ 90 次 / 分，因利多卡因静脉注射可透过胎盘与胎儿蛋白结合，导致胎儿心动过缓，新生儿中毒，故胎儿娩出后静脉给予利多卡因 100mg，给药后室性早搏明显有所减少。手术历时 39min。术中晶体液总入量 200ml，出血量 300ml，尿量 100ml。术毕行双侧腹横筋膜阻滞复合静脉镇痛治疗。

ICU 预防感染，促宫缩，维持电解质平衡，术后 24h 排除出血倾向后予低分子肝素预防血栓。术后第 2 天生命体征平稳，患者转回普通病房。术后第 4 天患者顺利出院。术后建议心内科随访，评估是否需要导管消融治疗。

☆相关知识点

室性期前收缩（又称室性早搏、室早）是指希氏束分叉以下部位过早发生的，提前使心肌除极的单个或成对的心搏，是最常见的心律失常之一，发病率为 1% ～ 4%。典型心电图特征：提前发生宽大畸形的 QRS 波＞ 120ms，其前无 P 波，其后有完全性代偿间期，T 波方向与 QRS 主波方向相反。频发室早指 24h 动态心电图室早负荷占总心搏数 15% 以上或者室早次数＞ 1000 次 / 天。发生机制与异常自律性增高、早期与晚期后除极所致的触发活动及折返有关。室性早搏患者心力衰竭和室性心律失常发生率明显增加。器质性心脏病为最常见病因。其高危因素包括：窦速加快、低钾血症、低镁血症和高血压、贫血、心肌梗死、心肌病、过量钙和药物毒性（如地高辛或延长复极或 QT 间期的药物如奎尼丁、三环类抗抑郁药物等）、肺部疾病、内分泌疾病（甲亢）、使用尼古丁、酒精或兴奋剂，均可与期前收缩相关。室早多无明显症状，少数症状明显。室早频发或连续出现时，可使心排血量下降，器官灌注减少，出现心悸、胸闷、乏力、头晕、出汗、严重者黑朦、心绞痛或呼吸困难等症状。

室早治疗与室早负荷、有无基础结构性心脏病以及有无相关症状相关。频发、复杂、多型、QRS 持续时间加长的室性早搏预后较差。心脏结构和功能正常、室早负荷＜ 10% 或室早＜ 10 000 次 /24h 的无症状室早，属于低危，无须治疗。精神紧张焦虑者可小剂量 β 受体阻滞剂。室早无相关症状但伴基础结构性心脏病，则可治疗基础疾病，β 受体阻滞剂可减少室早发生。如果伴明显症状者，治疗前需纠正可逆原因或诱因，有症状的室早，合并器质性心脏病并合并下列条件之一者，具有潜在恶性或恶性室早，必须治疗：频率平均 ≥ 5 次 / 分；多形性或多源性室早；室早超过 2000 次 /24h；室早二联律、三联律；非持续性室速，连续 3 个以上，呈短暂阵发室速；运动时室性早搏增加；QRS 宽的室性早搏（常见于心肌病）；连续 3 个以上，呈短暂阵发室速；急性心肌梗死，即使偶发室性期前收缩，亦应及时治疗。

室早治疗目的为预防室性心动过速、心室颤动和猝死的发生。治疗包括药物治疗和导管消融。β 受体阻滞剂作为一线治疗药物，其次是非二氢吡啶类钙通道阻滞剂。起源于右心室流出道，且无结构性心脏病的症状性室早，首选导管消融治疗。室早心肌病最有效治疗措施也是导管消融。实践中大多以室早＞ 10 000 次 /24h 作为筛选标准，建议行导管消融术。妊娠期虽可在低射线或零射线条件下使用电解剖标测系统或心腔内超声安全进行药物难治性心律失常的导管消融，但最好推迟到产后。妊娠室早患者因胎儿因素不推荐胺碘酮。

Circulation 杂志研究发现，对于有频发室早（＞ 5000 次 /24h）且无已知缺血性心脏病的患者，有 50% ^{18}F- 脱氧葡萄糖正电子发射断层扫描检查异常，这些患者使用激素治疗，可明显减少期前收缩，改善心功能。

☆专家点评

本例患者，频发室早，室早三联律，24h 动态心电图示：室早有 42 949 次 /24h，占总心率 31%，偶有胸闷，2 个月前曾黑朦 2 次。心脏彩超检查未发现器质性心脏病。症状性频发室早诊断明确。该患者在腰硬联合麻醉下顺利实施剖宫产。

此类患者围手术期管理应注意以下方面。

● 术前评估：术前心电图和 24h 动态心电图检查评估室早负荷情况，超声心动图检查、心肌酶学检查评估心脏结构和功能变化，术前排除电解质紊乱，可口服门冬氨酸钾镁片保持血钾、血镁正常范围高限。如合并结构性、缺血性心脏病或其他心律失常，则术前积极治疗原发疾病及诱发因素。术前合并左心室收缩功能下降者，即使室早无症状亦要高度重视。室早＞10 000 次 /24h 者，有症状，可在心内科指导下药物治疗。长时间使用美托洛尔可引起胎儿生长发育迟缓、心动过缓等，妊娠期不主张长期使用。该患者孕期黑矇 2 次，24h 动态心电图示：室性早搏有 42 949 次 /24h，占总心率 31%。排除电解质紊乱、贫血，甲亢等诱发因素，排除器质性心脏病后，美托洛尔治疗 6d 后停药，继续观察治疗。

● 麻醉方式选择：椎管内麻醉、全身麻醉均可，无明显禁忌时椎管内麻醉为优。本患者选择腰硬联合麻醉，维持整个术中血流动力学稳定，术后积极多模式镇痛，减少不良刺激。

● 围术期管理：频发室早合并心力衰竭或血流动力学不稳定者，麻醉前行有创动脉监测，血气检查，排除电解质异常、贫血等诱发加重因素，纠正贫血、维持电解质平衡，尤其血钾浓度维持在 4 ～ 4.5mmol/L，必要时可中心静脉置管。术前应充分镇静，消除焦虑、紧张导致过度交感兴奋，减少诱发恶性心律失常的诱因，如果术中新发室早，积极寻找原因，对因治疗。

频发室早可致左心室收缩功能不全，如麻醉手术期间，如出现每分钟 5 个或更多室性早搏、反复出现或者呈现多源性室性早搏，发生致命性室性心律失常的风险增加，应即刻处理。首先积极纠正低钾、低镁等电解质紊乱；合并可疑冠心病，提升血压，防止低血压。利多卡因治疗室性心律失常效果显著，但可引起低血压及心动过缓，在心率低时避免使用。频发室早合并心动过缓，可适当提升心率，在保证心率的情况下，才可选择 β 受体阻滞剂、利多卡因等。如果出现持续性室性心律失常，其急性治疗与非孕妇相似，电复律适用于任何伴有血流动力学损害的持续性室速，也可考虑用于药物难治性室速。该患者无结构性心脏病，术中心电监护发现频发室早伴二联律，血流动力学稳定，无心动过缓，静脉给予利多卡因 100mg 静脉注射后，频发室性早搏明显减少，术中血流动力学稳定，未述乏力、头晕、出汗、黑矇等症状，术后积极多模式镇痛，减少疼痛，避免交感刺激。

综上，妊娠合并室性早搏，尤其是频发室早。术前评估非常重要，心电图、24h 动态心电图评估室早负荷情况，心脏彩超可评估是否合并结构性心脏病，合并结构性心脏病的症状性室早需积极治疗原发疾病。术前排除电解质紊乱，保持血钾、血镁正常范围高限。围手术期麻醉管理重点是减少诱发恶性心律失常的诱因、维持心肌氧供需平衡、积极治疗新发室早。症状性频发室早 β 受体阻滞剂为一线治疗药物，其次是非二氢吡啶类钙通道阻滞剂，β 受体阻滞剂可能导致胎儿心动过缓、低血糖和宫内生长受限，妊娠期不宜长期使用。伴有血流动力学损害的持续性室性心动过速，或药物难治性室性心动过速，应实施电复律。

（江晓琴　吴　兰）

第三节　妊娠合并完全性左束支传导阻滞

☆病情介绍

患者，女，29 岁，因“停经 38^{+3} 周”入院待产。妊娠期定期产检，无特殊。孕 30 周、35 周常规心电图检查，提示：完全性左束支传导阻滞，QRS 波时限 126ms。心脏超声：心脏未见异常。妊娠期无心慌、气紧、晕厥。既往史无特殊，本次妊娠晚期首次发现完全性左束支传导阻滞。

入院查体：体温 36.9℃，脉搏 79 次 / 分，呼吸 20 次 / 分，血压 125/75mmHg，心（－）、肺（－），各瓣膜区未闻及杂音。辅助检查：肝、肾功能、凝血功能正常。

入院诊断：妊娠合并完全性左束支传导阻滞；心功能 I 级；G2P0+1 38^{+3} 周孕单活胎待产。

☆处理经过

入院后完善相关检查，血清钾 4.2mmol/L，拟在腰硬联合阻滞麻醉下行剖宫产术。术前禁食 6h，禁饮 4h。入室常规监护：心率 81 次 / 分，血压 121/76mmHg，呼吸频率 20 次 / 分，SpO_2 100%（吸空气）。心电图示：完全性左束支传导阻滞。术前准备具有经皮起搏功能的除颤仪备用，并贴好起搏电极片。左侧卧位 $L_{3\sim4}$ 腰硬联合麻醉，穿刺过程顺利，鞘内给予 0.5% 罗哌卡因 2.5ml 麻醉平面达 T_6，手术开始 3min 后取出胎儿，新生儿 Apgar 评分 1-5-10min 分别为 10-10-10 分。产妇术中急诊血气分析未见明显异常。术中血压维持在（110 ～ 130）/（60 ～ 79）mmHg，心率维持在 75 ～ 95 次 / 分。术中未见起搏心律。手术历时 42min。术中晶体液总入量 200ml，出血量 300ml，尿量 100ml。术毕行双侧腹横筋膜阻滞复合静脉镇痛治疗。

术后入 ICU，促宫缩，预防产后出血，维持电解质平衡。术后第 2 天，生命体征平稳，无恶性心律失常发生，转回普通病房。术后第 4 天顺利出院。术后建议心内科随访。

☆相关知识点

心脏窦性节律在窦房结起搏，经房室结传导至希氏束，希氏束是传导系统重要组成部分，分为左、右束支。左束支分为左前分支、左后分支，分别支配左心室前、后乳头肌。左前分支细而长，分布在左心室前壁及侧壁，接受左冠状动脉前降支血供，传导阻滞较为常见。左后分支，粗而短，分布在左心室后壁、下壁，同时接受左、右冠状动脉的双重血供，较少发生传导阻滞。左间隔支起源于左前分支、左后分支或左束支主干，走行途中发出更多细小分支，在左室心内膜及室间隔围成浦肯野纤维网，激动左心室及室间隔。

左束支粗而短，由双侧冠状动脉分支供血，不易发生传导阻滞。左束支传导阻滞多为病理性，常见病因有急性心肌梗死、扩张型心肌病、缺血性心肌病、心肌炎、高血压等疾病。可改变正常的心脏激动顺序，致使左、右心室电机械不同步，易发生心室重构，增加心力衰竭等不良心脏事件发生的风险。健康成人发生率 0.3% ～ 0.5%，充血性心力衰竭者发生率可升高至 20% ～ 30%。

左束支阻滞可有完全性和不完全性左束支阻滞。两者 QRS 波形态相似，但时限不同，前者≥ 120ms，后者＜ 120ms。完全性左束支传导阻滞心电图可表现为：QRS 时限≥ 120ms；PR 间期固定大于 120ms；I、AVL、V_5、V_6 呈宽大、切迹单向 R 波，左心室壁激动时限（V_5 或 V_6）≥ 50ms，V_1、V_2 呈 rS 或 QS 型；ST 在 V_5、V_6、I 下降，T 波双向或倒置。ST 在 V_1 ～ V_3 抬高及 T 波直立。

左束支阻滞一般无特异性症状和体征，多表现为原发疾病症状及体征。左束支传导阻滞时，左心室收缩协调性丧失、左心室收缩功能受损，EF 值降低、左后乳头肌收缩延迟，二尖瓣反流加重、进而右心室功能障碍，心血管死亡风险增加。研究表明，左束支阻滞是心力衰竭、猝死、心血管病死亡和全因死亡的独立预测因子。

完全性左束支阻滞的治疗主要包括针对病因治疗及起搏治疗等。起搏治疗的方式有心脏起搏器治疗、心脏再同步化治疗（cardiac resynchronization therapy，CRT）等。起搏器治疗适应证：交替性束支阻滞者，无论有无症状，都推荐行永久起搏治疗。原因不明的晕厥合并双分支阻滞者，基线 HV 间期≥ 70ms，阻滞位点位于 His 束内或低于 His 束水平的二度或三度 AVB 可行永久起搏治疗。无症状束支传导阻滞或双分支传导阻滞者，不推荐永久起搏治疗。CRT 的适应证有：LVEF ≤ 35%，QRS 时限≥ 130ms 的左束支传导阻滞的症状性心力衰竭患者，推荐行 CRT 治疗以改善临床症状，降低发病率及死亡率。在无右心室起搏指征情况下，QRS 时限< 130ms 的心力衰竭患者不推荐 CRT。

☆专家点评

本例患者，既往无心脏病病史，此次妊娠晚期首次发现完全性左束支传导阻滞，患者无心慌、气促，晕厥病史。腰硬联合阻滞麻醉下行剖宫产术。术中准备经皮起搏除颤仪，预防因手术麻醉刺激诱发严重房室传导阻滞、心脏停搏。围手术期血流动力学稳定，无须经皮心脏起搏，术后第 3 天，顺利出院，心内科随访。

此类患者围手术期需要注意以下几个方面：

- 分娩方式与时机：完全性左束支阻滞不是终止妊娠的指征。该病多为病理性，常合并急性心肌梗死、扩张型心肌病、缺血性心肌病、心肌炎、高血压等。这些原发疾病情况、心功能状态、循环是否稳定，决定能否继续妊娠。心功能正常、无低血压、心肌缺血者，分娩时机与方式同一般孕妇。心功能Ⅲ～Ⅳ级者，积极纠正心力衰竭治疗后，可考虑终止妊娠。分娩方式首选剖宫产终止妊娠。
- 麻醉方式选择：目前尚无证据表明全身麻醉或椎管内麻醉会增加双束支传导阻滞患者发展为Ⅲ度房室传导阻滞风险，无明显禁忌时首选椎管内麻醉。如果合并心力衰竭，心功能Ⅲ～Ⅳ级者，可选择全身麻醉。置入经静脉临时起搏器者，麻醉方式选择参见妊娠合并房室传导阻滞章节。该患者凝血功能正常，无椎管内麻醉禁忌证，为孤立性无症状性左束支阻滞，选择腰硬联合麻醉。整个术中血流动力学稳定，未见起搏心律。
- 围手术期管理：术前评估，完善心脏相关检查，明确左束支阻滞是否合并病理性心脏疾病，合并病理性心脏病者，围手术期可发展为高度房室传导阻滞者，术前需要积极治疗这些原发疾病，改善心脏功能。无永久起搏器置入适应证者，术前准备经皮起搏电极，如果围手术期进展成严重房室传导阻滞，心动过缓和心排血量降低，引起血流动力学不稳定时，起搏器可按需起搏，可明显改善症状。完全性左束支阻滞者，如果病情需要置入中心静脉管时，密切注意深度，禁止触碰到右心房。
- 新生儿管理：孤立性完全性左束支阻滞患者新生儿管理同普通新生儿。如果合并急性心肌梗死、扩张型心肌病、缺血性心肌病、心肌炎、高血压等疾病患者，新生儿管理同相应疾病。

综上，完全性左束支阻滞，多为病理性，常见病因有急性心肌梗死、扩张型心肌病、缺血性心肌病、心肌炎、高血压等。交替性束支阻滞者，以及原因不明的晕厥合并双分支阻滞者，基线 HV 间期≥ 70ms，阻滞位点位于 His 束内或低于 His 束水平的二度或三度 AVB 推荐永久起搏，降低发病率及死亡率。无症状束支传导阻滞或双分支传导阻滞者，不推荐永久起搏治疗。妊娠合并左束支传导阻滞患者心功能正常、无低血压、心肌缺血者，分娩时机与方式同一般孕妇。无明显禁忌时首选椎管内麻醉。术前积极治疗原发疾病，改善心脏功能。无永久起搏器置入适应证者，术前准备经皮起搏设备。如孕妇需要置入中心静脉导管时，密切注意深度，禁止触碰到右心房。

（江晓琴　吴　兰）

第四节　剖宫产术中突发室上性心动过速

☆病情介绍

患者，女，31 岁，因“孕 36^{+2} 周，下腹疼痛 3+ h”入院。孕 12 周，查甲状腺功能，结果示：TSH 0.146U/L，FT_4 15.63pmol/L，TPOAb 59U/ml。孕 16^{+} 周复查甲状腺功能：TSH 0.429U/L，FT_4 15.36pmol/L，FT_3 4.07pmol/L，TPO-AB 10.71U/ml，无心慌、心悸等不适，诊断为“甲状腺毒血症”，均未予特殊治疗。孕 16^{+2} 周建卡，定期产检。入院前 3^{+}h，下腹部疼痛，急诊入院。既往史无特殊。

入院体格检查：体温 36.6℃，血压 133/85mmHg，心率 98 次 / 分，呼吸 20 次 / 分，甲状腺未见肿大，无压痛。实验室检查：PLT 81×10^9/L，余未见明显异常。甲状腺功能：TSH 下降，TT_3、TT_4、FT_3、FT_4 正常。

入院诊断：G2P1 36^{+2} 周宫内孕头位单活胎先兆早产；妊娠合并甲状腺毒血症。孕妇入院后规律宫缩，因“瘢痕子宫，先兆子宫破裂？”拟在腰硬联合麻醉下急诊剖宫产。

☆处理

术前禁食 6h，禁饮 4h。常规监测，心率 94 次 / 分，血压 122/75mmHg，呼吸频率 20 次 / 分，SpO_2 98%。左侧卧位下 $L_{3\sim4}$ 间隙顺利实施腰硬联合麻醉，鞘内给予 0.5% 布比卡因 2.6ml，麻醉平面达 T_6，给药后 12min，手术未开始，患者突发阵发性室上性心动过速，最快心率达 200 次 / 分，血压 118/88mmHg，SpO_2 99%。孕妇意识清醒，感呼吸困难、心悸，不伴黑矇、晕厥。立即静脉推注力月西 2mg，交叉按压眼球，2min 后心率下降至 160 次 / 分，静脉快速注射腺苷 6mg，1min 后心率下降至 115 次 / 分，血压一直保持 110/78mmHg 左右。立即行剖宫产术，胎儿娩出后立即予缩宫素 10U 宫壁注射、卡贝缩宫素 100μg 静脉滴注。胎儿娩出后 1min，患者再次出现室上性心动过速，最高达 150 次 / 分，血压 98/35mmHg，立即给予咪达唑仑 2mg、舒芬太尼 5μg 镇静镇痛、交叉按压眼球，5min 后产妇心率下降至 110 ～ 115 次 / 分，血压 98/60mmHg，立即行血气分析，未见异常。随机血糖 5.2mmol/L。手术历时 52min，术中晶体液 700ml，出血 300ml，尿量 50ml。术毕镇痛泵镇痛，美托洛尔控制心率，钾镁合剂（氯化钾注射液 1.5g+ 硫酸镁 2.5g+5% 葡萄糖注射液 500ml 静脉滴注）稳定心肌细胞膜，血钾维持 4.0mmol/L 以上，未再发生室上性心动过速，术后第 4 天安全出院。

☆相关知识点

室上性心动过速（supraventricular tachycardia，SVT）是突然发生的心动过速，心率 > 150 次 / 分，P 波及 QRS 波可见，间歇发作、突发突止，心室率规则。多表现为窄 QRS 波，但 SVT 伴差异性传导或经旁路传导时，则可表现为宽 QRS 波。SVT 是妊娠期除室性早搏外最常见的心律失常之一，可发生在妊娠的任意阶段。在高龄孕妇、合并先天性心脏病的女性中高发，发生率 0.22‰～0.24‰，合并多种临床症状如心悸、晕厥或晕厥前兆、头晕目眩或头晕、出汗、胸痛、呼吸困难、胸闷等。妊娠合并心血管疾病（先天性心脏病、心力衰竭、心肌梗死等）、呼吸系统疾病（慢阻肺）、甲状腺疾病可能会诱发室上性心动过速发生。

发生室上性心动过速首先需判断 QRS 波是窄还是宽？血流动力学稳定与否？

窄 QRS 波患者发病机制多系折返所致，少数由自律性增加和触发活动引起。血流动力学稳定时，立即吸氧、保证氧合（SpO_2 达到 95% 以上），若全麻状态下，则应减浅麻醉。首选迷走神经刺激法，如颈动脉窦按摩、标准或改良的 Valsalva 动作、按压眼球产生眼心反射，用压舌板刺激悬雍垂诱发恶心呕吐等动作，可增加迷走神经张力，导致心脏窦房结冲动形成减慢，房室结传导减慢，不应期延长，控制发作。若非药物方法无效，则药物复律。腺苷为一线药物，可终止 90% 左右的室上性心动过速。腺苷无效时，替代方案可选择 β_1 受体阻滞剂美托洛尔或钙通道阻滞剂维拉帕米等。如药物无效或血流动力学不稳则立即心电复律。

宽 QRS 患者首要原则：尽快或紧急稳定血流动力学。血流动力学不稳定者，立即心脏电复律，预防临床情况恶化或心搏骤停。血流动力学最初稳定者，在无预兆下亦可迅速恶化，尤其在心率极快（≥ 200 次 / 分）或合并基础心脏病时。可尝试迷走神经刺激、静脉注射腺苷等方法复律。应避免使 β 受体阻滞剂、钙通道阻滞剂和地高辛，必要时也可直接体外电复律。

妊娠合并室上性心动过速发生率低，但如果在妊娠中期，对于这类难治性或危及生命的心律失常，药物治疗无效时，妊娠中期可考虑使用心腔内超声引导下进行导管消融术，但如果不显著影响胎儿情况下，最好将消融术推迟到产后。

妊娠合并甲状腺毒血症，T_3 与核受体结合，可调节心肌细胞内钙循环基因，甲亢可使 β 肾上腺素能受体增加，可引起心率增加、心肌收缩力增强（参见第 8 章妊娠合并甲状腺功能亢进相关内容），可诱发孕妇室上性心动过速的发生。

妊娠与心律失常相互关系如下。

妊娠期心排血量增加，血容量增加，心房心室增大，牵拉激活离子通道，导致细胞膜去极化、不应期缩短、传导减慢及离散度增加；代谢率增加，血浆儿茶酚胺浓度增加、肾上腺素能反应性升高，使静息心率增加，QT 间期可能缩短，心律失常负荷增加；妊娠期雌激素可增加心肌细胞 α- 肾上腺素能受体数目，松弛素可发挥正性变时变力效应，这两种激素还可通过刺激 NO，降低外周血管阻力，增加交感神经张力，则促进折返或导致自律性增强；妊娠的系列变化增加了孕产妇发生心律失常的易感性。心律失常可以在妊娠期间新发。对于妊娠前已有心律失常患者，妊娠可加重或恶化心律失常。

妊娠合并严重心律失常可使孕妇血流动力学不稳定，胎儿可出现宫内缺氧、胎死腹中；

使用抗心律失常药物可通过胎盘，引起胎儿致畸、心律失常。妊娠合并心律失常对孕产妇的影响主要取决是否合并结构性心脏病，是否维持血流动力学稳定相关，是否合并心力衰竭等，可增加孕产妇的风险。

☆专家点评

本例患者在妊娠早期诊断为甲状腺毒血症，未进行治疗。剖宫产术前、胎儿娩出后突发室上性心动过速。本患者术前未达到诊断甲亢标准，未做治疗，但这种没有临床症状的亚临床甲亢，在分娩期间，合并疼痛、紧张焦虑等，容易突然诱发室上性心动过速，正是该例患者室上性心动过速发作的原因。

本患者第一次室上性心动过速，是腰硬联合阻滞后手术开始前，心率达 200 次 / 分。另一次在胎儿娩出后 1min，心率在 150 次 / 分。这两次突然发作的室上性心动过速共同特点是孕妇血流动力学稳定，血压正常，无晕厥，意识丧失等症状，均属于血流动力学平稳的窄 QRS 波的室上性心动过速。首选交叉按压眼球，刺激迷走神经的非药物手段，并同时给予小剂量镇静。物理方法效果欠佳时，改用腺苷药物复律。

该孕妇合并甲状腺毒血症病史，突发室上性心动过速，处理除选择刺激迷走神经和静脉注射腺苷外，也可选择 β 受体阻滞剂。β 受体阻滞剂可迅速缓解甲状腺毒血症患者心血管症状。术后可继续使用美托洛尔控制心率，钾镁合剂稳定心肌细胞膜，预防室上性心动过速的再次诱发，是术后预防室上性心律失常的有效措施。

总之，妊娠合并甲状腺毒症的孕产妇，即使没有甲亢的临床症状，仅仅表现为 TSH 轻度降低，TT_3、TT_4 基本正常，在围手术期也容易诱发快速型心律失常，尤其是同时合并紧张焦虑时。一旦发生，首先判断 QRS 波是窄还是宽，其次迅速判断血流动力学是否稳定。窄 QRS 波患者血流动力学稳定，如果在胎儿娩出前，首选迷走神经刺激等非药物手段，无效时，选择药物复律，腺苷为一线药物，替代方案可选择 β_1 受体阻滞剂美托洛尔或钙通道阻滞剂维拉帕米等。妊娠合并甲状腺毒症的产妇，β 受体阻滞剂可迅速缓解这些心血管症状。窄 QRS 波患者血流动力学不稳定者或宽 QRS 波患者，首选电复律。心脏专科、母胎医学、妇产科和麻醉科多学科协作对优化母胎结局至关重要。

（江晓琴　吴　兰）

第五节　妊娠合并心房颤动

☆病情介绍

患者，女，30 岁，因“停经 38^{+4} 周，心悸，乏力 1d”入院。2+ 年前因风心病二尖瓣狭窄行二尖瓣机械瓣置换术，术后口服华法林 3.75mg/d 抗凝，维持 INR2 ～ 3。停经 6^{+5} 周，确诊早孕后，停用华法林，改为低分子肝素抗凝至孕 12 周，又再改为华法林抗凝，孕 15^{+4} 周建卡，未定期产检。孕 29 周心脏彩超示二尖瓣位机械瓣功能良好，余无异常。妊娠中期无胸闷、气紧、头晕、眼花。孕 37 周感心悸，不伴有晕厥、气短，未进一步检查，孕 38^{+4} 周，突感心悸、乏力、心慌，急诊心电图检查首次发现快速性心房颤动（房颤），最快心室率 232 次 / 分，急诊入院。

体格检查：体温 36.4℃，脉搏 232 次 / 分，呼吸 20 次 / 分，血压 94/54mmHg，胎心正常，实验室检查：INR2.1。心功能 I 级。超声心动图左心房、左心耳未见血栓。

入院诊断：G2P1 38^{+4} 周宫内孕头位单活胎待产；妊娠合并风湿性心脏病；心房纤颤。

☆处理经过

入院后第 1 天停用华法林，用低分子量肝素钠 4000U，q12h 皮下注射。β 受体阻滞剂艾司洛尔 0.1mg/(kg•min) 持续静脉泵入控制心室率，静脉注射氟卡尼（2mg/kg）复律治疗。1d 后心室率下降至 130 次 / 分，症状明显好转。入院后第 4 天，复查 INR 1.5，停低分子肝素钠，急查血钾 4.3mmol/L，停药当天在全身麻醉下行剖宫产手术。术中常规心电监护，有创动脉血压监测。心电图：房颤，心率 134 次 / 分，血压 104/66mmHg，呼吸频率 20 次 / 分，SpO_2 98%。手术过程平稳，历时 50min，分娩一活男婴，新生儿 Apgar 评分 1-5-10min 分别为 10-10-10 分。术中晶体液入量 1000ml，出血 500ml，尿量 100ml。术后 24h 恢复低分子量肝素钠抗凝（剂量同上），术后第 3 天加华法林 3mg/d，术后 4d 平安出院，术后第 10 天复查 INR 2.2，停用低分子量肝素钠。

☆相关知识点

心房颤动（简称房颤），一种以快速、无序心房电活动为特征的快速室上性心律失常，是常见的心律失常之一，心电图上可见 P 波消失，代之大小、形态各异的房颤波，颤动波频率 350 ～ 600 次 / 分，心室律极不规则。其发病机制与左心房肌肉纤维化与消失密切相关，这种心房纤维化为非持续性、不均一性，导致传导紊乱，易于折返，最后心率增快、心房机械运动同步性消失、心室不规则反应、冠状动脉血流降低，可导致脑卒中、心力衰竭和死亡等严重并发症。

房颤根据发作的频率和持续时间分为初发房颤、阵发性房颤、持续性房颤、长程持续性房颤、永久性房颤五类。妊娠分娩过程中，上述五类房颤均可见。妊娠期、围生期，患者合并高血压、糖尿病、心力衰竭、甲亢、电解质失衡均可诱发急性房颤发作，危及孕产妇胎儿安全。

房颤时，心室率突然过快或者不规则，左心房收缩功能下降，左心室充盈受损，心脏输出量可减少 25%，尤其是舒张功能受损患者更甚。心排血量下降，激活神经内分泌血管收缩物质来增加后负荷。心室率过快引起左心室功能受损，进而引起心动过速相关心肌病。患者表现出心悸、乏力、气短、头晕、严重者呼吸困难、心绞痛、晕厥。

急性房颤发作需在 48h 内复律，以避免卒中或心力衰竭等并发症。临床医生可通过有无低血压、心肌缺血、急性心功能不全来判断血流动力学是否稳定。如果血流动力学不稳定，需紧急电复律。洋地黄中毒和严重低钾血症禁忌电复律治疗。术前使用普罗帕酮和伊布利特等抗心律失常药物可提高复律成功率。血流动力学稳定者，以控心率、转复律、抗凝为主要治疗原则。

心室率控制常用药物主要有三类：β 受体阻滞剂、非二氢吡啶类钙离子拮抗剂（禁用左心室收缩功能不全者）和洋地黄类药物，心功能不全，其他药物效果不佳时也可使用胺碘酮。LVEF ≥ 40%，建议 β 受体阻滞剂、地尔硫䓬或维拉帕米作为控制心室率首选药物；LVEF < 40%，建议地高辛控制心室率。心室率控制初始目标：静息心室率< 110 次 / 分。心室率控制常见药物见表 4-5-1。

节律控制可以改善症状，早期节律控制可以改善预后。妊娠合并房颤伴快心室率患者，可优先选择节律控制。心脏复律包括药物复律、电复律等。急性房颤接受药物复律患者中，50% 以上不需要电复律即可恢复窦性心律。急性房颤发作，宜先药物复律。常见复律药物见表 4-5-2。

房颤患者和 CHA2DS2-VASc 临床卒中风险评分中高风险者，建议口服抗凝药物预防卒中。房颤复律存在血栓栓塞风险，复律前需确定心房无血栓。复律前后需抗凝治疗预防卒中。具体方法见表 4-5-3。

表 4-5-1　控制心室率常见药物

种类	代表药物	急性心率控制	慢性心率控制
β 受体阻滞剂	美托洛尔	2.5 ～ 5mg 静推，15 ～ 20min 可重复一次，最多 3 次	25 ～ 100mg，bid
	艾司洛尔	0.5mg/kg 静推，0.05 ～ 0.25mg/（kg • min）	/
非二氢吡啶类钙离子拮抗剂	维拉帕米	2.5 ～ 10 mg 静推（3 ～ 5min）必要时重复	40 ～ 120mg，tid 120 ～ 180mg，qd
	地尔硫䓬	0.25mg/kg 静推，15 ～ 20min 可重复 1 次，心率控制后以 5 ～ 15mg/h 维持静滴	60mg，tid
洋地黄类药物	地高辛	/	0.125 ～ 0.25mg，qd
	毛花苷 C	0.2 ～ 0.4mg 静脉推注	/
其他	胺碘酮	300mg	/

表 4-5-2　常见复律药物一览表

代表药物	用法	注意事项
普罗帕酮	450 ～ 600mg 口服	无缺血和（或）结构性心脏病患者适用
伊布利特	1mg，静脉推注（> 10min）	低钾血症、严重肝功能障碍患者禁用
氟卡尼	200 ～ 300mg	心力衰竭患者慎用
胺碘酮	150 ～ 300mg 静脉滴注，1mg/min 维持 6h	适用于缺血和（或）结构性心脏病

表 4-5-3　复律过程中抗凝预防卒中具体方法

类型	房颤类型	抗凝措施
血流动力学稳定且心房无血栓	房颤≤ 48h	直接复律，复律后抗凝 4 周
	房颤≥ 48h 或原因不明	抗凝 3 周再复律，复律后抗凝 4 周
血流动力学不稳定	房颤	紧急电复律，电复律同时尽早使用低分子肝素，复律后抗凝 4 周
血流动力学稳定心房有血栓	房颤	抗凝 3 周复查：血栓溶解则复律 血栓不溶解，不复律，继续抗凝

☆专家点评

本例患者系妊娠合并风湿性心脏病，二尖瓣机械瓣置换术后，急性房颤发作。心室率快，血流动力学基本稳定。经氟卡尼药物复律、β受体阻滞剂控制心室率后，心率下降至130次/分，血压104/66mmHg。全麻下剖宫产终止妊娠，手术平顺，术中未发生需紧急复律的异常情况。

妊娠合并心房颤动围手术期管理主要考虑以下几个方面：

- 分娩时机与分娩方式：妊娠合并房颤并不是终止妊娠的指针，心功能状态、循环是否稳定，决定能否继续妊娠。心功能正常、无低血压、心肌缺血者，分娩时机与非房颤患者类似，心功能Ⅲ～Ⅳ级者，积极纠正心力衰竭治疗后，可考虑终止妊娠。优选剖宫产终止妊娠。
- 麻醉方式选择：妊娠合并房颤时易出现血栓栓塞并发症，因此妊娠合并房颤患者常常抗凝预防卒中且术后需继续抗凝。这类患者抗凝药物停药时间影响麻醉方法的选择，椎管内麻醉不是绝对禁忌，如果选择椎管内麻醉，术前须停抗凝剂（详见第7章妊娠合并抗磷脂综合征相关内容）。可选择单次腰麻，减少置管出血风险，术后恢复抗凝时间，最短时间需要拔除硬膜外导管后4h再使用低分子肝素。
- 围手术期管理：术前需判断房颤为阵发性还是持续性房颤，需询问正在使用的控制心率药物、抗心律失常药物、抗凝药物或抗血小板药物，评估患者心功能、血栓风险。术中管理注意三要素：控制心室率、预防脑卒中、控制节律（详见相关知识点）。建议行有创血压监测。全麻诱导时，避免浅麻醉下刺激交感神经，心室率过快，血流动力学剧烈波动，必要时血管活性药物预防外周血管突然扩张。该患者首次诊断房颤，心室率极快。极易恶化血流动力学状态，迅速表现出低血压、心肌缺血或急性心功能不全。2021年BMJ发表研究，初次发生房颤后，早期复律或可改善近期预后。因此，该患者入院立即静脉泵注β受体阻滞剂艾司洛尔控制心室率、氟卡尼药物复律。治疗效果可，2d后心室率由最初242次/分下降至134次/分，避免了长时程快心室率导致的循环不稳定。

综上，妊娠合并高血压、糖尿病、心力衰竭、甲亢、电解质失衡均可诱发急性房颤发作，危及孕产妇及胎儿安全。妊娠合并急性房颤发作时，血流动力学不稳定者，应紧急电复律。洋地黄中毒和严重低钾血症禁忌电复律治疗。使用普罗帕酮和伊布利特等抗心律失常药物可提高复律成功率。血流动力学稳定者，以控心率、转复律、抗凝为主要治疗原则。妊娠合并房颤并不是终止妊娠指征，母体血流动力学是否稳定，心功能状态决定是否继续妊娠，优选剖宫产终止妊娠。椎管内麻醉不是绝对禁忌，选择椎管内麻醉时需关注抗凝药物停用和复用时间及凝血状态，避免出血风险，特别是硬膜外血肿的风险。

（江晓琴　吴　兰）

第六节　妊娠合并预激综合征

☆病情介绍

患者，女，34岁，因“停经38^{+5}周”，要求入院待产。妊娠期定期产检，心电图示心室预激，心脏彩超示：心脏结构正常、二、三尖瓣反流（轻度）、左心室收缩功能测值正常，未予特殊处理。患者自诉可连续上三楼、夜间可平卧、无心悸、黑矇、晕厥等症状，无室上性心动过速发病史。既往史：2017 年体检诊断为“预激综合征”，未给予特殊处理。

入院体格检查：体温 36.5℃，血压 104/56mmHg，心率 100 次 / 分，呼吸 20 次 / 分，心肺听诊未闻及明显异常。

入院诊断：妊娠合并预激综合征；心功能 I 级；G2P0^{+1} 38^{+5} 周宫内孕臀位单活胎待产。入院后完善相关检查，拟在腰硬联合麻醉下择期剖宫产。

☆处理经过

术前禁食 6h，禁饮 4h。入室常规监测，心率 96 次 / 分，血压 119/72mmHg，呼吸频率 20 次 / 分，SpO_2 98%。患者左侧卧位下 $L_{3\sim4}$ 间隙实施腰硬联合麻醉，鞘内给予 0.5% 布比卡因 2.6ml，转为平卧位 3min 后，血压 86/56mmHg，心率 55 次 / 分，麻醉平面达 T_6，立即将手术床左倾斜 15°，静脉给予麻黄碱 6mg，阿托品 0.3mg，2min 后患者感心悸，血压 107/69mmHg，心率 145 次 / 分，心电图示顺向室上性心动过速表现。立即按压眼球，刺激迷走神经，给予静脉持续泵注去氧肾上腺素 0.2μg/（kg • min），血压维持在（115 ～ 100）/（85 ～ 72）mmHg，心率下降至 130 次 / 分，与外科医生沟通，立即行剖宫产手术，4min 后娩出一活婴，新生儿 Apgar 1-5-10min 评分分别为 10-10-10 分。胎儿娩出后静脉给予咪达唑仑 2mg、舒芬太尼 5μg 镇静镇痛，胎儿娩出 10min 后，心率逐渐下降至 102 次 / 分。此后术中血压正常，心率维持 100 次 / 分左右。手术历时 45min，术中晶体液 700ml，出血 350ml，尿量 50ml。术毕行双侧腹横筋膜阻滞复合静脉镇痛治疗。血钾维持 4.0mmol/L 以上，术后未再发生室上性心动过速，术后第 4 天安全出院。

☆相关知识点

预激综合征指窦房结或心房冲动经异常通路提前激动部分或全部的心室肌，引起心电图特殊改变，并可能伴发快速性心律失常的临床综合征。心电图以短 PR 间期和 δ 波为特征性表现。房室旁路为最常见异常传导通路。常无器质性心脏病。心电图发现预激综合征的发生率为 0.1% ～ 0.3%。有症状预激综合征猝死的风险估计为 3% ～ 4%。预激综合征分为两型，A 型（多见）V_1 导联 QRS 波群主波向上，预激发生在左心室或右心室后底部；B 型 QRS 波群主波向下，预激发生在右心室前侧壁。

心室预激本身不引起症状，但可诱发快速性心律失常，以房室折返性心动过速为主。这类心动过速具有突发突止、持续时间长短不一，反复发作等特点。发作时多数患者只有心悸，部分可有低血压状态，严重者呈现血流动力学不稳定表现如黑矇、晕厥等，甚至阿 - 斯综合征发作。患者症状严重程度与心动过速心率快慢、持续时间、基础心脏疾病、心动过速类型密切相关。预激合并心房颤动时，风险增加。房颤通过旁路前传能诱发快心室率，引发严重症状。有时可恶化成心室颤动，导致心源性猝死风险。

预激心电图特征包括短 PR 间期、QRS 波群起始部分粗钝，呈 δ 波、继发性 ST 段和 T 波改变，可与 QRS 波群主波方向相反。预激可伴房颤，其心电图表现包括 P 波消失，代之以 f 波、RR 间期长短不一，绝对不等、QRS 宽大畸形，起始部分粗钝，呈 δ 波。

预激综合征主要根据患者病史、症状、心电图特点初步诊断，电生理检查可确诊。围手术期应积极预防预激急性发作。

预激急性发作处理：血流动力学稳定者，可刺激迷走神经终止心动过速。平卧位、抬高下肢，可提高刺激迷走神经有效性。血流动力学不稳定或药物转复和控制心动过速失败时，行同步直流电复律。预激伴房颤首选电复律。

预激综合征发生顺向性房室折返性心动过速［心电图常表现为：心室率规则且在150～250次/分（或更快）、窄QRS波群、P波倒置且RP间期通常小于RR间期的一半，以及RP间期恒定］，在刺激迷走神经无效时，选择作用于房室结的药物，首选维拉帕米而非腺苷。腺苷有诱发房颤的风险，而预激伴心房颤动心室率快时可致血流动力学不稳定。因此，预激综合征患者应用腺苷应谨慎，并准备好备用除颤器。应用维拉帕米或普罗帕酮前，应排除心功能不全。心功能不全者，使用胺碘酮。

预激综合征发生逆向性房室折返性心动过速［心电图表现为心室率规则且在150～250次/分（或更快）、宽QRS波群、P波倒置且RP间期大于RR间期的一半，RP间期恒定］，在刺激迷走神经无效时可谨慎选用普罗帕酮、腺苷，如仍无效，可选择作用于旁路的药物，如依布利特，上述药物无效时也可选用胺碘酮或同步直流电复律。

预激综合征合并房颤（或房扑）时，首选电复律，禁用作用于房室结药物如腺苷、非二氢吡啶类钙通道阻滞剂（维拉帕米）、β受体阻滞剂及洋地黄，这些药物延缓房室结传导，有增加激动通过旁路前传的风险。预激合并心房颤动可选择作用于旁路的药物，如依布利特和普罗帕酮，胺碘酮应谨慎。妊娠与心律失常相互关系（详见本章第四节相关内容）。

☆专家点评

本例患者，妊娠前、妊娠期多次心电图检查，预激诊断明确，无室上性心动过速发作史，无黑矇、晕厥等严重血流动力学不稳定表现。心脏彩超检查未发现器质性心脏病。该患者在腰硬联合麻醉后，由于仰卧位综合征，血压低、心率慢，错误给予麻黄碱6mg、阿托品0.3mg后，诱发室上性心动过速发作，给予积极刺激迷走神经，快速分娩新生儿后镇静、镇痛等处理，心率下降至基本正常水平。

此类患者麻醉管理应注意以下方面：

- 麻醉前评估：对于心电图诊断预激患者，术前详细询问病史，心脏超声检查，了解有无合并基础心脏疾病，有无黑矇、晕厥症状，有无心动过速发作及诱发、缓解因素。术前与患者充分沟通，宣教，缓解焦虑。
- 术中管理：麻醉可选择椎管内麻醉、全身麻醉，以椎管内麻醉为优。术中维持心肌氧供需平衡。避免浅麻醉，避免交感神经活性增强。术后多模式镇痛。预激患者使用麻黄碱、阿托品等交感活性或抗胆碱药物，有诱发室上性心动过速的风险。该例患者仰卧位综合征发生时，给予阿托品0.3mg，麻黄碱6mg，诱发患者室上性心动过速发生。患者仅表现为心悸、无血流动力学稳定，根据术中预激急性发作处理原则，积极刺激迷走神经，胎儿娩出后给予镇静和充分镇痛后，预激急性发作缓解。该病例提示，预激患者术中避免使用兴奋心脏，加快心率的药物，避免使用阿托品、麻黄碱，避免诱发预激急性发作诱因。
- 胎儿管理：麻醉后，胎儿娩出前，预激急性发作，建议与外科医生积极沟通，最快娩出胎儿。一方面，可避免预激急性发作时，病情恶化、血流动力学不稳定对胎儿带来的危害。另一方面，避免抗心律失常药物通过胎盘到达胎儿体内。该患者在室性心动过速发生后4min内，胎儿娩出，Apgar评分10分，胎儿结局好，避免如果病情急性恶化，对胎儿有不利影响。

综上，预激综合征患者心电图以短PR间期和δ波为特征性表现，可诱发快速性心律失常。麻醉方式以椎管内麻醉为优。术中维持心肌氧供需平衡，避免浅麻醉，避免交感神经活性增强。避免使用兴奋心脏，加快心率的药物。围手术期建议使用去甲肾上腺素持续泵注积极预防仰卧位综合征，避免使用麻黄碱、阿托品等。术中预激急性发作时，血流动力学稳定者，可刺激迷走神经终止心动过速。血流动力学不稳定或药物转复和控制心动过速失败时，行同步直流电复律。预激伴房颤首选电复律。刺激迷走神经无效时，顺向性房室折返性心动过速，首选维拉帕米，慎用腺苷。逆向性房室折返性心动过速慎选普罗帕酮。麻醉后，胎儿娩出前，预激急性发作，尽快娩出胎儿，术后多模式镇痛，避免心动过速发作。

（江晓琴　吴　兰）

第七节　妊娠合并难治性室上性心动过速

☆病情介绍

患者，女，34岁，G2P1，孕35周，因“反复发作心悸2个月，加重伴气促半天”入院。孕12周出现心房颤动（房颤），索他洛尔治疗后复律，心脏彩超未见明显异常。孕26周至33周期间，曾反复因心悸于当地医院就诊，其心律失常被诊断为室上性心动过速及窦性心动过速，房颤消失，也无低血压表现。其间采用了静注腺苷、地高辛，更大剂量的索他洛尔及静脉补液、休息等治疗措施，但疗效欠佳。孕35周时，患者明显疲倦和气促，心率最高达172次/分，血压90/70mmHg，遂转入心内科重症监护病房（CCU）。患者无心脏病史及相关家族史，甲状腺功能未见异常，即除了妊娠外，没有发现其他导致快速心律失常的病因存在。入院诊断：妊娠合并难治性室上性心动过速；心功能Ⅱ级；G2P1 35周宫内孕头位单活胎待产。予以静注硫酸镁，调整索他洛尔为美托洛尔并逐渐增大剂量后，患者症状间歇性改善，心率间歇性降至110～120次/分。在入院第5天，患者心率再次增至170～180次/分，收缩压78～92mmHg，气促加重伴出汗，双肺未闻及明显湿啰音，暂不考虑急性肺水肿，心脏彩超提示心脏充盈减少。予以氟卡尼、地高辛处理后，心率降至150次/分。实验室检查：N端脑利钠肽225pg/ml，余血常规、凝血检验、肝肾功能及电解质等未见明显异常。由于患者既往对心脏复律效果欠佳，心律失常对药物耐受，且曾经阴道分娩，经多学科会诊讨论后拟次日在分娩镇痛下诱导分娩。

☆处理经过

患者入产房后，心率高达198次/分，伴胸痛，呼吸急促，立即予以面罩吸氧，常规心电监护后静滴乳酸钠林格液，右桡动脉穿刺置管连续测压，在$L_{2\sim3}$间隙向头端置入硬膜外导管，置入深度3.5cm，初始注入0.2%罗哌卡因2.5ml，递增至总量10ml维持阻滞平面在T_{10}水平。然后用羊膜切开和静脉注射缩宫素来诱导分娩。患者自控硬膜外镇痛单次剂量为：0.2%罗哌卡因5ml+舒芬太尼2.5μg，间隔锁时15min。产程中加用毛花苷C 0.4mg每4小时1次，美托洛尔5mg，氟卡尼50mg。分娩顺利，约6h后娩出新生儿，体重2.7kg，1-5-10min Apgar评分分别为9-9-10分。分娩过程中没有发生低血压，心率波动在123～200次/分，SpO_2 96%～99%。第三产程没有使用缩宫素，产程顺利，估计总失血量约为200ml。分娩结束后停用毛花苷C和氟卡尼，心率在8h后恢复至正常窦性心律，心率为90次/分。分娩3d后出院，随后的电生理检查和心脏彩超未见明显异常。

☆相关知识点

起源于心房或房室交界区的心动过速称为阵发性室上性心动过速（paroxysmal supraventricular tachycardia，PSVT），多由折返激动所致。PSVT在临床较为常见，而常用治疗措施未能终止的PSVT则称为难治性SVT。心律失常是在没有结构性心脏病的孕妇中最常见的心脏并发症，室性比室上性更多见，妊娠合并难治性SVT在临床虽较为少见，但因其可导致心脏舒张期缩短，冠状动脉灌注减少，心室充盈时间缩短，回心血量和每搏量下降，外周组织灌注压下降，同时心率增快后耗氧量也明显增加，对母体及胎儿都会产生较大不利影响，可导致胎儿发育迟缓、早产，也可导致高危妊娠、胎儿窘迫等严重不良影响。

SVT的临床表现可为心悸、胸痛、呼吸急促、出汗、血流动力学不稳定等，也可能无显著症状。SVT的心率可达180～240次/分，当心率如此之快时，很难将快速窦性心动过速和SVT相鉴别。在诊断妊娠期SVT时，应考虑到妊娠期窦性心动过速心电图的正常改变。妊娠期正常的生理性心率增加会导致PR、QRS和QT间期缩短，妊娠子宫的旋转移位等物理变化可能导致心电轴左偏。由于症状的间歇性，通常需要24h动态心电图监测。一旦诊断出SVT，就需要排除潜在的结构性心脏病和全身疾病，如甲状腺疾病、肺栓塞和感染等。

妊娠期SVT的病因复杂，影响因素较多。妊娠期母体循环系统的生理改变及产生SVT的可能影响因素见表4-7-1。这些生理性变化会影响心脏对心力衰竭、高血压及心律失常等病理过程的代偿能力。

表4-7-1 妊娠期母体循环系统的生理改变及可能产生SVT的因素

变化类型	具体表现	是否为SVT因素
血容量	孕6～8周开始增加，可高达1.5倍	可出现血液稀释，容量不足时易导致SVT
心率	妊娠晚期静息时增加10～15次/分	可能导致SVT
心排血量	孕10周增加，32～34周高峰至分娩	心脏负担增加，心肌扩张，易发生心律失常等心脏疾病
激素水平	雌、孕激素及儿茶酚胺增加	显著影响心脏组织兴奋性，儿茶酚胺循环水平的大量增加导致额外的肾上腺素受体激活，易致SVT

☆专家点评

本例患者为经产妇，妊娠合并难治性室上性心动过速且在妊娠早期合并房颤，但除妊娠以外无引起心律失常的病因，患者症状显著，药物及非手术治疗效果欠佳，在终止妊娠后心律失常也得到解决。

● 终止妊娠时机：妊娠晚期患者反复出现心悸、气促等症状，既往心脏复律无效且患者的心律失常对药物耐受，非手术治疗效果欠佳，除妊娠外没有其他引起心律失常的病因，若胎儿情况允许，应适时终止妊娠。

● 分娩方式选择：患者之前经阴道分娩，因此她的宫颈有利于再次阴道分娩，所以在充分分娩镇痛下诱导分娩是最佳选择。

● 镇痛方式选择：由于是诱导分娩，所以需要良好的分娩镇痛，避免分娩过程中的剧烈疼痛刺激引起患者血流动力学的剧烈波动。患者无腰椎穿刺相关禁忌证，硬膜外阻滞是较为理想的镇痛方式，阻滞平面易于调控，且可进行患者自控镇痛，也能避免全麻手术的插、拔管等引起循环剧烈波动所导致不良心血管事件。

● 麻醉监测与管理：入室后患者呼吸困难、气促，立即予以面罩持续吸氧，提高氧浓度改善氧合，避免心脑缺氧及宫内窘迫。予以有创动脉压持续监测，分娩过程中没有发生严重低血压等，循环波动范围尚可接受；严格控制液体入量，避免容量过负荷，术中出血量不大；产程镇痛完善，进展顺利。

本例患者妊娠期难治性 SVT 症状重，入院后排除心脏器质性病变及其他引起心律失常的全身性疾病，经多学科协作下，选择硬膜外镇痛下诱导分娩，产程顺利。分娩后患者心律失常消失，后续检查未见明显异常。

总之，患有先天性、结构性或功能性心脏病的女性，高龄或有心血管疾病风险因素如肥胖和吸烟的女性，在妊娠期发生心律失常如 SVT 的可能性增加。SVT 发作后，及早识别症状、早期诊断并行多学科团队管理，维持循环动力学稳定、充分镇痛、控制心率、充分供氧及维持冠状动脉灌注是分娩期关注的重点，可以最大程度保障母婴安全。

（龙孟宏　周　军）

第八节　妊娠合并直立性心动过速综合征

☆病情介绍

患者，女，24 岁，因孕 35^{+3} 周，要求入院待产。16 年前外院诊断为“支气管哮喘症”，长期予以吸入性激素及 β_2 受体激动剂规律治疗。孕 28 周时患者因“胸闷气促、心悸及头晕”入我院，肺功能检查示 1 秒率（FEV_1 / FVC%）＜ 70%，24h 动态心电图检查示心率波动在 65 ～ 166 次 / 分，诊断为“支气管哮喘急性发作期；心动过速综合征”，予以对症治疗病情缓解后出院。孕 35 周时患者再发加重“心悸、头晕、劳力性呼吸困难并伴阵发性颜面部潮红”。为进一步诊治，急诊入我院。

入院查体：听诊患者双肺呼吸音清、未闻及干湿啰音；患者仰卧位时心率 85 次 / 分、血压 120/75mmHg，站立位时心率 170 次 / 分、血压 108/69mmHg。

辅助检查：尿液甲基组胺及血浆类胰蛋白酶升高，余血浆甲状腺激素、尿液儿茶酚胺代谢物等未见异常。辅助检查：心脏超声、胸部 X 线片及肺功能未见异常；产科超声示胎儿发育正常。

入院后诊断：妊娠合并直立性心动过速综合征；支气管哮喘；G1P0 35^{+3} 周宫内孕头位单活胎待产。

请产科、心内科、呼吸内科及麻醉科，经多学科会诊评估后拟行择期剖宫产术终止妊娠，入院后给予地塞米松促胎肺成熟。

☆处理经过

患者于孕 38^{+3} 周行择期剖宫产术。术前禁食 8h、禁饮 4h，入室后常规监护：血压 115/70mmHg、心率 88 次 / 分、呼吸 20 次 / 分、SpO_2 98%。局麻下行左侧桡动脉穿刺置管测压，麻醉前快速输注乳酸钠林格液 1000ml。麻醉方式为腰硬联合麻醉，左侧卧位选择 $L_{2\sim3}$ 椎间隙穿刺成功后，蛛网膜下腔给予 0.5% 罗哌卡因 2.8ml 维持麻醉平面在 $T_6 \sim S_5$，硬膜外导管头端置入深度 3.5cm。麻醉穿刺注药完毕后患者左倾 15° 仰卧位，持续静脉泵注苯肾上腺素 1.6 ～ 2.0mg/h，切皮后 3min 取出胎儿，新生儿 Apgar 评分 1-5-10min 分别为 10-10-10 分，术中患者收缩压维持在 102 ～ 134mmHg，舒张压维持在 50 ～ 74mmHg，心率维持在 80 ～ 125 次 / 分。手术持续时间 35min，术中出血量 350ml，尿量 150ml，共输入乳酸钠林格液 1200ml。术毕行双侧腹横筋膜阻滞镇痛（0.25% 罗哌卡因 40ml）。术后静脉镇痛给予曲马多 1200mg + 生理盐水 180ml，背景剂量 2ml/h，追加 2ml/ 次，间隔锁时 20min。术毕后患者转入 ICU 继续治疗，术毕 6h 时患者由仰卧位至半卧位时未诉“心悸、头晕及呼吸困难”等不适，术后第 4 天无特殊出院，术后 6 个月随访未诉不适。

☆相关知识点

直立性心动过速综合征（postural orthostatic tachycardia syndrome，POTS），是一种具有相似临床表现的异质性自主神经功能障碍综合征。据报道，POTS 发病率为 0.2% ～ 1.0%，发病年龄常见于 15 ～ 50 岁，尤其好发于育龄期女性（女 ∶ 男 = 5 ∶ 1）。Schondorf 和 Low 于 1993 年将 POTS 定义为：患者体位由卧位变化至直立位 10min 内心率增加 ≥ 30 次 / 分，或者心率 ≥ 120 次 / 分，但不伴血压降低（收缩压 / 舒张压减少 < 20/10mmHg），且需排除贫血、发热、甲亢及嗜铬细胞瘤等疾病及药物对心率的可能影响后才可诊断。POTS 病因目前尚不完全清楚，根据不同发病机制可分为：神经病理型、自身免疫型、高肾上腺素能型、巨噬细胞过度激活型及容量调节功能失调型；各亚型 POTS 临床症状及严重程度多种多样，除特征性心血管系统症状外，常伴随神经、呼吸、皮肤及胃肠道等系统不典型症状（表 4-8-1）。

表 4-8-1 直立性心动过速综合征临床分型

分型	机制	诊断
神经病理型	原发性外周交感神经功能紊乱	远端肢体发汗功能受损
自身免疫型	病毒感染、干燥综合征等自身免疫性疾病产生抗体	神经节乙酰胆碱受体抗体、外周血管 α_1 受体抗体增多

续表

分型	机制	诊断
高肾上腺素能型	去甲肾上腺素释放增多	心悸、震颤、多汗、腹痛、恶心等症状；心率、血压升高；血浆去甲肾上腺素水平升高（> 600pg/ml）
巨噬细胞过度激活型	巨噬细胞过度激活释放组胺等神经调质	阵发性潮红、气促、头晕、头痛、尿频、腹痛、腹泻、恶心呕吐等；尿液甲基组胺及血浆类胰蛋白酶升高
容量调节功能失调型	肾素 - 血管紧张素 - 醛固酮系统受损	血浆中肾素、醛固酮水平降低

POTS 病理生理改变主要表现为心血管系统去适应。人体由卧位变为直立位时，由于重力影响，500 ～ 1000ml 血液会向腹部、臀部及下肢再分布，30s 内回心血量会急剧减少，每搏输出量会减少 40%，压力感受器传入冲动减少，压力感受性反射减弱，心交感神经紧张增加，表现为心率加快、心排血量增多及外周阻力增大。对于健康人群，直立位时存在生理性适应，心率增加 5 ～ 20 次 / 分，通常 1min 内即达到直立性稳态；然而对于 POTS 患者，病毒感染、神经节乙酰胆碱受体抗体等导致的自主神经功能紊乱，巨噬细胞释放的组胺等导致的外周血管扩张，肾素 - 血管紧张素 - 醛固酮系统受损导致有效循环容量降低等多种因素会导致容量血管张力下降，心血管系统发生去适应，交感神经过度兴奋导致心动过速综合征。

有研究报道，妊娠、感染、手术及创伤等会诱发甚至加重 POTS，尤其对于妊娠合并 POTS 的患者。妊娠期心搏量和血容量虽增加，但妊娠期内分泌功能的改变等因素会造成外周血管阻力降低，周围血液重新分布，使肾、皮肤、子宫血流量增加，同时在妊娠末期，由于增大子宫压迫，下腔静脉可部分或完全闭塞，使静脉回心血量明显降低，因此妊娠期合并 POTS 患者体位性自适应能力明显减弱，在分娩过程中由于存在疼痛刺激、紧张、焦虑及血流动力学剧烈波动等诱因，心律失常、晕厥、胎儿宫内窘迫的风险增加。

☆专家点评

本例患者妊娠合并 POTS，主要症状为心悸、头晕、劳力性呼吸困难及阵发性颜面部潮红，既往有支气管哮喘病史，辅助检查提示：尿液甲基组胺及血浆类胰蛋白酶升高，考虑诊断为巨噬细胞过度激活型 POTS。

本患者的围手术期管理主要从以下几个方面考虑。

- 终止妊娠时机：由于妊娠晚期增大子宫的压迫，下腔静脉部分或完全闭塞导致静脉回心血量降低，患者 POTS 症状加重。POTS 治疗通常为非药物治疗，如加强锻炼、穿弹力袜等，对于症状严重的患者，药物治疗可酌情考虑，如 β 受体阻滞剂有研究报道可改善患者心悸症状，然而本例患者为巨噬细胞过度激活型 POTS，同时近期有支气管哮喘急性发作病史，故 β 受体阻滞剂为相对禁忌，多学科会诊后考虑应结合胎儿情况适时终止妊娠。
- 分娩方式选择：自然分娩时第二产程中 Valsalva 助产动作导致的胸腔压力增大、回心血量减少，以及阴道试产伴随的疼痛、焦虑等，均会增加患者心律失常、晕厥，甚至支气管哮喘急性发作等风险。择期剖宫产手术可缩短分娩时间，避免长时间血流动力学剧烈波动。

● 麻醉方式选择：围手术期充分镇痛、减少应激导致的交感神经过度兴奋、维持有效循环血容量及避免血流动力学剧烈波动是这类患者麻醉管理的要点。本例患者巨噬细胞过度激活，组胺释放增多，同时近期有哮喘急性发作病史，存在气道高反应性。腰硬联合麻醉较全麻有较多优势，腰麻起效快、成功率高、镇痛完善及下腹部肌肉松弛良好，联合硬膜外麻醉可以避免麻醉平面不足致术中牵拉反射引起患者不适，亦避免了全麻插管及拔管诱发支气管哮喘急性发作的风险。

● 麻醉监测和管理：建立有创动脉置管连续血压监测，如无禁忌，麻醉前可输注1000ml晶体液，麻醉后左倾卧位，同时持续泵注 α_1 受体激动剂苯肾上腺素，升高血压的同时反射性降低心率，避免血流动力学剧烈波动。胎儿取出时，下腔静脉压迫解除，胎盘循环停止，是POTS急性发作的高危时期，应加强监护。

● 术后管理：术后超声引导下双侧腹横筋膜平面阻滞联合静脉镇痛，可将疼痛、应激降到最低，有利于患者早期下床活动，避免长期卧床导致心血管去适应加重，同时也可降低肺部感染、静脉血栓等风险。

总之，妊娠合并巨噬细胞过度激活型POTS临床罕见，主要的病理生理改变在于心血管系统去适应导致的心率的剧烈波动，妊娠期生理改变有导致病情加重的风险。围手术期维持患者生命体征平稳，及时处理心率剧烈波动导致的后继不良影响。

（杨程杰　周　军）

第九节　妊娠合并Brugada综合征

☆病情介绍

患者，女，29岁，因“停经 38^{+2} 周，反复头晕及心悸 1^{+} 月”入院。5^{+} 年前有晕厥发作与失去意识的病史，具体原因不明，未予以正规治疗。1^{+} 年前患者35岁姐姐于睡梦中死亡，原因不明。1^{+} 月前患者偶有头晕及心悸，活动可，未诉胸闷、胸痛、呼吸困难，院外静息心电图示正常，超声心动图示EF65%，左心室舒张功能降低，未予特殊处理。随后患者反复出现头晕及心悸，甚至一过性黑矇，现为进一步诊治，来我院就诊。

入院查体：体温36.6℃，心率75次/分，呼吸18次/分，血压117/69mmHg；身高157cm，体重72kg。患者一般情况可，心肺查体未见异常，腹膨隆，可扪及胎肢胎体，闻及胎心，未触及明显宫缩。产前检查：宫高37cm，腹围103cm，头先露，胎心143次/分，宫口未开。

辅助检查：静息心电图正常，但24h动态心电图显示右胸导联ST段稍抬高。阿义马林激发试验后 $V_{1\sim3}$ 导联显示明显凹槽状ST抬高，负T波。超声心动图、胎儿超声检查未见异常。实验室检查：电解质、血气、心肌损伤及心力衰竭标志物正常，余未见异常。经全科讨论及多科会诊后认为患者既往表现和家族史可能与Brugada综合征相关。

入院诊断：妊娠合并Brugada综合征；G1P0 38^{+2} 周宫内孕头位单活胎先兆临产。入院后充分告知患者及其家属关于患者病情变化及猝死可能，并交代全身麻醉和椎管内麻醉利弊和风险后，患者及其家属要求在蛛网膜下腔麻醉下行择期剖宫产术。

☆处理经过

因患者有猝死风险，术前尽早安置置入型心律转复除颤器，手术开始时关闭，或者将其调整为非干扰模式，手术结束后尽早恢复正常工作模式。术前禁食 6h，禁饮 4h。入室后常规监测 ECG（有识别 ST 段功能）、无创血压、心率、SpO_2，并放置好体外除颤垫，行左侧桡动脉穿刺置管监测有创血压及血气。予以 0.5% 罗哌卡因（等比重）3ml 于 $L_{3\sim4}$ 行蛛网膜下腔阻滞，5min 后控制其平面在 $T_6\sim S_5$，同时予以补液扩容、麻黄碱 6mg 缓慢静推维持血压，预防及处理腰麻后麻醉平面过高导致低血压，同时开始手术。3min 后取出一活女婴，新生儿 Apgar 评分 1-5-10min 分别为 10-10-10 分。缩宫素 10U 于子宫肌壁注射。随后给予咪达唑仑 2mg 静注镇静。手术历时 55min，输入量：晶体液 600ml，胶体液 500ml，出血量 350ml，尿量 250ml。术毕在超声引导下予以 0.25% 罗哌卡因各 20ml 行双侧腹横筋膜阻滞，复合镇痛泵连续 3 天静脉持续泵入充分镇痛。整个手术过程中的心电图监测未见明显异常，术毕患者转入 ICU 继续观察治疗，1 天后生命体征平稳转回专科病房，术后第 5 天无特殊出院。

☆相关知识点

Brugada 综合征（Brugada syndrome，BS）是一种主要由于离子通道基因异常所致非器质性病变的遗传性心脏病，以体表心电图异常发现为特征，伴有室性快速性心律失常和心源性猝死风险增加。患者可突发多形性室性心动过速和心室颤动，导致晕厥、夜间窘迫呼吸，甚至猝死。其特征性心电图典型改变分为两型。在右胸前导联 $V_{1\sim3}$，至少有一个导联出现以下改变：I 型心电图特征为显著性凹槽型 ST 段抬高，随后是负向 T 波，具有诊断意义（图 4-9-1A）；II 型为鞍背型 ST 段抬高，接着出现正向或双向 T 波（图 4-9-1B）。BS 心电图是动态或隐藏的，以上两种类型或正常心电图可间歇在同一患者不同时间体现，后者可通过药物刺激后转化为 I 型，转化过程中有诱发恶性心律失常可能，应密切监测。

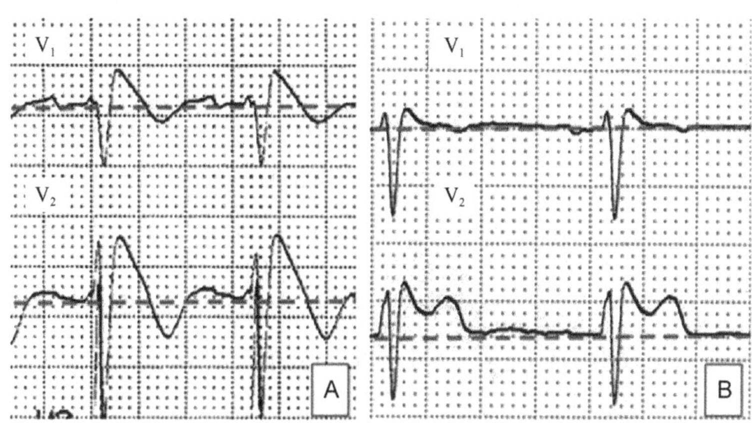

图 4-9-1　A. 1 型 Brugada 心电图是明显的凹槽型 ST 段抬高，随后是负向 T 波，具有诊断意义；B. 2 型为鞍背型 ST 段抬高，接着出现正向或双向 T 波

部分 BS 患者平时可无任何不适，再加上其心电图模式动态变化，BS 发病率很难被准确估计。尽管如此，有报道 BS 的发病率为 1/5000 ～ 1/2000，在心脏结构正常患者的猝死中高达 20%，发病高峰年龄为 30 ～ 40 岁，其中男性占绝大多数，发病率是女性的 10 倍，BS 合并妊娠的相关报道更是少见。BS 诊断标准首先包括 Brugada 波改变，同时排除其他导致 ST 段抬高的原因，例如急性肺栓塞或心脏器质性病变等。再加上多形性室性心动过速、室颤或同时合并晕厥，夜间呼吸困难伴濒死感，40 岁以下家族成员心源性猝死史或 I 型 BS 心电图史等其中一项表现。

多种因素可能导致 Brugada 综合征的心电图和临床表现，围手术期血钠、钾和钙等电解质异常都可诱发 Brugada 波。包括心脏钠通道 *SCN* 基因突变、右心室异常、自主神经紧张、发热及使用某些药物。吸痰、腹内压增加、麻醉过深、麻醉平面过高均可使迷走神经兴奋或心动缓慢，诱导 BS 发展。发热可能是诱发 Brugada 型心电图异常和心脏骤停的触发因素。药物包括迷走神经兴奋药物如新斯的明和右美托咪定、IA 类和 IC 类抗心律失常药、三环类抗抑郁药、可卡因、诱导 QT 间期延长的药物及麦角新碱等亦可能引起 BS 心电改变。其中，精神类药物主要阻断心脏钠通道，包括过量使用安定药物或循环抗抑郁药。此外，β 受体阻滞剂和 α 受体激动剂可使 ST 段一过性抬高。β 受体激动剂如异丙肾上腺素可使抬高的 ST 段回落，被用于该心律失常的防治。妊娠期激素水平升高、心脏负担增加、分娩时焦虑疼痛以及循环剧烈波动等诱因，可导致 BS 合并妊娠患者出现恶性室性电风暴甚至猝死的风险增加，因此充分的术前评估和围手术期准备是必不可少的。

☆专家点评

该患者主要表现为反复头晕及心悸，甚至一过性黑矇，既往有晕厥及家族猝死史。阿义马林激发后显示凹槽状 ST 段抬高，随后是负 T 波。超声心动图、电解质、心损及心力衰竭标志物未见明显异常，目前心功能Ⅱ级，暂无心律失常。

围手术期管理主要从以下几个方面考虑。

- 分娩方式选择：若经阴道试产，长时间的精神紧张和疼痛刺激可能会增加诱发 BS 的快速室性心律失常风暴的可能，导致明显血流动力学波动，甚至心搏骤停、猝死等风险，危及母子生命。而择期剖宫产手术可有效缓解疼痛，缩短分娩时间，避免长时间持续腹内高压，可控性强。因 BS 患者有猝死风险，应尽早安装除颤器。
- 麻醉方式选择：椎管内麻醉与全身麻醉均可满足手术要求，但应避免持续硬膜外阻滞或椎旁阻滞等需要较大剂量局麻药的情况，或在超声引导下，精准神经阻滞，尽量减少用量。蛛网膜下腔麻醉时所用的局麻药剂量不太可能导致显著的血浆水平改变，因此被认为是安全的，与布比卡因相比，罗哌卡因可以获得更为平稳的血流动力学参数。绝大多数静脉麻醉药、肌松药被认为是可以安全应用的。但关于丙泊酚有一些争议，应注意避免长期大量使用丙泊酚输注。该患者综合各项因素选择蛛网膜下腔麻醉下择期行剖宫产手术，但同时也应做好随时更改为全麻以及气管插管的相应抢救准备。
- 术中术后管理：Brugada 综合征的主要风险在于多形性室性快速性心律失常和心源性猝死，围手术期应密切监测患者生命体征，维持血流动力学、酸碱电解质平稳。备好异丙肾上腺素、肾上腺素、阿托品和麻黄碱。做好药物清单，尽量避免使用可能诱发其恶性心律失常及心搏骤停的药物，同时放置好体外除颤垫，备好除颤仪，必要时电击除颤。密切观察患者心电图是否存在 ST 段及 T 波改变，并及时对症处理。尽量避免引起迷走神经兴奋，围术期充分镇静镇痛，尽量避免应激反应。采用全身麻醉的患者术毕采用新斯的明肌松拮抗要慎重，加强对心率的观察，避免心率骤降。BS 患者严重心律失常常发生在术后，术毕入 ICU，常规监测各项生命体征及病情变化，并相应对症处理。

● 新生儿管理：新生儿与其母亲状态密切相关，因 BS 是遗传性疾病，新生儿可能遗传该疾病，并亦有被诱发恶性心律失常、心搏骤停甚至猝死等可能。充分做好包括紧急气管插管和心肺复苏等相应抢救准备，密切观察新生儿生命体征，尤其心电图变化。

总之，Brugada 综合征患者通常以恶性室性心律失常和猝死为首发表现，围手术期面临较大风险，妊娠合并 Brugada 综合征尤其少见。围生期需要多学科综合评估，尤其需要谨慎对待任何围手术期中存在的各种可能诱因。从分娩方式、麻醉方法、术中术后管理、新生儿管理等多方面入手以保障母婴安全。

（杨　灵　周　军）

第 5 章 妊娠合并呼吸系统疾病

第一节 妊娠合并哮喘

☆病情介绍

患者，女，29 岁，因“停经 40^{+5} 周”入院待产。7 年前诊断哮喘，孕前 1 年哮喘急性发作 1 次，“布地奈德”治疗好转。孕 26 周，因感冒诱发哮喘再次急性发作，表现为咳嗽、喘息，双肺听诊可闻及哮鸣音。雾化吸入布地奈德治疗后症状缓解。入院前无咳嗽咳痰、喘息、呼吸困难等。

入院体格检查：体温 36.3℃，脉搏 76 次 / 分，呼吸 20 次 / 分，血压 95/56mmHg。听诊双肺呼吸音清晰，未闻及哮鸣音。

入院诊断：妊娠合并哮喘；G1P0 40^{+5} 周宫内孕头位单活胎待产。拟在腰硬联合麻醉下行剖宫产手术。

☆处理经过

术前禁食 6h，禁饮 4h，备哮喘药物。常规监测，心率 84 次 / 分，血压 106/62mmHg，呼吸 20 次 / 分，SpO_2 97%。左侧卧位下 $L_{3\sim4}$ 间隙实施腰硬联合麻醉，鞘内给予 0.5% 布比卡因 2.4ml，麻醉平面 T_6。手术开始 3min 后顺利娩出一活婴，静推咪达唑仑 2mg，舒芬太尼 5μg 镇痛镇静。整个术中平稳，历时 41min，共输液 1000ml，尿量 100ml，出血 300ml。手术结束后，给予双侧腹横筋膜阻滞联合静脉镇痛行术后镇痛治疗。

☆相关知识点

哮喘是一种异质性疾病，以慢性气道炎症为特征。临床表现为支气管收缩、炎症及气道高反应性。典型症状为气喘、胸闷、呼吸困难及咳嗽。运动、病毒感染、疼痛、应激时，可加重哮喘症状。

妊娠与哮喘

哮喘是妊娠最常见的肺部疾病，妊娠期哮喘发病率 3.8% ～ 8.4%，妊娠合并哮喘者占孕产妇 0.3% ～ 1.3%，55% 哮喘患者妊娠期经历至少一次哮喘急性发作。妊娠期正常孕妇可伴代偿性呼吸性碱中毒，妊娠期增大子宫使膈肌抬高，功能残气量下降，氧储备减少，耗氧量增加。30% ～ 40% 哮喘在妊娠期加重，妊娠期哮喘患者为 20% ～ 45%，在妊娠中期急性发作。妊娠前或妊娠早期推荐肺功能检查评估患者呼吸功能，其中 FEV_1（第 1 秒用力呼气量）与 PFFR（呼气流速峰值）是评估哮喘控制的常用指标，FEV_1 > 80%，PFFR > 80%，提示哮喘控制良好。

哮喘急性加重和症状控制不良与孕产妇与胎儿预后不佳相关。妊娠期哮喘急性发作可增加妊娠并发症（先兆子痫增加 30%、妊高征增加 17% 等）风险、增加围生期不良结局（低体重和早产增加 14%、先天畸形增加 21%）及子代儿童早期呼吸系统疾病风险（出生后 5 年内哮喘风险增加 23%，肺炎风险增加 12%）。恰当的治疗和良好的哮喘控制可减少这些并发症。妊娠前的药物治疗应延续到妊娠期，常用的吸入激素布地奈德、β_2 受体激动剂沙丁胺醇、孟鲁司特或茶碱，不增加胎儿异常的风险。可降低妊娠期哮喘发作风险。妊娠期停止使用吸入性激素是哮喘急性加重的重要危险因素。

预防哮喘急性发作、改善持续下降的肺功能是哮喘患者妊娠期治疗的两个主要目标。妊娠期哮喘急性发作时，为避免母体和胎儿出现低氧血症，需立即药物治疗。吸入性短效 β_2 受体激动剂如沙丁胺醇可治疗哮喘急性发作，快速缓解症状。妊娠期如发生持续性哮喘，吸入性糖皮质激素是一线治疗方案，首选布地奈德。根据哮喘严重程度采取药物阶梯治疗。推荐不同剂量吸入性糖皮质激素，必要时可联合长效 β 受体激动剂如沙美特罗。如果哮喘患者需要前列腺素来终止妊娠、促宫颈成熟、引产或控制子宫出血，推荐使用前列腺素 E1 或 E2（普贝生），不推荐前列腺素 F2α 类似物（拉坦前列素），后者可引起药物相关的支气管收缩。

☆专家点评

本例患者妊娠前确诊哮喘 7 年，妊娠前 1 年曾急性发作，发作时“吸入布地奈德”治疗，效果好。本次妊娠孕 26 周，因感冒诱发哮喘急性发作，布地奈德雾化吸入 2d，症状缓解。孕 40^{+5} 周在腰硬联合麻醉下顺利实施剖宫产。

妊娠合并哮喘围手术期管理主要考虑以下几个方面。

- 终止妊娠时机和方式：哮喘稳定期，终止妊娠时机和方式同普通孕妇。哮喘急性发作，经积极治疗后，缓解稳定者，严密监测孕妇、胎儿情况，可期待至足月，如果积极治疗后，病情恶化加重，发展成哮喘持续状态，建议尽早终止妊娠。
- 麻醉方式选择：妊娠合并哮喘患者首选椎管内麻醉，但需控制麻醉平面不超过 T_6。如果有椎管内麻醉禁忌证时，情况允许范围内采用喉罩通气，避免气管插管，气管插管是支气管收缩的强力刺激因素，尽可能避免，以减少术中支气管痉挛风险。喉罩建议选择四代双重防误吸喉罩。如果气管插管不可避免时，需要注意以下事项（详见本章术中管理部分）。本例患者，有哮喘急性发作病史，使用布地奈德治疗后，症状控制，入院时无咳嗽咳痰、喘息、呼吸困难，腰硬联合麻醉，麻醉平面 T_6，术中平稳，无哮喘发作。
- 围手术期管理

术前评估与准备：择期手术术前 1 周，评估哮喘严重程度、药物使用及是否合并感染等。合并上感者，暂停择期手术。术前使用吸入性药物，将哮喘控制在最佳状态。哮喘药物治疗持续至手术当天，茶碱（术前一晚停用）除外。哮喘控制欠佳者，建议术前补充一个疗程的糖皮质激素，泼尼松口服 40mg/d 或氢化可的松静脉注射 100mg，tid，共 5d，防止支气管痉挛急性发作。由于产科因素，需要急诊剖宫产手术但又存在活动性支气管痉挛者，立即吸氧、β_2受体激动剂雾化吸入和氢化可的松或甲泼尼龙静脉滴注，尽量改善肺功能。

- 术中管理：管理原则是避免诱发支气管哮喘发作因素、处理哮喘急性发作。首先，避免使用有组胺释放药物（哌替啶、吗啡、氯化琥珀胆碱、阿曲库铵、麦角等）和有气道刺激作用的药物（地氟烷等），选用具有支气管扩张作用的药物（氯氨酮、艾司氯胺酮等）以及可安全用于哮喘患者的药物（芬太尼、舒芬太尼、罗库溴铵、维库溴铵、七氟烷等）。其次，术中预防诱发支气管哮喘。如全麻气管插管不可避免，插管、拔管前使用利多卡因等对气道进行充分表面麻醉，吸入β_2受体激动药松弛呼吸道平滑肌。插管、吸痰及拔管时保持一定麻醉深度，避免在浅麻醉状态下操作，确保通气，警惕误吸发生。术中采用肺保护性通气，减少空气滞留。具体方法：小潮气量（6～8ml/kg），延长呼气时间，适当降低呼吸频率，缩短吸气时间，谨慎使用PEEP。
- 围手术期管理：警惕支气管痉挛、哮喘发作。椎管内麻醉时，患者清醒，哮喘发作容易诊断，处理同非麻醉患者。全身麻醉时，出现以下症状，警惕发生支气管痉挛、哮喘发作：潮气量减少，气道压高，$ETCO_2$改变（波形上斜、波形严重降低或缺失），血氧饱和度降低，双肺可闻及哮鸣音。一旦出现，立即吸入纯氧，手动通气并加深麻醉，加深麻醉后支气管痉挛不能缓解者，可使用短效β_2受体激动剂，必要时使用肾上腺素。

综上，哮喘是妊娠期最常见的肺部疾病，临床表现为支气管收缩、炎症及气道高反应性。妊娠可加重病情，增加急性发作的风险。妊娠期如发生持续性哮喘，吸入性糖皮质激素是一线治疗方案，首选布地奈德。病情恶化进展成哮喘持续状态，应尽早终止妊娠。麻醉方式首选椎管内麻醉，麻醉平面不超过T_6，椎管内麻醉禁忌时，情况允许范围内采用喉罩通气。术中避免诱发支气管哮喘发作因素（避免气管插管、足够麻醉深度，避免在浅麻醉状态下操作），避免使用有组胺释放药物（哌替啶、吗啡、氯化琥珀胆碱、阿曲库铵、麦角等）。围手术期警惕支气管痉挛、哮喘急性发作。全身麻醉下哮喘急性发作，立即吸入纯氧，手动通气并加深麻醉，使用短效β_2受体激动剂，必要时使用肾上腺素。椎管内麻醉下哮喘急性发作，处理同非麻醉患者。

（江晓琴　吴　兰）

第二节　妊娠合并重症肺炎

☆病情介绍

患者，女，29岁，因“停经37^{+1}周，反复发热、咳嗽7d，加重1d”，入院。妊娠期定期产检，无特殊。孕36^{+1}周，无明显诱因出现发热，最高温度39.3℃，伴咳嗽、咳黄痰、胸闷，无呼吸困难，予退热、青霉素抗感染治疗6d，无明显好转，孕37周（入院前1d），咳嗽、咳痰加重，出现呼吸急促、活动后呼吸困难，遂入院继续治疗。

入院查体：体温39.5℃，血压124/77mmHg，心率140次/分，呼吸30次/分，SpO_2 95%（吸氧2L/min）。气管居中，胸廓正常。双侧呼吸运动正常，双肺呼吸音粗，可闻及湿啰音。胎心正常。

辅助检查：血常规 Hb109g/L，白细胞计数 16.1×10^9/L，中性粒细胞百分比 0.95，余无特殊。肺部 CT；双肺多灶浸润性阴影、重症肺炎改变。血气分析：$PaO_2$60mmHg（吸空气），$PaCO_2$ 24mmHg。支原体抗体（－）、单纯疱疹病毒抗体（－）、结核抗体（－），PT、APTT 正常。

入院诊断：妊娠合并重症肺炎；I 型呼吸衰竭；G2P0^{+1} 37^{+1} 周宫内孕单活胎待产。

☆处理经过

入院后立即吸氧、抗感染治疗。入院第 2 天，在全身麻醉下剖宫产终止妊娠。常规监护，血压 129/74mmHg，心率 135 次 / 分，呼吸 30 次 / 分，SpO_2 95%（吸氧 2L/min），体温 38.9℃。抬高手术床头 15°，面罩高流量 10L/min 吸氧 5min，充分给氧去氮，SpO_2 95%，静脉给予丙泊酚 120mg，瑞芬太尼 60μg，氯化琥珀胆碱 100mg 快速顺序诱导，可视喉镜下顺利插入加强型气管导管（ID=6.5，插管深度 21cm）。潮气量 6ml/kg，PEEP 5cmH_2O，气道峰压＜ 30cmH_2O。顺式阿曲库铵 4mg，吸入 3% 七氟醚维持麻醉，手术开始后 4min 后取出一活男婴，断脐后静脉给予咪达唑仑 2mg，舒芬太尼 25μg 加深麻醉。新生儿 Apgar 评分 1-5-10min 分别为 8-9-10 分，入 NICU 观察。手术顺利，历时 45min，术中失血 600ml，尿量 100ml，输入晶体液 600ml。术毕行双侧腹横筋膜阻滞复合静脉镇痛治疗。带气管导管转入 ICU 继续治疗，术后第 2 天，拔管前使用 PEEP（5cmH_2O）压力支持通气，减少肺不张后拔出气管导管。术后第 9 天，SpO_2 98%（吸空气），患者症状好转出院，呼吸科继续随访。

☆相关知识点

不同病因导致肺部感染，引起肺组织炎症，发展到一定疾病阶段，均可恶化加重成为重症肺炎，引起器官功能障碍甚至危及生命。妊娠期重症肺炎发病率与非妊娠期相近，为 0.27‰～ 2.7‰，病死率甚至可高达 30% ～ 50%，临床症状包括：发热、寒战、咳嗽、胸痛、呼吸困难等。妊娠合并重症肺炎初期临床表现隐匿，易误诊，漏诊。妊娠期上述症状可迅猛发展，严重者出现呼吸衰竭、多器官功能障碍。98% 妊娠合并重症肺炎患者，胸部影像学（CT）表现为胸腔积液、肺不张、肺部渗出、肺炎和肺水肿。

重症肺炎诊断需符合 1 项主要标准，或至少 3 项次要标准。

主要标准如下：①需要创伤性机械通气；②脓毒症休克需升压药物治疗。

次要标准如下：①呼吸频率＞ 30 次 / 分；②多肺叶受累；③氧合指数＜ 50；④意识障碍；⑤尿毒症；⑥血小板减少症；⑦白细胞减少症；⑧体温降低（中心体温＜ 36℃）；⑨低血压需液体复苏。重症肺炎的诊断和评估，需综合考虑现有病情、脏器功能评估、实验室检查、病原学检查及影像学检查，以指导临床治疗。

重症肺炎治疗：遵循成人重症肺炎的治疗指南。具体方法包括抗生素药物治疗、呼吸支持、营养支持、加强痰液引流、免疫调节及防治多器官功能衰竭等。其核心是早期有效抗生素治疗，可预防出现多器官功能衰竭。病情严重者，收入 ICU。初期治疗 48 ～ 72h，临床情况有改善，提示治疗有效，不调整用药。治疗 3d，临床情况无改善，提示治疗无效，重新评估病情，调整抗生素，如果合并 ARDS 且常规机械通气不能改善，可使用体外膜肺氧合（ECMO）。

妊娠期呼吸系统发生显著变化：分钟通气量增加约40%，功能残气量减少约20%，肺泡换气量增加约65%；耗氧量增加，呼吸道黏膜增厚，轻度充血水肿。免疫功能也发生明显变化，免疫功能由Th1型转向Th2，细胞免疫功能受抑制，机体处理感染能力减弱。这些生理性改变降低母体肺局部对细菌、病毒及支原体等的抵抗力，易被感染。一旦发生妊娠期肺炎特别容易发展为重症，导致严重低氧血症及呼吸衰竭等，病死率显著增高。妊娠合并重症肺炎患者的诊断和治疗与其他患者相似。

重症肺炎可影响妊娠结局，引起孕产妇呼吸衰竭和肺炎合并症，增加气管插管、机械通气的发生率，是孕产妇非直接产科因素死亡的第3位死因。还可影响胎儿结局，诱发早产、胎膜早破、胎儿窘迫、胎儿宫内感染、死胎等，是新生儿非产科因素死亡的第1位死亡原因。

☆专家点评

本例患者，青年女性，妊娠晚期急性起病。以高热、咳嗽，咳黄痰，活动后呼吸困难为主要表现，病情进行性加重，迅速进展成呼吸衰竭。全麻下顺利实施剖宫产，术后ICU呼吸机支持治疗，母婴结局良好。

此类患者围手术期管理需要注意以下方面。

- 分娩时机与方式：强调个体化原则。根据孕周、胎儿情况、孕妇呼吸功能情况等综合判断。近足月孕妇应剖宫产尽快终止妊娠，术后膈肌下降、肺通气量增，改善呼吸困难症状。新生儿尽早脱离感染环境，降低感染风险。妊娠中期患者，密切监测胎心、评估胎儿宫内感染情况，必要时终止妊娠。妊娠合并重症肺炎者，如果伴发呼吸衰竭，积极治疗重症肺炎后，适时终止妊娠。
- 麻醉方式选择：重症感染及其炎症反应可引起凝血功能障碍、血栓形成及出血风险，严重者可发生弥散性血管内凝血（DIC）。妊娠合并重症肺炎患者需检测凝血功能。如果凝血功能正常、无椎管内禁忌，未合并呼吸衰竭者，可选择椎管内麻醉。选择椎管内麻醉者，需调控麻醉平面，避免麻醉平面过高，加重呼吸困难。如果妊娠期重症肺炎已发展为呼吸衰竭者，剖宫产终止妊娠时，优选气管插管，全身麻醉可控制气道，保证氧合，避免因缺氧而加重呼吸衰竭。
- 围手术期麻醉管理：术前评估采用评分方法，评估肺炎本身严重程度和脏器功能受损程度两大方面。术前完善血常规，凝血功能、心电图、血气分析检查、肺功能检查，评估病情严重程度。基层医院无法进行肺功能检查，则可尝试屏气试验、测量胸腔周径、吹火柴试验等简单易行方法。关注氧合指数、血肌酐浓度、血小板、胆红素等评估多脏器功能。术中管理，维持足够的通气量。围手术期动态监测血气及电解质，以评估呼吸功能及酸碱平衡。全身麻醉时，采用肺保护性通气策略，低氧浓度（$PaO_2 \geq 70mmHg$时尽可能降低FiO_2）、小潮气量（4～6ml/kg）、适当PEEP（5～10 mmH_2O）防止肺不张。气道峰压＜30cmH_2O。间断手法或呼吸机肺复张。维持$PETCO_2$在正常范围内。必要时吸痰。
- 术后管理：术后转入ICU继续治疗。治疗需达到临床稳定标准（体温≤37.2℃，心率≤100次/分，呼吸频率≤24次/分，收缩压≥90mmHg，血氧饱和度≥90%或$PaO_2 \geq 60mmHg$）。达到临床稳定且能接受口服药物治疗的患者，改用同类口服制剂序贯治疗。

● 新生儿管理：重症肺炎患者可危及胎儿，发生胎儿窘迫、胎儿宫内感染、胎死腹中等。剖宫产前必须准备新生儿复苏相关设施设备，联系新生儿团队到场支持，必要时术后转 NICU。本例患者新生儿 Apgar 评分 1-5-10min 分别为 8-9-10 分，转入 NICU 继续观察治疗。

综上，重症肺炎病情进展快，短期可进展成呼吸衰竭，妊娠合并重症肺炎患者的诊断和治疗与其他患者类似，早诊断是关键，有效抗生素初期治疗是核心。术前评估肺炎严重程度和脏器功能受损情况，如果患者无椎管内麻醉禁忌，也无呼吸衰竭可选择椎管内麻醉，但要防止麻醉平面过宽（T_6 以下）。病情严重影响凝血或呼吸衰竭时应选择全身麻醉，术中采用低氧浓度、小潮气量，适当 PEEP 等肺保护通气策略，预防肺不张。母亲、新生儿术后应转入 ICU 治疗。

（江晓琴　吴　兰）

第三节　妊娠合并支气管扩张

☆病情介绍

患者，女，27 岁，身高 154cm，体重 67kg，因“停经 37^{+5} 周，咳嗽、咳痰 1 个月，加重 1 周”入院。妊娠期定期产检，孕 33^{+2} 周，出现咳嗽、咳黄痰，未治疗。孕 36^{+5} 周，咳嗽、咳黄痰加重，口服青霉素抗感染治疗 4d，效果不佳，出现气促，活动后呼吸困难，无咯血，为进一步治疗，遂入院治疗。患者既往有支气管扩张史 15 年，妊娠前曾多次急性发作，3 年前咯血 1 次，量少，药物止血效果可。

体格检查：体温 37.1℃，心率 86 次 / 分，呼吸 20 次 / 分，血压 122/67mmHg，SpO_2 94%（吸空气），左下肺可闻及湿啰音。

辅助检查：胸部 CT：支气管扩张伴感染。支气管呈囊状改变，左肺下叶呈卷发状改变，气管内径 / 伴行肺动脉直径 1.2cm。血常规：Hb109 g/L，血小板 88×10^9/L，白细胞 13.1×10^9/L，中性粒细胞百分比 0.91。血气分析：$PaO_2$76mmHg，氧合指数 361。

入院诊断：G1P0 37^{+5} 周宫内孕头位单活胎待产；妊娠合并支气管扩张伴感染。

☆处理经过

入院后，给予吸氧、抗感染治疗 3d。停经 38^{+1} 周，拟在腰硬联合阻滞麻醉下行剖宫产术。术前禁食 6h，禁饮 4h。入室常规监测，心率 99 次 / 分，血压 116/74mmHg，呼吸 20 次 / 分，SpO_2 98%（鼻导管吸氧 2.0L/min）。手术床头抬高 15°。患者自觉无呼吸困难。左侧卧位 $L_{3\sim4}$ 间隙穿刺顺利实施腰硬联合麻醉，鞘内给予 0.5% 布比卡因 2.4ml，麻醉平面达 T_6。剖宫产手术平顺，分娩一活婴，新生儿 Apgar 评分 1-5-10min 分别为 10-10-10 分。手术历时 42min，术中晶体液 600ml，出血 370ml，尿量 50ml。术毕行双侧腹横筋膜阻滞复合静脉镇痛治疗。术后第 3 天，痰培养结果提示：铜绿假单胞菌感染，改用环丙沙星抗感染治疗。术后第 8 天，咳嗽、咳痰明显好转，复查血常规：白细胞计数 8.8×10^9/L，中性粒细胞百分比 0.75，SpO_2 99%（吸空气），安全出院。

☆相关知识点

支气管扩张症（支扩）系多种病因引起气道反复化脓性感染，导致中小支气管反复损伤和（或）阻塞，支气管壁结构破坏，引起支气管异常和持久性扩张。临床主要表现为慢性咳嗽、大量咳痰、间断咯血、伴或不伴气促和呼吸衰竭等轻重不等的症状。发病机制以气道结构破坏、管壁重塑、气道扩张为特征。

支扩诊断主要依靠影像学表现，尤其是胸部高分辨率CT是诊断的金标准。正常人左右肺支气管内径与并行肺动脉直径的比例分别是0.75和0.72，支扩患者＞1。从中心到外周，支气管未逐渐变细。距外周胸膜1cm或接近纵隔胸膜范围内可见支气管影。一旦诊断明确，应根据患者临床症状，评估临床分期，关注是否为支扩急性加重期。支扩急性加重，是指咳嗽、痰量变化、脓性痰、呼吸困难或者运动耐受度、乏力或不适、咯血6项症状中，至少3项出现恶化，时间超过48h，需要积极处理。

支扩治疗主要目的是改善症状，减少急性加重，延缓疾病进展，维持或改善肺功能。痰量多或排痰困难者，可气道廓清治疗、体位引流、拍背辅助排痰。必要时使用祛痰药物。每年急性加重≥3次的支扩患者，推荐长期（≥3个月）口服小剂量大环内酯类抗菌药物治疗。首次分离出铜绿假单胞菌且病情进展者，建议行病原体清除治疗。推荐环丙沙星500mg（2次/天）口服2周。非首次分离者，不主张病原体清除治疗。支扩合并阻塞性通气功能障碍者，推荐吸入支气管舒张剂，一般不推荐支气管舒张剂和糖皮质激素治疗，除非患者合并有哮喘、慢阻肺等。反复合并急性感染者，推荐流感疫苗或肺炎链球菌疫苗接种。

急性加重期，抗菌药物治疗是关键。中重度患者建议选可抗假单胞菌活性的抗菌药物治疗，推荐疗程为14d，并根据病原体检测及药敏试验结果及时调整治疗方案。咯血是支扩最常见的并发症。少量咯血者，推荐口服止血和抗菌药物治疗。首选垂体后叶素，禁忌或无效时，可使用酚妥拉明。大咯血反复发作，建议首选支气管动脉栓塞治疗，辅助止血药物治疗。有介入禁忌者，可考虑支气管镜下止血或手术切除患病肺叶。支扩患者可合并肺动脉高压，此类患者不主张靶向药物治疗肺动脉高压。

妊娠可加重支扩患者肺部感染。妊娠期免疫系统出现适应性调整以接纳胎儿。淋巴细胞增生性反应功能下降，自然杀伤细胞活性下降，辅助T淋巴细胞数量减少；滋养细胞产生免疫抑制性物质；妊娠期每分钟通气量增加，功能残气量降低，氧耗增加；上呼吸道黏膜增厚，充血水肿，呼吸道的管径变小。这些生理性改变降低了母体局部对病毒、细菌和支原体等病原体的抵抗力，易于感染，妊娠晚期易发生支扩急性加重。

支扩伴肺部感染急性加重，易发生严重的低氧血症及呼吸衰竭，孕产妇病死率增加。母体低氧、呼吸衰竭也会导致胎儿、新生儿早产、胎儿窘迫、胎儿宫内感染、死胎等。支扩合并咯血，严重者危及孕产妇生命，增加孕产妇死亡率。

☆专家点评

该孕产妇既往有支气管扩张史15年，孕前曾多次急性发作。本次在孕33^{+2}周，出现咳嗽、咳黄痰。孕36^{+5}周，咳嗽、咳黄痰加重，口服青霉素治疗4d后，症状加重，活动后气促、呼吸困难，无咯血，SpO_2 94%（吸空气）。左肺可闻及湿啰音，胸部CT检查提示支气管扩张伴感染。气管内径 / 伴行肺动脉直径 1.2。支气管呈囊状改变，左肺下叶呈卷发状改变。血常规提示白细胞增加，中性粒细胞比例增加。该患者妊娠合并支气管扩张急性加重诊断明确。

这类患者围手术期管理应注意以下方面：

● 分娩时机与分娩方式：妊娠合并支扩患者分娩时机强调个体化的原则。是否终止妊娠及终止妊娠的方式应根据孕周、胎儿情况、孕妇情况及家属意愿综合判断。支扩稳定期，分娩时机与分娩方式同非支扩孕妇。支扩急性加重期患者，接近足月者，感染控制后，剖宫产尽快终止妊娠，妊娠增加的循环血量术后逐渐恢复正常，术后膈肌下降、肺通气量增加，肺部感染致呼吸困难症状可暂时缓解，新生儿可尽早脱离感染环境，降低感染风险。妊娠中期者，密切监测胎心、控制感染，动态超声、评估胎儿宫内情况，必要时终止妊娠。支扩合并大咯血，母体循环不稳者，尽快剖宫产终止妊娠，必要时同时行急诊支气管动脉栓塞治疗。该患者孕 37^{+5} 周，合并支扩伴感染，但无咯血。抗感染治疗 1 周（院外 4d，院内 3d），目前暂无呼吸功能衰竭表现，SpO_2 98%（吸氧），无急诊指征，结合患者症状和家属愿望，期待孕周满 38 周，剖宫产终止妊娠。

● 麻醉方法选择：妊娠合并支气管扩张患者，常伴发咳嗽、咳痰、咯血，严重者肺功能受损。未合并咯血、凝血功能正常且没有禁忌下优选椎管内麻醉。选择椎管内麻醉者，须控制麻醉平面，防止麻醉平面过高。通常麻醉平面不宜高于 T_6 水平。高麻醉平面，可影响呼吸肌，降低功能残气量，患者咳嗽及清除分泌物的能力下降，可加重呼吸功能不全甚至呼吸衰竭。妊娠晚期支扩合并咯血患者，麻醉方式选择依据出血量、手术的紧急程度、凝血功能个体化综合考虑。如果出血量大、快、合并危及生命的临床表现（低氧血症、低血压、休克），优选全身麻醉，术前准备吸氧装置，麻醉诱导选择快诱导，迅速控制气道，隔离出血源。该患者支扩伴感染，经过吸氧、抗感染治疗症状好转，无相关禁忌，椎管内麻醉下顺利手术。

● 围手术期管理：术前应充分评估患者肺功能，完善肺功能检查、血气分析、SpO_2、屏气试验等检查。支扩急性发作者，剖宫产术前积极控制肺部感染，排痰，必要时低流量吸氧，改善呼吸功能。妊娠晚期咯血罕见但病死率高，大咯血属于急危重症，应首先保证气道通畅，并快速准确地进行病因诊断和急救。胎儿娩出后，积极使用止血药物。剖宫产结束后可立即进行急诊支气管动脉栓塞治疗。此类患者在围生期管理方面，强调多学科协作，保证产妇生命安全，适时终止妊娠，提高新生儿存活率。

综上，妊娠合并支扩患者，慢性咳嗽、大量咳痰、间断咯血、伴或不伴气促和呼吸衰竭为主要临床表现。胸部 CT 表现为左右肺支气管内径与并行肺动脉直径的比例 > 1，妊娠晚期，支扩容易发生急性加重。急性加重期，抗菌药物治疗是关键。术前充分抗感染，改善肺功能。未合并咯血、凝血功能正常且没有禁忌下优选椎管内麻醉。支扩合并大咯血，优选全身麻醉者，选择快诱导，迅速控制气道，隔离出血源。分娩方式优选剖宫产。支扩合并大咯血者，剖宫产结束后可立即进行急诊支气管动脉栓塞治疗。

（江晓琴　吴　兰）

第四节 妊娠合并特发性声门下狭窄

☆病情介绍

患者，女，26岁，因“停经42周，核实孕周35^{+3}周，发现先天性心脏病合并气道狭窄10+年”入院。10+年前发现先天性心脏病：室间隔缺损，拟行手术治疗时，发现气管狭窄致麻醉困难放弃手术；同时发现左高肩胛及短颈。妊娠期无异常，妊娠中晚期偶有胸闷、气紧等不适，近期可爬1～2层楼，日常活动轻度受限，有轻度双下肢水肿。停经34周，拟行纤维支气管镜检查未成功。现偶有腹部发紧，为进一步诊治入我院。

入院查体：心率100次/分，呼吸20次/分，SpO_2 98%，血压121/84mmHg。双肺呼吸音对称，胸骨左缘第3～4肋间有4～5级粗糙收缩期杂音。产科检查无特殊。

辅助检查：CT示咽喉部（平约杓状会厌襞层面）管腔狭窄，声门下气管狭窄，最窄处4mm。超声心动图：左心功能测量：EF=58%，室间隔上部回声中断5mm，室间隔缺损（膜周型），室水平左向右分流。肺功能：肺通气储备功能中度下降。

入院诊断：妊娠合并先天性心脏病：室间隔缺损（膜周型）；心功能Ⅱ级；妊娠合并先天性气管狭窄；妊娠合并先天性左高肩胛短颈畸形；G1P0 35^{+3}周宫内孕头位单活胎待产。

入院后行腰椎MRI，给予地塞米松促胎肺成熟，并多科讨论后拟行择期剖宫产术。

☆处理经过

术前禁饮禁食8h，入室后常规建立静脉通道，常规监测、准备困难气道抢救车，耳鼻喉医生现场会诊。左侧卧位下$L_{3\sim4}$间隙顺利实施腰硬联合麻醉，蛛网膜下腔给予0.5%罗哌卡因2.4ml后成功置入硬膜外导管。局麻药物推注完成后，即给予持续静脉泵注去氧肾上腺素2mg/h维持血压，麻醉平面在T_4以下。手术开始后3min取出一活男婴，体重2610g，新生儿Apgar评分1-5-10min分别为10-10-10分。静脉给予咪达唑仑2mg，术中生命体征平稳，手术持续50min，术中输入乳酸林格液500ml，出血400ml，尿量200ml。术毕行双侧腹横筋膜阻滞镇痛复合布托啡诺静脉镇痛泵镇痛后安返ICU，术后第3天出院。

☆相关知识点

声门下狭窄是一种罕见的危及生命的纤维炎症性疾病，它会使上气道变窄，导致严重的呼吸困难。声门下狭窄的病因多种多样，包括医源性病因——插管或气管切开术病史、胃食管反流病、结节病和肉芽肿伴多血管炎、特发性声门下狭窄（idiopathic subglottic stenosis，iSGS）。声门下狭窄的患者中iSGS发生率高达20%。特发性声门下狭窄是一种罕见的疾病，其特征是声门下即沿着环状软骨内表面的声带下方的区域的黏膜炎症和纤维化。可导致气道进行性阻塞，晚期可出现危及生命紧急气道情况。iSGS患者有明显种族差异（白种人好发），首次诊断年龄为20～70岁，绝大部分处于围绝经期，发病初期常被误认为哮喘并延误诊断。

妊娠期特殊的生理变化，例如耗氧量增加30%～40%、高水平的雌激素导致全身水分增加和声带、喉部和气管的黏膜水肿、妊娠子宫膈肌抬高而导致的功能性残余容量下降等会引起妊娠期生理性呼吸困难。这些变化可混淆 iSGS 的诊断。对于出现劳力时喘鸣、喘息或呼吸困难等气道症状的孕妇，应考虑排查 iSGS。妊娠期间 iSGS 的恶化会损害生活质量，甚至威胁母亲和胎儿的生命。妊娠期管理 iSGS 方面目前没有共识，其气道管理方法包括监测、内镜手术和气管切开术。内镜手术辅以局部或病灶内给药，复发时间的中位数为 12.6 个月，气管造口术或者喉重建术可最终解决这个问题。

妊娠期 iSGS 的患者，一般采取非手术治疗，待妊娠结束后可考虑手术。对于有症状或不能完全保障气道安全的患者，妊娠期行气道扩张的原因是为了保护胎儿免受低氧血症的影响，从而避免流产、早产和宫内发育迟缓，也减少在分娩过程中可能需要全身麻醉，可以在严密监测胎儿安全情况下实施扩张术。在妊娠期间根据需要进行气道扩张，并将最终干预推迟到分娩后。在妊娠期间不进行气道扩张，而是由耳鼻喉医生在门诊进行声门下类固醇注射，可有效缓解疾病的进程。

对于狭窄比较严重的孕妇，分娩前的气道扩张是必要的，需要由呼吸内科、耳鼻喉头颈外科、麻醉科和产科共同合作，同时胸外科医生也应在场，以保证在极端情况下可以建立手术气道。

☆专家点评

本例患者 10 多年前拟行先心病手术时发现声门下狭窄，麻醉困难放弃手术，妊娠晚期出现胸闷、气紧，活动耐量下降，停经 34 周拟行局麻下纤维支气管镜检查，以评估气道狭窄情况，患者配合度差而未能成功。在腰硬联合麻醉下顺利实施剖宫产。

本患者的围手术期管理主要从以下几个方面考虑：

- 分娩方式和时机：妊娠合并 iSGS 其分娩方式主要取决于产科因素，但在紧急剖宫产时存在困难气道和通气困难风险，建议应实施提前分娩镇痛下的阴道试产；或计划剖宫产时为避免全身麻醉气管插管风险，提前硬膜外置管。此患者由于合并先天性心脏病室间隔缺损，为避免围生期出现心力衰竭等一系列心脏的并发症，促肺成熟后在腰硬联合麻醉下择期剖宫产。
- 麻醉方式选择：妊娠合并 iSGS优先选择椎管内麻醉，剖宫产时最好选择腰硬联合麻醉，尽可能避免全麻，做好困难气道的一切准备。全身麻醉最有可能发生在未提前置入硬膜外导管或局部麻醉失败的异常紧急剖宫产手术中。剖宫产期间硬膜外麻醉转为全身麻醉的可能性为 1.2%，而腰麻为 0.8%，腰硬联合麻醉优于单纯硬膜外麻醉或单次腰麻。此患者选择腰硬联合麻醉顺利实施剖宫产。此外，妊娠合并 iSGS 进行椎管内麻醉时，需要具有困难气道管理经验且能熟练进行纤维支气管镜插管的麻醉医生在场，同时耳鼻喉医生也应被提前告知，以应对可能发生的困难气道。此患者在入院后已行多科会诊，麻醉科在进行麻醉前做了困难气道的准备，耳鼻喉科医生到场，最大限度地保证了患者的安全。
- 围手术期管理：术前需评估呼吸功能，做好困难插管的准备，严格避免发生呼吸抑制的一切因素。此类患者孕前和产时运动耐量的临床评估优于影像学检查，用于预测分娩时和分娩后的呼吸功能。该患者在分娩前可自主爬 2 层楼，呼吸储备尚可，不需要在分娩前行气道扩张。此外，还需避免一切可能需要气管插管的紧急情况，在胎儿娩出前后需谨慎使用镇静药物，避免呼吸抑制而需要紧急面罩通气及气管插管的可能。此患者在胎儿娩出后，仅使用小剂量咪达唑仑降低产妇的焦虑，避免了使用阿片类药物，以避免呼吸抑制。

• 新生儿管理：此类患者新生儿的管理与普通产妇无明显差别。

总之，声门下狭窄是一种罕见的危及生命的纤维炎症性疾病，妊娠期 iSGS 更为罕见。症状不严重的患者，妊娠期可行非手术治疗；狭窄严重的患者，妊娠期可能进行多次内镜下扩张或者安置支架以改善症状；分娩后部分产妇甚至需要喉重建术以改善呼吸功能。该类患者在紧急剖宫产时存在困难气道和通气困难风险，应避免一切紧急气管插管的可能，可实施提前分娩镇痛下的阴道试产；或计划剖宫产时为避免全身麻醉气管插管风险，提前硬膜外置管。剖宫产时最好选择腰硬联合麻醉，紧急气道团队应随时准备，做好应对困难气道的准备。

（江晓琴　吴　兰）

第 6 章

妊娠合并消化及泌尿系统疾病

第一节　妊娠合并胰源性门静脉高压

☆病情介绍

患者，女，33 岁，身高 162cm，体重 68kg，因“停经 29^{+1} 周，左上腹部疼痛 11+ d”入院。妊娠期定期产检，前期无特殊，孕 27^{+4} 周，无明显诱因出现左上腹部疼痛，无恶心、呕吐、腹胀等，彩超：上腹部偏左侧探及大小约 14.4cm × 9.5cm × 10.1cm 囊团块。予以止痛针、头孢类药物治疗（具体不详）7d，上腹痛无明显缓解。孕 28^{+4} 周，华西医院复查彩超示：胰腺厚壁分隔囊性占位，性质？（胰腺体尾部查见大小约 12.8cm × 7.3cm 的无回声团），甲胎蛋白 133.00ng/ml，CA19-9 158.0U/ml，血小板 99×10^9/L，WBC15.77 × 10^9/L。胰淀粉酶 60U/L，血淀粉酶 73U/L，血脂肪酶 69U/L。腹部 MRI：胰腺体尾部 8.9cm × 12.5cm 囊性为主混合杂信号肿块影，胰腺被推压前移。胃周、脾门见增粗迂曲血管影，提示继发性胰源性门静脉高压。胰腺外科医生考虑胰腺占位性病变，建议手术治疗。孕妇坚决要求终止妊娠后再行外科治疗，故入院。既往体健，无肝硬化、血液系统疾病及血吸虫病史。

体格检查：体温 36.7℃，血压 121/71mmHg，心率 82 次 / 分，呼吸 20 次 / 分，SpO_2 99%。脾脏肋下未触及。

辅助检查：血小板 121×10^9/L，WBC9.9 × 10^9/L，凝血功能、淀粉酶、血脂肪酶正常，肝功能正常。

入院诊断：胰腺占位性病变；胰源性门脉高压；G2P1 29^{+1} 周宫内孕单活胎待产。

☆处理经过

入院后，给予禁食，肠外营养支持治疗，头孢西丁预防感染、维持电解质平衡。入院后第 2 天，给予米非司酮口服及乳酸依沙吖啶（利凡诺，100mg）羊膜腔穿刺引产，在硬膜外分娩镇痛下分娩一死胎，产后第 3 天，转华西胰腺外科继续治疗。

☆相关知识点

胰源性门静脉高压指胰腺疾病及其并发症，引起脾静脉受压、扭曲、管壁炎性增厚或管内堵塞，脾静脉血栓形成，脾静脉回流受阻，压力增高，最终脾大和脾胃区静脉压增高。约占门静脉高压症的 5%。胰腺炎症（占 60%）、肿瘤及其他胰腺疾病为三大主要病因。

胰源性门静脉高压患者临床表现包括胰腺本身的疾病表现，脾功能亢进，胃底、胃大弯静脉曲张或破裂出血（呕血、黑粪、贫血），肝功能可正常。具备下述临床特点即可确诊：既往有胰腺病或胰腺外伤史；无肝硬化、血液系统疾病及血吸虫病史；脾增大或脾功亢进表现；影像学检查（B超、MRI）示门静脉不增宽，脾静脉血流受阻及脾门及脾周静脉曲张；胃镜下可见胃底静脉曲张。具备上述临床特点即可确诊。胰源性门静脉高压症与一般门静脉高压症主要区别是胃底和胃大弯侧曲张血管明显，食管下段静脉曲张不明显，肝功能通常正常。胰腺型门静脉高压是门静脉高压症中唯一可通过手术治愈的疾病，积极治疗胰腺原发疾病是该病治疗关键。脾周、胃底静脉曲张破裂出血治疗管理详见本章第六节“妊娠合并食管胃底静脉曲张”相关内容。胰源性门静脉高压与肝硬化门静脉高压的临床特征区别见表6-1-1。

表6-1-1 胰源性门静脉高压与肝硬化门静脉高压的临床特征一览表

	胰源性门静脉高压	肝硬化门静脉高压
主要病因	胰腺炎症、肿瘤及其他胰腺疾病	肝硬化
食管下段静脉曲张	不明显	明显
肝功能	正常	可异常
影像学	门静脉不增宽、脾静脉回流受阻	门静脉增宽
治疗关键	积极治疗原发疾病	多学科，多手段（药物、内镜、介入、外科）治疗
破裂出血部位	胃底、胃大弯静脉	食管胃底静脉
是否治愈	可治愈	不可治愈

妊娠与胰腺性门静脉高压

妊娠可加重胰源性门静脉高压，加重或诱发胰腺炎（详见本章第九节、第十节“妊娠合并急性胰腺炎”相关内容）。增大子宫可加重胰腺肿瘤和脾静脉受压，恶化胰源性门静脉高压。分娩过程中，产程长、焦虑、疼痛、儿茶酚胺释放等，容易诱发胃底、胃大弯静脉曲张破裂出血。

胰源性门静脉高压可影响妊娠结局。脾功能亢进可导致三系减少（红细胞、血小板、白细胞），患者易出现贫血、凝血功能障碍，易于感染，影响妊娠结局。如果合并胃底、胃大弯静脉曲张破裂出血，可危及孕妇、胎儿生命。

☆专家点评

该患者既往体健，无肝硬化、血液系统疾病及血吸虫病史。妊娠期无明显诱因出现左上腹部疼痛，反复B超、MRI提示胰腺占位性病变，胃周、脾门静脉曲张。米非司酮口服及乳酸依沙吖啶（利凡诺，100mg）羊膜腔穿刺引产，在硬膜外分娩镇痛下分娩一死胎，产后转胰腺外科手术治疗。

此类患者围手术期应注意以下几个方面：

●分娩时机：根据胰源性门静脉高压原发原因选择合适分娩时机。如果为胰腺炎引起，分娩时机与方式详见妊娠合并胰腺炎章节相关内容。如果为肿瘤引起，则分娩时机与方式需结合产妇情况、孕周、患者意愿综合考虑。

●分娩方式选择：胃底、脾门静脉曲张在长时间自然分娩过程中有破裂出血风险，建议剖宫产终止妊娠。入院时孕周较小、已临产、估计短时间内可结束分娩者，可阴道助产 + 会阴侧切尽量缩短产程。本例患者，孕 29^{+1} 周，胰腺性门静脉高压系胰腺占位引起，母体情况可，胎儿也无宫内紧急情况，考虑治疗原发病，患者坚决拒绝继续妊娠，硬膜外分娩镇痛顺利引产。

●麻醉方式选择：若凝血功能正常，无椎管内麻醉禁忌，首选椎管内麻醉。若实施全麻，气管插管、拔管过程中，应维持血流动力学稳定，避免因血压剧烈波动诱发曲张的胃底脾门静脉破裂。

●围手术期管理：胰源性门静脉高压系胰腺炎引起者，围手术期管理同妊娠合并胰腺炎。围手术期预防和治疗胃底、脾门静脉曲张破裂出血详见本章第六节“妊娠合并食管胃底静脉曲张”相关内容。

●新生儿管理：胰源性门静脉高压患者无肝硬化、血液系统疾病及血吸虫病史，胎儿宫内正常，新生儿管理同普通孕妇。如果病因系胰腺炎引起，则新生儿管理参见妊娠合并胰腺炎章节相关内容。

综上，胰源性门静脉高压由胰腺疾病及其并发症引起，胰腺炎症（占 60%）、肿瘤及其他胰腺疾病为三大主要病因。临床表现包括胰腺本身疾病表现，脾功能亢进，胃底、胃大弯静脉曲张或者破裂出血（呕血、黑粪、贫血），食管下段静脉曲张不明显，肝功能可正常。可通过手术治愈。终止妊娠方式首选剖宫产，若凝血功能正常，无椎管内麻醉禁忌，首选椎管内麻醉。脾周、胃底静脉曲张破裂出血抢救同本章第六节“妊娠合并食道胃底静脉曲张”。

（江晓琴　刘　艳）

第二节　妊娠合并重度胆汁淤积症

☆病情介绍

患者，女性，25 岁，身高 148cm，体重 60kg，因“停经 35^{+1} 周，皮肤黄染、瘙痒 4d”入院。停经 16^{+4} 周建卡，定期产检。孕 32 周，肝功能检查：谷丙转氨酶 274.1U/L，谷草转氨酶 253.1U/L，总胆汁酸 40.6μmol/L，给予多烯磷脂酰胆碱保肝、熊去氧胆酸降胆酸等治疗，孕 33^{+3} 周复查肝功能：谷丙转氨酶 75.1U/L，谷草转氨酶 153.2U/L，总胆汁酸 32μmol/L，甘胆酸 11.12μg/ml。继续口服药物降胆酸、保肝治疗。34^{+4} 周，患者出现皮肤黄染，瘙痒，35^{+1} 周复查肝功能：谷丙转氨酶 285.5U/L，谷草转氨酶 195.5U/L，总胆汁酸 101.1μmol/L，甘胆酸 53.2μg/ml，总胆红素为 39.3μmol/L，直接胆红素 25.6μmol/L。为进一步治疗，入院治疗。患者 4 年前诊断“妊娠期胆汁淤积症”，孕 32 周胎死腹中。

体格检查：体温 37.3℃，心率 89 次 / 分，呼吸 20 次 / 分，血压 118/72mmHg，全身皮肤、巩膜中度黄染，无肝掌及蜘蛛痣，无腹壁静脉曲张。Murphy 征（－），全腹无压痛、反跳痛及肌紧张，肝、脾肋下未及。心肺查体无特殊。

辅助检查：血红蛋白 120g/L，血小板 100×10^9/L；凝血酶原时间（PT）10.2s，活化部分凝血活酶时间（APTT）23.6s，国际标准化比值（INR）1.0。

入院诊断：G2P1 35^{+1} 周宫内孕头位单活胎待产；重度妊娠期肝内胆汁淤积症。

☆处理经过

入院后，继续给予多烯磷脂酰胆碱保肝、熊去氧胆酸降胆酸等治疗 5d。其间密切监测胎心、胎动。入院第 5 天，拟行腰硬联合阻滞麻醉下行剖宫产术。术前禁食 6h，禁饮 4h。入室常规监测，心率 78 次 / 分，血压 121/74mmHg，呼吸频率 20 次 / 分，SpO_2 98%。左侧卧位下 $L_{3\sim4}$ 间隙顺利实施腰硬联合麻醉，鞘内给予 0.5% 布比卡因 2.6ml，麻醉平面达 T_6，手术顺利，分娩一活婴，新生儿 Apgar 评分 1-5-10min 分别为 10-10-10 分。手术历时 40min，术中晶体液 750ml，出血 360ml，尿量 50ml。术毕行双侧腹横筋膜阻滞复合静脉镇痛治疗。术后第 3 天安全出院。术后第 5 天复查肝功能：总胆汁酸 1.9μmol/L，谷丙转氨酶 288U/L，谷草转氨酶 72U/L，凝血指标正常。

☆相关知识点

妊娠期肝内胆汁淤积症（intrahepatic cholestasis of pregnancy，ICP）是妊娠期特发性疾病，多见于妊娠中、晚期。以不明原因皮肤瘙痒、肝功能异常、产后迅速消失或恢复正常为临床特点。ICP 是基于瘙痒症状和血清总胆汁酸水平升高，并排除其他相关疾病的临床诊断。总胆汁酸是诊断可靠指标，≥ 10μmol/L 可诊断为 ICP。

妊娠与 ICP 妊娠诱发 ICP 的发病。妊娠期雌激素增加，钠、钾 - 三磷酸苷酶活性下降，胆盐转运受到阻碍。雌激素代谢产物（D 环葡萄糖醛酸雌激素）与胆酸结构相似，为胆酸载体的竞争性抑制物，导致胆汁淤积，最终胆汁酸代谢障碍。ICP 可影响妊娠结局。母体胆汁酸可通过胎盘并在胎儿及羊水中聚积，易导致围生儿死亡率增加、羊水胎粪污染和早产，病情严重者不良结局更多。

根据疾病严重程度 ICP 分为轻度和重度，分别管理。重度 ICP 诊断标准：血总胆汁酸≥ 40μmol/L，或血总胆汁酸＜ 40μmol/L 合并复发 ICP、多胎妊娠、妊娠期高血压疾病、有 ICP 围生儿死亡史或不明原因死胎史等。胆汁酸水平≥ 40μmol/L 的 ICP 不良围生期结局风险增加，孕妇血清总胆汁酸为 100μmol/L 或以上的孕妇死胎的风险显著增加。

重度 ICP 药物治疗有两个潜在目标：减轻母体瘙痒症状和降低不良围生期结局风险。熊去氧胆酸是治疗 ICP 的一线药物。起始剂量为 10 ～ 15mg/（kg・d），最大剂量 21mg/（kg・d）。典型方案 300mg 分每日 2 ～ 3 次给药，或 500mg 分每日 2 次给药。1 ～ 2 周可观察到瘙痒症状减轻。替代药物可用 S- 腺蛋氨酸和考来烯胺。熊去氧胆酸治疗能改善症状但不能改善围生期不良结局。

☆专家点评

此例患者以全身皮肤瘙痒、黄染为主要临床症状。分别在孕 32 周、33^{+3} 周、35^{+1} 周多次检测总胆汁酸≥ 10μmol/L，最高值达 101.1μmol/L。多次谷丙转氨酶、谷草转氨酶增加。从孕 32 周起，持续多烯磷脂酰胆碱保肝、熊去氧胆酸降胆酸治疗，但总胆汁酸仍持续增加，孕 36 周剖宫产终止妊娠，术后第 5 天总胆汁酸迅速恢复至正常。既往曾诊断为“妊娠期胆汁淤积症”，在孕 32 周时，胎死腹中。该患者重度 ICP 诊断明确。

这类患者在围手术期管理应注意以下方面：

●麻醉方法选择：重度 ICP 患者常伴肝功能受损，需关注凝血功能，凝血功能正常且没有禁忌下优选椎管内麻醉。具体方式依据手术的紧急程度、凝血功能等个体化综合考虑。重度 ICP 患者，出现胎儿胎心下降，生物评分降低，危及胎儿生命，需在最短时间内终止妊娠者，优选全身麻醉。

●分娩方式和时机：重度 ICP，高度怀疑胎儿窘迫，既往死胎、死产、新生儿窒息，胎盘功能严重下降者，分娩方式优选剖宫产。分娩时机与总胆汁酸水平密切相关，需充分权衡早产和死产的利弊风险（表 6-2-1）。总胆汁酸水平＜ 100μmol/L 者，建议孕 36 ～ 39 周分娩。其中，总胆汁酸＜ 40μmol/ 者，可适当延长孕周至接近 39 周，40 ～ 100μmol/L 者，应提前分娩。总胆汁酸水平≥ 100μmo/L 者，建议 36 周时分娩。但同时合并以下情况之一（药物难以缓解的持续性瘙痒；复发性 ICP，孕 36 周前有死产史；肝功能恶化），可 34 ～ 36 周分娩。

表 6-2-1　分娩时机与总胆汁酸的关系

总胆汁酸水平	临床表现	分娩时机
＜ 100μmol/L	无其他表现	建议 36 至 39 周分娩
＜ 40μmol/L		适当延长至 39 周
40 ～ 100μmol/L		36 周后可提前分娩
≥ 100μmo/L	无其他表现	36 周可分娩
	有下列情况之一：	可 34 ～ 36 周分娩
	药物难缓解的持续性瘙痒	
	复发性 ICP	
	孕 36 周前有死产史	
	肝功能恶化	

●围手术期管理：术前密切监测胆汁酸水平和胎儿情况，做好紧急剖宫产准备。重度 ICP 患者常伴高总胆汁酸水平，后者可影响胎儿和母体心肌收缩力，进而影响心脏功能。有时也可影响母体各种平滑肌功能，增加产妇低血压发生率。术中低血压，建议选择纯 α_1 受体激动剂（如去氧肾上腺素）。如果合并凝血功能不好，术中出血多，可按围手术期大出血治疗规范处理。

综上，ICP 患者，尤其是重度 ICP 患者易导致发生胎死腹中、羊水胎粪污染和早产，多选择剖宫产终止妊娠。分娩的时机与病情密切相关，如重度 ICP，总胆汁酸水平≥ 100μmo/L 者，建议孕 36 周时分娩，当合并药物难以缓解的持续性瘙痒；复发性 ICP，孕 36 周前有死产史；肝功能恶化时，可在孕 34 ～ 36 周分娩。麻醉具体方式根据手术紧急程度、凝血功能等个体化因素综合考虑。

（江晓琴　吴　兰）

第三节　妊娠合并急性脂肪肝

☆病情介绍

患者，女，30岁，因"停经37^{+5}周，乏力2周，恶心、呕吐1周"入院。妊娠期定期产检，无特殊。2周前出现乏力、懒言，食欲缺乏、烦渴、多饮、多尿，全身皮肤黄染，未就诊。1周前出现恶心、厌油，呕吐，呕吐物为胃内容物，未重视，未就诊。入院前3+h，感明显乏力，头晕、恶心，急诊辅助检查提示：凝血功能障碍（PT、APTT、TT延长，APTT延长，Fg < 50mg/dl、INR2.15）、肝功能受损（天冬氨酸氨基转移酶455U/L，丙氨酸氨基转移酶270U/L，总胆红素68.4μmol/L）、肾功能受损（尿素6.69mmol/L，肌酐224μmol/L），B超提示肝脏回声增强，急诊以"妊娠期急性脂肪肝"收治入院。既往史无特殊。

体格检查：体温37.8℃，脉搏97次/分，呼吸20次/分，血压141/67mmHg，胎心正常。

辅助检查：Hb109 g/L，血小板计数88 × 10^9/L。

入院诊断：G3P1^{+1} 37^{+5}周宫内孕头位单活胎待产；妊娠期急性脂肪肝；凝血功能障碍；肾功能损伤。

☆处理经过

入院后第1天、第2天分别输入新鲜冷冻血浆800ml和600ml，纤维蛋白原4g，冷沉淀8U，积极纠正凝血功能障碍，凝血功能较前改善，但PT、APTT仍有延长，纤维蛋白原128mg/dl，INR1.85。复查血常规发现Hb、血小板进行性下降，Hb：88g/L，血小板62 × 10^9/L。多科会诊后拟急诊剖宫产终止妊娠。患者入室后常规监护：心率115次/分，血压121/67mmHg，呼吸频率20次/分，SpO_2 99%。充分给氧去氮后，丙泊酚120mg、瑞芬太尼70μg，氯化琥珀胆碱100mg静脉注射后气管插管，机械通气，术中七氟烷吸入维持麻醉，顺式阿曲库铵维持肌松。静脉输注去白红细胞悬液1.5U，纤维蛋白原4g，血压维持在（117 ～ 130）/（66 ～ 75）mmHg，心率维持在110 ～ 115次/分。手术历时47min。术中晶体液总入量2000ml，出血量600ml，尿量400ml。术后转入ICU继续予异甘草酸镁保肝、丁二磺酸腺苷蛋氨酸降胆红素、输注新鲜冷冻血浆，冷沉淀及纤维蛋白原改善凝血，动态监测肝功能等。选择血浆置换及连续性肾脏替代治疗3d。血小板继续下降，最低至39 × 10^9/L，静脉输注机采血小板1U治疗量，术后10d，复查检查肝肾功能、电解质、凝血功能基本正常，血小板47 × 10^9/L，患者转出ICU，3d后平安出院。

☆相关知识点

妊娠期急性脂肪肝指妊娠期不明原因出现肝脏代谢能力下降的急性肝衰竭，是一种罕见但致命的妊娠特有疾病，发病率为1/20 000 ～ 1/7000，病死率高。妊娠晚期多见，以明显消化道症状、肝功能异常和凝血功能障碍为主要特征。该病以临床诊断为主，妊娠期明显乏力、恶心、呕吐者应门诊筛查，一线筛查指标包括肝肾功能、血常规、血糖及凝血功能检查等。

妊娠期急性脂肪肝是妊娠特有疾病，以累及中央区和门静脉肝细胞小泡性脂肪浸润为特征。确切发病机制不明。胎儿长链 3- 羟酰基辅酶 A 脱氢酶缺乏，线粒体脂肪酸氧化异常，长链脂肪酸会进入母体循环，蓄积具有肝毒性，引起母体肝疾病。孕妇雌激素、肾上腺皮质激素及生长激素的升高，脂肪酸合成的增加及代谢的减少，游离脂肪酸堆积，诱发妊娠期急性脂肪肝。

妊娠期急性脂肪肝严重威胁母儿安全。该病可累及多器官，引起孕妇一系列严重并发症，最常见严重并发症包括急性肾功能不全、DIC 及多器官功能障碍综合征、围手术期大出血、急性肝衰竭、肝性脑病等。该病对胎儿也有显著影响，严重者可引起胎死腹中。

一旦诊断为妊娠合并脂肪肝，建立快速反应多学科团队（产科、感染科、ICU、输血科等），应在 ICU 动态监测肝肾功能、血常规及凝血功能等指标变化，给予保肝、纠正凝血、预防性抗感染等治疗。

☆专家点评

本例患者妊娠期出现乏力、恶心、呕吐、皮肤黄染等临床症状，病程大于 1 周，辅助检查提示凝血功能障碍、肝肾功能损害，总胆红素增加、血小板进行性下降，重症妊娠期急性脂肪肝诊断明确，入院后积极新鲜冰冻血浆、冷沉淀、纤维蛋白原静脉输注纠正凝血、保肝降黄治疗 2d 后，凝血功能有改善但仍异常，血小板进行性下降，在全身麻醉下急诊剖宫产终止妊娠。术后转入 ICU 继续抗凝、保肝治疗、术后血浆置换及连续性肾脏替代治疗 3d。术后 10d 上述检查基本恢复正常，转出 ICU，3d 后平安出院。

此类患者麻醉管理应注意以下方面。

- 术前评估：多指标联合观察是有效评估妊娠期急性脂肪肝孕妇预后的重要手段。血清总胆红素升高、凝血功能严重异常、血清肌酐升高、血小板计数降低及发病时长等因素与预后密切相关。血乳酸升高是严重肝衰竭孕妇死亡率的重要预测因子。术前需常规评估上述指标，尤其关注凝血功能、肝肾功能、电解质。本患者入院病情危重，经过 ICU 积极治疗、术前充分准备（积极纠正凝血功能，保肝治疗），全程管理，最后改善母儿结局。
- 终止妊娠方式和时机：尽快终止妊娠是改善母儿结局的唯一手段。一旦确诊，短期内不能阴道分娩者或子宫颈条件不佳者，推荐良好术前准备下优先选择剖宫产术终止妊娠。如果阴道分娩不可避免，在积极改善凝血功能、预防产后出血的条件下尽快结束阴道分娩。本例患者经过治疗，凝血功能虽有改善但血小板进行性下降，多学科会诊后选择了急诊剖宫产终止妊娠。
- 麻醉方式选择：根据患者凝血功能、终止妊娠的紧急性及循环状态个体化选择麻醉方式。麻醉前仔细评估凝血功能，INR $\leqslant$ 1.2 可行椎管内麻醉；1.2 $<$ INR $<$ 1.5 可行单次蛛网膜下腔阻滞麻醉及局部神经阻滞；INR $\geqslant$ 1.5 或循环功能不稳定，则行全身麻醉。合并肝性脑病者，实施椎管内麻醉前应考虑颅内压升高、脑疝相关风险。椎管内麻醉后发生凝血功能障碍者，需等待凝血功能恢复正常后再拔出硬膜外导管，但需警惕感染风险。全身麻醉者，麻醉药可加重或恶化肝功能，同时肝功能障碍可使经肝脏代谢药物消除时间延长、游离血浆药物浓度增加（如苯二氮䓬类药物、芬太尼、舒芬太尼、吸入麻醉药等），尽可能选择不经肝脏代谢以及短效药物，如瑞芬太尼、顺式阿曲库铵等。围手术期密切监测，积

极纠正凝血功能障碍。如果剖宫产术中出血多，则按照产科大出血管理，必要时血液回收。

- 新生儿管理：妊娠期脂肪肝可严重影响胎儿、新生儿，发生宫内缺氧、胎死腹中、早产甚至新生儿死亡。围手术期加强消化科、产科、儿科多科合作，加强胎儿宫内监护，做好新生儿抢救复苏准备。术前准备新生儿团队，降低围生儿死亡率。
- 术后治疗：该类患者病情危重，术后应在ICU进一步观察和治疗（支持治疗、血浆置换、人工肝等）。

总之，妊娠期急性脂肪肝起病急、病情重。以明显消化道症状、肝功能异常及凝血功能障碍为特征。尽快终止妊娠是治疗的关键。麻醉方式根据患者凝血功能、终止妊娠的紧急性及循环状态个体化选择。INR ≤ 1.2 的孕妇可行椎管内麻醉，INR ≥ 1.5 或循环功能不稳定的孕妇行全身麻醉。全身麻醉者，麻醉药可加重或恶化肝功能，还需考虑肝功能对麻醉药物的影响，术后 ICU 继续观察和治疗，积极纠正凝血功能，治疗相应并发症，必要时可以选择血浆置换及连续性肾脏替代治疗。剖宫产术中大出血，则参照产后大出血治疗原则管理，必要时血液回收。

（江晓琴　吴　兰）

第四节　妊娠合并肝硬化

☆病情介绍

患者，女，33 岁，因“停经 36^{+1} 周，全身水肿 3d”入院。妊娠期未定期产检。孕 35^{+5} 周，出现全身水肿，入院治疗。20 年前诊断乙肝“小三阳”，肝功能正常，随后不定期检查肝功能均正常，2 年前血常规提示三系降低，B 超发现脾脏长大，肝功能正常，骨髓穿刺提示：粒系、红系、巨核系增生明显活跃、血小板成簇可见，排除血液系统疾病。

体格检查：体温 36.7℃，血压 127/78mmHg，心率 108 次 / 分，呼吸 20 次 / 分，SpO_2 98%。气管居中，胸廓正常。双肺未闻及湿啰音。双下肢凹陷性水肿，腹壁静脉曲张，移动性浊音（+）。胎心正常。

辅助检查：血常规 Hb90g/L，血小板计数 70×10^9/L，白细胞计数 3.1×10^9/L，中性粒细胞百分比 0.85。凝血功能：纤维蛋白原 108mg/dl，PT17.1s，APTT41s。肝功能检查：总蛋白 55g/L，白蛋白 24g/L，天冬氨酸转氨酶 45U/L，丙氨酸转氨酶 27U/L，总胆红素 68.4μmol/L。肾功能、血糖正常。血气分析：$PaCO_2$ 30mmHg，余无特殊。腹部 B 超：肝实质回声稍增粗、肝硬化表现，门静脉内径增宽、中度脾大，腹腔有液性暗区 5.3L。

入院诊断：妊娠合并肝硬化失代偿期；G2P0^{+1} 36^{+1} 周宫内孕单活胎待产。

☆处理经过

入院后继续保肝治疗。缓慢静脉输注白蛋白 10g，纤维蛋白原 4g，复查 PT、APTT 正常。入院后第 2 天，放腹水 700ml。入院后 3d，在全身麻醉下剖宫产终止妊娠。入室常规监护，血压 129/74mmHg，心率 103 次 / 分，呼吸 20 次 / 分，SpO_2 98%，体温 36.9℃。手术开始前备自体血回收。面罩高流量 10L/min 吸氧 5min，充分给氧去氮，静脉给予丙泊酚 120mg，瑞芬太尼 60μg，氯化琥珀胆碱 100mg 快速顺序诱导，可视喉镜下顺利插入加强型气管导管（ID=6.5，插管深度 21cm）吸入 2% 七氟醚、顺式阿曲库铵 4mg 维持麻醉。潮气量 5ml/kg，PEEP 5cmH_2O，气道峰压＜ 30cmH_2O。手术开始后 4min 后胎儿娩出，追加舒芬太尼 10μg，瑞芬太尼持续静脉泵注加深麻醉。新生儿 Apgar 评分 1-5-10min 分别为 8-8-9 分，转入 NICU 观察。手术顺利，历时 55min，术中失血 1000ml，尿量 100ml，输入晶体液 1000ml。术后转 ICU 继续治疗，第 5 天出院，传染科继续随访。

☆相关知识点

肝硬化是各种原因引起以肝脏弥漫性纤维化、假小叶形成、再生结节为组织病理学特征的进行性慢性肝病。代偿期无明显临床症状，失代偿期以门静脉高压和肝功能严损伤为特征，可并发腹水、消化出血、脓毒症、肝性脑病、肝肾综合征、癌变等，最终多脏器功能衰竭而死亡。常见病因有 HBV 和 HCV 感染、酒精性肝病、非酒精性脂肪性肝病、自身免疫性肝病等。

肝硬化分为代偿期和失代偿期。符合下列四条之一即可诊断肝硬化代偿期：组织学符合肝硬化诊断；内镜显示食管胃静脉曲张或消化道异位静脉曲张；影像学检查提示肝硬化或门静脉高压特征。

肝脏功能主要包括：①分泌胆汁，调节胆红素功能；②合成多种凝血因子（Ⅱ、Ⅶ、Ⅸ、Ⅹ）、人血白蛋白；③参与三大营养物质代谢（糖分解和糖原合成、蛋白质及脂肪的分解与合成）；④解毒，把氨基酸代谢产物氨合成尿素，经肾脏排出；⑤调节机体产生热量、平衡水、电解质；⑥调节血容量；吞噬和防御功能。肝脏功能与相应检测指标见表 6-4-1。

表 6-4-1　肝脏功能与相应检测指标

肝脏功能	检测指标
反映肝细胞损伤	丙氨酸转氨酶
	碱性磷酸酶
	谷氨酰转肽酶
	天冬氨酸转氨酶
反映肝脏分泌、排泄功能	总胆红素
	直接胆红素
反映肝脏合成、储备功能	总蛋白
	白蛋白
	免疫球蛋白
	PT、APTT

麻醉药物可影响肝功能。多数吸入麻醉药能降低平均动脉压和心排血量，不同程度引起门静脉血流减少、肝动脉抵抗。七氟醚、地氟醚对肝血流和肝功能的影响优于安氟醚。肝功能损害时，依托咪酯可降低肝血流，与肝动脉阻力增加、心排血量下降有关。氯胺酮

对肝血流影响轻微。依托咪酯降低肝血流。丙泊酚可增加肝血流。肝功能不全者，麻醉药需求降低，肝脏清除麻醉药物效率下降，导致药物清除半衰期延长。阿片类药物中，吗啡代谢率降低，半衰期延长。芬太尼、舒芬太尼完全经肝脏代谢，瑞芬太尼被血、组织中酯酶水解，不受肝功能障碍影响。肌肉松弛药中，顺式阿曲库铵代谢不依赖肝肾功能，维库溴铵、罗库溴铵作用时间延长。肝硬化患者血浆胆碱酯酶活性降低，血浆清除率下降，氯化琥珀胆碱时间延长，肌颤恢复时间延长。其他内容详见本章第六节“妊娠合并食道胃底静脉曲张”相关内容。

☆专家点评

该患者乙肝“小三阳”20 年，2 年前脾功能亢进，血常规三系降低。目前孕 36^{+1} 周，血小板计数、白细胞计数降低、纤维蛋白原降低，白蛋白降低，B 超提示肝硬化表现、腹腔有液性暗区。全麻下顺利实施剖宫产，母婴安全。

此类患者围手术期管理应注意以下方面。

• 分娩方式和时机：肝硬化代偿期患者，分娩时机与方式同普通孕妇。失代偿期，合并肝功能障碍或衰竭者，积极内科治疗，治疗后病情好转者，可根据产科实际情况选择终止妊娠时机。如病情恶化、出现严重并发症或产科急症时，需及时终止妊娠，分娩方式选择根据病情而定。

• 麻醉方式选择：肝硬化常伴凝血功能改变，如果无凝血功能障碍和椎管内麻醉禁忌证者，可选择椎管内麻醉。但需注意平面不超过 T_6，忌麻醉平面过高，后者可引起门静脉血流减少。选择全身麻醉者，需考虑肝硬化对麻醉药物的影响（详见本章相关知识点），肝肾功能异常、黄疸及重症等患者，全麻药物需求量降低。镇痛药物推荐瑞芬太尼联合小剂量舒芬太尼。肌松药推荐顺式阿曲库铵。吸入药推荐肝毒性和肝血流影响较小的药物，如七氟醚、地氟醚，镇静类药物推荐丙泊酚，GABA 受体激动剂如咪达唑仑可能会加重先前存在肝性脑病，慎用。该患者术前纤维蛋白原 108 mg/dl，血小板计数 70×10^9/L，PT 延长，考虑到凝血功能状态，该患者选择了全身麻醉。

• 围手术期管理：术前评估应进行血常规、凝血功能、肝肾功能等监测，评估是否合并肝性脑病、肝肾综合征等并发症。术前尽一切可能纠正机体内环境紊乱。调节并维持全身各系统尽可能接近生理状态，合并低氧血症的明显胸腔积液，术前可胸腔穿刺引流。有中重度腹水者，术前可穿刺，放腹水，改善呼吸功能。围手术期加强生理监测外，动态监测生化和凝血功能。

保肝治疗贯穿整个围手术期，减少一切不必要用药，减轻肝脏解毒负担。选择对肝血流影响最小的药物，术中维持血流动力学稳定，减轻肝脏缺血再灌注损伤。腹水、活动性胃肠道出血或肝性脑病可使胃排空延迟，全麻诱导误吸风险大，应采用快速诱导或清醒气管插管等方法防止反流。合并肺损伤时，积极维持动脉氧合，采用小潮气量（4 ~ 6ml/kg）、适当 PEEP（5 ~ 10mmH$_2$O）的肺保护性通气策略，改善通气 / 血流比。防治低血压和低氧血症。门静脉高压或严重出血可能时应考虑使用自体血回输。

• 术后管理：严重合并症者术后转入 ICU 继续治疗。积极防治出血、脓毒血症、肝功能衰竭、肝肾综合征、高容量负荷、肝性脑病等并发症。术后镇痛，避免选择对肝脏有损害的药物，非甾体抗炎药是禁忌。曲马多是这类患者中重度疼痛的安全选择。术后尝试多模式镇痛，TAP 阻滞或局麻药浸润镇痛时，需考虑凝血功能。硬膜外镇痛应用需要极其谨慎，患者必须满足 INR ＜ 1.5，PLT ＞ 100×10^9/L。

综上，妊娠合并肝硬化发病率增加（6.5 人 /10 万，2016 年）。失代偿期以门静脉高压和肝功能严重损伤为特征，可影响凝血功能及药物代谢。无凝血功能障碍和椎管内麻醉禁忌者，可选椎管内麻醉，但控制麻醉平面不超过 T_6。全身麻醉，应选择合适麻醉药，注意药物肝脏毒性及蓄积效益，这类患者推荐使用不经过肝脏代谢及短效药物。围手术期维持肝脏氧供需关系，维持肾灌注，避免低血压加重肝脏损伤。术后多模式镇痛，非甾体抗炎药是禁忌。

（江晓琴　吴　兰）

第五节　妊娠合并肝癌肺转移

☆病情介绍

患者，女，28 岁，身高 160cm，体重 70kg，因“停经 19^{+4} 周，上腹痛 20+d，加重 5d”，入院。妊娠期未定期产检。孕 16^{+4} 周，无明显诱因出现右上腹持续性胀痛，伴恶心，无呕吐、食欲缺乏、腹泻，未予重视和就诊。孕 18^{+6} 周，上述症状加重，腹部 B 超示：肝脏占位。CT：肝右叶多发稍低密度结节及肿块影（12.8cm × 6.5cm）双肺弥漫分布结节影，较大者直径约 1.0cm，多系转移瘤。AFP ＞ 1210ng/ml，神经元特异烯醇化酶 41.78ng/ml，考虑肝癌并肺转移。要求入院终止妊娠。发现乙肝病毒携带 8 年，未正规诊治。

体格检查：体温 36.6℃，血压 117/73mmHg，心率 86 次 / 分，呼吸 20 次 / 分，SpO_2 98%。气管居中，胸廓正常。胎心正常。

辅助检查：血常规 Hb90g/L，血小板计数 130×10^9/L，白细胞计数 5.1×10^9/L，中性粒细胞百分比 0.78。凝血功能、肝功能、肾功能未见异常。肺功能检查未见异常。腹部 CT：腰椎未见异常。

入院诊断：妊娠合并肝癌肺转移；妊娠合并慢性乙型病毒性肝炎；G3P2 19^{+4} 周宫内孕单活胎待产。

☆处理经过

入院后，完善相关检查，给予米非司酮口服及乳酸依沙吖啶（利凡诺，100mg）羊膜腔穿刺引产，在硬膜外分娩镇痛（罗哌卡因 100mg + 舒芬太尼 50μg + 生理盐水 100ml，8ml/h 持续硬膜外注射，自控 5ml/ 次，锁时 20min）下分娩一死胎，产后第 3 天，转肝脏外科继续治疗。

☆相关知识点

原发性肝癌是我国常见恶性肿瘤之一，发病率（186.46/10 万）和死亡率（15.07/10 万）分别位居我国恶性肿瘤的第 4 位和第 2 位。乙肝病毒感染是肝硬化、肝细胞癌的主要原因。

肝癌早期可无典型症状，部分患者可表现为腹胀、腹痛、乏力和食欲缺乏等慢性肝病相关症状。中晚期患者可出现肝区疼痛、黄疸、出血及肝性脑病。远处转移者，有转移器官相关症状。血清 AFP 是诊断和疗效监测常用指标，血清 AFP ≥ 400μg/ml，排除妊娠、肝脏疾病及生殖腺胚胎源性肿瘤，可高度怀疑肝癌。影像学检查包括增强 CT 和 MRI。优选 MRI 检查行肝癌临床检出、诊断、分期和疗效评价。有典型肝癌影像学特征，符合肝癌临床诊断标准者，无须进行肝病灶穿刺活检来诊断。

恶性肿瘤可骨转移，尤其是晚期患者。乳腺癌、前列腺癌、肺癌、甲状腺癌和肾癌最容易骨转移。肝癌也可骨转移，发生率约为 8%（1% ～ 20%），转移部位多见于腰椎（25.89%）、骶髂骨（19.64%）和胸肋骨（17.86%）。CEA、CA153 和血钙是肝癌骨转移的独立危险因素。肝癌患者 CEA 浓度＞ 27.060ng/ml，CA153 浓度＞ 16.755U/ml 和血钙浓度＞ 2.305mmol/L 时，对诊断肝癌骨转移有一定临床价值，有助于早期诊断、治疗骨转移，提升患者生存质量，延长生存时间。骨转移常见症状有转移处疼痛（最常见），程度可轻可重。部分患者出现病理性骨折（骨组织侵蚀破坏，骨强度下降，病灶骨折）。部分出现高钙血症症状如疲劳、恶心、意识障碍、口干等。骨转移患者还会出现脊髓压迫症状。X 线片、CT、MRI 是诊断骨转移常用手段。

妊娠期恶性肿瘤发病率约为 1/1000，随年龄增长而增加。妊娠不改变恶性肿瘤的进程。乳腺癌、血液系统肿瘤、宫颈癌、黑色素瘤是妊娠期最常见的恶性肿瘤。恶性肿瘤一般不影响受孕；不影响胎儿发育与生长；但是流产、早产及剖宫产发生率明显增高，母婴死亡率高。妊娠期生理变化可影响药代动力学。妊娠合并肝癌者，妊娠期激素水平增高，可刺激肝脏肿瘤迅速生长，肿瘤细胞侵袭性增强，病情可加速进展或转移。随着孕周增加，胎儿生长，肿瘤生长，增大子宫压迫肝脏，可导致肝癌破裂出血等相关风险。多数患者妊娠合并肝癌确诊后，应尽早引产终止妊娠后行肝癌正规治疗，挽救生命。

恶性肿瘤及其诊断、治疗对妊娠有重要影响。几乎所有化疗药都能通过胎盘，引起畸形、发育迟缓和流产等。妊娠早期，重大畸形发生风险达 10% ～ 20%。妊娠期影像学检查需考虑胎儿致畸和死亡的风险，胎儿损害最低阈值为 100mGy，遮挡腹部行 X 射线检查，胎儿辐射量小于 0.1mGy，可忽略不计。妊娠期间影像学检查应限制电离辐射暴露量，超声为首选。妊娠期腹部防护后接受胸部 X 线片和乳腺钼靶检查安全，有可疑骨、脑转移，可以使用 MRI 平扫。尽量避免在妊娠期使用 CT、骨扫描和 PET 检查。放疗可造成胎儿死亡、畸形及生长障碍。妊娠期间接受化疗患者的新生儿，易并发出血、感染、贫血等。治疗不会影响幼儿的早期认知能力和心脏功能。

☆专家点评

该患者长期慢性乙型病毒性肝炎，未正规诊治。妊娠中期诊断肝癌肺转移。入院后，在硬膜外分娩镇痛下分娩一死胎，产后第 3 天，转肝脏外科治疗。

此类患者围手术期应注意以下几个方面。

- 妊娠期治疗：妊娠合并肿瘤处理基本原则与非妊娠期相同，但也有其特点，妊娠早期禁止化疗。妊娠 14 周后，化疗药物（铂类、紫杉醇、蒽环类、博来霉素、依托泊苷）均可应用，胎儿畸形发生率与普通人群相当。中期妊娠化疗相对安全，胎儿风险与母体获益相平衡。孕 35 周后不建议化疗，分娩前 3 周停止化疗，避免化疗药物导致骨髓抑制，发生出血、感染、贫血、药物新生儿体内滞留等风险。放疗除非紧急情况，尽量推迟至分娩后。

● 分娩时机与方式：需综合考虑孕周、肿瘤分期、患者意愿等，在遵循肿瘤治疗规范原则下，施行人性化、个体化方案。妊娠合并肝癌者，妊娠早期建议尽早引产。孕周≥ 28 周，结合患者意愿，可期待胎儿相对成熟后尽早终止妊娠。期待过程中，孕妇情况恶化或需要放疗、合并其他产科因素时，应尽早终止妊娠。终止妊娠方式首选剖宫产。该患者属肝癌晚期，已发生肺转移，为挽救患者生命，结合患者意愿，立即引产终止妊娠，产后行肝癌正规治疗。

● 麻醉方式选择：妊娠合并肿瘤患者，较少影响凝血功能（肝癌晚期导致严重肝功能受损时除外），如果无凝血功能障碍和椎管内麻醉禁忌，剖宫产或分娩镇痛均可选择椎管内麻醉，麻醉前需警惕肿瘤是否有骨转移。合并骨转移者，硬膜外麻醉操作是禁忌，容易引起病理性骨折，甚至骨折后神经损伤、截瘫。麻醉或分娩镇痛前，必须结合症状、体征、MRI 检查，筛查是否有腰椎骨转移。该患者确诊肝癌肺转移，分娩镇痛前腹部 CT 检查未发现肝癌骨转移，成功分娩镇痛后，患者无神经系统并发症发生。

● 围手术期麻醉管理：术前综合总胆红素、白蛋白、凝血酶原时间、腹水、肝性脑病 5 个方面对肝功能进行分级，评估肝储备功能，评估凝血功能状态。此类患者围手术期管理同妊娠合并肝硬化。

综上，原发性肝癌是我国常见恶性肿瘤之一，发病率和死亡率高。妊娠合并肿瘤患者，妊娠早期禁止化疗，孕 35 周后不建议化疗，分娩前 3 周停止化疗。放疗除非紧急情况，尽量推迟至分娩后。肝癌可发生骨转移，一旦诊断妊娠合并肝癌后，妊娠早期，尽早选择硬膜外分娩镇痛下引产，孕周≥ 28 周，结合患者意愿，可期待胎儿相对成熟后尽早剖宫产终止妊娠，此类患者实施椎管内麻醉前，必须结合症状、体征、MRI 检查，排除腰椎骨转移后方可实施。

（江晓琴　吴　兰）

第六节　妊娠合并食管胃底静脉曲张

☆病情介绍

患者，女，26 岁，因“停经 29^{+1} 周，皮肤黄染 1^{+} 个月，腹隐痛 1^{+}d”入院。妊娠期定期产检。孕 25 周出现皮肤黄染，院外查：总胆红素（459μmol/L）、直接胆红素（294μmol/L）、胆汁酸（83μmol/L）均增加，PT、APTT 延长，血红蛋白 73g/L、血小板降低（55×10^{9}/L）、肝硬化伴胃底静脉曲张，转入华西医院，以保肝、退黄、降血氨、输血及血浆、补充白蛋白等治疗，入院前 1^{+}d（停经 29^{+1} 周），自觉下腹疼痛伴有气促，无阴道流血流液，胎监提示不规律宫缩，考虑“先兆早产”，孕妇要求入院终止妊娠。8 年已剖宫产一健康活婴。15 年前，体检发现乙肝表面抗原阳性，诊断乙肝“小三阳”，随后不定期检查肝功能均正常，1 年前胃镜检查提示：食管、胃底静脉曲张，红色征阳性；门静脉高压性胃病表现。

体格检查：体温 36.8℃，血压 117/72mmHg，心率 103 次 / 分，呼吸 20 次 / 分，SpO_2

98%。全身皮肤黄染，腹壁静脉曲张。胎心正常。腹部查体可扪及脾脏。

辅助检查：血常规 Hb 67g/L，血小板计数 55×10^9/L，白细胞计数 4.1×10^9/L，凝血功能纤维蛋白原 157 mg/dl，PT19.7s，APTT33s，INR1.89。肝功能检查：黄疸指数 17.00，总胆红素 300.8μmol/L，白蛋白 24 g/L，天冬氨酸氨基转移酶 95U/L，丙氨酸氨基转移酶 46U/L，乳酸脱氢酶 439U/L，白蛋白 26.7g/L。肾功能、血糖正常。血气分析未见异常。腹部B超：肝硬化，门静脉、下腔静脉增宽，脾大，腹腔查见少量游离液性暗区，深约 0.8cm。胎监提示：宫缩不规律。

入院诊断：妊娠合并肝硬化失代偿期；肝硬化伴食管胃底静脉曲张；妊娠合并肝硬化脾功能亢进；G3P1^{+1} 29^{+2} 周宫内孕单活胎待产。

☆处理经过

入院后继续保肝、退黄治疗，地塞米松促胎肺成熟治疗，硫酸镁静脉泵入抑制宫缩。缓慢静脉输注白蛋白 10g，去白红细胞悬液 1.5U 纠正贫血，缓慢输注新鲜冷冻血浆 600ml 纠正凝血功能，复查 Hb 84g/L、PT 17.2s、APTT 33s、纤维蛋白原 211mg/dl。入院后 3d，胎监示宫缩 20 ～ 30s/（3 ～ 4）min，强度中，胎心正常，宫口开大 2cm，可见金黄色羊水流出伴血凝块约 20g，拟在全身麻醉下剖宫产终止妊娠。常规监护，血压 119/71mmHg，心率 103 次 / 分，呼吸 20 次 / 分，SpO_2 98%，体温 36.9℃。面罩 10L/min 吸氧 5min，充分给氧去氮，静脉给予丙泊酚 120mg，瑞芬太尼 60μg，氯化琥珀胆碱 100mg 快速顺序诱导，高年资医生可视喉镜下顺利插入加强型气管导管（ID=6.5，插管深度 21cm）。2% 七氟烷吸入、顺式阿曲库铵 4mg 维持麻醉，潮气量 6ml/kg，PEEP 5cmH_2O，气道峰压＜ 30cmH_2O。手术开始后 4min 后，胎儿娩出，静脉舒芬太尼 10μg，复合瑞芬太尼持续泵注加深麻醉。新生儿 1-5-10min Apgar 评分分别为 7-8-9 分，转 NICU 观察。术毕，平稳拔出气管导管，避免呛咳。手术历时 55min，术中出血 1700ml，输血去白红悬 3U、新鲜冷冻血浆 400ml、人纤维蛋白原 2g。尿量 1000ml，输入晶体液 2200ml。术后转 ICU 继续治疗，术后第 7 天转传染科继续治疗。

☆相关知识点

食管胃底静脉曲张是指食管和胃底的静脉变粗、迂曲。早期如蚯蚓样，随着病情进展，可出现蛇状血管或串珠状结节样改变，是肝硬化失代偿期常见并发症（详见本章第四节“妊娠合并肝硬化”相关内容）。主要通过食管胃十二指肠镜检查诊断。肝硬化失代偿导致长期门静脉高压，门体侧支循环（食管胃底静脉曲张、腹壁静脉曲张）形成。门静脉高压合并食管胃底静脉曲张发生率可高达 50%，发生率与肝功能损害严重程度相关。

门静脉系统由肠系膜上静脉和脾静脉汇合而成，收集了消化道、脾、胰、胆囊的血液，携带丰富的营养物质输送入肝脏。门静脉高压症是门静脉血流受阻、血液淤滞，门静脉系统压力增高的一种临床综合征，大量饮酒、肝炎后肝硬化是最主要的原因。门静脉压力梯度（门静脉和下腔静脉之间的压力）是准确评估门静脉压力变化金标准，但有创、费用贵。正常值为 3 ～ 5mmHg，超过 5mmHg 即可诊断门静脉高压。显著门静脉高压症需满足下面条件之一：门静脉压力梯度≥ 10mmHg；超声、CT 或 MRI 检查提示门体侧支循环形成；

瞬时弹性成像检测肝脏硬度值超过 20kPa；内镜检查发现食管胃底静脉曲张。临床表现为脾大、腹水、门体侧支循环的形成、门静脉高压性胃病（门静脉高压，胃静脉回流受阻，胃黏膜充血性病变）等。

食管胃底静脉曲张可发生破裂出血，发生率为 5% ～ 15%，是肝硬化患者最为紧急的并发症，病死率最高。主要预测因素有肝脏疾病严重程度，内镜下食管胃底曲张静脉范围程度和红色征范围。食管胃底静脉曲张破裂出血通过内镜检查诊断。符合下列条件之一即可诊断：静脉曲张有活动性出血；静脉曲张上覆“白色乳头”或血凝块。肝脏硬度值＜ 20kPa 且血小板计数＞ 150×10^9/L 患者不行内镜筛查。

破裂出血治疗管理，治疗目标为补充血容量，维持血流动力学稳定，保持组织灌注。门静脉高压所致静脉曲张出血，治疗目的应侧重于降低门静脉压力，而不是纠正凝血异常。首选药物和内镜下食管曲张静脉套扎术联合应用来治疗急性破裂出血。首先，积极补充血容量。维持收缩压 90 ～ 120mmHg，脉搏＜ 100 次 / 分，尿量＞ 40ml/h，神志清楚或好转。尽快使用降低门静脉压力药物（特利加压素、生长抑素、奥曲肽）治疗 2 ～ 5d。特利加压素可引起低钠血症，需监测钠水平。选择合适抗菌药物预防感染。急性出血期禁用 β 受体阻滞剂。药物和内镜联合治疗仍无法控制静脉曲张出血的情况下，可行颈静脉肝内门体分流术等。内镜下食管曲张静脉套扎术、食管曲张静脉硬化剂注射为一线疗法，疗效可靠。血流动力学不稳定者，应尽快安全地进行内镜检查。

妊娠期，呼吸系统、免疫系统、循环系统发生生理性改变（详见第 4 章妊娠合并室上性心动过速相关内容）。这些生理性改变，可以加重肝硬化、失代偿期食管胃底静脉曲张患者病情，增加出血风险。分娩过程中，产程长、焦虑、疼痛、儿茶酚胺释放，容易诱发食管胃底静脉曲张破裂出血，严重者危及生命。

肝硬化可影响妊娠结局。肝硬化是围生期不良后果的独立危险因。孕妇肝硬化发病率 0.04‰，总死亡率为 0.89%，大多数产妇死亡发生在阴道分娩（多系静脉扩张出血）。有研究表明肝硬化孕妇早产风险增加 6.7 倍，剖宫产风险增加 2.6 倍，子痫前期风险会增加 3.8 倍，小胎儿风险增加 2.6 倍。

☆专家点评

该患者乙肝 15 年，1 年前胃镜检查发现食管胃底静脉曲张，停经 29^{+1} 周入院，检查发现肝功能异常，贫血、血小板减少、凝血功能障碍。腹部 B 超提示肝硬化，门静脉、下腔静脉增宽，脾脏长大。入院后第 2 天，规律宫缩，宫口 2cm，在缓慢输注红细胞纠正贫血、新鲜冷冻血浆纠正凝血功能后，在全身麻醉下，剖宫产终止妊娠，术后入 ICU 继续治疗，术后第 7 天转入传染科继续治疗。

这类患者围术期应注意以下几个方面。

● 分娩时机：肝硬化失代偿者，妊娠晚期经积极内科治疗，病情无好转并持续恶化者，应在短期治疗、改善凝血功能后尽早终止妊娠。如果病情好转者，严密监测母胎情况，根据产科实际情况选择终止妊娠时机。肝硬化失代偿期孕妇，妊娠晚期，内科治疗效果较差，常自发临产或早产。该例患者肝功能受损，严重黄疸，入院前 1 个月开始积极内科保肝、退黄等治疗，入院后继续纠正凝血功能，硫酸镁静脉泵入抑制宫缩，孕产妇仍进展为规律宫缩，临产无法抑制，宫口开 2cm，选择剖宫产终止妊娠，减轻母亲肝脏负担，挽救胎儿。

- 分娩方式：妊娠合并食管胃底静脉曲张者，长时间自然分娩过程中，易发生食管胃底静脉曲张破裂出血，危及产妇生命，建议剖宫产终止妊娠。对于入院时已临产、估计短时间内可结束分娩者，可阴道助产 + 会阴侧切尽量缩短产程。
- 麻醉方式选择：参见本章第四节“妊娠合并肝硬化”相关内容。
- 围手术期管理：参见本章第四节“妊娠合并肝硬化”相关内容。妊娠合并食管胃底静脉曲张患者行全身麻醉时，气管插管由经验丰富高年资麻醉医生完成，选择可视喉镜直视下气管插管，避免气管导管误入食管，增加食管静脉曲张破裂出血风险。术中维持血流动力学平稳，深麻醉下插管和拔管，避免插管拔管过程中呛咳。围手术期，做好预防曲张静脉破裂出血的准备。如果术中发生食管胃底静脉曲张破裂出血，消化科、产科、麻醉科多学科团队合作，积极抢救（详见本章相关知识点）。

综上所述，食管胃底静脉曲张是肝硬化失代偿期常见并发症，与门静脉高压症密切相关。食管胃底静脉曲张破裂出血是导致该类患者高病死率的最为紧急并发症。围手术期要预防曲张静脉破裂出血，如果发生破裂出血，首选药物和内镜下食管曲张静脉套扎术联合应用。此类患者，妊娠期的生理性改变可加重患者临床症状、增加出血风险。妊娠晚期经积极内科治疗，病情无好转并持续恶化，应在短期治疗、改善凝血功能后尽早终止妊娠。病情好转者，严密监护母胎情况，根据产科实际情况选择终止妊娠时机，建议剖宫产终止妊娠。麻醉方式选择同妊娠合并肝硬化患者。如果全麻，气管插管由经验丰富高年资医生完成，选择可视喉镜直视下插管，避免误入食管，增加曲张血管破裂出血风险。选择深麻醉插管拔管技术，避免剧烈呛咳。做好预防曲张静脉破裂出血的准备，一旦发生，多学科合作抢救，降低孕产妇死亡率。

（江晓琴　吴　兰）

第七节　妊娠合并肾移植术后肾功能不全

☆病情介绍

患者，女，27 岁，因“停经 31^{+4} 周，水肿 6^{+}d，肾移植术后 4 年”入院。孕 26 周，发现血压 147/97mmHg，服用氨氯地平 5mg 降压，未每天定时监测血压。孕 29^{+5} 周，血压 160/105mmHg，自觉双下肢水肿，院外肾功能检查：血清肌酐 340μmol/L，尿蛋白 +++，白蛋白 27.6g/L，BNP 202pg/ml，院外治疗 6d，高血压、水肿无明显好转，要求入院终止妊娠。12 年前首次发现血尿、蛋白尿，未治疗。入院前 8 年自然分娩一健康活婴。住院期间诊断妊娠期高血压，肾衰竭，血压 175/106mmHg，血清肌酐 375μmol/L。出院后肾功能逐渐恶化，院外定期治疗。入院前 6 年，血清肌酐 879μmol/L，诊断为肾衰竭尿毒症期，长期透析治疗。入院前 4 年，肾移植术，术后定期复查，肾功能基本正常。

体格检查：体温 36.8℃，血压 170/105mmHg，心率 95 次 / 分，呼吸 20 次 / 分，SpO_2 98%。

辅助检查：Hb 99g/L，白蛋白 28.9g/L，血清肌酐 270μmol/L，BNP280pg/ml，Na^+131mmol/L，其余指标无异常。腹部 B 超：腹腔少量积液、肾轻度积水。

入院诊断：妊娠合并肾功能不全；肾移植术后；妊高征重度子痫前期；G3P1^{+1} 31^{+4} 周宫内孕单活胎待产。

☆处理经过

入院后给予呋塞米 20mg 利尿，厄贝沙坦降压，输注白蛋白 10g 等治疗。入院第 2 天剖宫产终止妊娠，术前禁食 6h，禁饮 4h，常规监测。心率 97 次 / 分，血压 167/97mmHg，呼吸 20 次 / 分，SpO_2 97%。左侧卧位下 $L_{3\sim4}$ 间隙顺利实施腰硬联合麻醉，鞘内给予 0.5% 布比卡因 2.4ml，麻醉平面 T_6。资深产科教授主刀手术，腹部纵切口，术中细致操作，尽量减少对移植肾脏和输尿管的牵拉。手术开始 5min 后顺利娩出一活婴，新生儿 Apgar 评 1-5-10min 分别为 8-8-9 分，转入 NICU。术中生命体征平稳，历时 41min，共输液 700ml，尿量 100ml，出血 400ml。术后，双侧腹横筋膜阻滞镇痛治疗。术后转 ICU 继续肾移植术后常规治疗。患者尿量逐渐增加，血清肌酐逐渐下降，术后第 7 天，患者一般情况好转，血清肌酐降至基本正常水平（血清肌酐 145μmol/L），血压 140/89mmHg，术后第 4 天安全出院。

☆相关知识点

急性肾衰竭指短时间内出现肾功能的快速减退导致的临床综合征，主要表现为肾小球滤过率下降，水、电解质和酸碱平衡紊乱，严重者出现多个系统并发症。主要病因可分成肾前性（有效动脉血容量减少、低心排血量、肾脏血管收缩、肾动脉机械性阻塞）、肾性（肾实质损伤）和肾后性（急性尿路梗阻）三类。肾移植是终末期肾病患者首选治疗方式。肾移植术后育龄期女性仍可保持生育功能。

移植肾受者术后肾功能逐渐恢复，机体内分泌功能逐渐改善，女性受孕成功率提高。美国移植协会和欧洲最佳实践指南推荐肾移植后满足下列条件即可妊娠：肾移植后 1 ～ 2 年，移植肾功能理想（血肌酐＜ 1.4mg/dl；无蛋白尿或蛋白尿≤ 500mg/24h）；检查无移植肾的肾盂肾盏扩张；血压≤ 140/90mmHg；泼尼松剂量≤ 15mg/d、硫唑嘌呤剂量≤ 2mg/(kg • d)；近期无急性排斥反应。妊娠前血管紧张素受体拮抗剂、血管紧张素转化酶抑制剂、霉酚酸酯（吗替麦考酚酯）需停止服药 6 周。

1. 妊娠与肾移植　妊娠可影响肾移患者身体健康状况尤其是肾功能状态。妊娠期间血容量增多，肾小球滤过率逐步上升，持续过高的肾小球滤过率会导致肾小球硬化，从而对移植肾功能造成损害。孕前血肌酐＞ 1.4mg/dl、高血压、尿蛋白排泄量＞ 500mg/24h 的肾移植受者，妊娠增加移植肾失功风险，肾移植后妊娠妇女 2 年内，肾功能丧失概率为 3.2% ～ 8.3%。妊娠晚期肾小球滤过率可短暂降低，约有 15% 患者发生肾功能受损，40% 患者近足月时发生蛋白尿增加，伴有肾小球滤过率降低和高血压。妊娠增大子宫压迫输尿管，易诱发妊娠相关性输尿管和集合管扩张，尿路感染发生率可高达 40%，影响肾功能。妊娠时胎盘中含有免疫耐受分子（人白细胞抗原 -G），不利于移植肾。

肾移植可影响妊娠结局。妊娠前血肌酐水平升高（≥ 1.4mg/dl），高血压和蛋白尿（≥ 500mg/24h）是影响母儿结局的危险因素。与普通孕妇比，妊娠期高血压发病率明显升高，剖宫产率显著增高。先兆子痫发病率可高达 24% ～ 38%。肾移植术后，长期免疫抑制状态，感染风险增加，易诱发妊娠期糖尿病、肺部感染、泌尿系统感染、真菌性阴道炎及病毒感染等。对胎儿、新生儿影响方面，可导致胎儿宫内早产（40% ～ 60%）、低出生体重儿（42% ～ 46%）和宫内生长受限（高 30% ～ 50%）、胎膜早破、流产、早产、胎死宫内等。

2. *肾功能与麻醉药* 肾功能不全或衰竭时，药物经肾脏排泄速度下降，血浆游离药物分子浓度增加（血浆蛋白质减少），易导致药物蓄积或过量。麻醉药物和血浆蛋白结合后，不容易通过肾小球滤过。蛋白结合率大的药物排泄速度变慢，作用时效延长。肾功能不全患者中，罗库溴铵消除半衰期延长，起效时间延长，故应酌情减量。顺式阿曲库铵不依靠肾脏排泄，是肾功能不全患者首选肌松药。拮抗剂新斯的明约 50% 经肾脏排泄，肾功能不全时，药物半衰期延长。

麻醉药物也可影响肾功能。丙泊酚主要在肝内代谢，代谢产物经肾脏排出，其对肾功能影响取决于对心血管系统干扰程度。吸入麻醉药可剂量依赖性降低心排血量、引起低血压，进而影响肾功能。肾衰竭患者，吸入麻醉药地氟烷是安全的，长时间使用不会影响肾功能。七氟烷可产生氟离子但肾毒性尚未见报告，肾功能不全患者可用，其他卤代吸入麻醉药物如甲氧氟烷具有肾毒性，肾功能不全者手术中禁用。氯化琥珀胆碱是脂溶性药物，用于肾衰竭患者，有血浆浓度升高的潜在危险、氯化琥珀胆碱可快速升高钾离子，尿毒症患者，除非术前已透析，否则不推荐使用。常用的阿片类药物如舒芬太尼、瑞芬太尼可安全用于此类患者。

☆专家点评

该患者 8 年前诊断为肾衰竭、肾性高血压，6 年前进展为肾衰竭尿毒症期，长期透析治疗。4 年前肾移植，术后肾功能基本正常。妊娠中期出现血压增高（147/97mmHg），降压治疗，效果不佳，病情持续进展，血压继续增高，双下肢水肿，血清肌酐增加，尿蛋白阳性，白蛋白降低，BNP 增加。入院后腰硬联合麻醉下，剖宫产终止妊娠，术后恢复良好。

此类患者围手术期应注意以下几个方面。

- 分娩时机：肾功能情况和产科因素共同决定终止妊娠最佳时机。当移植肾功能恶化、出现严重排异反应或严重产科并发症（重度子痫前期、胎儿窘迫、胎死宫内），需立即终止妊娠。如患者无上述情况、一般情况尚可尽量延长至足月分娩。
- 分娩方式选择：肾移植不是阴道分娩禁忌证。移植肾解剖位置位于两侧髂窝，经阴道分娩时，不会阻挡产道，不影响胎先露下降，也不会影响移植肾功能。无剖宫产指征，母亲和胎儿情况良好者，可阴道分娩。剖宫产时，切口牵拉对移植肾不利（移植肾输尿管与膀胱吻合，血管与髂血管吻合，牵拉可导致吻合口破裂、出血等），推荐腹部纵切口以减少对移植肾脏和输尿管的牵拉，建议由资深医生完成。
- 麻醉方式选择：参考本章第八节“妊娠合并尿毒症及肾性高血压”相关内容。此类患者如果选择椎管内麻醉，局部麻醉药物中禁止加入肾上腺素，麻醉平面控制在 T_6，避免低血压。该患者，妊娠合并高血压，术前凝血功能正常，没有椎管内麻醉禁忌，因此选择了腰硬联合麻醉，术中血流动力学平稳，无低血压发生，术后肾功能逐步改善。
- 术中管理：保肾治疗贯彻整个围术期，减少一切不必要的用药，避免肾毒性药物。

如果全身麻醉，选择不经或少经肾脏排泄的药物，选择对肾血流影响最小的药物，减轻肾脏负担。术中维持血流动力学稳定，避免低血压，减轻肾脏缺血再灌注损伤，维持子宫-胎盘灌注，维持足够尿量。

- 新生儿管理：此类患者新生儿易早产、出生低体重和呼吸窘迫综合征发生率高。新生儿易感染，出现败血症。术前做好新生儿复苏抢救准备。分娩时，新生儿团队到场，新生儿出生后常规送脐血培养，必要时入 NICU 治疗。

综上，肾移植后 1 ～ 2 年，肾功能理想，无肾盂肾盏扩张，血压≤ 140/90mmHg，泼尼松剂量≤ 15mg/d，硫唑嘌呤剂量≤ 2mg/（kg·d），近期无急性排斥反应者，可妊娠。妊娠期由于妊娠生理改变移植肾功能可能恶化，甚至衰竭。当移植肾功能恶化、出现严重排异反应或严重产科并发症，需立即终止妊娠。此类患者剖宫产终止妊娠时，如果凝血功能正常，无椎管内麻醉禁忌，首选椎管内麻醉。围手术期维持血流动力学稳定，避免低血压，减轻肾脏缺血再灌注损伤，维持子宫-胎盘灌注，维持足够尿量。选择不经或少经肾脏排泄的药物，避免使用肾毒性药物。

（江晓琴　吴　兰）

第八节　妊娠合并尿毒症及肾性高血压

☆病情介绍

患者，女，35 岁，身高 158cm，体重 65kg，因“停经 36^{+1} 周，妊娠合并尿毒症”入院待产。妊娠期定期产检。既往慢性肾脏病尿毒症期 8 年，高血压病史 7 年。妊娠期坚持血液透析净化治疗（3 次 / 周）。口服拉贝洛尔 50mg，tid 降压，血压维持 135 ～ 155/75 ～ 95mmHg。

体格检查：体温 37.5℃，心率 92 次 / 分，呼吸 20 次 / 分，血压 140/89mmHg。

辅助检查：尿素氮 13.2mmol/L，肌酐 615μmol/L，尿酸 326μmol/L。血常规：血红蛋白 82g/L，血细胞比容 0.25，血小板 109×10^9/L；PT、APTT 延长（PT：19s，APTT：49s）；血钾 5.4mmol/L。

入院诊断：G1P0 36^{+1} 周宫内孕头位单活胎待产；慢性肾脏病期尿毒症期；肾性高血压；肾性贫血。

☆处理经过

入院后，产科、肾内科、麻醉科、新生儿科多科会诊。入院当天，行无肝素透析治疗，清除尿毒症毒素及多余水分。透析治疗后复查肾功能示：尿素氮 9mmol/L，肌酐 368μmol/L。血常规：血红蛋白 86 g/L，HCT：0.26，PLT：112×10^9/L，PT、APTT 正常，血钾 4.0mmol/L。入院第 2 天，在腰硬联合阻滞麻醉下行剖宫产术。术前禁食 6h，禁饮 4h。常规监测，心率 90 次 / 分，血压 138/76mmHg，呼吸频率 20 次 / 分，SpO_2 98%。左侧卧位下 $L_{3\sim4}$ 间隙顺利实施腰硬联合麻醉，鞘内给予 0.5% 布比卡因 2.5ml，麻醉平面达 T_6，手术顺利，分娩一活婴，新生儿 Apgar 评分 1-5-10min 分别为 10-10-10 分。术中血压维持在（120 ～ 141）/

(72 ～ 92)mmHg，生命体征平稳，麻醉效果好。手术历时 50min，术中晶体液 500ml，出血 460ml，尿量 15ml。术毕，行双侧腹横筋膜阻滞复合静脉镇痛治疗，麻醉平面 T_8，安返病房。

术后给予预防感染、促进子宫收缩、预防产后出血、降压等对症支持治疗。术后第 1 天，复查肾功能示：肌酐 539μmol/L，尿素氮 14.2mmol/L，尿酸 321μmol/L。血常规：血红蛋白 79 g/L，HCT0.22，血小板 114×10^9/L，PT、APTT 正常，血钾 4.9mmol/L。术后第 2、第 5 天，分别转入肾内科行无肝素血液透析治疗。术后第 6 天安全出院。

☆相关知识点

慢性肾脏病发病率高，平均患病率 9.1%，病死率高，合并心血管疾病发病率高，临床可分为代偿期、失代偿期、衰竭期、尿毒症期。育龄期妇女合并慢性肾病者为 0.1% ～ 4%。

妊娠合并尿毒症患者，需密切关注肾性高血压、肾性贫血、高钾血症等急危重症状态。

肾性高血压者，根据血压分级和心血管风险分层决定单药或联合药物起始（表 6-8-1）。血压轻度升高者单药治疗，血压显著升高者两药联合治疗，效果不佳时，改三药联合治疗。根据患者心、脑、肾靶器官损害情况和是否伴有高尿酸血症、高钾血症、容量负荷过重等情况选择降压药物种类。妊娠期可安全使用的降压药物有甲基多巴、拉贝洛尔和长效硝苯地平等。

表 6-8-1 肾性高血压治疗相关一览表

项目	内 容
诊断标准	收缩压≥ 140mmHg 和（或）舒张压≥ 90mmHg（3 次，非同日）
血压控制目标	＜ 140/90mmHg，合并显性蛋白尿者≤ 130/80mmHg
常用药物类型	RAAS 阻断剂：ACEI、ARB、醛固酮拮抗剂
	钙通道阻滞剂：硝苯地平
	利尿剂（适用容量负荷过重）
	β 受体阻滞剂（不单独使用）
	α 受体阻滞剂（难治性高血压联合使用）
常用联合方案	ACEI 或 ARB ＋噻嗪类利尿剂（指南推荐）
难控制性高血压用药方案	ACEI 或 ARB ＋ CCB ＋噻嗪类利尿剂

肾性贫血是指各种肾脏疾病导致红细胞生成素绝对或相对生成不足，以及尿毒症毒素影响红细胞生成及其寿命而发生的贫血。治疗肾性贫血的目的：避免输血，减少心血管事件发生，改善认知功能和提高生活质量。Hb 治疗靶目标≥ 110g/L，但＜ 130g/L。补充红细胞生成刺激剂——红细胞生成素，或通过低氧诱导因子脯氨酰羟化酶抑制剂调控内源性红细胞生成素是肾性贫血治疗的关键。同时需积极纠正加重贫血的可逆因素。

肾衰竭患者易发生高钾血症，血钾建议控制在 4.0 ～ 5.0mmol/L 为最佳。血钾＞ 5.0mmol/L，即可诊断高钾血症。此类患者通常无明显症状或伴非特异性心血管、神经肌肉症状。其严重性取决于血钾升高的程度和速度。围手术期慢性肾病患者需警惕高钾血症急危重症状态。短期内血钾升高≥ 6.0mmol/L 或高钾相关性 ECG 异常表现，可诊断高钾血症急危重症，需要紧急处理，迅速将血钾降至安全水平。静脉缓慢推注钙剂是一线治疗方案，尿毒症患者透析治疗为首选方案。通过 10% 葡萄糖液 500ml+10U 普通胰岛素静脉滴注，合并代谢性酸中毒者静脉注射碳酸氢钠，以使用促进钾离子进入细胞内。也可选用利尿剂，阳离子交换树脂等促进钾离子排出体外。

妊娠合并肾功能持续恶化者，肾替代治疗是有效的治疗手段。有容量负荷过重、严重代谢性酸中毒造成循环障碍、肺水肿、高钾血症者应尽早透析治疗，改善妊娠结局。主要透析治疗方式有持续性肾脏替代治疗和间歇性腹膜透析。间歇性腹膜透析应用广泛，无须抗凝和很少发生心血管并发症。持续性肾脏替代治疗适用于多器官功能衰竭患者。

妊娠可影响肾功能。妊娠期血容量增加，肾小球和肾小管功能发生变化，肾血流量和肾小球滤过率显著增加，妊娠中期达高峰（增加 50% 以上）尿蛋白排出量增加。增大子宫，右侧输尿管机械性压迫，泌尿系集合系统扩张和肾脏积水肿大是妊娠期妇女常见的泌尿系解剖变化。孕激素增加，松弛输尿管平滑肌，减缓输尿管蠕动，引起输尿管扩张，加重上尿路的扩张积水。这些生理性改变，使肾功能容易受到损伤。有研究显示妊娠加速了 IgA 肾病和慢性肾病 3 期女性的肾病进展。

慢性肾病，尤其是尿毒症期可影响妊娠结局。孕妇原有肾脏损害加重、发生妊娠相关肾脏病，并发子痫前期等。胎儿不良结局包括死胎、胎儿生长受限和早产等。

☆专家点评

本例患者慢性肾脏病（尿毒症期）8 年，合并肾性贫血、肾性高血压、电解质紊乱等。妊娠期定期血液透析净化治疗（3 次 / 周）。孕 36^{+1} 周无肝素透析治疗后 1d，在腰硬联合麻醉下顺利剖宫产术终止妊娠，分娩一活婴。术后第 2、5 天，成功血液透析治疗，母子平安出院。

此类患者围手术期应注意以下方面。

- 分娩方式与时机：妊娠合并尿毒症者，分娩方式优选剖宫产终止妊娠。避免长时间待产、疼痛、焦虑引起儿茶酚胺释放，加重肾脏损害。孕妇或胎儿在孕 32 周前严重恶化，或 32 周后出现不太严重的恶化均应终止妊娠。
- 麻醉方式选择：椎管内麻醉时，麻醉用药种类少，不易加重肾脏药物代谢负担，对机体生理功能干扰小，术后肺部并发症较全麻少。交感神经阻滞后，外周血管阻力降低，肾血管扩张，降低子宫胎盘血管阻力、改善子宫胎盘血流，降低母亲脑卒中及新生儿窒息风险。全身麻醉易于维持稳定血流动力学，但多数全麻药物经肾脏排泄，易引起苏醒延长和加重肾脏负担。术后肺部并发症增加，尤其是肺部感染。合并肾性高血压者，插管拔管过程中易导致血流动力学波动，诱发脑血管意外。根据患者个体化特点，选择麻醉方式。妊娠合并尿毒症患者长期透析常伴凝血功能障碍，麻醉前需关注凝血功能。术前可无肝素化透析，如透析治疗后，凝血功能正常且没有禁忌下优选椎管内麻醉。该例患者无肝素血液透析治疗 1d 且凝血功能正常，选择了椎管内麻醉，术中生命体征平稳。
- 围手术期管理：术前准备和评估方面，妊娠合并尿毒症患者，术前积极改善尿毒症可逆症状。监测动脉血气分析、血常规、电解质，评估氧合、通气、血红蛋白浓度及酸碱状态。结合心电图判断是否有高钾血症或低钙血症及心肌缺血、传导阻滞等。监测超声心动图，评估心功能。抗高血压药应持续应用至手术当日。手术当日或术前 1d 可血液透析治疗，改善患者状态。

● 术中管理：维持循环稳定，保证足够尿量 [1ml/（kg · h）]，维持子宫 - 胎盘灌注，避免肾血流灌注不足，加重肾损伤。如果选择全麻时，麻醉药剂量应相应调整，选择对肾功能影响小的麻醉药，避免使用肾毒性药物。不推荐常规有创动脉压监测，无创血压计袖带应避开建立动静脉瘘侧。肾性贫血患者除非严重贫血，一般不主张输注红细胞。乳酸林格液含钾，高钾血症患者需大量输液时应避免使用。

综上，妊娠合并尿毒症者常合并肾性贫血、肾性高血压、高钾血症等，风险高。妊娠期定期肾脏替代治疗是有效手段。此类患者，如果孕妇或胎儿在孕 32 周前严重恶化，或 32 周后出现不太严重的恶化均应终止妊娠。分娩方式首选剖宫产终止妊娠。手术当日或术前 1d 可血液透析治疗，改善患者状态。凝血功能正常且没有禁忌下优选椎管内麻醉。术前监测动脉血气分析、血常规、电解质，心电图。不推荐常规有创动脉压监测，无创血压计袖带应避开建立动静脉瘘侧。术中维持循环稳定，保证足够尿量，维持子宫 - 胎盘灌注，避免肾血流灌注不足，加重肾损伤。术中避免使用肾毒性药物，注意肾排泄药物作用时间延长。非严重贫血，一般不主张输注红细胞。

（江晓琴　吴　兰）

第九节　妊娠合并急性胰腺炎（一）

☆病情介绍

患者，女，33 岁，因“停经 34^{+3} 周，上腹痛 17h”急诊入院。17h 前进食油腻食物后，出现上腹及腰背疼痛，伴恶心、呕吐，呕吐物为胃内容物，并停止肛门排气、排便，急诊以“腹痛待诊，孕 34^{+3} 周”收入院。患者外院建卡定期产检，妊娠中期诊断“妊娠期糖尿病”，饮食调整后血糖控制尚可。

入院后查体：身高 164cm，体重 75kg，体温 39℃，脉搏 135 次 / 分，呼吸 24 次 / 分，血压 126/73mmHg，神志清楚，表情痛苦，急性病容，被动体位，步态正常，查体合作。双肺呼吸音清晰对称，未闻及干、湿啰音，心脏各瓣膜区未闻及杂音；腹部膨隆，剑突下压痛、反跳痛，无明显肌紧张。专科查体无特殊。

辅助检查：血脂肪酶 403U/L，淀粉酶 117U/L，降钙素原 0.12ng/ml，白细胞计数 15.2×10^9/L，中性粒细胞百分比 88.3%，C 反应蛋白 55.3mg/L，凝血酶时间 43.5s，余实验室检查未见明显异常。腹部超声：右下腹阑尾区未见明显占位，周围未见明显积液；胰腺胰头 3.2cm，胰体 2.3cm，胰尾 2.4cm，包膜欠光滑，实质回声欠均匀，未见确切占位，胰管未见明显扩张，胰周查见线状液性暗区；心脏超声提示心包查见游离液性暗区，深约 0.9cm，心脏功能测值正常。消化内科会诊，考虑诊断“妊娠合并急性胰腺炎”。

入院诊断：妊娠合并急性胰腺炎；妊娠期糖尿病（A1 级）；妊娠合并心包积液；$G3P0^{+2}$ 34^{+3} 周宫内孕头位单活胎先兆早产。

患者入院后，因病情危重，转入 ICU，严格禁食禁饮，静脉补液，维持水、电解质及酸碱平衡，给予头孢曲松钠抗感染治疗，生长抑素 250μg/h 泵入抑制胰腺分泌，艾司奥美拉唑抑制胃酸分泌，严密监测各项生命体征和实验室指标，同时密切观察患者宫缩及胎心情况。入院 4h 后，患者宫缩频繁，宫口开大，早产临产，经多科会诊后给予地塞米松促胎肺成熟，拟急诊剖宫产术终止妊娠。

☆处理经过

入室常规监护，血压 128/73mmHg，心率 142 次 / 分，呼吸 24 次 / 分，SpO_2 95%，体温 38.2℃。5L/min 面罩高流量吸氧，静脉给予甲氧氯普胺 10mg。静脉依次快速顺序给予丙泊酚 120mg，瑞芬太尼 50μg，氯化琥珀胆碱 100mg，可视喉镜下顺利插入加强型气管导管（ID=6.5，插管深度 21cm），顺式阿曲库铵 4mg，吸入 3% 七氟醚维持麻醉，同时开始手术。5min 后取出一活男婴，断脐后静脉给予咪达唑仑 2mg，舒芬太尼 25μg 加深麻醉。新生儿体重 2730g，新生儿 Apgar 评分 1-5-10min 分别为 9-10-10 分。手术顺利，历时 55min，术中失血 600ml，尿量 100ml，输入晶体液 1000ml。术毕停止吸入麻醉药后患者清醒，呼吸功能恢复后顺利拔除气管导管，镇痛泵（曲马多 1200mg + 生理盐水 180ml，背景剂量 2ml/h，追加 2ml/ 次，间隔锁时 20min）静脉镇痛，转入 ICU 继续治疗。术后第 8 天，患者好转出院，中西医结合科和内分泌科随访。

☆相关知识点

急性胰腺炎（acute pancreatitis，AP）指因胰酶异常激活对胰腺自身及周围器官产生消化作用而引起的、以胰腺局部炎症反应为主要特征，甚至可导致器官功能障碍的急腹症。其典型症状为急性发作的持续性上腹部剧烈疼痛，常向背部放射，伴有腹胀、恶心、呕吐，且呕吐后疼痛不缓解，部分患者可出现心动过速、低血压、少尿等休克表现，严重脱水和老年患者可出现精神状态改变。临床体征轻者仅表现为腹部轻压痛，重者可出现腹膜刺激征，偶见腰肋部皮下瘀斑征（Grey-Turner 征）和脐周皮下瘀斑征（Cullen 征）。急性胰腺炎可并发一个或多个器官功能障碍，以呼吸功能、肾功能损害常见。实验室检查可见血清淀粉酶及脂肪酶升高，但两种酶的升高程度与疾病的严重程度无关。疾病严重程度取决于全身炎症反应综合征和器官功能障碍的严重情况，以及是否合并感染性并发症。腹部 B 超、CT、MRI 检查是诊断急性胰腺炎的重要影像学检查方法。动态监测白细胞计数、C 反应蛋白、降钙素原、IL-6 等实验室指标有助于对感染的诊断和疗效判断。急性胰腺炎的治疗，特别是伴有多种并发症的重症急性胰腺炎（severe acute pancreatitis，SAP，占急性胰腺炎的 5% ～ 10%）的治疗是涉及外科、消化内科、急诊科、重症医学科、感染科、介入科、营养科、康复科等多个学科的复杂问题，应采用多学科协作诊治的模式。

妊娠合并急性胰腺炎（acute pancreatitis in pregnancy，APIP）是妊娠期少见病，国内外报道发病率分别是 1.36/1000 和 1.15/1000，可发生在妊娠的所有时期，其病因主要包括胆源性（50%）、酒精性和高脂血症性。

妊娠期激素水平的升高使得胆固醇分泌增多、胆囊松弛，腹内压的逐渐增加和血脂水平的升高，增加了胆汁淤积甚至胆石形成的风险，进而可能成为胰腺炎的诱因。妊娠期高血压疾病、合并糖尿病酮症、急性脂肪肝均可并发重症急性胰腺炎；各种病因导致的高钙血症、高甘油三酯血症也可继发急性胰腺炎。

因急性胰腺炎病情变化快，而妊娠状态加重孕妇负担，尤其中重度胰腺炎 SIRS 明显，严重威胁母婴生命安全。合并 APIP 的孕产妇死亡率约 3.3%，胎儿死亡率为 11.6%，且 APIP 的严重程度与新生儿窒息、母婴死亡的危险性显著相关。APIP 产生的细胞因子和炎症递质会通过胎盘影响到胎儿的生长发育，炎性渗出可能刺激子宫收缩，导致早产或死胎。同时 APIP 患者胰岛细胞被破坏，胰岛素分泌功能下降，可出现血糖升高。故在针对胰腺炎治疗期间，应严密监测胎心率及胎动情况，积极促胎肺成熟，以便在适当的时机终止妊娠，提高胎儿存活率。

☆专家点评

本例患者在进食油腻食物后诱发急性腹痛，经血清淀粉酶及腹部超声检查后确诊为妊娠合并急性胰腺炎，入院后出现早产临产征象，在胰腺炎治疗的同时，为防止对胎儿产生不利影响而决定行剖宫产术终止妊娠。

APIP 并不是治疗性流产、引产或分娩的指征，应在母体安全的前提下，根据胎儿情况综合考虑是否终止妊娠。妊娠早期合并重症 APIP，终止妊娠能减轻母体负担，降低腹内压力而改善母体预后。妊娠中晚期 APIP 且出现早产征象时，应尽量抑制宫缩，延长胎龄；若合并明确的胎儿畸形，胎儿宫内窘迫、胎死宫内、难免流产、母体腹内压持续增高或合并严重感染及多器官功能衰竭者，则应考虑终止妊娠。本例患者为妊娠晚期且已临产，为减轻子宫对胆胰管的压迫，降低腹内压，同时避免炎症因子对胎儿的影响，多科谈论后决定终止妊娠。

- 分娩方式选择：应当以尽量缩短产程，减少孕妇体力和能量消耗为原则。若患者宫颈已成熟，产程进展顺利，可在严密监护下经阴道试产。APIP 患者终止妊娠方式建议放宽剖宫产指征，以缩短产程，提高孕妇救治成功率和胎儿存活率。本例患者出现临产征象，但宫颈尚未成熟，综合考虑后选择剖宫产术终止妊娠。

- APIP 患者剖宫产术麻醉方式选择：应根据胰腺炎严重程度、剖宫产手术紧急程度等综合考虑。对于轻型 APIP 患者，循环功能稳定、凝血功能正常者优先选择对母胎影响最小的椎管内麻醉，同时也避免了全身麻醉相关风险，如困难气道、反流误吸等。研究发现，ICU 内接受硬膜外镇痛治疗的急性胰腺炎患者的 30d 内病死率更低。而对于重症 APIP 患者，或者合并严重呼吸功能、循环功能障碍或需要同时行外科手术（胰周坏死组织感染、腹腔间隔综合征或胰腺假性囊肿、肠瘘等）者，则可选择气管内插管全身麻醉，以便于同期手术，并对呼吸功能及循环功能更好地支持。本例患者由于发热，白细胞及中性粒细胞比例、C 反应蛋白、降钙素原等感染指标升高，不能排除败血症可能，所以放弃了椎管内麻醉，予以气管插管全身麻醉。

- 麻醉监测和管理：胰腺炎为渗出性疾病，治疗全程均需要严格禁饮禁食，故该类患者术前即可能存在水、电解质失衡，围手术期应在心排血量监测指导下实施液体复苏。首先，对于重症胰腺炎或合并呼吸、循环功能不稳者，应行中心静脉及外周动脉压力监测，以指导术中容量复苏及维持电解质平衡。同时应监测患者血糖水平，合理补充糖原或胰岛素，避免低血糖或高血糖的发生。其次，疼痛是急性胰腺炎的主要症状，缓解疼痛也是临床治疗的重要目标，术中及术后应加强镇痛治疗。该患者入院后即进行急性胰腺炎的相应治疗，维持了水、电解质酸碱平衡，内环境维持稳定，故术中仅实施了常规监测。术后行全身性镇痛方案，以缓解胰腺炎导致的腹痛及剖宫产手术切口疼痛。患者术后转入 ICU 继续抗胰腺炎治疗，同时促进宫缩、抗凝防血栓治疗。术后经过 1 周相应治疗，患者好转出院。

● 新生儿管理：若存在早产或术前胎心监测异常，应在准备手术的同时积极准备新生儿复苏相关设施设备，必要时联系新生儿科医生到场支持。本例患者为妊娠晚期，胎儿发育正常，术前胎心监测无异常，新生儿出生后 Apgar 评分正常，常规护理后转入普通病房。

总之，妊娠合并胰腺炎可发生于妊娠任何时期，对母体及胎儿影响较大。处理原则是在母体安全的前提下，根据胎儿情况综合考虑决定。妊娠合并重度胰腺炎多以剖宫产术终止妊娠，尽量缩短产程。麻醉方式的选择及管理应根据胰腺炎严重程度、剖宫产手术紧急程度等综合考虑，围手术期积极支持患者呼吸、循环功能，同时做好新生儿抢救及复苏准备。

（冷冬梅 廖志敏）

第十节 妊娠合并急性胰腺炎（二）

☆病情介绍

患者，女，38 岁，停经 34^{+1} 周。因“胚胎移植术后 34^{+1} 周，腹痛伴恶心呕吐 10^{+} h”入院。孕 25^{+3} 周诊断为妊娠期糖尿病，饮食及运动控制血糖。孕 29^{+6} 周诊断胎儿生长受限，妊娠中晚期多次腹痛、伴恶心呕吐，B 超提示胆囊结石，未治疗。入院前 10^{+}h，进食油腻食物后出现上腹部疼痛，放射至腰背部，伴恶心、呕吐。入院前 4^{+}h 自觉胎动减少，急查血脂肪酶 1946U/L，淀粉酶 1033U/L，B 超提示胰腺形态大小基本正常，诊断妊娠合并急性胰腺炎，急诊入院治疗。

入院体格检查：体温 36.6℃，脉搏 76 次 / 分，呼吸 20 次 / 分，血压 133/85mmHg，查体：腹膨隆，剑突下轻压痛，无反跳痛，无压痛。B 超：胆囊内查见长约 0.9cm 强回声，胰腺形态大小基本正常，实质回声均匀，未见确切占位。

入院诊断：妊娠合并急性胰腺炎；妊娠期糖尿病；妊娠合并胆囊结石；G4P0^{+3} 34^{+1} 周宫内孕臀位单活胎待产。

☆处理经过

入院后消化内科、胰腺外科、产科多科会诊，给予禁食、抗感染、保肝，抑酸抑酶，营养支持等治疗 3d，腹痛明显缓解，偶有宫缩，胎心监测正常，复查血淀粉酶 65U/L，脂肪酶 62U/L。给予流食，停用生长抑素后病情间断反复，血脂肪酶从 114U/L 升到 219U/L，血淀粉酶 96U/L 升到 185U/L。复查血常规：WBC7.4 × 10^9/L，N64.3% 无相关出血倾向。入院后第 7 天拟在腰硬联合麻醉下行急诊行剖宫产术终止妊娠。

入室常规心电监护，心率 86 次 / 分，血压 140/86mmHg，呼吸频率 20 次 / 分，SpO_2 97%

(吸空气)。左侧卧位 $L_{3\sim4}$ 间隙穿刺顺利实施腰硬联合麻醉，鞘内给予 0.5% 布比卡因 2.4ml，麻醉平面达 T_6。麻醉效果好，剖一新生儿，手术平稳，术历时 35min，术中晶体液总入量 1000ml，出血量：400ml，尿量 100ml。术毕行双侧腹横筋膜阻滞镇痛，术后静脉镇痛泵镇痛。术后第 2 天脂肪酶 101U/L，淀粉酶 76U/L。血常规：WBC13.9 × 10^9/L，N80.0%，术后第 4 天复查脂肪酶 865U/L，血淀粉酶 292U/L，转入中西医结合科继续治疗。

☆相关知识点

胰腺炎的定义、发病率、临床表现、诊断（详见本章第九节相关内容），胰腺炎有轻症、重症之分，当具有急性胰腺炎临床表现和生化改变同时伴脏器功能障碍或坏死、脓肿、假性囊肿等局部并发症时可诊断重症胰腺炎。急性胰腺炎可并发器官功能障碍，以呼吸功能、肾功能损害多见。胆石症、高脂血症是妊娠期急性胰腺炎的最常见病因。妊娠合并甲状旁腺功能亢进、高血压、糖尿病可诱发和恶化急性胰腺炎。妊娠期，子宫增大、胰腺位置深，早期症状（如腹痛、腹胀、恶心、呕吐等）易被掩盖。

妊娠期胆道结石、高脂血症是急性胰腺炎的主要诱因。妊娠期雌激素促进胆固醇分泌增加、孕酮减少胆汁酸分泌，减缓胆囊排空，胆汁中胆固醇溶解率降低，胆结石风险增加。增大子宫压迫胆道，胆汁淤积，加速形成结石。胆结石可引起胆汁逆流行至胰管或直接压迫胰管，胰液引流不畅、胰管压力增加，诱发胰腺炎。

妊娠期激素水平发生变化，血清中甘油三酯、胆固醇水平生理性增加。甘油三酯浓度增加至正常水平 2 ～ 3 倍。胆固醇增加 30%，妊娠晚期达高峰。血脂在胰腺中被脂肪酶水解后，大量脂肪酸对胰腺毛细血管造成损伤，导致胰腺微循环障碍。妊娠期高脂高蛋白饮食刺激胰腺过度分泌。这些因素可诱发和加重胰腺炎。

急性胰腺炎可以影响妊娠结局。急性胰腺炎导致孕妇有效循环血量、组织灌注降低及氧合障碍，严重威胁母婴安全。急性胰腺炎孕妇可有全身、局部并发症，导致器官功能衰竭、心肌梗死，全身炎症反应、休克、血栓及 DIC、ARDS 等。在局部，可引起胰腺和胰周液体积聚、组织坏死。

急性胰腺炎也可影响胎儿、新生儿结局。该疾病可导致胎儿生长发育受限，胎死宫内、流产或早产。孕周和胎儿宫内死亡是重症急性胰腺炎的独立危险因素。

妊娠合并急性胰腺炎治疗原则与非妊娠期急性胰腺炎基本相同。急性胰腺炎的治疗，首先要减少胰酶分泌，具体方式包括禁食水、胃肠减压、抑制胃酸、抑制胃泌素，以及抑制多种体内相关激素等，同时液体复苏是急性胰腺炎患者管理的关键组成部分。确诊急性胰腺炎的患者应选择晶体液，以 5 ～ 10ml/（kg • h）的速度即刻进行液体治疗，改善组织灌注。液体治疗成功的主要指标尿量＞ 0.5ml/（kg • h）、平均动脉压＞ 65mmHg、中心静脉压 8 ～ 12mmHg、中心静脉血氧饱和度≥ 70%。持续低血压的急性胰腺炎患者，液体复苏过程中或之后可使用去甲肾上腺素升压。

轻度急性胰腺炎中，不需要营养支持。中度或重度胰腺炎患者应尽快开始肠内营养，在胃肠功能耐受的情况下，应尽早开展经口或肠内营养。对于不能经口进食的急性胰腺炎患者，肠内营养效果优于肠外营养。

镇痛是急性胰腺炎的重要辅助治疗措施，可改善预后。全身、局部给药镇痛，自控镇痛、多模式镇痛进行镇痛治疗。不推荐常规使用抗菌药物预防胰腺或胰周感染。急性胰腺炎的后期治疗主要针对其各种局部并发症。

☆专家点评

本例患者妊娠晚期进食油腻食物后出现上腹部疼痛，放射至腰背部，伴恶心、呕吐。急查血脂肪酶 1946U/L 淀粉酶 1033U/L，显著高于正常上限值 3 倍，B 超：胰腺形态大小基本正常，实质回声均匀，未见确切占位。妊娠合并轻度急性胰腺炎诊断明确。胆囊结石多为此次急性胰腺炎的诱发因素。该患者内科非手术治疗 7d 后，在腰硬联合阻滞麻醉下行剖宫产术。术后第 4 天，急查脂肪酶 865U/L，血淀粉酶 292U/L，急性胰腺炎未完全控制，继续转入专科治疗。

妊娠合并急性胰腺炎患者围手术期管理应考虑以下几个方面。

- 终止妊娠的时机和方式：详见本章章节相关内容。
- 术前访视：必须评估生命体征，以评价容量状态和胰腺炎严重程度。心动过速和低血压提示液体渗漏，血管内容量欠缺。发热提示可能并发全身炎症反应综合征，黄疸提示可能胆道梗阻。侧腹淤血或脐周淤血提示胰腺坏死，腹部出血。淀粉酶或脂肪酶升高程度不能预测疾病严重程度。发病 48h 血清 C 反应蛋白是反映疾病严重性的最有效指标，其大于 150mg/dl，则器官衰竭和死亡风险增加。术前应评估血常规、凝血情况。急性胰腺炎时，白细胞计数可增加。血红蛋白水平急剧下降可能提示出血性胰腺炎。该疾病也可引起弥散性血管内凝血，凝血功能障碍预示患者预后差。本例患者术前生命平稳、尚未发生血管内容量不足的表现，这与入院后早期诊断急性胰腺炎，进行积极内科治疗密切相关，避免了急性胰腺炎进展为重症胰腺炎。
- 麻醉方式选择：急性胰腺炎可导致 DIC，选择椎管内麻醉前，必须评估凝血功能。如需选择全身麻醉时，诱导尽量避免使用丙泊酚等含脂肪乳剂的药物避免加重病情。该患者为胆源性胰腺炎，伴肝功能下降，凝血功能正常，首选椎管内麻醉。

总之，妊娠合并急性胰腺炎，发病急，并发症多，病死率高，病情恶化时，有休克、凝血功能障碍、多器官功能衰竭等，严重危及母儿安全。胆道疾病和高甘油三酯是妊娠合并急性胰腺炎最主要的病因。上腹部持续性疼痛、血清淀粉酶和（或）脂肪酶浓度高于正常上限值 3 倍、腹部影像学检查结果提示急性胰腺炎这 3 项标准中，符合 2 项即可诊断为急性胰腺炎。妊娠合并急性胰腺炎内外科处理原则与非妊娠期相同，考虑到母儿安全，适时终止妊娠。

（江晓琴　吴　兰）

第 7 章 妊娠合并血液系统疾病

第一节　妊娠合并非典型产科抗磷脂综合征

☆病情介绍

患者，女，31 岁，155cm，85kg，因“停经 37^{+2} 周，反复 D- 二聚体升高 3^{+} 月”入院待产。既往有 2 次流产史，2 年前因宫腔粘连行宫腔镜下宫腔粘连分离术。此次妊娠，患者自备孕开始每日口服阿司匹林 25mg，确认怀孕后，增加剂量至 100mg/d，持续至 35 周。妊娠中期产检提示 D- 二聚体升高（2.20mg/L FEU，参考值＜ 0.55mg/L FEU），查狼疮抗凝物系数升高，给予依诺肝素（4000U，ih，qd）。定期复查 D- 二聚体波动于 1.87 ～ 3.09mg/L，孕 35 周时因“D- 二聚体升高”住院治疗，给予依诺肝素（4000U，ih，bid）加强抗凝治疗至今。

查体：体温 36.3℃，心率 84 次 / 分，呼吸 19 次 / 分，血压 129/76mmHg，全身无瘀伤和瘀点。

实验室检查：PLT 85×10^9/L，D- 二聚体：2.65mg/L，凝血和肝功能检查无显著异常。

入院诊断：非典型产科抗磷脂综合征；G3P0^{+2} 37^{+2} 周宫内孕头位单活胎待产。

☆处理经过

入院第 3 天，复查 D- 二聚体较前下降（2.09mg/L），改依诺肝素（4000U，IH，Qd）抗凝治疗。由于既往不良孕史，患者拒绝阴道试产，拟于 38^{+2} 周择期剖宫产终止妊娠。术前评估，患者肥胖、脖颈粗短，Mallampati 气道分级评分 3 ～ 4 级，PLT87×10^9/L，血栓弹力图基本正常。入室后，常规监测，患者左侧卧位，于 $L_{3\sim4}$ 间隙实施腰硬联合麻醉，蛛网膜下腔注入 0.5% 布比卡因 2.5ml，穿刺、置管顺利，穿刺部位无渗血。患者平卧，给予去氧肾上腺素持续泵注维持血压，5min 后，测麻醉平面 T_8，硬膜外腔给予 3% 普鲁卡因 5ml，麻醉平面上升至 T_4。手术开始后 5min，娩出一活婴，Apgar 评分 10-10-10 分。胎儿娩出后，静脉给予咪达唑仑 1.5mg 镇静、舒芬太尼 5μg 加强镇痛。手术顺利，术中估计出血量约 400ml，尿量 150ml，补液 1100ml。术毕拔出硬膜外导管，超声引导下双侧腹横肌平面阻滞复合静脉镇痛泵镇痛。术后 4h 患者下肢活动恢复，术后 24h 恢复依诺肝素抗凝治疗。连续 3d 随访，患者无胸闷、胸痛、呼吸困难等不适，穿刺部位未见红肿、出血，无背痛和下肢感觉运动障碍，无大小便失禁。母婴于术后第 3 天出院，嘱继续使用依诺肝素 4000U，IH，qd 连续治疗 4 周，定期复查。

☆相关知识点

抗磷脂综合征（anti-phospholipid syndrome，APS）是一种全身性自身免疫性疾病，是由抗磷脂抗体（anti-phospholipid antibodies，aPL）引起的一组临床征象的总称，其特征是持续存在 aPL 实验室证据，并有静脉或动脉血栓形成和（或）不良妊娠结局。APS 患者常见的血栓形成并发症包括脑梗死、深静脉血栓形成、肺栓塞和心肌梗死。其中，脑梗死是 APS 动脉血栓形成的最常见临床特征，疑似脑梗死应通过脑部影像学进行诊断，并进行适当治疗。根据临床表现 APS 又可分为：血栓性 APS，以静脉或动脉血管血栓形成为特征；产科 APS，以病理妊娠为特征，如复发性流产、早产、宫内生长受限和重度子痫前期；灾难性 APS，占所有 APS 病例的不到 1%，其特征是多个器官同时或短期内相继发生血栓性并发症，死亡率约为 50%。

APS 诊断需满足至少一个临床标准（血栓形成、病理妊娠、血小板减少）和 1 项实验室诊断标准（抗心磷脂抗体、狼疮抗凝物或抗 β_2 糖蛋白 I 抗体阳性）。产科 APS 的诊断需至少具有 1 项病理妊娠的临床标准和 1 项实验室诊断标准。病理妊娠的标准包括：①在孕 10 周及以后发生 1 次或 1 次以上不能解释的胎死宫内，超声或外观检查未发现形态学结构异常；②在孕 34 周之前因子痫或重度子痫前期或严重的胎盘功能不全（包括胎心监护提示胎儿低氧血症、脐动脉多普勒检测发现舒张末期血流缺失、羊水过少、出生体重在同胎龄平均体重的第 10 百分位数以下）所致 1 次或 1 次以上的胎儿形态学结构未见异常的早产；③在孕 10 周以前发生连续 3 次或 3 次以上不能解释的自发性流产，排除遗传（无夫妻及胚胎染色体异常证据）、解剖结构和内分泌等因素异常。由于实验室标准要求患者具有持续至少间隔 12 周的两次或更多次阳性的结果，但妊娠妇女通常无法在治疗前等待间隔 12 周的确诊，在权衡风险和潜在益处后，对存在产科 APS 临床表现者，如果发现 aPL 阳性，可诊断非典型产科 APS。

孕妇本身就处于高凝状态，在 aPL 诱导下，体内抑制抗凝物质减少以及纤维蛋白溶解活性降低，导致凝血、抗凝和纤溶系统功能失调或障碍，机体呈持续高凝状态，进一步增加了血管栓塞的风险。与正常孕妇相比，APS 孕妇发生血栓栓塞的可能性约为 15 倍，在有血栓形成史的情况下，风险增加 24 倍。APS 引起病理妊娠的机制尚不明确，可能与血清中高滴度的 aPL 介导的血管病变及血栓形成有关。

产科 APS 的治疗目的是最小化或消除血栓形成及病理妊娠的风险，目前一线治疗药物为阿司匹林和低分子肝素（LMWH）。抗凝或抗血小板药物的使用可导致围分娩期出血风险增加，影响椎管内麻醉选择，分娩前需适当停药，产后应尽快恢复抗凝治疗。

☆专家点评

本例患者为妊娠合并抗磷脂综合征，产检反复提示 D- 二聚体升高，有高血栓形成倾向，妊娠期持续使用阿司匹林和 LMWH 抗凝治疗，术前血小板计数轻度降低，围手术期需考虑出血和血栓形成风险。

- 分娩时机和分娩方式：若没有提前分娩的标准内科或产科指征（如子痫前期、胎儿生长受限、羊水过少、宫内状态不良），分娩可在孕 39 周进行，以控制停用抗血栓药物的时机。产科 APS 并非剖宫产指征，可在严密监控下经阴道分娩，出现病情波动和产科并发症时，可放宽手术指征。本例患者因既往孕史不佳，选择使用择期剖宫产终止妊娠。

● 麻醉方法选择：椎管内麻醉和全身麻醉均可满足手术要求。APS 患者麻醉药物的选择与其他患者没有太大区别。本例患者实施椎管内麻醉的主要顾虑是存在轻度血小板降低和妊娠期持续使用药物抗凝。通常，预防剂量的 LMWH 术前停药 12h 可保障椎管内麻醉安全；在血小板功能正常的情况下，血小板计数为（80 ～ 100）$\times 10^9$/L 的孕妇可以安全地进行椎管内麻醉。与全身麻醉相比，椎管内麻醉患者的深静脉血栓形成或肺栓塞发生率较低，且本例患者有潜在困难气道风险，椎管内麻醉相对更安全。因此，本例患者在预防剂量 LMWH 已停用 12h 且术前血栓弹力图基本正常的情况下，选择腰硬联合麻醉。

● 围手术期管理：应注意抗凝药物使用带来的椎管内出血、血肿及手术出血的风险，还应重点预防血栓形成。低血压和容量不足会增加母体血液黏度，增加血栓风险，因此，实施腰硬麻醉时应适当补液，并使用血管活性药物及时纠正交感神经阻滞后的低血压。术后可采用多模式镇痛的方式充分镇痛，以利于患者早期下床活动。围手术期可能发生脑梗死、心肌梗死、肺栓塞等，如出现相应症状和体征，应早期识别和干预，以改善患者预后。

总之，APS 是由 aPL 引起的全身性自身免疫性疾病，主要表现为静脉或动脉血栓形成和（或）不良妊娠结局。APS 的特征是高凝，基础治疗是使用小剂量阿司匹林和 LMWH 抗凝。围手术期管理和治疗的重点是预防血栓形成，并根据患者的凝血状态实施最佳的麻醉管理。

（黄　伟　冯世苗）

第二节　妊娠合并获得性维生素 K 依赖性凝血因子缺乏症

☆病情介绍

患者，女，23 岁，因“停经 36^{+3} 周，阴道流血 30min 急诊入院”。妊娠期在当地医院未正规产检，自述妊娠中期超声及产检未见异常（具体不详）。患者既往无异常出血史，入院前 3d 出现牙龈出血，1d 前在外院超声提示：胎儿右侧脑室扩张，脑出血可能性大。患者入院前 30min 出现无明显诱因阴道出血，量多于月经量，色鲜红，急诊入院。体格检查：体温 36.7℃，心率 84 次 / 分，呼吸 18 次 / 分，血压 102/54mmHg，BMI 26.87kg/m^2，双侧大腿内侧可见散在瘀斑，无压痛。腹膨隆与孕周相符，胎心 186 次 / 分，不规律宫缩。入院诊断：胎盘早剥？ G1P0 36^{+3} 周宫内孕单活胎；胎儿宫内窘迫。入院后，急查血常规：Hb88g/L，PLT156 $\times 10^9$/L；凝血功能：PT > 100s，APTT 90s，PT-INR > 9.17，FIB 200mg/dl，肝肾功能未见明显异常。胎监显示晚期减速，基线变异减弱，患者紧急推入手术室，行急诊剖宫产术。

☆处理经过

入室后立即行心电监护，血压 98/62mmHg，心率 98 次 / 分，呼吸 20 次 / 分，血氧饱和度 96%。麻醉方式选择全身麻醉，双上肢分别留置 16G 静脉针，立即取红细胞悬液 2U 及血浆 600ml。患者充分预给氧后，依次静脉给予丙泊酚 80mg，瑞芬太尼 80μg，氯化琥珀胆碱 100mg，可视喉镜引导下顺利插入气管导管（ID=6.5，插管深度 21cm），吸入七氟烷 1.5% 维持麻醉，同时手术开始。插管后，立即建立有创动脉监测及中心静脉通道。2min 后取出一活男婴，断脐后关闭七氟烷，静脉追加舒芬太尼 15μg，罗库溴铵 30mg，泵注丙泊酚 400mg/h，瑞芬太尼 300μg/h 维持麻醉。新生儿 1min Apgar 评分为 1 分，立即行气管插管和心肺复苏。Apgar 评分 5-10min 为 4-5 分，呼吸机辅助下转入新生儿科。胎儿娩出后，患者子宫收缩乏力，立即行缩宫素 10U 肌内注射，10U 静脉滴注，卡前列素氨丁三醇（欣母沛）250μg 肌内注射，子宫动脉缝扎，经阴道放置球囊压迫止血。患者血压 80/50mmHg，心率 125 次 / 分，血氧饱和度 100%，急查 Hb68g/L，PLT120 × 10^9/L，PT ＞ 100s，APTT ＞ 120s，PT-INR ＞ 9.17，FIB100mg/dl，立即输注红细胞悬液及血浆，取凝血酶原复合物和纤维蛋白原浓缩物，同时泵注去甲肾上腺素 0.05 ～ 0.08μg/（kg • min）以维持循环稳定。立即请血液科会诊，并追问家属病史，怀疑患者误服灭鼠药，考虑为获得性维生素 K 依赖性凝血因子缺乏症，立即予以维生素 K_1 20mg 静脉滴注，凝血酶原复合物 400U，继续输注血液制品。手术历时 105min，术中失血 2500ml，尿量 150ml，输入晶体液 700ml，胶体 500ml，红细胞悬液 6U，血浆 1600ml，纤维蛋白原浓缩物 4g。术毕患者转入 ICU 继续治疗，术后第 7 天患者 Hb96g/L，PLT178 × 10^9/L，PT13.5s，APTT33.8s，PT-INR1.12，FIB310mg/dl，病情好转出院，嘱患者于当地医院每周监测 PT、APTT，肌内注射维生素 K（110mg，qd），连续治疗 50d 后，凝血指标恢复正常。新生儿出生后第 1 天全身性癫痫发作，头部超声扫描显示双侧侧脑室充盈和扩张，第 3 天无脑电活动，第 4 天家属放弃治疗，停止生命支持，新生儿死亡。

☆相关知识点

获得性维生素 K 依赖性凝血因子缺乏症（vitamin K-dependent clotting factors deficiency，VKCFD），是指各种原因引起的维生素 K 缺乏，导致其相关凝血因子活性降低，从而出现的一类全身性出血性凝血功能障碍疾病，是临床上常见的功能性凝血因子合成不足引起的有明显出血倾向的疾病。

引起获得性 VKCFD 的原因主要为两大类：一类是药物或疾病导致体内维生素 K 缺乏：长期口服抗生素如头孢菌类引起治疗相关的肠道菌群失调，严重腹泻导致的肠病，黄疸导致的肠道内胆汁减少等影响维生素 K 在肠道内的吸收和合成；另一类是由维生素 K 拮抗剂所致：双香豆素家族的华法林过量，二代双香豆素类灭鼠药即抗凝血酶灭鼠药中毒。抗凝血酶灭鼠药有“超级华法林”之称，作用机制与华法林相似，药效比华法林强 100 倍，是目前临床上最常见的获得性 VKCFD 的病因。肝脏合成凝血因子Ⅱ、Ⅶ、Ⅸ和Ⅹ时需要维生素 K 参与，维生素 K 缺乏会导致凝血因子停留于无凝血活性的前体阶段，影响机体的内源性和外源性凝血途径，从而导致凝血功能障碍，出现不同程度的出血。灭鼠药进入人体后代谢缓慢，潜伏期为 3 ～ 15d，不易被机体清除，半衰期可达 16 ～ 69d。

目前国内外缺乏获得性 VKCFD 的统一诊断标准，较为通用的标准为：全身不同部位、不同程度的出血；PT、APTT 明显延长，血小板计数正常；维生素 K 相关凝血因子Ⅱ、Ⅶ、

Ⅸ和Ⅹ活性降低；维生素K治疗有效；排除先天性VKCFD。

获得性VKCFD的治疗：①立即停止与抗凝剂的接触；②对危及生命的大出血，可输注新鲜冷冻血浆，凝血酶原复合物；③维生素K：最好使用维生素K_1，而不是维生素K_3，大出血患者，可静脉注射维生素K_1 10～20mg，不少于30min，2～4h后起效。华法林中毒至少治疗15d，灭鼠药中毒至少治疗1个月，终止治疗取决于停药后48h的凝血指标。

妊娠合并获得性VKCFD非常罕见，仅有限的病例报道。孕妇出现凝血功能障碍需详细采集病史，监测全血细胞计数、PT、APTT、纤维蛋白原等综合评估凝血功能障碍，其初期临床表现容易与胎盘早剥导致的DIC相混淆，需与产科相关弥散性血管内凝血（DIC）相鉴别（表7-2-1）。

抗凝血灭鼠药和华法林均是亲脂性，能透过胎盘，引起胎儿凝血功能障碍，导致颅内出血，肺出血等并发症，严重者导致胎死宫内。

表7-2-1 获得性VKCFD与产科相关DIC鉴别诊断

	获得性VKCFD	DIC
病史	华法林过量，灭鼠药中毒，长期口服抗生素，肝胆疾病等	胎盘早剥，羊水栓塞，胎死宫内，产褥感染，产后大出血
临床表现	全身不同部位，不同程度出血	早期无症状或血栓栓塞，晚期为全身广泛性多部位出血
PT，APTT	明显延长	延长
血小板	正常	降低
纤维蛋白原	正常	降低

☆专家点评

本例患者疾病主要表现为牙龈出血，大腿内侧可见散在瘀斑，阴道出血，胎儿颅内出血，PT、APTT异常延长，血小板、纤维蛋白原基本正常，追问病史有灭鼠药服用史，符合获得性VKCFD诊断标准。

- 终止妊娠时机：如在妊娠早期6～12周发病，可导致胚胎鼻发育不全及点状发育异常，甚至可能引起中枢神经系统发育异常，应及时终止妊娠。如处于妊娠中期，患者经治疗有效，胎儿情况尚可，需要衡量利弊是否继续妊娠，既往有妊娠中期患者经治疗凝血功能恢复，继续妊娠至足月，娩出健康新生儿的报道。如处于妊娠晚期，应积极治疗并尽早终止妊娠。
- 分娩方式选择：胎儿凝血功能可能在母体摄入药物数周后才能恢复，经阴道分娩可能使新生儿器官出血风险，尤其是颅内出血风险增加，建议行剖宫产术。
- 麻醉方式选择：患者凝血功能障碍，建议选择全身麻醉。
- 麻醉监测和管理：患者术中存在大出血高风险，建立两个及以上16G静脉输液通路。应监测有创动脉血压、尿量、体温、血红蛋白、血小板、凝血功能、电解质等，评估患者凝血状态后决定是否建立中心静脉通道，必要时使用血管活性药物以维持生命体征平稳。术中可持续输注维生素K_1，凝血酶原复合物和新鲜冷冻血浆以纠正凝血功能。根据术中出血情况，及时启动产科大量输血方案。

● 术后管理：术后继续输注维生素 K_1，必要时输注新鲜冷冻血浆，纠正产妇的凝血功能。患者病情稳定可出院，维生素 K_1 持续治疗，每周监测凝血功能，直至恢复正常。

● 新生儿管理：新生儿可能存在凝血功能紊乱，应测定血红蛋白、血小板计数、PT、APTT 等，影像学检查排除有无颅内出血及内脏器官出血，监测新生儿脑电图。可输注维生素 K、新鲜冷冻血浆、红细胞悬液、冷沉淀和血小板治疗。

总之，此类患者病情危重，临床表现典型，凝血指标变化具有特异性；一旦发病，对母婴危害巨大，妊娠结局较差，应以预防为主。治疗主要以补充维生素 K 和输入大量凝血因子为主，妊娠晚期发病及时终止妊娠，减轻对胎儿的影响。

（王　瑜　胡云霞）

第三节　妊娠合并急性髓系白血病

☆病情介绍

患者，女，27 岁，71kg，因“核实孕周 35^{+5} 周，发现血小板减少 6 周”入院。6 周前，患者自诉腹部及下肢皮肤瘙痒，抓痕处见出血、瘀斑，于当地医院产检提示 PLT 25×10^9/L，Hb 79g/L，WBC 7.34×10^9/L，Neut 4.52×10^9/L，骨髓涂片提示增生活跃，原始粒细胞比例 17%，可见异常中幼粒细胞，Auer 小体易见，转上级医院进一步检查后诊断：急性髓系白血病部分分化型，予 DA 方案（柔红霉素 70mg d1 ～ 3；阿糖胞苷 100mg，d1；160mg，d2 ～ 5；180mg，d6 ～ 7）化疗，过程顺利，化疗后骨髓抑制期给予输注血制品支持。化疗结束后 3 周复查血常规提示：PLT 88×10^9/L，Hb 84g/L，WBC 1.56×10^9/L，肝肾功能未见明显异常。患者目前白血病部分缓解，血液内科建议终止妊娠后行下一阶段化疗。

查体：体温 36.6℃，心率 78 次 / 分，呼吸 20 次 / 分，血压 115/74mmHg，内科查体和产科检查无特殊。复查血常规示：PLT 114×10^9/ L，Hb 103g/ L，WBC 1.6×10^9/L，其余检查未见异常，胎儿超声提示胎儿脐带绕颈一周。

入院诊断：急性髓系白血病部分分化型；恶性肿瘤化疗后；化疗后骨髓抑制；G1P0 36 周宫内孕头位单活胎待产。

☆处理经过

入院后，产科、血液内科、感染科、麻醉科多科会诊后建议行择期剖宫产术终止妊娠。麻醉评估，气道 Mallampati 分级Ⅰ～Ⅱ级，脊柱解剖正常，体表标志清楚。术前禁食 6h，禁饮 2h。入室后，常规监测，给予甲氧氯普胺 10mg。面罩 10L/min 流量预氧 3min 后，依次经静脉注射丙泊酚 150mg、瑞芬太尼 70μg，罗库溴铵 40mg 快速顺序诱导，经口可视喉镜下顺利插入 6.5 号气管导管，置管深度 22cm，诱导后吸入七氟烷维持麻醉，手术开始 4min 后娩出一活男婴，身长 48cm，体重 2910g，Apgar 评分 1-5-10min 分别为 9-10-10 分。胎儿娩出后，予咪达唑仑 2mg、舒芬太尼 20μg 加深患者麻醉。手术持续 39min，术中出血量约 400ml，尿量 50ml，输入乳酸钠林格液 600ml。术毕顺利拔管，使用曲马多静脉镇痛泵镇痛。

术后安返病房，给予抗生素预防感染、加强宫缩等治疗，密切观察产妇生命体征、子宫收缩、切口、阴道出血等情况，动态监测血小板。患者于术后第 3 天出院，转血液内科进行下一阶段治疗。

☆相关知识点

妊娠期白血病比较罕见，发病率为 1/10 万，其中急性髓系细胞白血病（acute myeloid leukemia，AML）约占 2/3。AML 是一组异质性侵袭性血细胞癌症，源于骨髓内恶性造血前体细胞的克隆性扩增，白血病细胞干扰正常血细胞的生成，导致严重感染、出血、贫血和其他症状及并发症。妊娠期间发病的急性白血病，主要临床表现与非妊娠期急性白血病无异，经骨髓穿刺检查可确诊，但常因妊娠状态掩盖病情而忽略就医。

AML 对母体的影响：AML 导致贫血、功能正常的粒细胞和血小板减少，患者出现严重贫血、感染、DIC、脑出血、脑栓塞、多器官功能衰竭的概率明显增高，严重威胁患者生命；妊娠合并 AML 患者更易发生妊娠期高血压、妊娠期糖尿病、子痫前期、胎盘早剥等病理性妊娠。

AML 对胎儿的影响：白血病在妊娠不同时期对胎儿的影响尚无明确定论，目前普遍认为，由于胎盘屏障阻止白血病细胞进入，免疫机制可清除侵入的白血病细胞，所以白血病本身对胎儿的影响极小，但治疗白血病所采用的化疗药物显著增加妊娠早期胚胎丢失及胎儿畸形的发生率；妊娠中晚期化疗则可导致短暂骨髓抑制，引起胎儿生长受限、低体质量儿、早产和死胎的风险增加；同时白血病患者由于贫血、继发感染率增加，也可增加自然流产、早产、胎死宫内和胎儿生长受限的概率。

妊娠对 AML 的影响：妊娠可能导致 AML 引起的白细胞淤滞、血栓形成和凝血功能障碍进一步加重。妊娠对白血病的治疗及预后是否有影响尚存在争议。越来越多的研究发现妊娠本身对白血病的进程和化疗预后并无明显的影响，妊娠期白血病患者的生存期与其他白血病患者相类似，妊娠期间治疗的缓解率与产后治疗或非妊娠女性相比差异无统计学意义，治疗效果及远期生存率更多与因妊娠而推迟治疗、妊娠期间的治疗效果和合并白血病的类型相关。

☆专家点评

本例患者妊娠晚期新发 AML，表现为重度血小板降低、贫血等血液系统异常，已行一阶段化疗，化疗后骨髓抑制期给予了输注血制品支持，目前血小板、凝血功能基本正常，无困难气道指征。

- 终止妊娠时机：对于妊娠中晚期接受了化疗的 AML 产妇，分娩时间的选择需结合早产胎儿风险和化疗药物暴露风险综合考虑。多数孕妇可以在妊娠 32 周之后选择性计划分娩。为降低分娩并发症和新生儿骨髓抑制的风险，终止妊娠的时机应选在两次化疗的间歇，或化疗后 2 ～ 3 周。妊娠合并 AML 患者，因血常规异常，围分娩期面临更大的产后出血和产褥期感染的风险。终止妊娠前的支持治疗是重要基础，可在血液科医生指导下进行输血治疗改善患者一般状况，使用广谱抗生素预防和治疗感染。
- 分娩方式选择：妊娠合并白血病并非剖宫产指征，因胎儿多偏小，可经阴道分娩。

但阴道试产存在不可控性，存在引产时间较长，甚至引产失败的可能，在试产过程中出现自发性颅内出血、肝脾破裂等风险也明显增加。本例患者经充分沟通后，患者及其家属要求行剖宫产终止妊娠。

● 麻醉方式选择：AML 患者发生不可预测的出血和感染风险较高，使用椎管内麻醉发生椎管内血肿、脓肿的可能性增加，因此，如果孕妇存在明显中性粒细胞减少（$WBC < 1 \times 10^9/L$）或血小板减少（$PLT < 80 \times 10^9/L$），应避免椎管内麻醉。使用椎管内麻醉技术还存在将恶性细胞经穿刺针引入中枢神经系统并播散，最终恶化疾病结局的风险。考虑到上述因素，结合患者意愿，本例患者选择了气管插管全身麻醉。

● 围手术期管理：为减少和应对出血风险，应按照产科大出血高风险患者的要求积极进行术前准备，充分备血。术中、术后严密监测出血情况。AML 患者可能发生咽喉、会厌组织的白血病细胞浸润，导致管腔狭窄和上气道阻塞，应充分评估并警惕困难气道风险并做好相应准备，插管时选择小一号的气管导管。术后镇痛可采用多模式镇痛方案。同样，基于 AML 患者不可预测的出血风险，应谨慎考虑腹横筋膜阻滞之类的有创操作，如果血小板计数$< 50 \times 10^9/L$，则应避免肌内注射。

● 新生儿管理：妊娠合并 AML 患者分娩的新生儿需按高危儿处理，新生儿出生后及时查血常规，有条件可行染色体检查，并由儿科医生和遗传学家进行评估和随访，了解潜在心脏毒性、儿科癌症、长期神经发育和未来生育能力。

妊娠期白血病是一种罕见的血液系统恶性肿瘤疾病，围生期要高度重视患者因血常规异常所致出血和感染风险，择时终止妊娠，术前做好大出血抢救的准备，椎管内麻醉在患者血小板计数正常、凝血功能正常时不是绝对禁忌，但要注意椎管内血肿、脓肿的可能性增加，以及使用椎管内麻醉技术存在将恶性细胞经穿刺针引入中枢神经系统并播散，最终恶化疾病结局的风险。

（黄　伟　侯　运）

第四节　妊娠合并遗传性易栓症

☆病情介绍

患者，女，28 岁，173cm，84.5kg，因“停经 36^{+3} 周，发现深静脉血栓 7^{+} 月，右下肢疼痛 1 周余”入院。妊娠早期因左下肢疼痛在外院就诊，超声提示左下肢静脉血栓（左股总静脉、大隐静脉、股浅静脉），进一步检查后诊断为“易栓症，遗传性抗凝血酶缺乏症”，予依诺肝素（4000U，qd，皮下注射），1 周后调整至 4000U，ih，bid，定期血管外科复查。孕 13^{+2} 周建卡定期产检。1 周多前感右下肢疼痛，查超声提示左侧股总静脉、大隐静脉、股浅静脉、双侧腘静脉慢性血栓伴部分再通，左侧髂外静脉部分血栓伴再通，右侧小腿部分肌间静脉血栓，右侧股浅静脉、双侧股总静脉、大隐静脉反流，血管外科就诊后未予特殊处理。现核实孕周 36^{+6} 周，因随时有血栓脱落风险，遂入院待产。其母健在，曾有肺栓塞病史。

查体：体温 36.4℃，心率 96 次 / 分，呼吸 20 次 / 分，血压 109/70 mmHg，双侧下肢

皮温正常，右下肢较左下肢肿胀伴压痛，余内科查体和产科查体无特殊。

实验室检查：WBC12.4 × 10^9/L，Neut73.6%。D- 二聚体 14.93mg/L FEU（正常 < 0.55mg/L FEU），余基本正常。

入院诊断：妊娠合并深静脉血栓；易栓症，遗传性抗凝血酶缺乏症；妊娠合并羊水过多；脐带绕颈一周；G3P1^{+1} 36^{+6} 周宫内孕头位单活胎待产。

☆处理经过

入院后，产科全科讨论：患者孕周已 37 周，为尽可能降低血栓脱落风险，可适当放宽指征，行择期剖宫产终止妊娠。产科、ICU、血管外科、麻醉科多科会诊建议高度警惕孕妇围手术期血栓脱落、肺栓塞等风险，围手术期继续依诺肝素（1000U/10kg，ih，q12h）抗凝，地奥司明（0.45g，bid，po），术前暂停抗凝，术后尽快启动抗凝。根据多科会诊意见进行充分术前准备。停依诺肝素 24h 后复查血小板计数、凝血功能基本正常，按计划手术。入室后常规监测，左侧卧位下于 $L_{3\sim4}$ 间隙行腰硬联合麻醉，蛛网膜下腔注入 0.5% 布比卡因 2.7ml，穿刺、置管过程顺利，穿刺部位无渗血。患者平卧，给予去氧肾上腺素持续泵注维持血压。5min 后，测麻醉平面 T_5，开始手术，3min 后剖出一活婴，Apgar 评分 1-5-10min 分别为 10-10-10 分。胎儿娩出后，静脉给予产妇咪达唑仑 1mg 镇静、舒芬太尼 5μg 加强镇痛。胎盘自娩后子宫收缩欠佳，给予卡前列素氯丁三醇（欣母沛）肌内注射、持续按摩子宫等处理，子宫收缩转好。术中估计出血量约 500ml，尿量 200ml，补液 1600ml，未输血。术毕拔除硬膜外导管，行超声引导下双侧腹横肌平面阻滞，另接曲马多静脉镇痛泵行患者术后自控镇痛。

术毕转入 ICU，术后 4h 患者下肢活动恢复，复查凝血功能示 D- 二聚体升高（> 40.00mg/L FEU），余正常。术后 12h 患者阴道出血量仍较多，暂未予抗凝治疗。次日晨患者阴道出血减少，根据血管外科会诊意见加用依诺肝素（4000U，ih，q12h）抗凝，密切监测有无出血倾向。连续 3d 随访，患者无胸闷、胸痛、呼吸困难等不适，穿刺部位未见红肿、出血，无背痛和下肢感觉运动障碍，无大小便失禁。术后连续 3d 复查 D- 二聚体分别为 40.69mg/L、27.33mg/L、18mg/L FEU，其余凝血指标正常，未做特殊处理。母婴于术后第 5 天出院。

☆相关知识点

遗传性易栓症不是单一的疾病，是由于抗凝蛋白、凝血因子、纤溶蛋白等的遗传性缺陷导致相应的蛋白数量减少和（或）质量异常所致机体的血栓形成倾向增加，常见的有蛋白 C 缺陷症、蛋白 S 缺陷症、抗凝血酶缺乏症、因子 V Leiden 和凝血酶原 G20210 a 突变等。遗传性抗凝血酶缺乏症的临床表现是其中最严重的，发生血栓事件的风险比没有基因突变的患者高 20 倍。

遗传性易栓症的主要临床表现为血栓形成，血栓类型以静脉血栓栓塞（venous thromboembolism，VTE）为主，动脉血栓形成很少见。静脉血栓中，又以深静脉血栓形成（deep venous thrombosis，DVT）危害较大，血栓脱落引起肺栓塞是 DVT 最常见和严重的并发症，也是静脉血栓形成导致死亡的主要原因。

妊娠期间，血浆纤维蛋白原及凝血因子Ⅱ、Ⅴ、Ⅶ、Ⅸ、Ⅹ等的增加，导致高凝状态，使血栓栓塞风险增加，合并遗传性易栓症患者在妊娠期发生血栓栓塞性并发症的风险更高。发生血栓栓塞的概率取决于具体的易栓症类型、有无血栓形成个人史或家族史。有血栓栓塞事件个人史或明确家族史的患者中，血栓栓塞风险显著增加。

某些类型的易栓症与病理妊娠之间可能存在关联。易栓症患者体内持续的、异常的高凝血状态可导致胎盘组织出现血栓倾向，可引起胎盘的胎儿侧血栓形成，使胎盘灌注量下降，胎儿供血不足，从而导致流产、胎儿生长受限、妊娠期高血压疾病、羊水过少、胎儿宫内窘迫甚至胎死宫内等不良妊娠的发生。

对于合并遗传性易栓症的妊娠患者，预防 VTE 重于血栓治疗。既往无 VTE 史的孕妇，若有遗传性抗凝血酶（AT）缺陷，一般建议妊娠期和产褥期进行血栓预防。既往有 VTE 史的遗传性易栓症孕妇，原则上应该给予预防剂量至治疗剂量的肝素抗凝治疗。VTE 风险在妊娠早期即增加，抗凝治疗最好在妊娠早期启动，分娩发动时或者实施计划引产或剖宫产前停止抗凝治疗，以尽量减小出血性并发症的风险。产后 VTE 风险等于或高于产前，所以产后治疗的给药方案应与产前方案一样积极或更加积极，未接受产前抗凝治疗的患者有时需要产后治疗（表 7-4-1）。

表 7-4-1　ACOG 妊娠合并遗传性易栓症血栓预防方案①

临床情况	产前管理	产后管理
低风险易栓症②，无既往史	监测	监测，如果患者有其他危险因素则进行预防性抗凝治疗③
低风险易栓症②，有家族 VTE 史（直系亲属）	监测，或预防性 LMWH/UFH	预防性或中等剂量的 LMWH/UFH 抗凝治疗
低风险易栓症②，仅出现 1 次 VTE，没有接受长期抗凝治疗	预防性或中等剂量 LMWH/UFH	预防性或中等剂量的 LMWH/UFH 抗凝治疗
高风险易栓症④，先前没有 VTE	预防性或中等剂量 LMWH/UFH	预防性或中等剂量的 LMWH/UFH 抗凝治疗
高风险易栓症④，既往仅出现 1 次 VTE 或有直系亲属患病史，没有接受长期抗凝治疗	预防性、中等或治疗剂量 LMWH/UFH	预防性、中等或治疗剂量的 LMWH/UFH 抗凝治疗 6 周（剂量应与产前一致）
易栓症伴有 2 次或多次出现 VTE，没有接受长期抗凝治疗	中等或治疗剂量 LMWH/UFH	中等或治疗剂量的 LMWH/UFH 抗凝治疗 6 周（剂量应与产前一致）
易栓症伴有 2 次或多次出现 VTE，接受长期抗凝治疗	治疗剂量 LMWH/UFH	恢复长期抗凝治疗，可根据计划治疗时间、哺乳期、患者偏好等考虑使用口服抗凝药

注：ACOG. 美国妇产科医师协会；LMWH. 低分子肝素；UFH. 普通肝素；①产后治疗剂量需和产前一致；②低风险易栓症：FVL 杂合子、凝血酶原 G20210 A 杂合子、蛋白 C 或者蛋白 S 缺乏；③直系亲属有血栓史或其他主要的血栓形成风险因素（如肥胖、长时间不运动、剖宫产）；④高风险易栓症，包括 FVL 纯合和凝血酶原 G20210 A 纯合突变；FVL 杂合和凝血酶原 G20210 A 突变，或者抗凝血酶缺乏

☆专家点评

本例患者为妊娠合并高风险性易栓症（遗传性抗凝血酶缺乏症），妊娠早期即出现

VTE，妊娠期持续使用依诺肝素进行抗凝治疗，妊娠晚期 VTE 症状加重。

● 分娩方式选择：顺产、剖宫产均有报道，尚无定论。择期剖宫产可在充分准备后进行，同时具有缩短分娩时间、避免长时间高腹压、降低血栓脱落风险、可控性强等优势，国内更倾向于用此方式终止妊娠。本例患者考虑到产时栓子脱落引起肺栓塞和产后出血风险增加，选择剖宫产终止妊娠。

● 麻醉方式选择：由于担心椎管内血肿发生，多数麻醉医生会避免对使用肝素治疗的产妇进行椎管内麻醉，但实际上此类并发症十分罕见。相关指南建议，对预防性使用低分子肝素（LMWH）患者，停药 12h 后可进行椎管内穿刺；治疗性使用 LMWH，停药 24h 后可行椎管内麻醉；术前 2h 使用过 LMWH 的患者，由于 LMWH 抗凝作用可能恰好达到峰值，不建议采用椎管内穿刺技术。本例患者术前使用预防剂量 LMWH 抗凝且已停药 24h，无其他椎管内麻醉禁忌，可采用椎管内麻醉。

● 围手术期管理：遗传性抗凝血酶缺乏症为高风险易栓症，该类患者术前术后均需进行抗凝治疗，实施椎管内麻醉应防范椎管内出血、血肿风险。椎管内麻醉操作应由经验丰富的麻醉医生实施，同时可通过超声引导下穿刺、侧卧位穿刺、使用加强硬膜外导管、控制置管深度在 6cm 以下、导管置入前通过穿刺针注入生理盐水以扩展硬膜外间隙，或者使用单次给药的硬膜外麻醉或蛛网膜下腔麻醉等技术上的改良减少静脉损伤风险。产后在评估出血风险基础上尽早开始抗凝治疗，开始 LMWH 抗凝治疗的时机，应在拔除硬膜外导管后至少等待 4h；如怀疑有穿刺置管损伤或穿刺出血，术后首剂 LMWH 应延迟 24h。术后应密切观察脊髓压迫的早期征象（如进行性下肢麻木或无力、肠道或膀胱功能障碍），若怀疑脊髓血肿，应尽快行诊断性造影和手术治疗以避免永久性瘫痪。术前有血栓形成的患者，术中应维持血流动力学平稳，搬动患者时应轻柔，防止栓子脱落引发肺栓塞等并发症。

● 新生儿管理：遗传性抗凝血酶缺乏症是常染色体显性遗传病，此类患者的子女遗传该病的概率约为 50%，不排除新生儿抗凝血酶降低可能，胎儿娩出后可行相关检查，明确诊断。

总之，妊娠合并易栓症尤其是遗传性抗凝血酶缺乏症患者，围生期常使用 LMWH 抗凝治疗以预防 VTE，对于此类患者，椎管内麻醉不是禁忌证，但应把控指征，停用预防剂量 LMWH 12h 或治疗剂量 LMWH 24h 后可行椎管内穿刺，拔除硬膜外导管后至少 4h 才能恢复抗凝治疗。

（黄　伟　冯世苗）

第五节　妊娠合并遗传性无纤维蛋白原血症

☆病情介绍

患者，女，27 岁，身高 158cm，体重 69kg，因“停经 38^{+5} 周”入院。3 年前清宫术前检查发现纤维蛋白原降低，进一步检查后诊断“遗传性无纤维蛋白原血症”。患者妊娠早期血常规未见异常，凝血相关检查示血块形成速率延长（320s，正常值 60 ～ 180s），提示凝血因子活性正常、纤维蛋白原功能减弱，因患者原因未治疗。孕 16+ 周外院建卡，定期产检，妊娠期查 PT 延长（波动于 15.7 ～ 20.1s，参考值 10.5 ～ 14s）、TT 延长（89.5s，参考值 14 ～ 20s）、INR 波动于 1.24 ～ 1.87（参考值 0.8 ～ 1.5）、纤维蛋白原浓度降低（39mg/dl），无鼻出血、牙龈出血、阴道流血流液等临床表现，均未予处理。孕 38^{+2} 周时，当地医院拟冷沉淀治疗后择期终止妊娠，输注前纤维蛋白原浓度 40mg/dl，PT 18.8s，输注冷沉淀 38U 后复查纤维蛋白原浓度 74mg/dl，提升效果不理想，遂转入我院待产。

入院诊断：遗传性无纤维蛋白原血症；$G2P0^{+1}$ 38^{+5} 周宫内孕头位单活胎先兆临产。

☆处理经过

患者入院后，查血栓弹力图：血凝块形成时间（K）延长，提示纤维蛋白原功能不足。次日复查凝血：纤维蛋白原测不出（ ＜ 50mg/dl）、TT 延长（40.7s），予冻干人纤维蛋白原 4g 输入纠正。产科、血液内科、麻醉科多科会诊后建议次日行择期剖宫产术终止妊娠。术日晨复查凝血提示纤维蛋白原测不出（ ＜ 50mg/dl）、TT 延长（40.7s），患者无牙龈出血，无阴道出血，无血尿，全身皮肤无瘀点、瘀斑等出血表现，给予冷沉淀 10U 输注纠正，输注完毕后将患者推入手术室准备手术。入室后，常规监测，继续输入冷沉淀 10U。充分预氧后，静脉注射丙泊酚 120mg、瑞芬太尼 50μg，氯化琥珀胆碱 100mg 快速顺序诱导，经口可视喉镜下顺利插入 6.5 号加强型气管导管，插管深度 21cm。插管成功后，静脉注射顺式阿曲库铵 5mg，七氟烷吸入维持麻醉。手术开始 3min 后娩出一活婴，身长 50cm，体重 3170g，Apgar 评分 1-5-10min 分别为 10-10-10 分。胎儿娩出后，给予咪达唑仑 2mg、舒芬太尼 20μg 加深患者麻醉。手术持续 40min，术中输入乳酸钠林格液 1100ml，估计出血量约 400ml，尿量 200ml，未输血。术毕顺利拔管，使用曲马多静脉镇痛泵镇痛。

术毕安返病房，给予抗感染、促宫缩治疗。术后 5h 复查纤维蛋白原 72mg/dl，TT 延长（30.5s），Hb、PLT 正常，查体无牙龈出血，无血尿，少量阴道出血，全身皮肤无瘀点、瘀斑等出血表现，给予冻干人纤维蛋白原 4g 静脉滴注。次日复查纤维蛋白原 94mg/dl，TT 延长（31.6s），未做特殊处理。患者于术后第 3 天出院，嘱血液科随诊。

☆相关知识点

遗传性无纤维蛋白原血症是由于编码基因碱基的突变，导致纤维蛋白原在肝细胞合成减少、转运受阻或结构发生异常，致使纤维蛋白原的数量或结构异常而引起的一种罕见出血性疾病。发病率为 1/100 万，实验室检测血清中纤维蛋白原的含量极低或测不出。由于 TT 主要反映纤维蛋白原转化成纤维蛋白的时间，因此，未治疗前通常伴有 TT 延长；PT、APTT 则只有当纤维蛋白原定量降低至一定程度时才会出现延长。临床表现多样，约 40% 患者无症状，45% ～ 50% 患者有全身各组织部位自发出血、手术或外伤后出血、颅内出血等出血表现，另有 10% ～ 15% 患者表现为血栓性疾病。

纤维蛋白原有助于胎盘植入和维持胎盘植入完整性，因此，患遗传性无纤维蛋白原血症的女性可自然受孕，但是如果不进行纤维蛋白原替代治疗并维持妊娠过程中纤维蛋白原在 60mg/dl 以上，则易于妊娠 5 ～ 8 周时发生自然流产。此外，此类患者妊娠期及分娩期对出血耐受性差，发生产后出血、血栓形成、胎盘早剥等并发症的风险增加。

产前纤维蛋白原水平是产后出血的有力预测因子，尤其是纤维蛋白原＜ 200 mg/dl 时。因此，对于合并遗传性无纤维蛋白原血症的产妇，术前需要补充纤维蛋白原以预防产后出血。最佳目标尚无统一标准，通常建议分娩期间维持纤维蛋白原在 150mg/dl 以上，尽可能维持在 200mg/dl 以上。常用纤维蛋白原替代产品包括纤维蛋白原浓缩物和血浆制品如冷沉淀或新鲜冷冻血浆。输注纤维蛋白原浓缩物发生输血反应和容量超负荷的风险和血栓形成风险较低，建议优先使用。对于无法获得纤维蛋白原浓缩物的患者，冷沉淀是很好的通过小容量输注获得纤维蛋白原的途径。通常输入纤维蛋白原 1g 可提升血液中纤维蛋白原约 25mg/dl，补充 4g 纤维蛋白原可以使体重 70 kg 成人纤维蛋白原水平增加 100 ～ 150mg/dl。1U 冷沉淀含 250 ～ 300mg 纤维蛋白原，10 ～ 20U 冷沉淀可使 70kg 成人纤维蛋白原水平增加 60 ～ 120mg/dl。

☆专家点评

本例患者为罕见的妊娠合并遗传性无纤维蛋白原血症，患者妊娠期无出血症状，但既往有自然流产史，妊娠期多次凝血检查提示纤维蛋白原降低或测不出，PT、TT 延长，围手术期有潜在大出血风险。

- 分娩时机：妊娠期无并发症通常可妊娠至足月后计划分娩。
- 分娩方式：经阴道自然分娩或剖宫产均有报道，但目前尚无循证医学证据证实哪种分娩方式更佳。该类患者后代也可能遗传同种疾病，自然分娩时，如果产程过长或难产，尤其是使用胎头吸引术，可能导致新生儿发生颅内出血或硬膜外血肿，因此，多数医疗机构倾向于采用择期剖宫产终止妊娠。
- 麻醉方法选择：椎管内麻醉和全身麻醉均有报道。目前没有遗传性纤维蛋白原异常产妇椎管内麻醉后硬膜外血肿的病例报告，也没有确定的保证安全的椎管内麻醉纤维蛋白原的最低阈值。有学者认为，在没有消耗性过程的情况下，150mg/dl 的水平可能是安全的。建议在考虑实施椎管内麻醉时，应综合考虑患者的气道检查、实验室检查结果（包括纤维蛋白原水平）、出血史、危险因素以及麻醉医生的偏好和能力后再做决策。本例患者院外使用冷沉淀进行纤维蛋白原替代治疗效果不佳，术前未能将纤维蛋白原纠正到相对安全水平，为了规避椎管内麻醉后椎管内血肿风险和方便产后大出血救治，故选择全身麻醉。
- 围手术期管理：应重点关注低纤维蛋白原所致围手术期出血风险。术前应补充并维持适当纤维蛋白原水平，对于术前替代治疗效果不理想的患者，可在入室前和（或）术中突击输注纤维蛋白原或冷沉淀，以迅速提升纤维蛋白原水平。血栓弹力图有助于更加快速、完整地了解产妇的凝血功能状态，可用于指导围手术期替代治疗。气管插管和吸痰时动作应轻柔，避免黏膜损伤出血。术中密切观察术野出血、渗血情况，及时估计出血量，避免低体温、过量输液造成血液稀释影响凝血。术后避免椎管内留置导管镇痛，优选静脉给药。对于使用椎管内麻醉的产妇，术后需警惕硬膜外血肿的风险，若出现新发生的或持续进展的背痛、感觉或运动缺失、大小便失禁，应尽早进行腰椎 MRI 检查，并请神经外科医生会诊，决定进一步的干预治疗。

总之，遗传性无纤维蛋白原血症患者血清中纤维蛋白原的含量极低或测不出，创伤后可出现持续大量出血。该类患者妊娠期及分娩期对出血耐受性较差，有发生产后大出血的风险。围手术期管理应侧重于纤维蛋白原补充，并根据患者临床表现、术前纤维蛋白原水平和其他凝血指标综合评估患者的凝血状态，结合替代治疗的有效性，制订个体化麻醉方案以保障母婴安全。

（黄　伟　冯世苗）

第六节　妊娠合并遗传性凝血因子Ⅺ缺乏

☆病情介绍

患者，女，28 岁，171cm，65kg，因“停经 38^{+5} 周，要求待产”入院。两年前外院查 APTT 延长，进一步检查后诊断为“遗传性凝血Ⅺ因子缺乏”。此次妊娠，孕 14^{+4} 周外院建卡，孕 19^{+6} 周转至我院定期产检。妊娠期 APTT 波动于 45 ～ 74.8s，行 APTT 纠正试验，APTT 在正常范围；孕 4 个月、孕 8 个月复查凝血因子Ⅺ活性为 5.1%、3.2%。平素无出血倾向，全身皮肤无瘀斑、瘀点。其双胞胎姐姐亦系凝血Ⅺ因子缺乏。

查体：体温 36.4℃，心率 87 次 / 分，呼吸 18 次 / 分，血压 103/69mmHg，内科查体和产科检查无特殊。

实验室检查：凝血Ⅺ因子活性 6.8%，APTT49.0s，余无特殊。胎儿超声：胎儿颈部脐带绕颈一周。

入院诊断：妊娠合并遗传性凝血Ⅺ因子缺乏；脐带绕颈一周；G1P0 38^{+5} 周宫内孕头位单活胎待产。

☆处理经过

入院后，向患者及家属交代病情及相关风险，患者拒绝阴道试产，要求行择期剖宫产终止妊娠。产科、血液内科、新生儿科、麻醉科多科会诊：患者围术期出血风险大，血液内科建议术前输注新鲜冷冻血浆进行替代治疗，提高凝血Ⅺ因子活性到 25% 以上。根据血液科意见，术前 1d 下午输注新鲜冷冻血浆 400ml，输注完毕后复查 APTT 34.3s，凝血Ⅺ因子活性 28.7%。次日，患者入室后，常规监测，左侧卧位下于 $L_{3\sim4}$ 间隙实施腰硬联合麻醉，蛛网膜下腔注入 0.5% 布比卡因 2.8ml，穿刺过程顺利，穿刺部位无渗血。患者平卧 5min 后，测麻醉平面 T_4，手术 3min 后剖出一活婴，Apgar 评分 1-5-10min 分别为 10-10-10 分。胎儿娩出后，静脉给予产妇咪达唑仑 1mg 镇静、舒芬太尼 5μg 加强镇痛。术中见子宫收缩极差，出血多，立即予氨甲环酸 1g 静脉滴注抗纤溶，卡前列素氨丁三醇（欣母沛）肌注加强宫缩，持续子宫按摩及子宫 B-Lynch 缝合术，子宫收缩逐渐好转，出血控制。术中估计出血量约 600ml，尿量 100ml，补液 1200ml，未输血。术毕使用静脉镇痛泵术后镇痛。

术后 3h 患者下肢活动恢复，连续 3d 随访，穿刺部位未见红肿、出血，无背痛和下肢感觉运动障碍，无大小便失禁。术后 3d 复查 APTT 分别为 44.7s、49.8s、48.7s，查看患者生命体征平稳，子宫收缩好，阴道出血少，未做特殊处理。母婴于术后第 4 天出院，随访无麻醉、手术相关并发症。

☆相关知识点

遗传性凝血Ⅺ因子（factor Ⅺ，F Ⅺ）缺乏症是一种罕见的常染色体遗传性出血性疾病，在一般人群中的患病率约为1/100万，但占到罕见出血性疾病的1/4左右。

F XI在凝血中的作用主要为：①放大凝血级联反应。F XI不参与凝血过程的启动，初始生成的凝血酶可激活F XI为F XI a，F XI a则会激活F IX为F IX a，F IX a激活FX并放大凝血酶的生成，且存在正反馈效应。②通过抑制纤溶和其他免疫系统相关作用来稳定新的血凝块。

因为凝血酶的初始生成阶段不需要F XI参与，F XI缺乏的患者通常不会出现自发性出血，但在创伤或手术的情况下容易出血，尤其是涉及内源性纤溶活性高的组织如口腔、鼻腔和泌尿生殖道。出血的严重程度与血浆F XI水平相关性很弱，具有相同F XI水平的个体可能具有不同的出血严重程度。出血风险与个人史及家族史密切相关，既往有个人或家族出血史是产后出血的强预测因子。实验室检查可见单纯APTT延长，但通常不会有其他凝血结果异常如PT延长或血小板异常。单纯APTT延长且F XI活性低于正常低限60%可诊断遗传性F XI缺乏。根据F XI活性，可分为重度缺乏（F XI活性＜20%）和部分缺乏（F XI活性为20%～60%）。

妊娠期间F XI活性水平无显著变化。F XI缺乏患者可成功妊娠，自然流产率与一般人群相当。除非接受外科操作或自然流产，产前出血很少见，与普通人群发生率相当。F XI缺乏可增高产后出血的风险，经阴道分娩的产妇产后出血发生率为18%，剖宫产为21%，均显著高于一般产妇。

☆专家点评

本例患者为妊娠合并遗传性F XI缺乏，表现为单纯APTT延长伴F XI活性重度缺乏。术前输注新鲜冷冻血浆后，APTT恢复正常，替代治疗有效。

- 分娩时机：通常可妊娠至足月后计划分娩。
- 分娩方式：F XI缺乏不影响分娩方式选择，可结合出血风险、产科状况、患者意愿等综合评估后决定。剖宫产可以避免阴道分娩时产程延长尤其是第二产程延长风险；另外，遗传性F XI缺乏是常染色体遗传性疾病，产妇后代可能遗传同种疾病，剖宫产可以避免难产时使用胎头吸引器、产钳等对胎儿造成损伤、出血的风险。本例患者经充分沟通后选择行剖宫产终止妊娠。
- 麻醉方式选择：对既往有个人或家族出血史的F XI缺乏患者应该避免椎管内麻醉。F XI缺乏的患者极少出现自发性出血，出血倾向与F XI活性的相关性也不高，因此，对F XI重度缺乏但无出血病史的患者，在使用新鲜冷冻血浆或F XI浓缩物进行预防性替代治疗、凝血功能改善后可考虑椎管内麻醉。F XI的生物半衰期40～48h，可在择期手术日前给予，通常输新鲜冷冻血浆7ml/kg，可提高F XI活性到25%。本例患者平素无出血倾向，既往拔牙后无明显止血困难，经替代治疗后APTT恢复正常，结合患者意愿，选择行椎管内麻醉。
- 围手术期管理：重点在：①应对潜在的产后大出血风险。产后出血风险与既往个人及家族出血史密切相关，术前应仔细询问病史；多科合作，制订详细的围手术期F XI替代治疗、抗纤溶治疗计划及大出血抢救策略，充分备血，术中、术后严密监测出血情况。②预防椎管内血肿发生。椎管内麻醉操作可由经验丰富的麻醉医生操作，尽量避免和减少穿刺、置管损伤（可选择单次腰麻，使用细腰麻针穿刺，不放置硬膜外导管等），术后严密观察，有椎管内血肿征兆尽快请神经外科医生介入诊治。③术后充分镇痛，可联合镇痛泵、口服镇痛药物等方法多模式镇痛，避免使用有出血风险的药物如阿司匹林、非甾体抗炎药和其他抗血小板药物，可使用对乙酰氨基酚和阿片类镇痛药。

• 新生儿管理：F Ⅺ缺乏症为常染色体遗传性疾病，应警惕新生儿 F Ⅺ缺乏的可能。新生儿出生后可采集脐血样本检测凝血功能和 F Ⅺ活性。除非已知 F Ⅺ水平，应避免进行侵入性操作和有创监测（如胎儿头皮电极）。

总之，妊娠合并遗传性 F Ⅺ缺乏症属于高危妊娠。对重度 F Ⅺ缺乏患者术前应积极进行 F Ⅺ替代治疗以纠正凝血功能和 F Ⅺ活性，并做好产后大出血应急预案和准备。既往无个人或家族出血史的 F Ⅺ缺乏症患者，在纠正 APTT 后可进行椎管内麻醉，但仍要注意椎管内血肿的可能。

（黄　伟　冯世苗）

第七节　妊娠合并遗传性凝血因子Ⅻ缺乏

☆病情介绍

患者，女，24 岁，166cm，81kg，因“停经 40 周，见红 1d 多，不规律腹痛半天”入院。孕 12^{+} 周于外院建卡定期产检，妊娠早期未行凝血功能检查，孕 33^{+3} 周查凝血功能示 APTT 显著延长（183.1s），转卡至我院，复查 APTT 大于 150s，完善相关检查后，诊断遗传性凝血因子Ⅻ缺乏症。患者平素偶有牙龈出血，无皮肤瘀斑、瘀点等，未给予特殊处理。

查体：体温 36.5℃，心率 72 次 / 分，呼吸 20 次 / 分，血压 125/75mmHg，内科查体和产科检查无特殊。

实验室检查：血常规正常，凝血检查示 APTT 121.9s（参考值 16.9 ～ 36.9s），PT、TT、INR、Fib 正常。凝血因子Ⅱ活性 133.2%（正常参考值 70% ～ 120%）、凝血因子Ⅴ活性 118.1%（参考值 70% ～ 120%）、凝血因子Ⅶ活性 180.3%（参考值 70% ～ 120%）、凝血因子Ⅹ活性 137.9%（参考值 70% ～ 120%）、凝血因子Ⅻ活性 0.2%（参考值 70% ～ 150%）。胎儿超声：胎儿颈部脐带绕颈 2 周。

入院诊断：妊娠合并凝血因子Ⅻ缺乏症；G1P0 40 周宫内孕头位单活胎先兆临产；胎儿颈部脐带绕颈 2 周。

☆处理经过

入院后，血液科会诊意见：Ⅻ因子缺乏不影响患者自身凝血机制，无须特殊处理；凝血因子活性结果提示其他凝血因子活性代偿性增强，产后血栓形成风险增加，若术后长期卧床不能活动，可在无出血风险情况下给予低分子肝素预防血栓。入院待产次日，患者胎监异常，提示“胎儿宫内窘迫”，拟行急诊剖宫产终止妊娠。入室后，常规监测，静脉给予甲氧氯普胺 10mg。充分预氧后，静脉注射丙泊酚 160mg、瑞芬太尼 70μg、氯化琥珀胆碱 100mg 行快速顺序诱导，经口可视喉镜下顺利插入 6.5 号加强型气管导管，插管深度 22cm。插管成功后，静脉注射顺式阿曲库铵 5mg，吸入七氟烷维持麻醉。手术开始 3min

后娩出一活婴，身长 50cm，体重 3300g，Apgar 评分 1-5-10min 分别为 9-10-10 分。胎儿娩出后，给予咪达唑仑 2mg、舒芬太尼 15μg 加深患者麻醉。手术持续 41min，术中患者生命体征平稳，共计输入乳酸钠林格液 750ml，估计出血量约 350ml，尿量 100ml。术毕行超声引导下双侧腹横肌平面阻滞（每侧注入 0.25% 罗哌卡因 15ml，内含地塞米松 2.5mg），另接静脉镇痛泵行术后镇痛。

术毕安返病房，给予抗感染、促宫缩、密切观察出血情况等治疗。术后 24h，患者生命体征平稳，子宫收缩好，阴道出血少，根据血液科会诊意见予低分子肝素 4000 IU ih qd。术后第 3 天查血栓弹力图基本正常，母婴于产后第 4 天出院，嘱继续皮下注射低分子肝素预防血栓。

☆相关知识点

凝血因子Ⅻ（Factor Ⅻ，F Ⅻ），即 Hageman 因子，是由肝脏合成的一种丝氨酸蛋白酶原，是血浆接触系统的重要组成因子，在高分子量激肽原和血浆激肽释放酶的参与下，一方面通过激活凝血因子Ⅺ启动内源性凝血途径，另一方面参与纤维蛋白溶解系统的激活、补体活化和炎症反应。

遗传性 F Ⅻ缺乏症是一种由于 F Ⅻ基因异常引起 F Ⅻ活性下降而导致的凝血因子缺陷症，多表现为常染色体隐性遗传，常在无症状患者手术前的常规凝血筛查中意外发现。临床上，患者通常并无明显的自发出血或轻微损伤后严重出血表现，仅表现为 APTT 显著延长。体内凝血主要由外源性凝血途径激活，由接触系统启动的内源性凝血并不发挥主要作用；同时，外源性凝血途径激活形成的 TF/F Ⅶa 复合物也能激活内源性途径凝血因子Ⅸ。因此，虽然 F Ⅻ对体外表面活化凝血试验结果至关重要，但对于止血不是必需的，单纯 F Ⅻ缺乏对生理止血作用有限或没有影响。

虽然 F Ⅻ缺乏不引起出血表现，但可能是血栓形成的危险因素。F Ⅻ缺乏患者可能发生静脉血栓栓塞、肺栓塞、心肌梗死等。F Ⅻ缺乏导致血栓形成倾向的原因可能是当机体因某种原因有出血倾向时，机体会代偿性生成其他凝血因子，加速其他凝血途径的进行，使机体处于高凝状态；另外低 F Ⅻ水平可引起机体纤溶活性下降。

妊娠合并 F Ⅻ缺乏症患者多数可有正常母婴结局，但部分患者在妊娠早期可发生复发性流产，原因可能在于凝血和纤溶平衡在维持正常胎盘功能方面起着重要作用，F Ⅻ的缺乏可导致纤溶活性下降，引起螺旋动脉和胎盘母体侧绒毛间隙内血栓形成，影响胎盘灌注，子宫胎盘循环障碍可导致流产、胎儿生长受限和（或）先兆子痫。另有研究报道妊娠中晚期患者发生胎盘早剥、分娩期发生深静脉血栓等不良结局。

☆专家点评

本例患者为罕见的遗传性 F Ⅻ缺乏症，患者妊娠期无出血症状，实验室检查提示 APTT 显著延长、F Ⅻ活性严重降低伴凝血因子Ⅱ、Ⅶ、Ⅹ活性代偿性增加，围手术期有血栓形成的风险。

- 分娩时机：通常患者可妊娠至足月后计划分娩。
- 分娩方式：由产科指征决定。本例患者因待产时出现胎监异常，怀疑胎儿宫内窘迫，需紧急终止妊娠，故选择剖宫产。

● 麻醉方法选择：椎管内麻醉和全麻均可。此类患者通常没有出血倾向，F Ⅻ对止血也非必需，但在 APTT 延长的情况下实施椎管内麻醉仍有硬膜外血肿等潜在风险或纠纷可能，建议充分考虑风险收益比，或在血液科医生指导下纠正 APTT 异常后实施。本例患者因怀疑胎儿宫内窘迫，需在最短时间内实施紧急剖宫产终止妊娠，患者无困难气道指征，故优选气管插管全身麻醉。

● 围手术期管理：此类患者很少有严重出血现象，一般不需要特殊治疗，若发生出血，可输注新鲜冷冻血浆纠正。但在没有明显出血的情况下，特别是术前单纯为纠正 APTT 异常而输注血制品（如血浆或冷沉淀）时有血栓形成风险，应慎重。患者术后长期卧床可使血栓形成风险增加，应充分镇痛，以利于患者早期下床活动，也可在无出血风险情况下予低分子肝素预防血栓。

总之，遗传性 F Ⅻ缺乏症是一种基于 F Ⅻ基因缺陷的常染色体隐性遗传性凝血因子缺陷疾病，患者常无出血等临床表现，但有血栓形成倾向。妊娠合并遗传性 F Ⅻ缺乏症患者由于妊娠期高凝，血栓风险进一步增加，围手术期应由产科、血液科、麻醉科进行多科协同管理，密切观察患者是否有出血和血栓发生，并在血液科指导下进行输血或抗凝治疗以减少血栓形成风险。

（黄　伟　冯世苗）

第八节　妊娠合并严重血友病 A

☆病情介绍

患者，女，32 岁，158cm，62kg，因“停经 37 周”入院。自幼出现多次自发性出血，常见于右膝关节和踝关节，诊断为“重度血友病 A”，幼年时予新鲜冷冻血浆和冷沉淀治疗，后根据“按需”原则使用凝血因子Ⅷ（F Ⅷ）浓缩物治疗。孕 12 周建卡，查 APTT 延长（58.6s，参考值 16.9 ～ 36.9s），F Ⅷ水平低于 1U/dl（正常值 50 ～ 150U/dl），F Ⅷ抑制物检测结果阴性，血常规正常。孕 13^+ 周因“自发性右膝关节出血”，给予 20U/kg 的血浆源性 F Ⅷ浓缩物治疗。定期进行产检，孕 16 周输注 50U/kg 血浆源性 F Ⅷ后进行羊膜腔穿刺活检，胎儿细胞染色体分析显示正常的女性 46XX 模式，基因分析排除 F Ⅷ内含子 22 倒位，穿刺后无并发症。孕 24 周和 36 周查 APTT 分别为 50.7s、47.5s，F Ⅷ分别为 2.3U/dl、2.84U/dl。

查体：体温 36.5℃，心率 81 次 / 分，呼吸 20 次 / 分，血压 105/65mmHg，查体没有瘀斑、瘀点、紫癜，产科检查无特殊。

实验室检查：血常规正常，凝血检查示 APTT 48.6s，F Ⅷ 2.46U/dl。

入院诊断：妊娠合并血友病 A；G1P0 37 周宫内孕头位单活胎；胎儿脐带绕颈一周。

☆处理经过

入院后，多科会诊后考虑次日行择期剖宫产终止妊娠，术前输注 F Ⅷ浓缩物纠正 F Ⅷ

异常。手术前 1h，输注血浆来源 F Ⅷ 50U/kg，输注后 15min，测 F Ⅷ水平为 107U/dl。入室后，常规监测，静脉给予甲氧氯普胺 10mg。充分预氧后，静脉注射丙泊酚 120mg、瑞芬太尼 60μg、氯化琥珀胆碱 100mg 快速顺序诱导，经口可视喉镜下顺利插入 6.5 号加强型气管导管，插管深度 22cm。插管成功后，静脉注射顺式阿曲库铵 6mg，吸入七氟烷维持麻醉。手术开始 3min 后娩出一女性活婴，身长 48cm，体重 2850g，Apgar 评分 1-5-10min 分别为 9-10-10 分，无出血。胎儿娩出后，给予咪达唑仑 2mg、舒芬太尼 15μg 加深患者麻醉。手术持续 45min，术中患者生命体征平稳，共计输入乳酸钠林格氏液 700ml，估计出血量约 400ml，尿量 100ml。术毕接静脉镇痛泵行术后镇痛。

术后转入 ICU，给予抗感染、促宫缩、密切观察出血情况等治疗。根据血液科意见给予氨甲环酸（500mg，iv，q8h）抗纤溶，输注 F Ⅷ浓缩物（30U/kg，iv，q12h）维持 F Ⅷ水平高于 50IU/dl，持续 6d。术后随访患者生命体征平稳，子宫收缩好，阴道出血少。母婴于产后第 7 天出院，嘱血液科随诊。

☆相关知识点

血友病 A 是一种由于 X 染色体上的 F Ⅷ基因突变，导致 F Ⅷ缺乏的 X 连锁隐性遗传性出血性疾病，主要发生于男性，发病率为 1/5000。女性可能是突变的杂合子，被称为血友病携带者。携带者的子代中，男性 50% 发病，女性 50% 为该疾病的携带者。血友病 A 的严重程度可根据 F Ⅷ血浆活性水平进行分类，正常水平为 50 ～ 150U/dl，重度＜ 1U/dl，中度 1 ～ 4U/dl，轻度 5 ～ 50U/dl。由于女性携带者只有一条染色体受累，通常凝血因子活性约为正常值的 50%，足以预防临床出血，但也有部分携带者可能出现极低的 F Ⅷ水平，并有出血倾向。

血友病 A 实验室检查特征为 APTT 延长，F Ⅷ缺乏程度较轻时（如活性水平超过正常值的 15%），APTT 可能正常。临床表现主要包括凝血功能障碍所致出血及出血后遗症等。F Ⅷ水平越低，患者越容易出现自发性出血和严重出血。轻度很少自发出血，多表现为外伤后出血。中重度常见关节出血（关节积血），软组织和肌肉轻微创伤后出血，甚至自发出血；颅内出血相对罕见但致命，可自发或是在创伤后发生，一旦怀疑需积极处理。所有血友病患者，无论疾病的严重程度如何，在手术过程中都有过度出血的风险。

正常妊娠通常伴有 F Ⅷ水平的进行性升高，在 29 ～ 35 周达到峰值。血友病 A 携带者的平均妊娠前 F Ⅷ水平为 46U/dl，妊娠晚期为 121U/dl，达到正常水平，但绝对水平仍低于正常妊娠孕妇。值得注意的是，妊娠期间 F Ⅷ水平并不总是能上升到正常范围，特别是妊娠前水平非常低的患者。产后，F Ⅷ水平迅速下降，1 周后接近妊娠前基线水平，因此妊娠前 F Ⅷ水平低的血友病 A 携带者产后大量和长期出血风险增加。预防性治疗可降低产后出血发生率。若患者分娩时 F Ⅷ水平＜ 50U/dl，应给予预防性治疗，措施包括给予凝血因子浓缩物或去氨加压素以提高母体凝血因子水平，使用氨甲环酸以抑制纤维蛋白溶解等。

☆专家点评

本例患者为罕见的妊娠合并严重血友病 A，妊娠期有自发出血症状，实验室检查提示术前 F Ⅷ水平严重降低，围手术期有大出血风险。

● 分娩方式：最佳分娩方式仍有争议，尚无明确的指南。男性胎儿出生过程中有严重头部出血包括头皮血肿和颅内出血的风险，建议对（可能）受累男婴或在胎儿性别未知时进行剖宫产。本例胎儿虽为女性，但患者产前 F Ⅷ水平严重低于止血水平，剖宫产可避免阴道分娩特别是分娩异常时母体大出血风险，大大缩短产程时间，在做好周全准备后择期终止妊娠也更有利于保障母婴安全，根据多科会诊意见和患者意愿，决定实施剖宫产终止妊娠。

● 麻醉方式选择：椎管内麻醉和全身麻醉均有报道。使用椎管内麻醉在患有遗传性出血性疾病或携带者的女性中具有导致椎管内出血 / 血肿的潜在风险，但若凝血缺陷在妊娠期间恢复正常或通过替代治疗得到纠正，则不应将其视为禁忌。麻醉相关指南没有明确对血友病 A 患者实施椎管内麻醉的 F Ⅷ水平，血液学协会的专家意见建议应大于 50U/dl。本例患者在被充分告知椎管内麻醉及全身麻醉的风险和益处后，选择全身麻醉。

● 围手术期管理：重点关注和预防围手术期大出血风险。术前应根据患者 F Ⅷ因子水平制订预防治疗方案和大出血抢救策略，充分备血，术中、术后严密监测出血情况。围手术期应监测 F Ⅷ水平，剖宫产术后应保持在 50U/dl 至少 5d。血友病 A 患者可发生口咽部位（如鼻、口腔黏膜和牙龈）自发或轻微创伤后出血，咳嗽或呕吐可造成咽后部出血，导致气道损害或气道阻塞，因此，实施气管插管、吸痰、拔管等操作应轻柔。术后可使用多模式镇痛，如果 F Ⅷ水平低于正常，应避免肌内镇痛或使用非甾体抗炎药、抑制血小板功能的药物如阿司匹林。

● 新生儿管理：出生时可采新生儿脐带血样本进行诊断和评估凝血因子水平，以识别和早期管理有风险的新生儿。受血友病影响的新生儿可能面临穿刺部位出血风险，因此，对于血友病或凝血状态未知的新生儿，应避免肌内注射和静脉穿刺，维生素 K 应口服，常规免疫接种应皮内或皮下注射。大多数女性新生儿的 F Ⅷ水平正常或仅轻度降低，严重的因子水平降低非常罕见，通常不会有出血风险。

总之，血友病 A 是一种少见的遗传性出血性疾病，主要发生于男性，女性为携带者，但仍可能出现极低的 F Ⅷ水平，并有出血倾向。若凝血缺陷在妊娠期间恢复正常或通过替代治疗得到纠正，则非椎管内麻醉禁忌。对术前 F Ⅷ水平严重降低的患者，应根据患者 F Ⅷ因子水平制订预防治疗方案和大出血抢救策略，围术期严密监测，及时处理，以确保患者安全。

（黄　伟　喻　茜）

第九节　妊娠合并血管性血友病（一）

☆病情介绍

患者，女，34 岁，因“停经 32^{+2} 周，发现 1 型血管性血友病 2 年”于产科门诊就诊，要求多学科会诊。2 年前，患者因多次自然流产后，选择在生殖辅助中心行体外受精术。经阴道取卵的过程中，患者出血量较多，术后转到血液科就诊。血液科行相关实验室检查，患者血型 O 型，白细胞计数 $5.41 \times 10^9/L$，血红蛋白 116g/L，血小板计数 $248 \times 10^9/L$，

APTT 33s，INR1.0，纤维蛋白原 220mg/dl。筛查血友病相关检测，vWF 抗原（vWF：Ag）10U/dl（正常＞ 50U/dl），凝血因子Ⅷ活性（F Ⅷ：C）26U/dl（正常 50 ～ 150U/dl），vWF 活性（vWF：Rco）14U/dl（正常＞ 50U/dl）。结合患者牙龈易出血，月经量较多，多次流产史等病史，血液科诊断为 1 型血管性血友病。血液科进一步行去氨加压素（DDAVP）反应试验：皮下注射 DDAVP13mg（0.3mg/kg），1h 后 vWF：Ag、vWF：Rco、F Ⅷ：C 显著升高至正常水平，但 4h 后下降，24h 回到基线水平。血液科遂进行 vWF 前肽分析（vWFpp/vWF：Ag），结果明显升高：13（正常 0.9 ～ 1.62），说明此患者为 1C 型（清除型）血管性血友病，对 DDAVP 治疗反应不佳，需更换为 F Ⅷ -vWF 浓缩剂。治疗 3 个月以后，患者无明显自发出血倾向，停药后随访。患者本次妊娠为体外受精受孕，单胎，妊娠期检查血常规及凝血功能均无异常，vWF 相关检测仍无明显升高。

☆处理经过

产科与麻醉科、血液科多科会诊，结合患者有硬膜外镇痛下行阴道分娩的需求，制订相应的分娩方案。血液科建议在分娩初期输注 F Ⅷ -vWF 浓缩剂，以提高 F Ⅷ水平。产科建议先行阴道试产，必要时行剖宫产术。麻醉科重点关注凝血功能及 vWF 相关检测，如无禁忌，可行硬膜外分娩镇痛。如无法行椎管内麻醉，可采用瑞芬太尼静脉分娩镇痛，必要时于全麻下行剖宫产术。

患者于 39^{+2} 周入院待产，完善相关实验室检查。入院后血常规及凝血功能均无异常，vWF：Ag 31U/dl，F Ⅷ：C 35U/dl，vWF：Rco 23U/dl，均无明显升高。患者入院 2d 后，出现规律宫缩，宫口开到 3 指时，输注 F Ⅷ -vWF 浓缩剂 75U/kg，浓度为 120U/ml，最大输注速率 4ml/min，使 vWF：Ag 及 F Ⅷ：C 均达到 100U/dl 以上。随即，麻醉科选择 $L_{2\sim3}$ 行硬膜外穿刺置管，试验剂量 1.5% 利多卡因 3ml，无全脊麻及局麻药中毒反应。负荷剂量 0.1% 罗哌卡因 +0.4μg/ml 舒芬太尼共 8ml，测量麻醉平面 T_{10}，接脉冲式镇痛泵（0.1% 罗哌卡因 +0.4μg/ml 舒芬太尼共 200ml）患者自控镇痛，持续 6ml/h，PCA 量 2ml，锁定时间 20min。4h 后，患者宫口开全，以 LOA 位顺娩一活男婴，Apgar 评分 1-5-10min 分别为 10-10-10 分。胎儿娩出后立即予以缩宫素 10U 宫体注射，静脉给予缩宫素（10U，ivgtt），胎盘、胎膜于 5min 后完整娩出。胎盘娩出后子宫收缩乏力，阴道出血较多，立即以双合诊按摩子宫，同时给予卡前列素氨丁三醇（欣母沛）250μg 肌内注射，米索前列醇 0.2mg 舌下含化以促进宫缩。子宫收缩好转，无明显出血，产时出血约 550ml。产后，麻醉科与产科、血液科再次会诊，结合相关实验室检查可即刻拔除硬膜外导管。产后再次输注 F Ⅷ -vWF 浓缩剂（35U/kg，bid）。2d 后输注 F Ⅷ -vWF 浓缩剂（45U/kg，qd，3d）。分娩过程中，产科经验性输注氨甲环酸 1g，术后口服氨甲环酸 5g/d，连续 10d。产妇于产后第 5 天出院，第 42 天患者复诊，恶露减少，色淡红，无异味，无皮肤黏膜出血等，新生儿一般情况好，无自发出血症状。

☆相关知识点

血管性血友病（von Willebrand disease，vWD）是一种常见的常染色体显性或隐性出血性疾病，由血管性血友病因子（von Willebrand factor，vWF）质或量的缺陷引起。血管性血友病因子是一种具有黏附功能的大分子量多聚糖蛋白，在血管内皮细胞损伤时，促进血小板聚集并黏附于血管壁上，进而形成血栓。另一方面它还是凝血因子Ⅷ（FⅧ）的载体，通过将 FⅧ的半衰期增加 5 倍以维持其活性。

血管性血友病的患者以皮肤黏膜出血为主，如鼻出血、牙龈出血、月经过多和创伤/手术后出血难止等症状。可分为 3 型（表 7-9-1），1 型和 3 型主要是 vWF 的量的缺陷，2 型是 vWF 的功能存在质的缺陷。大多数患者属于 1 型，出血较轻，出血史易与正常人混淆，可先进行出血评估，筛查出有出血障碍的患者，再进行下一步实验室检查。相关检测包括凝血功能、血小板功能分析、vWF 抗原含量分析（vWF：Ag）、vWF 活性（vWF 瑞斯托霉素辅因子分析 vWF：Rco）、凝血因子Ⅷ活性（FⅧ：C）、vWF 胶原结合分析（vWF：CB）、vWF 前肽分析（vWFpp/vWF：Ag）等。基因测序有助于疾病的诊断，对 2 型更有价值，还可用于遗传咨询和产前诊断。

表 7-9-1 血管性血友病的临床表现及分型

vWD 分型	遗传方式	特点	临床表现
1 型	AD	约 75%，为 vWF“量”的部分缺乏，突变类型多种多样，部分为错义突变	临床表现有轻有重，由出血症状决定，轻者往往在家系调查时发现
2 型		vWF“质”的异常	
2A 型	AD	10% ～ 20%，高分子量 vWF 多聚体减少	中、重度皮肤和黏膜出血
2B 型	AD	约 5%，血小板糖蛋白 Ib（GPIb）的特异性增加和高分子量 VWF 多聚体减少	中、重度皮肤和黏膜出血
2M 型	AD	vWF 与 GpIb 结合减少，导致血小板黏附减少	重度皮肤和黏膜出血
2N 型	AR	少见，与凝血因子Ⅷ的结合能力显著降低，故凝血因子Ⅷ水平偏低，通常为正常值的 5% ～ 15%	与凝血因子Ⅷ缺乏相关的出血，如关节软组织出血、血尿及侵入性操作后出血
3 型	AR	罕见，vWF 完全缺乏	既有皮肤和黏膜重度出血，也有软组织和关节重度出血

注：AD. 常染色体显性遗传；AR. 常染色体隐性遗传

血管性血友病的治疗目标是增加 vWF 的活性及减少出血，其中多数患者属于 1 型，较轻亚型，仅需间断治疗。治疗方式包括去氨加压素（DDAVP）、FⅧ -vWF 浓缩剂、抗纤溶药物、基因治疗等。

患血管性血友病的女性患者常表现为月经过多，妊娠早期易自然流产等症状。女性在妊娠期间血浆中 vWF、FⅧ、FIX 水平逐渐升高，在妊娠晚期达到高峰，产后迅速下降。因此患有该疾病的女性可耐受妊娠，但产后易发生大出血，需全程监测凝血功能及血管性血友病的相关指标，并做出相应的处理。

☆专家点评

本例患者妊娠合并 1C 型血管性血友病，妊娠期凝血功能未出现明显异常，但 vWF：Ag，vWF：Rco，FⅧ：C 明显下降，vWFpp/vWF：Ag 显著升高，说明 vWF 清除率增加，

DDAVP 治疗效果不佳，需使用 F Ⅷ -vWF 浓缩剂替代治疗，以维持 F Ⅷ活性，减少患者大出血的发生率。

妊娠期间，此类患者应全程由产科及血液科共同治疗，制订妊娠期治疗方案。如发生异常大出血，应综合考虑患者及胎儿情况，积极采取相应治疗，必要时及时终止妊娠。

- 分娩方式选择：妊娠期患者如无异常出血，且凝血功能正常，疾病相关指标能随妊娠升高至正常水平，可考虑经阴道试产。如血友病相关因子未上升，经 F Ⅷ -vWF 浓缩剂替代治疗有效，也可考虑经阴道试产。如无法满足 vWF、F Ⅷ活性有效上升，应由产科及血液科共同决定是否能经阴道试产。如出现大出血，应立即采取紧急剖宫产术。
- 麻醉方式选择：应重点关注凝血功能和疾病相关指标。如果正常，可以考虑椎管内麻醉。值得一提的是，拔除硬膜外导管，也应按照这个标准。如治疗效果不佳，且无血液科治疗指导意见，则椎管内麻醉为禁忌证，可选择静脉分娩镇痛，或全麻下剖宫产。
- 术后管理：此类患者在分娩期和产后易发生大出血，需监测凝血功能和疾病相关指标，可以预防性或治疗性使用 F Ⅷ -vWF 浓缩剂，新鲜血浆等。已有文献报道，氨甲环酸在减少产后出血和辅助 F Ⅷ -vWF 浓缩剂治疗方面是安全有效的，故此类患者术中及术后可常规使用氨甲环酸。应重点注意，DDAVP 在妊娠期禁用，且此类患者终身禁用或慎用抗血小板药物、抗凝药物及溶栓药物。故此类患者在妊娠期、分娩期及产后，在出血及预防血栓的管理上，应更多地尊重血液科的治疗意见。

总之，血管性血友病分型不同，疾病严重程度不同，其凝血功能及对治疗的反应也各不相同。妊娠期与围生期多学科协作，尤其是血液科的全程介入至关重要。静脉分娩镇痛和全麻可能成为此类患者的常用麻醉和镇痛方案，对出血治疗和血栓风险预防的个体化管理也应贯彻始终。

（王　瑜　胡云霞）

第十节　妊娠合并血管性血友病（二）

☆病情介绍

患者，女，40 岁，160cm，70kg，因“确诊血友病 4^{+} 年，停经 38^{+5} 周”入院待产。妊娠早期因“阴道无诱因少量出血”，超声示“右侧子宫动脉 RI 测值高，左侧子宫动脉舒张早期缺失，不能达心动周期末”予地屈孕酮、黄体酮保胎、阿司匹林（50mg，po，qd）、低分子肝素（4000U，ih，qd）等治疗。妊娠期定期产检。孕 30 周彩超示：脐动脉血流 S/D ＝ 3.5，阿司匹林加至 75mg，po，qd。孕 36^{+1} 周停用阿司匹林、地屈孕酮治疗，孕 36^{+5} 周停用低分子肝素。妊娠期刷牙后有牙龈出血，可自行停止，未诊治。患者 4^{+} 年多前因“复发性流产”检查后明确诊断“1 型血管性血友病”。4 次人流史、宫腔镜手术 3 次，具体不详，无输血史。平素月经规律，经量中等。

查体：体温 36.7℃，心率 93 次 / 分，呼吸 19 次 / 分，血压 105/69mmHg，无皮肤、黏膜瘀斑，无牙龈出血、鼻出血等。产科检查无特殊。

实验室检查：血常规、凝血基本正常，血液病学检查示：vWFAg270.7%，vWFAC182%，血块力学强度 12655.20d/sc，血栓弹力图基本正常。

入院诊断：妊娠合并血管性血友病；高龄初产妇；G5P0^{+4} 38^{+5} 周宫内孕头位单活胎待产。

☆处理经过

入院后，产科、血液内科、麻醉科多科会诊。血液科会诊意见：目前已停用低分子肝素及阿司匹林，无出血表现。vWFAg270.7%，vWFAC182%，血栓弹力图基本正常，可考虑常规分娩。产科、麻醉科先后向患者及其家属交代相关风险，患者及其家属考虑围生期出血及椎管内麻醉潜在血肿风险，要求在全身麻醉下实施剖宫产术终止妊娠。

入室后，常规监测，静脉给予甲氧氯普胺 10mg。充分预氧后，静脉注射丙泊酚 140mg、瑞芬太尼 70μg，罗库溴铵 50 mg 快速顺序诱导，经口可视喉镜下顺利插入 6.5 号加强型气管导管，插管深度 21cm。插管成功后，吸入七氟烷维持麻醉。手术开始 3min 后娩出一活婴，身长 50cm，体重 3410g，Apgar 评分 1-5-10min 分别为 10-10-10 分。胎儿娩出后，予咪达唑仑 2mg、舒芬太尼 20μg 加深患者麻醉。术中发现胎盘粘连伴植入，给予多种药物及措施控制出血。手术持续 51min，术中患者生命体征平稳，共计输入乳酸林格液 1100ml，估计出血量约 400ml，尿量 100ml。术毕行超声引导下双侧腹横肌平面阻滞复合静脉镇痛泵术后镇痛。

术毕安返病房，给予抗感染、促宫缩、密切观察出血情况、气压治疗预防静脉血栓等治疗。次日复查血红蛋白、血小板及凝血基本正常。母婴于术后第 4 天顺利出院。

☆相关知识点

血管性血友病（von Willebrand disease，vWD）是最常见的常染色体遗传性出血性疾病，在普通人群中的患病率为 1% ～ 2%，女性多于男性，由血管性血友病因子（vWF）的数量缺乏或功能障碍引起。vWF 是一种黏附蛋白，可与血管损伤部位的胶原结合，介导血小板黏附和聚集，并作为Ⅷ因子（F Ⅷ）的载体蛋白以促进纤维蛋白凝块的形成，因此，除了 vWF 缺陷外，vWD 患者中 F Ⅷ也可能有不同程度的减少。

vWD 分为 3 种类型，临床特征、实验室结果特点及妊娠期变化见表 7-10-1，临床主要表现为皮肤黏膜和软组织出血，出血症状的严重程度因 vWF 和 F Ⅷ降低的程度及其他因素而异，存在严重缺陷时，也可能出现关节和肌肉出血。大多数 vWD 患者的全血细胞计数和凝血检测结果正常，但若 F Ⅷ水平显著降低，则可能出现 APTT 延长。vWD 的治疗需要纠正双重止血缺陷（低 F Ⅷ和低 / 异常 vWF），可以通过使用去氨加压素从内皮细胞中释放上述因子来增加血浆浓度，或者使用人血浆来源的低纯 F Ⅷ -vWF 浓缩物或高纯度 vWF 产品的替代疗法。

表 7-10-1　遗传性血管性血友病的分类及特点

类型	临床特征	实验室结果	妊娠期变化
1 型（vWF 量的部分减少）	约占 vWD 患者的 75% 出血严重程度轻到重度不等，通常较轻 皮肤黏膜出血	APTT 正常或↑ vWF 活性和抗原↓ F Ⅷ↓ 多聚体正常分布，总量↓	若妊娠前基线 vWF 和 F Ⅷ水平＞ 30U/dl，在妊娠结束时可能达到正常水平

续表

类型	临床特征	实验室结果	妊娠期变化
2型（vWF质的异常）			vVF和FⅧ水平显著增加，但其定性缺陷不会改变
2A型（vWF与血小板GPIb结合减少，高分子量vWF多聚体选择性缺陷）	约占vWD患者的10%～20% 中度至重度出血 皮肤黏膜出血	APTT正常或↑ vWF活性↓↓，vWF抗原↓ FⅧ↓ 缺乏高分子量多聚体	
2B型（vWF与血小板GPIb结合增强）	约占vWD患者的5% 中度至重度出血 皮肤黏膜出血	APTT正常或↑ vWF活性↓↓，vWF抗原↓ FⅧ↓ 血小板↓ 缺乏高分子量多聚体	妊娠可能加重先前存在的血小板减少症
2M型（vWF与血小板GPIb结合减少，无高分子量vWF多聚体选择性缺陷）	罕见 中度至重度出血 皮肤黏膜出血	APTT正常或↑ vWF活性↓↓，vWF抗原↓ FⅧ↓ 多聚体正常分布，总量↓	
2N型（vWF与FⅧ结合力明显降低）	罕见 中度至重度出血 关节、软组织、胃肠道或手术出血	APTT↑↑ vWF活性和抗原正常 FⅧ↓↓ 多聚体正常分布	vWF和FⅧ都会增加，但在大多数情况下，与vWF相比，FⅧ通常较低
3型（vWF量的显著减少或完全缺失）	罕见 重度出血 皮肤黏膜、关节、软组织、胃肠道或手术出血 常在婴儿期发病	APTT↑↑ vWF活性和抗原缺失或↓↓ FⅧ↓↓ 多聚体完全缺乏	妊娠期通常不会表现出FⅧ和vWF的任何增加

妊娠期间，vWF和FⅧ水平逐渐升高，并在分娩时达到峰值。妊娠诱发的vWF和FⅧ升高也见于大多数vWD的孕妇，但升高程度低于健康妊娠对照组。此外，由于vWD的基因型和表型特征的异质性，每种类型对妊娠表现出不同的反应。vWD患者发生产科并发症如胎儿生长受限、胎盘早剥或早产的风险不会增加，但分娩期出血的风险较一般妊娠人群显著增高。分娩后，妊娠诱发的vWF和FⅧ升高会急剧下降，几天内恢复到妊娠前水平，产后有延迟性出血风险，出血常见于分娩时、分娩的数小时内和分娩后5～15d。尽管出血风险增加，但产后静脉血栓栓塞风险与一般妊娠人群相比并不减少。因此，应仔细评估产后血栓形成与出血风险，并建议产后进行适当的静脉血栓栓塞预防。

☆专家点评

本例患者为妊娠合并1型vWD，平素无出血倾向，术前vWF和血栓弹力图结果基本正常，但既往有多次流产史及宫腔镜手术操作史，胎盘粘连植入风险明显增加，且系高龄，围分娩期仍有大出血风险。

● 分娩方式：vWD 通常不是剖宫产的指征，分娩方式由产科指征决定。本例患者因有多项围分娩期出血风险，且因恐惧自然分娩和为规避胎儿产时损伤风险，要求行剖宫产终止妊娠。

● 麻醉方式选择：关于 vWD 患者的椎管内麻醉尚无明确的指南，一般建议椎管内麻醉前和硬膜外导管拔除后至少 6h 内 vWF 水平应保持在 50U/dl 以上。对 1 型 vWD 而言，随着妊娠期间 vWF 水平的显著增加，可以代偿 vWD 所致异常，施行椎管内麻醉通常被认为是安全的，且多数不需要预处理。本例患者已停用低分子肝素及阿司匹林，无出血表现，术前 vWF、凝血功能和血栓弹力图结果基本正常，可以考虑进行椎管内麻醉，但患者由于担心产后出血和椎管内血肿，要求全身麻醉。

● 围术期管理：此类患者既有大出血也有血栓风险，围手术期应注意。

（1）关注和应对大出血风险。术前应考虑妊娠晚期的 vWF 水平、出血表型、既往对治疗的反应及产后出血的产科危险因素（如胎盘粘连、植入），进行个体化风险评估，做好大出血的充分准备。如果在临产前无法获得特定的 vWF 实验室结果，可根据患者的出血临床史和家族史来指导管理决策。

（2）vWD 患者分娩后仍有发生产后静脉血栓的风险，可采用多模式术后镇痛，以鼓励患者早期下床活动，也可加用机械性的方式如气压治疗预防血栓。由于产后 vWF 水平会急剧下降，有延迟性出血风险，非必要不应给予药物抗凝治疗。

（3）轻度 vWD 患者使用阿司匹林、其他非甾体抗炎药或其他抗血小板药可能导致平时不会发生的异常出血，除非有强适应证，应避免使用。

● 新生儿管理：出生时 vWF 水平升高，使得新生儿期难以诊断轻度 vWD。但是，部分亚型 vWD 新生儿的因子水平仍然较低，有出血并发症的风险，应采取预防措施。分娩时可采集脐带血样本，检测 F Ⅷ和 vWF 抗原和活性。vWF 降低的新生儿在肌内注射后有肌肉出血的风险，2 型和 3 型 vWD 新生儿应口服维生素 K，所有免疫接种均应使用最小号针进行皮下注射。

总之，vWD 是最常见的常染色体遗传性出血性疾病，表现为 vWF 的数量缺乏或功能障碍。妊娠期间 vWF 水平的显著增加可以代偿 vWD 所致异常，1 型 vWD 通常非椎管内麻醉禁忌证。vWD 引起分娩期出血的风险较普通妊娠人群显著增高，围手术期应多科合作，密切关注出血尤其是延迟性产后出血和新生儿出血风险，同时不能忽视静脉血栓形成的预防。

（黄　伟　冯世苗）

第十一节　妊娠相关性血小板减少症

☆病情介绍

患者，女，35 岁，因“停经 39 周，阴道溢液 10h”，入院待产。妊娠期无鼻出血及牙龈出血，无皮肤瘀斑及紫癜，无下腹疼痛及阴道流血，无头晕眼花等自觉症状，妊娠期规律孕检，妊娠 30 周发现妊娠期糖尿病，饮食控制血糖；10h 前无明显诱因阴道溢液，到医院就诊发现血小板减少。

入院诊断：G1P039 周宫内孕单活胎；妊娠期糖尿病；妊娠相关性血小板减少症。

入院查体：患者身高 153cm，体重 59kg，颜面无明显苍白，牙龈轻微肿胀无渗血，躯干及四肢皮肤未见出血点及紫癜，全身淋巴结无肿大，睑结膜略苍白，巩膜无黄染，血压 123/77mmHg，心率 90 次 / 分，呼吸 24 次 / 分，SpO_2 98%，心肺听诊未闻及明显异常。胎儿约 3200g，头先露，左枕前位，胎心 145 次 / 分，无宫缩，内诊骨产道无异常，宫颈容受 25%，宫口未开，胎膜已破，有羊水溢出，pH 试纸碱性。

辅助检查：血常规：WBC 2.87×10^{12}/L，Hb108g/L，PLT 48×10^{9}/L。血糖 7.3mmol/L，凝血功能、肝肾功能未见异常，骨髓穿刺未做。入院后 1h，患者出现不规律宫缩，羊水略浑浊，孕妇及家属要求行剖宫产。

☆处理经过

立即行术前准备，备机采血小板 2U，合红细胞悬液 3U，禁食禁饮，静脉给予雷尼替丁 50mg，入院 2h 后入手术室，拟在气管插管全麻下行剖宫产术。入室后平卧位，子宫左倾 15°，常规监测 ECG、BP、HR、SpO_2，快速输入机采血小板 1U，同时预吸氧 5min 以上，血小板输入结束后，依次静脉给予瑞芬太尼 80μg+ 丙泊酚 100mg，意识消失后给予氯化琥珀胆碱 100mg，配合进行环状软骨压迫，可视喉镜下顺利插入气管导管（ID=6.5，插管深度 21cm），吸入 2.0% 七氟烷维持麻醉，同时开始手术。切开皮肤时，出血明显，略稀薄，不易止血，故继续输入机采血小板 1U，手术开始后 4min 取出一名男活婴，断脐后静脉给予患者咪达唑仑 2mg、舒芬太尼 20μg、罗库溴铵 40mg。新生儿重 3300g，Apgar 评分 1-5-10min 分别为 8-10-10 分，发育正常，未入新生儿科治疗。术中见羊水Ⅲ度粪染，手术顺利，子宫收缩良好，子宫断面出血不多，术中出血量 300ml，尿量 100ml，晶体液输入量 800ml，生命体征平稳，术后带管入 ICU 观察，2h 后拔管，5h 后安返病房。术后第 2 天，复查血常规 WBC 3.67×10^{12}/L，Hb102g/L，PLT 106×10^{9}/L。

☆相关知识点

妊娠期血小板减少症（gestational thrombocytopenia，GT）是妊娠常见的合并症之一，是仅次于贫血的妊娠期血液系统异常，可由多种内科合并症和妊娠并发症引起（表 7-11-1），不同病因的引起的血小板减少，其母亲及新生儿的预后及死亡率相差很大。GT 诊断标准为血小板数目＜ 100×10^{9}/L，目前对血小板减少程度可进行分级：PLT 计数＞ 50×10^{9}/L 为轻度血小板减少症，PLT 计数（30 ～ 50）$\times 10^{9}$/L 为中度血小板减少症，PLT 计数＜ 30×10^{9}/L 为重度血小板减少症。

表 7-11-1　妊娠期血小板减少症分类及病因

分类	病　因
妊娠相关性血小板减少症	
先天性血小板减少	

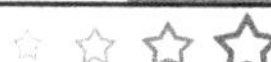

续表

分类	病　因
妊娠期高血压	子痫前期 HELLP 综合征
原发性免疫性血小板减少症	
继发性免疫性血小板减少症	抗磷脂抗体综合征 系统性红斑狼疮 感染（如 HIV、丙型肝炎病毒、巨细胞病毒、幽门螺杆菌感染）
药物相关性血小板减少症	肝素，抗菌药物，抗惊厥药，镇痛药等
与系统状况相关	弥散性血管内凝血 血栓性血小板减少 / 溶血性尿毒症综合征 脾隔离症 骨髓疾病 营养缺乏症

国外文献报道 GT 的总发生率约为 7.6%，其中最主要的原因是妊娠相关血小板减少症（pregnancy-associated thrombocytopenia，PAT），占比为 30.6% ～ 79.3%。

PAT，又称为良性妊娠期血小板减少，诊断为排除性诊断，需排除内外科疾病引起的血小板减少，以及药物、实验室误差引起的血小板减少；PAT 有以下特点：①妊娠前无血小板减少病史，妊娠期首次发现血小板计数低于正常值（$< 100\times10^9$/L）；②抗血小板抗体阴性，肝肾功能及凝血功能正常；③只发生于妊娠期间，多于妊娠中晚期发病，一般血小板减少程度轻，产后血小板多在 2 ～ 12 周恢复正常；④无明显瘀点、瘀斑等出血表现及牙龈出血、鼻出血等病史；⑤胎儿及新生儿多不发生血小板减少和出血。

PAT 发病机制目前尚不明确，可能与以下因素有关：妊娠期生理性血容量增加后，血液稀释导致的血小板相对减少；血液处于高凝状态导致的血小板损耗增加，以及胎盘循环中血小板的收集利用增多，导致血小板绝对减少。属一过性自限性生理过程，非病理原因。

PAT 患者一般预后较好，与正常人群比较，产后出血的发生率无明显差异，而且，由于不是免疫系统疾病所引起，故新生儿一般没有血小板减少症状，不需要特殊处理，预后与普通人群无明显差异。若新生儿和产妇一样均存在血小板减少时，需考虑产妇的血小板减少可能是由其他疾病引起，而非 PTA；若新生儿出生数天后血小板进行性下降，则需考虑新生儿败血症或新生儿坏死性小肠炎的可能。

☆专家点评

与普通孕妇相比，轻度血小板减少的 PAT 患者（PLT $> 50\times10^9$/L）并不增加围手术期出血风险，故分娩方式原则上以阴道分娩为主。而中、重度血小板减少的 PAT 患者存在出血量增加的风险，所以对达到治疗性输注血小板指征（PLT $< 50\times10^9$/L）的 PAT 患者术前应常规备机采血小板 1 ～ 2U，同时需提前合红细胞悬液备用。PAT 患者最大的危险是分娩时大出血及新生儿颅内出血。剖宫产指征：PLT $< 50\times10^9$/L；有出血倾向；证实胎儿 PLT $< 50\times10^9$/L。如果患者还合并有其他血管因素导致出血风险增加或凝血异常风

险时可适当放宽指征。该例患者血小板计数小于 50×10^9/L，同时合并糖尿病导致的血管脆性增加因素，因此有选择行剖宫产术的指征。若经阴道试产，产程长、急产、手术助产等不确定因素，可能会加重阴道壁创面伤口出血、渗血；同时，经阴道分娩，胎儿头部受阴道挤压，可能会增加胎儿颅内出血的风险。

PAT 患者行椎管内麻醉的风险在于可能增加硬膜外血肿的风险。但目前并没有证据显示某个确切的血小板计数能够预示硬膜外血肿发生的危险。大多数学者建议：在患者充分接受的基础上，且 APTT、PT、纤维蛋白原水平均正常，PLT ＞ 80×10^9/L，可行椎管内麻醉；PLT（50 ～ 80）$\times10^9$/L 慎重选择椎管内麻醉，可用 25 ～ 27G 细针行单次腰麻或连续腰麻；PLT ＜ 50×10^9/L 时禁忌实施椎管内麻醉。当然，评估实施椎管内麻醉风险时，除了血小板的数量外，血小板的质量及变化趋势也同等重要。血栓弹力图（TEG）参数在预测妊娠合并血小板减少症患者发生母婴不良结局中有较好的价值，因此，临床上可动态监测患者 TEG 参数变化，并根据患者病情及凝血状况及时给予干预，以降低母婴的不良结局；虽然 TEG 监测未被证实在观察硬膜外血肿形成的前瞻性研究中有效，仍然建议将其作为置入和移除硬膜外导管时确定患者的凝血功能是否正常的参考。

● 椎管内麻醉决策评估要点：①出血的临床证据；②血小板计数的时间；③血小板变化趋势；④血小板质量；⑤凝血因子的量和功能；⑥椎管内麻醉获益等。

● 椎管内麻醉实施要点：①椎管内麻醉困难度评估，对于肥胖患者，可视化技术，如超声的应用，可提高困难椎管内穿刺成功率；②现场最有经验的麻醉医生实施；③创伤最小的穿刺技术；④频繁且有规律时间间隔的神经功能检查。

排除技术性原因，PAT 患者麻醉方式的选择主要取决于导致出血的因素和促进凝血的因素之间的动态平衡，而不仅仅单纯取决于血小板的数量。尽管该患者凝血功能检查无异常，也无出血倾向，但是血小板计数小于 50×10^9/L，椎管内麻醉发生硬膜外出血风险偏高，且考虑到患者一旦发生产后大出血，手术时长及手术方式的改变，可能会波及呼吸循环稳定等方面，故优先选了全麻。

● 术中需严密观察：术野渗血情况、失血量及患者瞳孔变化，维持循环动力学稳定、避免输液过量造成血液稀释；大多数 PAT 患者所引起的血小板减少产后可自行恢复，不需要输注血小板进行治疗，但该患者合并糖尿病这一导致血管脆性增加的出血因素，术中也发现术野渗血明显，有出血倾向，为了降低大失血的发生风险，输注血小板进行治疗是合理的；对于需输注血小板进行纠正的血小板减少症，建议于手术开始前快速输注，迅速提升血小板数量，通常认为每输注 1U 机采血小板可提高血小板（6 ～ 10）$\times10^9$/L，每输注 1U 治疗量血小板可提高血小板（36 ～ 60）$\times10^9$/L，可降低后继出血的风险。术毕轻柔吸痰，避免黏膜损伤出血；术后动态复查血小板变化；术后镇痛避免选择椎管内置管镇痛，优选静脉给药，腹横筋膜阻滞不增加轻度血小板减少患者穿刺出血的风险。

● 新生儿管理：PAT 患者的新生儿一般没有血小板减少的症状，不需要特殊治疗。但是新生儿娩出后也需要观察，尽快完成查体、血小板检查，以排除相关疾病。

总之，妊娠相关性血小板减少症是一过性自限性生理过程，通常不需要特殊处理，母婴预后结局一般较好。根据血小板的计数、质量、凝血功能、患者症状体征和合并症等综合因素，全面分析出血风险和凝血功能两者之间的动态水平，选择适合患者的分娩方式及麻醉方式；同时注意术中术后的严密动态观察，以确保母婴安全。

（高茂力　周述芝）

第十二节　妊娠合并特发性血小板减少性紫癜

☆病情介绍

患者，女，28 岁，因“停经 37^{+2} 周，发现血小板减少 6^{+} 月”入院。孕 11 周查血常规血小板（PLT）$77\times10^9/L$，凝血功能正常，查甲状腺功能、肝肾功能未见异常。孕 12 周因“急性扁桃体炎”入院查 PLT $39\times10^9/L$，行骨髓穿刺示：骨髓增生活跃，产板型巨核细胞数量增多，伴成熟障碍，输注血小板 1 个治疗量后出院，嘱严密观察出血情况。孕 19 周因“腹痛”入急诊，查 PLT$28\times10^9/L$，输注 1 个治疗量血小板，并给予口服泼尼松 20mg/d 治疗。妊娠期血小板波动于（28 ～ 65）$\times10^9/L$，凝血功能、肝肾功能、小便常规等正常，妊娠期诉刷牙时易出血，可自行止血。入院查 PLT $23\times10^9/L$，Hb 112g/L。

入院诊断：妊娠合并特发性血小板减少性紫癜，G3P1^{+1} 37^{+2} 周宫内孕头位单活胎待产。

☆处理经过

入院后经血液科、产科、ICU 等多学科会诊，建议剖宫产终止妊娠，血液科建议术前 3 ～ 5d 给予地塞米松 10 ～ 15mg/d 或术前 3d 丙种球蛋白 0.5g/（kg · d）治疗。该患者术前 5d 给予地塞米松 10mg，术前连续 3d 给予丙种球蛋白冲击治疗，查 PLT$46\times10^9/L$，血红蛋白 110g/L、白细胞、凝血功能、肝肾功能等正常。入室后常规心电监护，心率 102 次 / 分，血压 110/76mmHg，呼吸 20 次 / 分，SpO_2 100%，神志清楚，对答切题，患者双下肢可见散在出血点，输注血小板 1 个治疗量后，依次给予中长链丙泊酚 120mg、瑞芬太尼 60μg、氯化琥珀胆碱 100mg 后，在可视喉镜下插入 6.5 号气管导管。6min 后胎儿娩出，1-5-10min Apgar 评分 10-10-10 分。术中见子宫下段血窦丰富，胎儿娩出后切缘血窦出血汹涌，立即止血，并给予缩宫素 4U/h 泵入，氨甲环酸 1g 静脉滴注，缩宫素 10U 肌壁注射。同时给予子宫捆绑、子宫按摩、麦角新碱肌内注射等促进子宫收缩。术中出血量 400ml，输液量 500ml，尿量 200ml。术后当天复查血小板 $95\times10^9/L$，Hb102g/L。术后第 3 天出院后血液科随访。

☆相关知识点

妊娠合并特发性血小板减少性紫癜（idiopathic thrombocytopenic purpura，ITP）是一种获得性自身免疫性出血性疾病，以无明确诱因的孤立性外周血血小板计数减少为特点，临床症状与血小板的数量有密切关系，可表现为皮肤散在出血点、瘀斑或鼻出血，甚至消化道、泌尿生殖道等出血，当血小板计数低于 $20\times10^9/L$ 时，有自发性颅内出血风险。妊娠合并 ITP 的发病率为 8.3/10 万，病情通常随妊娠进展而加重。其主要发病机制为血小板抗体生成过多，导致血小板破坏增加而巨核细胞产生血小板不足，妊娠期由于雌激素水平增高会增加脾脏对血小板的吞噬和破坏作用，使血小板寿命缩短导致血小板减少。在妊娠前或妊娠早期出现血小板减少，随孕周增加呈进行性下降，至妊娠晚期 PLT < 50×10^9/L，且产后不能恢复到正常。

妊娠合并 ITP 是一种排他性诊断，诊断要点为：①至少连续 2 次血常规检查示血小板计数减少，外周血涂片血细形态无明显异常；②肝脾不大；③骨髓细胞形态学特点为巨核细胞增多或正常，伴成熟障碍；④排除妊娠期其他原因引起的血小板减少，如子痫前期、HELLP 综合征、血栓性血小板减少、继发性免疫性血小板减少症、感染相关血小板减少症、药物相关血小板减少症、DIC、溶血性尿毒综合征等。同样为孤立性血小板下降，ITP 需特别注意与妊娠期血小板减少（GT）的鉴别，妊娠中晚期血液稀释、血小板活化和清除增加等因素会导致血小板计数降低，GT 多数患者血小板下降幅度不高，约 11% 产妇在分娩时血小板计数< 100×10^9/L，而< 80×10^9/L 产妇不足 0.1%。患者多无出血症状；妊娠前无血小板减少史；血小板计数通常在分娩后 1 ～ 2 个月恢复正常。

治疗：糖皮质激素和丙种球蛋白均是一线治疗药物。糖皮质激素作用机制为抑制单核巨噬细胞系统的吞噬作用，延长血小板寿命；抑制抗体生成，减少血小板破坏；降低毛细血管脆性。用药过程中注意糖皮质激素使用的副作用（监测血压、血糖、血脂、精神状态等）。妊娠早期长时间使用糖皮质激素药物可能会导致胎儿宫内生长受限，建议每个月进行一次胎儿生长评估。糖皮质激素一般 4 ～ 14d 起效，对于糖皮质激素治疗无效或维持量大、激素使用禁忌证、血小板计数< 10×10^9/L，可考虑在妊娠中期进行脾切除术。丙种球蛋白（γIg）可通过封闭单核巨噬细胞的受体，抑制抗体生成及与血小板结合，减少或避免血小板被吞噬。适用于糖皮质激素效果不佳、有严重不良反应或需紧急提高血小板水平的患者。1 ～ 3d 起效，血小板维持升高时间可达 1 ～ 3 周，尚无丙种球蛋白输注对胎儿产生严重不良反应的报道。长春新碱、达那唑和免疫抑制剂禁止使用。

治疗目标方面，妊娠合并 ITP 的治疗目标是降低血小板相关的围生期出血风险，因妊娠合并 ITP 产妇血小板功能多数正常，维持正常血小板计数不作为治疗目标。当妊娠合并 ITP 患者血小板稳定在 30×10^9/L 以上，且无明显出血倾向时，通常患者是安全的，妊娠早期考虑药物对胎儿影响，可暂不使用药物治疗。当出现瘀点、瘀斑等出血症状或分娩及手术前，可使用药物治疗将血小板提升至相对安全水平（分娩前血小板> 50×10^9/L）。需注意，血小板的生命周期仅有 5 ～ 7d，并且 ITP 患者体内的血小板抗体会攻击输入的血小板，因此不推荐ITP患者预防性输注血小板，输注血小板只作为抢救手段而不作为治疗方案，仅在发生致命性出血或手术前需提高血小板计数时考虑输注，理论上输注一个单位血小板可提高 6 ～ 10×10^9/L。

妊娠合并 ITP 的产妇早期自发性流产、早产、胎盘早剥、分娩期出血和产后出血风险增加。ITP 患者血液中存在抗血小板抗体 IgG，IgG 可通过胎盘进入胎儿血液循环，造成胎儿、新生儿血小板破坏，出现新生儿血小板减少，增加分娩时新生儿颅内出血风险（约为 1.5%）。母体的血小板计数虽不能预测新生儿血小板计数，但严重的母体血小板下降预示着新生儿血小板降低风险高。此外，较正常孕妇，ITP 患者胎儿房间隔缺损和尿道下裂风险增加。

☆专家点评

此病例患者在妊娠早期即出现血小板下降，肝脾不大，凝血功能、肝肾功能等无明显异常，排除子痫前期、血栓性血小板减少及其他继发性血小板减少，骨髓检查结果提示均符合 ITP 诊断。

本例患者的围手术期管理主要从以下几个方面考虑。

- 终止妊娠方式：美国妇产科学会首推阴道分娩，剖宫产作为备选方案。
- 麻醉方式选择：对于妊娠合并 ITP 产妇，经过全面评估出血倾向以及凝血功能检测结果后，通常对于单纯血小板计数＞ 70×10^9/L ，无其他血液系统疾病及出血倾向时，椎管内麻醉可安全实施。观察血小板下降趋势尤为重要，如其下降趋势明显，即使血小板计数＞ 70×10^9/L，也应衡量椎管内麻醉后血肿的风险。

妊娠合并 ITP 治疗目标是降低血小板相关的出血风险，分娩前建议血小板计数＞ 50×10^9/L，以减少出血风险。本例患者术前血小板计数 46×10^9/L，因此我们选择在术前输注 1 个治疗量（含血小板 250×10^9 个）血小板。血小板减低会持续至产后，因此，需警惕产后出血及自发性颅内出血及内脏出血的风险，术后也应动态监测血小板计数，需要和血液内科医生共同讨论下一步治疗方案。对于合并静脉血栓风险高的患者，应在评估出血风险后考虑进行预防性抗静脉血栓治疗。术后慎用 NSAID 类药物进行术后镇痛。对于长期使用糖皮质激素的患者，手术当日应当补充同等剂量的激素，以防术中出现肾上腺皮质功能减退危象，椎管内穿刺感染风险增加，应当特别注重无菌操作。

- 新生儿管理：① ITP 产妇的胎儿也可能发生血小板减少，应尽早采取脐血检测血小板计数，如果降低（＜ 100×10^9/L），应在 3 ～ 5d 后复查。如无必要，应避免胎儿头皮采血。②如果新生儿出现严重的血小板减少症（＜ 50×10^9/L），应行头颅超声或头颅磁共振排除颅内出血。③在阴道分娩时，应避免可能增加胎儿出血性风险的操作，特别是使用胎儿头皮电极、胎儿采血、胎吸和产钳。④既往脾切除术、曾生产血小板降低新生儿的产妇，此次新生儿血小板减少症发生风险更高。⑤乳汁中如含血小板抗体，母乳喂养会导致新生儿持续性血小板降低，如新生儿血小板持续降低超过 1 周，可考虑停止母乳喂养观察血小板计数趋势。⑥如发生新生儿颅内出血，有其他系统出血症状或血小板计数＜ 30×10^9/L，可使用丙种球蛋白。

总之，妊娠合并 ITP 以孤立性血小板降低为特点，需要与其他引起血小板减少的疾病尤其是 GT 相鉴别。ITP 的产妇自发性流产、胎死宫内、胎盘早剥、分娩期及产后出血风险增加，新生儿血小板减低及畸形风险增加。分娩前应使用糖皮质激素、丙种球蛋白等治疗将血小板提升至相对安全水平，应严密观察血小板下降趋势，根据血小板计数、有无出血倾向以及凝血功能检测是否正常等综合选择恰当的分娩方式和麻醉方法，降低产妇、新生儿出血风险。

（周文琴　曾　葵）

第十三节　妊娠合并血栓性血小板减少性紫癜（一）

☆病情介绍

患者，女，32 岁，5 年前因“胎儿宫内窘迫”行剖宫产手术，妊娠期间发现血小板减少，血小板计数（PLT）（65 ～ 80）$\times 10^9$/L，未予以处理，分娩后恢复至（110 ～ 130）$\times 10^9$/L。本次妊娠自然受孕，妊娠早期无特殊不适，孕 12 周产前建卡，坚持定期产检。孕 24 周产检发现血红蛋白（Hb）85g/L，网织红细胞（Ret）7.88%，血小板（PLT）35 $\times 10^9$/L，血清乳酸脱氢酶（LDH）487U/L（109 ～ 225U/L），肝肾功能未见明显异常，遂收治入院。

查体时发现双侧大腿内侧及左小腿见少量瘀斑，实验室检查示直接、间接抗人球蛋白试验阴性，外周血涂片中可见红细胞碎片（2.3%），邀请血液科会诊。血液科高度怀疑血栓性血小板减少性紫癜，立即开始输注血浆 1000ml/d，甲泼尼龙 1mg/（kg • d）。进一步检查发现，ADAMTS13 活性低（8.6%），明确诊断为血栓性血小板减少性紫癜。征得患者同意后，行血浆置换术，每次 2000ml，每天 1 次，并继续甲泼尼龙治疗。10d 后患者明显好转，PLT 维持在（65 ～ 85）$\times 10^9$/L，LDH 285U/L，血浆置换改为每 2 天 1 次，直至孕 30 周改为一周 1 次；甲泼尼龙逐渐减量，至孕 30 周停药。产前检查中，无创 DNA 示低风险，胎儿系统超声、心脏超声，OGTT 试验未见明显异常，胎儿超声符合孕周，目前患者 37^{+2} 周，产科及血液科共同建议收治入院待产。

入院诊断：G2P1 37^{+2} 周孕头位活胎未临产；轻度贫血；血栓性血小板减少性紫癜。

入院后辅助检查：PLT103 $\times 10^9$/L，Hb92g/L，LDH217U/L，PT12.3s，APTT 32s，PT-INR1.01。入院后血液科、产科、输血科、麻醉科及新生儿科多学科会诊，制订诊疗计划，拟行择期剖宫产术终止妊娠。做好充分术前准备，输注同型新鲜冷冻血浆 1000ml 后，送入手术室。

☆处理经过

患者入室常规吸氧及心电监护，血压 132/83mmHg，心率 86 次 / 分，呼吸 20 次 / 分，SpO_2 97%。复核患者术前一天的实验室检查，PLT 101 $\times 10^9$/L，凝血功能正常，选择 $L_{3\sim4}$ 椎间隙穿刺，穿刺顺利，蛛网膜下腔给予 0.5% 罗哌卡因 2.5ml，穿刺过程顺利。注药完毕后，患者取子宫左倾位，预防仰卧位低血压综合征，维持麻醉平面在 T_4 ～ S_5，必要时使用去氧肾上腺素 50 ～ 100μg 维持患者血压平稳。切皮 5min 后剖出一男活婴，新生儿 Apgar 评分 1-5-10min 分别为 9-10-10 分。手术持续 60min，术中生命体征平稳，血压维持在（115 ～ 145）/（75 ～ 90）mmHg，心率维持在 70 ～ 100 次 / 分，SpO_2 99%，术中出血量 400ml，尿量 100ml，输入乳酸钠林格液 600ml、同型血浆 400ml。术后安置静脉镇痛泵，给予曲马多 800mg 及生理盐水共 100ml，患者自控镇痛，背景剂量 2ml/h，PCA 量 2ml/ 次，间隔锁时 20min。

术后 6h，随访患者双下肢感觉和肌力恢复，未发现神经损伤及背痛等症状。术后第 1d 患者复查 PLT 82 $\times 10^9$/L，Hb 86g/L，继续输注血浆 1000ml/d；术后第 3 天复查 PLT 94 $\times 10^9$/L，Hb 95g/L，转入血液科继续治疗。新生儿出生后监测血小板计数为 245 $\times 10^9$/L，未予以母乳喂养，3d 后出院。患者于血液科治疗至产后 3 周，复查 PLT 156 $\times 10^9$/L，出院后定期血液科随访。新生儿在儿童保健中发育正常，未发现异常。

☆相关知识点

血栓性血小板减少性紫癜（thrombotic thrombocytopenic purpura，TTP）是一种血栓

性微血管病，其发病机制主要是血管性血友病因子（von Willebrand factor，vWF）裂解酶 ADAMTS13 活性降低或数量减少，或其抗体增加，从而引起超大分子量的 vWF 多聚体增多，触发血小板病理性聚集，血小板过度消耗，微血管内形成广泛的血小板性血栓，微血管病性溶血，进而引起相应脏器缺血缺氧，功能障碍，又称 ADAMTS13 缺乏症。根据 ADAMTS13 缺乏的机制不同，分为遗传性血栓性血小板减少性紫癜（cTTP，又称为 Upshaw-Schulman 综合征）和免疫性血栓性血小板减少性紫癜（iTTP）。

TTP 典型临床表现为五联征：血小板减少性出血、微血管病性溶血性贫血（MAHA）、神经精神症状、发热和肾脏受损。但临床上完全符合“五联征”的患者少见，并且不具备特异性，容易漏诊和误诊，推荐使用 PLASMIC 评分系统：积分 0 ～ 4 分为低危，TTP 预测效率＜ 5%；积分 5 分为中危，预测效率 5% ～ 25%；积分 6 ～ 7 分为高危，预测效率 60% ～ 80%（表 7-13-1）。

表 7-13-1　评估 TTP 发病危险度的 PLASMIC 评分表

项　目	分值
外周血血小板计数＜ 30×10^9/L	1
溶血证据（网织红细胞＞ 2.5%、间接胆红素＞ 34.2μmol/L、结合球蛋白消失）	1
无进展期癌症	1
无实体器官移植或干细胞移植史	1
平均红细胞体积（MCV）＜ 90fl	1
凝血酶原时间国际标准化比值（PT-INR）＜ 1.5	1
肌酐＜ 20mg/L（176.8μmol/L）	1

如发现 MAHA 和血小板减少，就应高度怀疑 TTP，及时完善相关实验室检查及评估，以进一步诊治。其诊断依据见表 7-13-2。

表 7-13-2　血栓性血小板减少性紫癜（PTH）诊断依据

项目	诊断依据	具体内容
临床表现	出血	皮肤、黏膜出血为主，严重者可有内脏或颅内出血
	MAHA	轻、中度贫血，可伴有黄疸
	神经精神症状	意识紊乱、头痛、失语、惊厥、视力障碍、谵妄、偏瘫以及局灶性感觉或运动障碍等
	肾脏损害	蛋白尿、血尿、管型尿、血尿素氮及肌酐轻度升高
	发热	＞ 37.5℃
	其他器官损伤	胸痛、腹痛、乏力、关节痛、肌肉痛

续表

项目	诊断依据	具体内容
实验室检查	血常规及血涂片	贫血，可见破碎红细胞（> 1%），网织红细胞比例增高，PLT 动态下降，多< 20×10^9/L
	血生化	胆红素升高，以间接胆红素升高为主，LDH 升高，血尿素氮及肌酐升高，肌钙蛋白 T 升高见于心肌受损者
	溶血相关检查	血浆游离血红蛋白增加、血清结合珠蛋白下降，直接抗人球蛋白试验阴性
	凝血功能	PT、APTT 及纤维蛋白原多正常
	血浆 ADAMTS13 活性	显著降低（< 10%），和（或）检出 ADAMTS13 抑制物或 IgG 抗体
	ADAMTS13 基因检测	基因异常

妊娠合并 TTP 占总发病率的 10% ～ 30%，妊娠各阶段均可发病，中晚期多见，cTTP 患者在妊娠早期即可发病。妊娠期患者纤维蛋白原和凝血因子升高 1.5 ～ 3 倍，纤溶活性下降，vWF 升高，ADAMTS13 活性下降，孕妇体内产生抗 ADAMTS13 自身抗体，致 ADAMTS13 进一步下降，诱发 TTP。妊娠期发生 TTP 易漏诊或误诊，建议妊娠患者发现血小板减少性出血和微血管病性溶血时，应高度怀疑 TTP 可能，并结合实验室检查排除 HELLP 综合征、弥散性血管内凝血（DIC）、子痫、溶血性尿毒症综合征（HUS）等可能发生血栓性微血管病的疾病。

妊娠合并 TTP 起病急，病情重，不及时治疗会危及母婴安全，TPP 的预后与发病孕周相关，发病孕周越晚，患者预后越好。

☆专家点评

本例患者既往妊娠出现血小板降低，分娩后恢复正常，可能是血栓性血小板减少性紫癜第一次发病。本次妊娠孕 24 周发现血小板降低，双下肢瘀斑，ADAMTS13 活性严重下降，诊断 TTP，予以血浆置换和糖皮质激素治疗，治疗效果较好，胎儿生长发育正常，足月后行剖宫产终止妊娠。

- 妊娠方式选择：妊娠合并 TTP 患者的终止妊娠时机及终止妊娠方式目前尚无明确的指南，应结合患者临床症状和体征，实验室检查，治疗反应，孕周及胎儿情况共同决定。终止妊娠指征取决于产科指征。若妊娠期患者 TTP 发病发现及时，规范行血浆置换等治疗且病情控制良好，可妊娠至足月。如治疗无效或伴发妊高征等严重产科并发症时应及时终止妊娠。
- 麻醉方式选择：妊娠合并 TTP 患者病情控制稳定，无明显临床症状，血小板计数≥ 50×10^9/L，且凝血功能正常，无其他椎管内麻醉禁忌证时，可以由经验丰富的麻醉医生行椎管内麻醉，穿刺过程中注意避免多次反复穿刺，必要时应改为全身麻醉。如患者病情危重，需紧急剖宫产终止妊娠时，麻醉方式应选择全身麻醉，并全面评估患者凝血和内环境情况，维持患者生命体征平稳。围手术期可输注血浆治疗，如血小板计数严重降低，危及生命的出血时，可输注血小板改善。围手术期及术后应重点关注出血及血栓，避免重要脏器损伤。产后应转入血液科继续治疗，以达到临床治疗目标。

- 新生儿管理：新生儿的结局取决于妊娠合并 TTP 患者的病情严重程度，早发现、规范治疗的产妇，胎儿生长发育一般不受影响。若妊娠期未规范化治疗，病情控制较差，出现脏器受损的产妇，将会影响胎儿的生长发育，甚至胎死腹中，故妊娠期应早发现、早治疗，降低不良妊娠的发生。新生儿娩出后应监测血小板计数和血红蛋白数量，密切观察新生儿黄疸情况，有条件可行基因检测，警惕遗传性 TTP。

总之，妊娠合并 TTP 若不及时治疗预后差，临床上高度怀疑 TTP 时，应尽早开始血浆置换并联合免疫治疗；既往 TTP 患者，妊娠期应每 2 周检查一次血小板计数，并监测 ADAMTS13 的活性，以便在复发的情况下尽早干预治疗。围手术期患者的麻醉方式选择和管理根据病情严重程度决定，应及时合理地输注血浆，保障母婴安全。

（王　瑜　胡云霞）

第十四节　妊娠合并血栓性血小板减少性紫癜（二）

☆病情介绍

患者，女，26 岁，因“停经 35^{+1} 周，头痛 10^{+} d，加重伴意识障碍 1d”入院。患者孕 33^{+5} 周出现轻微头痛不伴发热，3d 后头痛加重，外院检查提示血红蛋白（Hb）76g/L、血小板（PLT）35×10^9/L，外院给予输注红细胞悬液及血小板后好转。1d 前无明显诱因头痛加重，伴烦躁、意识障碍、胡言乱语，PLT 8×10^9/L，Hb 62g/L，尿蛋白（+），转至我院。既往体健，无手术史、过敏史、外伤史。

查体：体温 38.2℃，心率 124 次 / 分，呼吸 20 次 / 分，血压 113/75mmHg；意识模糊，皮肤黏膜轻度黄染，双下肢皮肤可见散在出血点，余无特殊。

辅助检查：尿蛋白（－），血常规：PLT 6×10^9/L，Hb 58g/L。血生化：乳酸脱氢酶（LDH）1568.5U/L，总胆红素 46.9 μmol/L，间接胆红素 32.5μmol/L，谷丙转氨酶（ALT）40U/L，肌酐、尿素氮正常。抗核抗体（－），Coombs 试验（－），凝血功能基本正常，外周血涂片可见破碎红细胞。血栓性血小板减少性紫癜（TTP）检测：血管性血友病因子裂解蛋白酶（ADAMTS13）5%，ADAMTS13 抑制物（+）。

入院诊断：妊娠合并血栓性血小板减少；妊娠合并重度贫血；G1P0 35^{+1} 周宫内孕头位单活胎待产。

☆处理经过

入院后入 ICU，给予甲泼尼龙 80mg 静脉滴注一次，血浆置换一次。治疗过程中患者胎心晚期减速，立即行紧急剖宫产。患者入室后，神志淡漠，对答不切题，心电监护示：心率 115 次 / 分，血压 133/76mmHg，呼吸 20 次 / 分，SpO_2 97%，在面罩高流量预氧，快速顺序诱导下依次静脉推注中长链丙泊酚 120mg、瑞芬太尼 60μg、罗库溴铵 50mg 后，顺利插入 6.5 号加强管，插管深度 21cm。5min 后胎儿顺利娩出，1-5-10min Apgar 评分分别为 8-10-10 分，术中生命体征平稳，输入平衡液 700ml，出血 600ml，尿量 300ml。因患者神志不清，考虑可能合并颅内出血，术后充分镇静下带管行急诊头颅CT检查，检查结果：未见明显颅内出血。带管入ICU，术后第1天ICU给予血浆置换，qd，联合甲泼尼龙120mg，qd治疗。术后第2天，患者意识逐渐恢复，复查PLT55 × 10^9/L，拔除气管导管。术后第5天复查PLT上升至105 × 10^9/L，各项指标恢复正常，甲泼尼龙逐渐减量至60mg，qd。继续维持血浆置换2d后停止，甲泼尼龙继续使用。动态观察各项指标均在正常范围内，入院后第13天复查各项指标无异常后出院，出院后甲泼尼龙片每日20mg维持治疗，1个月后缓慢减量，于产后4个月停用。

☆相关知识点

血栓性血小板减少性紫癜（thrombotic thrombocytopenic purpura，TTP）为罕见的弥漫性微血管血栓-出血综合征，其发病率为（1.5 ～ 11）/100万，无种族、地域差异性，发病年龄主要集中在30 ～ 50岁，男女之比约为1 ∶ 2，育龄期女性多见，妊娠合并TTP者占全部TTP患者的10% ～ 30%。

发病机制可分为遗传性（cTTP）和获得性（iTTP），后者根据有无原发病分为特发性和继发性。遗传性TTP是血管血友病因子裂解酶（ADAMTS13）发生致病性突变导致其持续严重的缺乏。严重的ADAMTS13缺乏会导致超大分子量的vWF多聚体增多，诱发血小板聚集，导致广泛的微血管血小板性血栓，继而发生消耗性血小板减少，血小板组成的血栓会引起微血管狭窄，影响红细胞顺利通过，致使红细胞变形、损伤、破裂发生微血管病性溶血性贫血；微血管的狭窄累及脑、心、肾脏和胎盘造成缺血性功能障碍。常因感染、炎症，或妊娠等因素诱发，仅占5%，在儿童和孕妇患者中cTTP却占到25% ～ 50%。获得性TTP较为常见，占95%，多无明显诱因，但可继发于感染、药物、肿瘤、自身免疫性疾病等。特发性TTP患者体内存在抗ADAMTS13自身抗体，导致其活性降低或缺乏。

TTP分级与诊断具体见本章第十三节。但是，临床上出现典型“五联征”者不到10%，多为病程晚期，并且不具备特异性，容易漏诊和误诊。此外，还需要与子痫前期、HELLP综合征、急性溶血病性尿毒症等相鉴别（表7-14-1）。如患者同时出现血小板减少和微血管病性溶血性贫血则需非常警惕。血浆中ADAMTS13活性＜ 10%为诊断金标准。

表7-14-1　妊娠期血栓性微血管病的鉴别诊断

疾病名称	发病时孕周	症状及体征	实验室检查	产后恢复情况
子痫前期	＜ 20周或产后＞ 72h不考虑	新发高血压及外周水肿	AST/ALT升高>> LDH升高	缓解＜ 48 ～ 72h
HELLP综合征	＜ 20周或产后＞ 72h不考虑	主要脏器损害，黄疸，视觉异常	AST/ALT升高>> LDH升高	缓解＜ 48 ～ 72h
TTP	常发生于妊娠晚期或产后72h后	神经精神症状	PLT ＜ 30 × 10^9/L，LDH升高>> AST/ALT升高，肌酐＜ 97μmol/L	可能恶化＞ 48 ～ 72h
cHUS	常发生于妊娠晚期或产后72h后，妊娠早、中期罕见	高血压	肌酐＞ 176.8μmol/L，LDH ≥ 8倍正常值上限（>> LDH升高）	可能恶化＞ 48 ～ 72h

续表

疾病名称	发病时孕周	症状及体征	实验室检查	产后恢复情况
急性系统性血管炎	妊娠期或产后	高血压、急性肾炎、小血管及大血管血栓形成	肌酐＞176.8μmol/L aPL/ANA/ANCA（+） APTT 延长	可能恶化＞48～72h
DIC	妊娠期或产后	危重状态、严重出血	PT、APTT、DDI 升高 纤维蛋白原降低	可能恶化＞48～72h

cHUS. 溶血性血管病性贫血；DIC. 弥散性血管内凝血

妊娠合并 TTP 主张多学科（产科、血液科、麻醉科和新生儿科）合作。治疗首选血浆置换法联用糖皮质激素，确诊后应尽快使用。输注血小板可能会加重血栓栓塞，因此仅在出现危及生命的严重出血时考虑使用。

妊娠是诱发 TTP 的因素之一，多发于妊娠期，少数出现在产褥初期，可能与妊娠期生理性凝血因子增加，而纤溶下降；妊娠中晚期生理性 ADAMTS13 活性下降有关。妊娠合并 TTP 母婴死亡率均较高。心肌内微血管血栓形成、冠状动脉微血管血小板血栓形成是妊娠合并 TTP 孕妇早期猝死的重要原因。妊娠合并 TTP 可使胎盘梗死，导致流产、胎儿生长受限、死胎，但尚无新生儿先天性 TTP 的报道，妊娠期间应定期监测胎儿宫内发育状况，注意子宫动脉血流监测，评估胎儿和胎盘血供。

☆专家点评

此例患者起病急，病情进展迅速，病程中出现发热、意识障碍等精神症状，合并有轻度黄疸，双下肢出现散在出血点等溶血性表现，同时伴随血小板及血红蛋白严重下降，LDH 和血胆红素增加，外周血涂片可见破碎红细胞，ADAMTS13 ＜ 10%，TTP 诊断明确。

- 分娩方式选择：对于此类患者，终止妊娠不能改善症状和预后，若血浆置换治疗有效，对于妊娠中、后期治疗效果良好的患者可继续妊娠。但因 TTP 会影响胎盘血供，易造成胎儿宫内缺氧，应进行严密监测，一旦病情恶化即应立即终止妊娠。血小板极重度降低 [＜（20～30）$\times 10^9$/L] 或伴有自发性出血倾向应首选剖宫产。
- 麻醉方式选择：TTP 患者常合并严重的血小板下降及出血倾向，应选择全身麻醉，在插管和拔管过程中应降低应激反应，避免因严重高血压导致心脑血管等并发症，若合并颅内出血患者，诱导时肌松药物应避免使用氯化琥珀胆碱等升高颅内压的药物，可使用罗库溴铵等快速起效的非去极化肌松药。
- 围手术期管理：明确诊断后立即进行甲泼尼龙及血浆置换治疗直至术后，术中注意监测出血量及产后出血情况，手术中有可能出现止血困难，做好产科大出血抢救准备。围手术期可能出现颅内出血，若患者术前合并意识障碍等精神症状，应明确有无颅内出血，可考虑术后带管入重症监护室继续治疗。
- 术中管理：妊娠合并 TTP 的患者常伴有发热，术中除常规生命体征监测外，应注意体温监测，若体温过高，可进行降温，但体温下降至正常后，应停止降温措施，防止体温过低影响凝血功能。胎儿娩出后应尽快使用缩宫素等药物促进子宫收缩，预防产后出血；

心功能不全患者慎用前列腺素类药物；注意监测术中失血量及子宫收缩情况，预防大出血。

总之，妊娠合并TTP的患者罕见，发病急，症状重，进展快，漏诊率高，易累及心、脑、肝、肾等多个系统，造成多脏器功能障碍，并且严重影响胎盘循环，母婴死亡率高，早期诊断和多学科合作治疗至关重要，一旦明确诊断后，以血浆置换、激素治疗为主要手段的治疗措施可大大提高母婴生存率。

（周文琴　曾　葵）

第十五节　妊娠合并格兰茨曼血小板功能不全

☆病情介绍

患者，女，27岁，因“停经38^{+2}周，血小板无力症”于产科门诊就诊。患者2岁时因反复自发性鼻出血，牙龈出血就诊于某儿童医院，确诊为“血小板无力症”。主要表现为自发性鼻出血和牙龈出血，可自行停止或压迫止血，月经来潮后经期较长，持续8～11d，经量较多，多次出现缺铁性贫血，间断口服琥珀酸亚铁片（速力菲）、维生素C治疗。孕5周产检示血红蛋白（Hb）91g/L，血小板（PLT）118×10^9/L，凝血功能正常，血液科会诊，予以口服生血宁和叶酸。孕7周阴道少量出血，经保胎、止血、卧床休息等治疗好转。患者定期产检，妊娠期血小板计数和凝血功能等未见明显异常，血红蛋白稍下降，孕36周血红蛋白为81g/L，胎儿系统超声、心脏超声、OGTT试验、羊水穿刺均未见明显异常。自诉妊娠期鼻出血和牙龈出血的频率和出血时间较妊娠前延长，其中两次因鼻出血不止，就诊于耳鼻喉科行鼻腔填充压迫止血，皮肤稍挤压即可出现瘀斑，无咯血、黑粪、血尿等。现孕38^{+2}周就诊，血液科和产科建议入院，择期行剖宫产术。

入院诊断：G1P0$38^{+2}$周宫内孕头位单活胎；血小板无力症；轻度贫血。入院后实验室检查：Hb 80g/L，PLT 105×10^9/L，凝血酶原时间12.1s，活化部分凝血活酶时间29.4s，凝血酶原标准化比值1.08，纤维蛋白原153mg/dl，血涂片示血小板不聚集，抗血小板抗体检测阴性。入院后输注氨甲环酸1g，qd，同时配人组织相容抗原（HLA）配型一致的单采血小板2个治疗量，同型红细胞悬液6U。

☆处理经过

入室后常规心电监测，血压115/72mmHg，心率98次/分，呼吸20次/分，SpO_2 97%，体温36.5℃，行左桡动脉穿刺，双上肢分别留置16G静脉针，麻醉方式选择全身麻醉，充分预给氧后，依次静脉给予丙泊酚80mg、瑞芬太尼80μg、罗库溴铵40mg，可视喉镜引导下顺利插入气管导管（ID=7.0，插管深度21cm），吸入七氟烷1MAC维持麻醉，同时手术开始。2min后取出一活男婴，断脐后关闭七氟烷，静脉追加舒芬太尼15μg，泵注丙泊酚40ml/h、瑞芬太尼0.1μg/（kg·min）维持麻醉。新生儿体重3050g，Apgar评分1-5-10min分别为8-10-10分。新生儿剖出后立即静脉滴注缩宫素10U，宫体注射卡前列素氨丁三醇（欣母沛）250μg。胎盘完整剥离后，子宫收缩欠佳，患者血压84/52mmHg，心率118次/分，SpO_2 100%，急查血气Hb 66g/L。立即泵注去甲肾上腺素0.05～0.08μg/（kg·min），同时快速输注红细胞悬液及血小板，氨甲环酸 2g 静脉泵注。产科医生结扎子宫动脉，宫腔球囊填塞压迫止血。手术历时 100min，输入晶体液 500ml、胶体 500ml、红细胞悬液 6U、血小板 2 个治疗量、血浆 600ml，术中失血 2200ml，尿量 300ml。术毕患者血压 104/60mmHg，心率 95 次 / 分，SpO_2 100%，拔管后转入 ICU，继续促进子宫收缩、抗纤溶、前列腺素等治疗。术后第 1 天患者 Hb65g/L，继续输注红细胞悬液 2U。术后第 3 天患者出 ICU，术后第 7 天患者出院，Hb89g/L，PLT123 × 10^9/L，嘱患者继续口服氨甲环酸 1g，tid 至产后 2 周。新生儿出生后监测血小板计数为 256 × 10^9/L。产后第 42 天，患者产科复检无特殊，新生儿无出血倾向。

☆相关知识点

格兰茨曼血小板功能不全（Glanzmann thrombasthenia，GT）又称血小板无力症，是一种常染色体隐性遗传性出血性疾病，由于血小板整合素亚单位 αⅡb/β3 基因缺陷造成膜糖蛋白复合物Ⅱb/Ⅲa 结构异常或数量减少。患者血小板计数和形态正常，凝血酶原和凝血激酶时间正常，但血小板聚集功能异常、血块收缩减弱，是常见的血小板功能障碍疾病。

GT 患者临床主要表现为反复自发性出血，皮肤瘀青，鼻出血和牙龈出血，胃肠道出血，月经过多等，通常在出生时出现临床症状，童年时期症状最严重，之后出血稍减少。GT 患者应避免剧烈运动及外伤，避免服用抗血小板药物、阿司匹林和非甾体抗炎药，慢性缺铁性贫血应适当补充铁剂。GT 患者的治疗主要有局部治疗、抗纤溶治疗、血小板输注、重组活化因子Ⅶ（rFⅦa）等，造血干细胞移植和基因治疗也得到确切的疗效。对症治疗见表 7-15-1。

表 7-15-1　血小板无力症的治疗

出血症状	局部治疗	输注	其他
浅表损伤，牙龈出血	压迫、纤维蛋白封闭剂、外用凝血酶	很少血小板输注	氨甲环酸、氨基己酸
鼻出血	明胶海绵填塞压迫，烧灼、牙龈出血，纤维蛋白封闭剂、外用凝血酶	严重出血血小板输注（限制使用）	氨甲环酸、氨基己酸
月经出血过多	–	严重出血血小板输注；急性出血红细胞输注	口服避孕药、氨甲环酸
消化道出血，血管发育不良	氩离子血浆凝集	急性期血小板 / 红细胞输注	长效奥曲肽，伴或不伴激素治疗
外科手术	手术部位纤维蛋白原封闭剂	血小板输注	氨甲环酸
同种免疫反应或血小板依赖患者外科手术	手术部位纤维蛋白原封闭剂	rFⅦa（90μg/kg，每 2 小时 1 次）和（或）HLA 配型一致单采血小板	氨甲环酸
严重创伤出血	纤维蛋白原封闭剂	rFⅦa（90μg/kg，每 2 小时 1 次）和（或）HLA 配型一致单采血小板	氨甲环酸

妊娠可增加血小板聚集和血小板刺激因子的水平，但妊娠合并 GT 患者妊娠期出血风险较妊娠前明显增加，患者围生期出血风险极大。约 50% 的患者出现妊娠期出血，且大多数不是产科因素所致，主要表现为鼻出血、牙龈出血、皮肤黏膜出血等；约 61% 的患者发生产时出血，出血量平均约为 700ml；而产后 24h 内出血发生率为 34%，产后 24h 至 12 周出血发生率为 24%，多发生于产后 10d 内，也有产后 20d 发生出血的报道。

73% 的妊娠合并 GT 患者体内有抗血小板抗体，抗体可通过胎盘，可能造成致敏胎儿、胎儿宫内血小板减少、胎儿宫内颅内出血、死胎及新生儿血小板减少、新生儿死亡等风险。妊娠期应监测母体血小板抗体滴度变化，以评估胎儿或新生儿出血风险，必要时可通过免疫吸附和（或）抑制、血浆置换等方法降低抗体滴度。

已有文献报道，妊娠合并 GT 的患者妊娠期使用抗纤溶药物可延长妊娠时间，预防母婴血小板抗体生成，降低母婴出血风险。针对产时、产后出血，可联合使用促宫缩药物、抗纤溶药和 rF Ⅶa，无效时可输注 HLA 配型一致的单采血小板，降低产生血小板抗体风险。如无输注 HLA 配型一致的单采血小板的条件，可用去白细胞血小板，或输注血小板之前先给予丙种球蛋白或血浆置换。

☆专家点评

本例患者幼儿时期发病，反复自发性出血，血小板无力症诊断明确。妊娠后，规律产检，轻度贫血，无明显出血倾向。

● 分娩方式选择：妊娠合并 GT 患者应根据疾病严重程度、孕周、既往孕产史、胎儿情况决定终止妊娠时机，妊娠期病情稳定，胎儿发育尚可，无胎儿出血可在足月后择期终止妊娠。术前应联系血库，配 HLA 配型一致的单采血小板，同型红细胞悬液及血浆。

虽分娩方式和母体出血风险之间没有明显的相关性，但患者妊娠期未监测血小板抗体滴度变化，无法评估胎儿出血风险时，为避免新生儿出血，应选择剖宫产术。如选择阴道分娩，应尽量缩短第二产程，避免使用产钳助产、胎头吸引等有创操作，以降低新生儿出血风险。

● 麻醉方式选择：妊娠合并 GT 患者出现硬膜外血肿风险极高，故推荐选择全身麻醉。围生期出血风险较大，术中管理尤为重要（详见大出血救治相关章节）。术前应充分做好术前准备，核查患者备血情况，建立有创血压监测，保证静脉通道充足，有条件可做自体血回收。术中密切关注生命体征，准确评估出血量，可预防性使用氨甲环酸。关注患者体温、酸碱平衡、电解质、血常规及凝血功能等，尽量维持患者血流动力学稳定，保障组织器官的灌注和氧供。GT 患者在分娩后应密切监测产科出血，抗纤溶治疗至少维持到产后 2 周。

● 新生儿管理：新生儿应积极关注血小板情况，及早进行基因筛查，早诊断早治疗。

总之，妊娠合并 GT 患者需密切关注出血情况，妊娠期、围生期及产后均应抗纤溶治疗，必要时及时输注血小板，降低母体及胎儿和新生儿的出血风险。围生期管理以预防母婴出血为重点，强调产科、血液科、新生儿科、麻醉科等多科合作，共同保障母婴安全。

（王　瑜　胡云霞）

第十六节　妊娠合并巨血小板综合征

☆病情介绍

患者，女，27 岁，因“停经 37^{+2} 周，发现血小板减少 19 年，要求入院待产”。患者自然妊娠，孕 8 周阴道少量出血，予以地屈孕酮片口服 1 个月保胎。孕 12 周建卡发现血小板（PLT）34×10^9/L，追问病史，自诉 19 年前外院行扁桃切除术时出现大出血，诊断为血小板减少症，经过中西医治疗（具体不详）后好转，偶有鼻出血和牙龈出血，局部压迫均能缓解。12 岁初潮，月经量较大但未影响生活，未予以治疗。嘱患者到血液科就诊，完善相关实验室检查：外周血涂片发现血小板体积增大，血小板聚集功能示瑞斯托霉素不能诱导聚集，流式细胞术检测示血小板膜糖蛋白 GPIb-α41.2%（正常值 95% ～ 99%），修正诊断为巨小血板综合征。

妊娠期动态监测血小板计数为（25 ～ 40）$\times 10^9$/L，患者无明显皮肤黏膜出血，未用药物治疗。妊娠期胎儿无创 DNA、系统超声、心脏超声、OGTT 试验未见明显异常。现胎儿已足月，血液科和产科建议入院行择期行剖宫产术。入院后体格检查：体温 36.2℃，心率 89 次 / 分，呼吸 18 次 / 分，血压 115/74mmHg，体重 67kg，BMI 27.53kg/m^2。

辅助检查：PLT28 $\times 10^9$/L，Hb108g/L，WBC4.7 $\times 10^9$/L，PT12.8s，APTT32s，PT-INR1.02。

入院诊断：G1P0 37^{+2} 周宫内孕头位单活胎；巨血小板综合征。

产科、血液科、输血科及麻醉科多科会诊，制订诊疗计划，拟于 2d 后行剖宫产术终止妊娠。输血科联系血液中心配 HLA 配型相合的血小板 2 个治疗量和同型红细胞悬液 6U，术前 1h 输注 1 个治疗量的血小板，做好充分术前准备后送入手术室。

☆处理经过

患者入室后常规监测，血压 123/72 mmHg，心率 93 次 / 分，呼吸 20 次 / 分，SpO_2 97%，左上肢留置 16G 静脉针，超声引导下局麻行左侧桡动脉置管及右颈内静脉置管，动态监测循环。麻醉方式选择全身麻醉，充分预给氧后，依次静脉给予丙泊酚 80mg、瑞芬太尼 90μg、罗库溴铵 40mg，可视喉镜下顺利插入气管导管（ID=7.0，插管深度 21cm），吸入 1.5% 七氟烷维持麻醉，同时手术开始，并输注第 2 个治疗量的血小板。2min 后取出一活女婴，静脉追加舒芬太尼 20μg，泵注丙泊酚 4 ～ 8mg/（kg • h）、瑞芬太尼 0.1 ～ 0.4μg/（kg • min）维持麻醉。新生儿 Apgar 评分 1-5-10min 分别为 8-10-10 分。胎儿娩出后立即给予缩宫素 10U 子宫肌内注射，10U 缓慢静脉滴注，3min 后胎盘胎膜完整娩出，出血量约为 500ml，立即给予卡前列素氨丁三醇（欣母沛）250μg 肌内注射，氨甲环酸 1g 静脉泵注。患者血压 92/52 mmHg，心率 105 次 / 分，SpO_2 100%，急查血气 Hb79g/L，立即输注 2U 红细胞悬液，并加快补液。手术历时 65min，术中失血 900ml，尿量 200ml，输入红细胞悬液 2U、血小板 1 个治疗量、晶体液 300ml、胶体 400ml。术毕患者转入 ICU，予以促进子宫收缩、抗纤溶、止血、抗感染、预防应激性溃疡等治疗。术后第 1 天，腹腔引流量

300ml，Hb 72g/L，PLT40 × 10^9/L，继续输注红细胞悬液 2U。术后第 2 天转回普通病房，术后第 5 天拔除腹腔引流管。新生儿出生后监测血小板计数 248 × 10^9/L，流式细胞术检测示血小板膜糖蛋白正常。术后第 7 天母婴平安出院，嘱产妇继续氨甲环酸（1g，tid）口服至产后 6 周。产后第 42 天复查 Hb93g/L，PLT 42 × 10^9/L，产科检查无特殊。

☆相关知识点

巨血小板综合征（Bernard-Soulier syndrome，BSS）是一种罕见的遗传性凝血障碍疾病，患病率约为 1/100 万，其特征是自发性皮肤黏膜出血、出血时间延长、血小板数目减少且形态异常巨大。BSS 是由于血小板膜糖蛋白 GPIb- Ⅸ -V 复合物的 3 个亚基 *GPIb-α*（*GPIBA*）、*GPIb-β*（*GPIBB*）、*GPIX*（*GP9*）的编码基因的突变，导致患者的血小板与 vWF 因子结合障碍，血小板不能黏附于受损的血管内皮下，且瑞斯托霉素（RIPA）不能诱导血小板凝集，出现巨型血小板，从而导致出血。

BSS 患者如仅有一个突变等位基因，一般无临床症状。有两个突变等位基因的 BSS 患者自幼有出血倾向，临床表现主要是皮肤黏膜自发性出血，儿童期即开始出现轻到中度的鼻出血、牙龈出血、紫癜、月经量过多等，中枢神经系统出血、消化道出血等深部脏器出血较少见，创伤、药物治疗、手术或分娩等因素可加重出血程度。

BSS 诊断具有挑战性，临床表现缺乏特异性，近 50% 的患者无自发性出血，或表现为不需要治疗的轻度出血，早期易被漏诊误诊，如发现血小板减少或功能异常，应结合病史、家族史及实验室检查诊断及鉴别诊断。临床中常用的血细胞自动分析仪不能识别形态异常的血小板，特别是巨大血小板易被误判为小红细胞或红细胞碎片，此时应采用人工血小板计数、血小板聚集试验、双光散射法测量血小板体积、血小板功能测定、RIPA 诱导试验及 GPIb- Ⅸ -V 亚基的流式细胞术等检查辅助诊断，GPIb- Ⅸ -V 复合物减少或缺乏是诊断本病的重要依据。分子遗传学可以诊断基因异常，也可以识别其他可能患病的近亲。BSS 需与其他遗传性血小板疾病相鉴别，与原发免疫性血小板减少症（ITP）、血管性血友病（vWD）和格兰茨曼血小板功能不全（GT）的鉴别诊断详见表 7-16-1。

表 7-16-1 BSS 的鉴别诊断

疾病	发病机制	临床及实验室特征
BSS	*GPIb- Ⅸ -V* 亚基编码基因突变	皮肤黏膜自发性出血 血小板计数减少、体积增大，血小板聚集试验加瑞斯托霉素不聚集，加其他诱聚剂，聚集基本正常
ITP	获得性自身免疫性疾病	全身性皮肤、黏膜多部位出血 血小板计数减少、脾脏无肿大，抗血小板抗体水平升高
vWD	vWF 因子基因突变	皮肤黏膜出血倾向，鼻衄与牙龈出血最常见 PT 正常，APTT 延长，血小板正常
GT	*Ⅱ b/Ⅲ a* 编码基因突变	自幼反复自发性出血 血小板聚集功能异常，血小板计数和形态正常，凝血酶原和凝血激酶时间正常

BSS 患者一旦诊断明确，应以预防出血为主，避免创伤后严重失血。BSS 患者及其家属都应接受疾病相关知识和出血风险的教育，避免服用非甾体抗炎药、阿司匹林等药物，掌握鼻出血和牙龈出血的止血技术。消化道出血可使用质子泵抑制剂、垂体后叶素和奥曲肽等，拔牙可局部使用凝血酶和明胶海绵，青春期月经过多时可采用雌孕激素如炔雌醇控制，如经量严重过多且已无生育要求可考虑子宫动脉栓塞、子宫切除术等。1- 脱氨基 -8- 右旋精氨酸加压素（DDAVP）可增加血小板黏附聚集，促进纤维蛋白原形成，已有文献报道可用于治疗 BSS。氨甲环酸抗纤维蛋白溶解，可用于预防或治疗出血，对皮肤黏膜出血等轻型出血治疗有优势，但有形成腔内血栓的风险，故肺出血、活动性血尿及高血栓风险患者应谨慎使用抗纤维蛋白溶解剂。重组Ⅶ a 因子可激发纤维蛋白原及凝血酶生成，并募集血小板聚集在血管破损处，可预防和治疗出血。BSS 患者可能因出血过多而患有缺铁症，应密切监测，必要时及时补充铁。BSS 治疗目前尚无统一标准，急性出血或手术时输注人类白细胞抗原（HLA）匹配的血小板是一线治疗方案，如条件不允许，也可选用去白细胞血小板，但需注意输血相关并发症、过敏反应、产生同型抗体等。对于严重持续性危及生命的大出血及或输注血小板无效时可考虑行人类干细胞移植。

BSS 患者妊娠前应咨询血液内科及产科医生，评估出血及妊娠相关风险，避免父母双方都是 BSS 携带者娩出纯合子 BSS 新生儿的可能。妊娠期间胎儿的 GPIb 抗原可透过胎盘致孕妇致敏，产生相应的抗体；孕妇多次输注非 HLA 配型血小板，也可能产生抗血小板抗体，同种 IgG 抗体穿过胎盘，可导致胎儿免疫性血小板减少，严重者可致胎儿颅内出血甚至胎死宫内。妊娠期应由产科和血液内科医生共同管理，检查孕妇的抗血小板抗体、HLA 类型，评估发生新生儿同种免疫性血小板减少症（FNAIT）的风险。糖皮质激素、丙种球蛋白、血浆置换等可改善 BSS 患者孕妇血小板输注效果，预防新生儿同种免疫性血小板减少症的发生。

☆专家点评

本例患者儿童时期诊断为血小板减少症，本次妊娠后明确诊断为 BSS，入院后，多学科协同治疗，充分术前准备下行剖宫产术终止妊娠。

● 分娩方式选择：合并 BSS 的患者妊娠，妊娠期应密切监测血小板和凝血功能，由血液科及产科共同管理，保障母婴安全。如发现胎儿颅内出血、消化道出血及死胎，应及时终止妊娠。如妊娠期稳定，胎儿发育正常，可待胎儿足月后终止妊娠。

最安全的分娩方式尚无定论，应根据患者、胎儿情况及患者意愿综合考虑，已有相关报道中，剖宫产术较为推荐。如经阴道分娩，在第二产程，建议使用促进子宫收缩药物，避免器械助产等创伤性生产，减少患者出血风险，防止会阴部血肿。在第三产程可积极应用宫缩剂减少产后出血。分娩过程中，如发生难治性产科出血，可行子宫动脉栓塞术、子宫动脉结扎术等，尽量避免切除子宫。不管采用哪种分娩方式，都可预防性输注重组 F Ⅶ a 和氨甲环酸减少出血的发生。分娩过程中如发生大出血，应输注 HLA 配型一致的血小板，以及氨甲环酸、重组Ⅶ a 因子和 DDAVP 联合应用。

● 麻醉方式选择：此类患者的麻醉方式应选择全身麻醉，禁用椎管内麻醉及区域阻滞，如需分娩镇痛，可考虑静脉镇痛。术中密切监测患者生命体征，出血情况、子宫收缩功能，及时输注血制品及氨甲环酸等，保障患者机体氧供需平衡，维持患者血流动力学和内环境稳定。

BSS 产妇继发性产后出血的风险较大，应注意产后恶露排出和手术伤口的愈合，至少应在产后 6 周内监测患者出血情况，在此期间可应用氨甲环酸预防出血。

- 新生儿管理：孕妇体内抗血小板抗体可通过胎盘引起新生儿血小板减少，新生儿娩出后应尽快测定血小板计数，并应行流式细胞术筛查是否有 GPIb- IX -V 复合物亚基的异常，警惕新生儿患有 BSS 或并发颅内出血等。

总之，妊娠合并 BSS 患者比较罕见，围生期管理需警惕分娩时和产后发生危及生命的大出血，术前应常规输注血小板，分娩时和分娩后密切监测患者情况，可使用氨甲环酸至产后 6 周，预防产后出血的发生。

（王　瑜　胡云霞）

第十七节　妊娠合并原发性血小板增多症

☆病情介绍

患者，女，33 岁，68kg，因“停经 37^{+5} 周，阴道不规则出血伴下腹隐痛 1d”急诊入院。5 年前，体检发现血小板增多 806×10^9/L，未予以重视。2 年前意外妊娠，孕 8 周时胎停，人工流产后转入血液科诊疗。经骨髓穿刺结果提示巨核细胞增生活跃，血小板增多，诊断为原发性血小板增多症，予以阿司匹林 100mg，po，qd，动态监测血常规，血小板计数控制在（400 ～ 600）$\times10^9$/L。患者本次计划妊娠，坚持定期产检，妊娠期全程由产科医生和血液科医生共同管理及治疗。孕 4 周加用低分子肝素（依诺肝素，40mg，ih，qd），孕 36 周血小板降至最低 356×10^9/L，停用阿司匹林。

入院诊断：原发性血小板增多症；G2P1 37^{+5} 周宫内孕单活胎，LOA 先兆临产。

入院评估无阴道分娩禁忌，积极完善相关检查：Hb 115g/L，PLT 385×10^9/L，PT 11.5s，APTT 30s，Fib 375mg/dl，拟行阴道试产。

☆处理经过

入院后，患者要求行无痛分娩。查体患者脊柱解剖正常，凝血功能无异常，经评估无椎管内麻醉禁忌。患者宫口开到 2 指时转入待产室，已停用依诺肝素 18h，常规监测心电图、无创血压、氧饱和度，建立静脉通道，吸氧，选择 $L_{2\sim3}$ 间隙穿刺，穿刺置管顺利，给予 1.5% 利多卡因 3ml，观察 5min 后无全脊麻及局麻药中毒反应。硬膜外再次给予负荷剂量 0.1% 罗哌卡因 +0.4μg/ml 舒芬太尼共 7ml，测量麻醉平面 T_{10}，接脉冲式镇痛泵（0.1% 罗哌卡因 +0.4μg/ml 舒芬太尼共 200ml）。患者自控镇痛，持续 6ml/h，PCA 量 2ml，锁定时间 20min，VAS 评分从麻醉前的 8 分降至 2 分。8h 后，患者宫口开全，以 LOA 位顺利娩出一男活婴，Apgar 评分 10-10-10 分。胎儿娩出后立即予以缩宫素 10U 宫体注射，静脉给予缩宫素（10U，ivgtt），胎盘、胎膜于 7min 后娩出，检查胎盘胎膜完整。产时出血约 250ml，子宫收缩好，产房观察 2h，拔除硬膜外导管后安返母婴病房。拔除导管 12h 后，继续予以阿司匹林和低分子肝素至产后 6 周，后续由血液科继续治疗。患者于产后第 3 天出院，PLT 441×10^9/L，第 42 天患者复诊，阴道少量血性恶露，无异味，PLT 417×10^9/L，新生儿一般情况良好。

☆相关知识点

原发性血小板增多症（essential thrombocythemia，ET）为造血干细胞克隆性疾病，是临床上较常见的一种骨髓增殖性疾病。临床表现为出血倾向或血栓形成，外周血小板计数明显增高，其骨髓穿刺结果提示巨细胞增殖旺盛，50%～70%的患者JAK2基因*V617F*突变。ET患病率为0.59/10万～2.53/10万，好发于中老年人，男女比例2：1，约20%患者确诊年龄＜40岁。

ET的诊断采用WHO（2016）诊断标准：符合主要标准或前3条主要标准和次要标准即可诊断ET。

主要标准：①血小板计数（PLT）≥ 450×10^9/L；②骨髓活检示巨核细胞高度增生，胞体大、核过分叶的成熟巨核细胞数量增多，粒系、红系无显著增生或左移，且网状纤维极少轻度（1级）增多；③不能满足 $BCR\text{-}ABL^+$ 慢性髓性白血病、真性红细胞增多症（PV）、原发性骨髓纤维化（PMF）、骨髓增生异常综合征和其他髓系肿瘤的WHO诊断标准；④有*JAK2*、*CALR*或*MPL*基因突变。

次要指标：有克隆性标志或无反应性血小板增多的证据。

妊娠合并ET对母婴的影响：合并ET的孕妇血小板计数随妊娠进展逐渐下降，可能与妊娠期血容量增加导致的血液稀释有关，但产后6周内血小板计数快速反弹。患者产后血栓性并发症的发生率远高于正常产妇。妊娠合并ET的患者不良妊娠结局增加，自然流产，妊娠晚期发生死胎、胎儿生长受限，早产、子痫前期、胎盘早剥、产后大出血等风险明显高于正常孕妇。胎儿的流产率约为非ET妊娠的3倍，且主要发生在妊娠早期，约28%，中晚期流产和死产率为9%。JAK2基因*V617F*突变是影响妊娠结局的独立危险因素。

有效的治疗方案能明显改善母婴结局。服用羟基脲治疗的患者（无论男女）在受孕前至少停药3个月。女性患者受孕前应做妊娠高危因素风险评估：①既往有动静脉血栓病史；②既往有与ET相关的血栓性及出血性病史；③有心血管危险因素或遗传性血栓倾向；④既往有与ET相关的妊娠合并症（如早期流产、胎儿发育受限、死产、子痫前期、产前产后出血等）；⑤血小板计数＞ 1500×10^9/L。治疗目标是预防和治疗血栓并发症，血小板计数控制在＜ 600×10^9/L，理想值为 400×10^9/L，依据患者血栓风险程度个体治疗。治疗药物主要为小剂量阿司匹林、羟基脲、干扰素，低分子肝素等，必要时可采用血小板单采术。妊娠合并ET患者治疗方案见表7-17-1。

表 7-17-1　妊娠合并血小板增多症治疗

指　征	治　疗
无妊娠合并症高危因素	阿司匹林 100mg，qd
有妊娠合并症高危因素	阿司匹林 100mg，qd+ 低分子肝素 4000U/d 至产后 6 周
PLT ＞ 1500×10^9/L	加用干扰素
PLT ＞（1000～1500）$\times10^9$/L，药物治疗无效；急需 PLT 迅速下降	血小板单采术

☆专家点评

本例患者既往有胎停病史，本次妊娠属计划妊娠，妊娠前虽然接受了正规的血液科治疗，血小板计数控制较好，但仍然属于伴有妊娠相关合并症的高危因素的患者。

● 分娩方式选择：ET 患者妊娠早期流产、胎停发生率较高，产科医生和血液内科医生应共同管理整个妊娠期。计划妊娠的患者应先进行妊娠高危因素评估，依据是否合并高危因素来制订个体化妊娠期治疗方案。妊娠期应严密监测血小板计数，根据病情需要及时调整抗凝药物的使用，以最大安全系数保障母婴安全。

妊娠期间无并发症可妊娠至足月后计划分娩，分娩方式由产科指征及血小板水平决定。无阴道试产禁忌、血小板水平控制理想的患者，可在严密监护下阴道试产；血小板水平控制不满意的患者，可择期行剖宫产。

● 麻醉方式选择：椎管内麻醉与全身麻醉均可满足分娩要求。如选择椎管内麻醉，单用阿司匹林的患者，无须停药。预防剂量的低分子肝素需停药 12h，治疗剂量的低分子肝素停药至少 24h。本例患者妊娠期采用阿司匹林联合低分子肝素治疗，目前阿司匹林已停用 1 周，预防剂量的低分子肝素停药超过 12h，故可选择椎管内镇痛。进入产程的患者实施椎管内穿刺时应由熟练的人员实施操作，要尽量避免在宫缩同时进行穿刺，穿刺过程中尽可能减少穿刺次数和损伤。由于患者凝血功能正常，分娩镇痛监测和管理过程中无特殊要求。

● 术后管理：值得重点关注，由于围生期患者血液系统属于高凝状态，本身就是血栓性并发症的高危人群，合并 ET 患者产后 6 周内血小板计数可能会有反弹性升高，血栓性并发症的风险较高，推荐产后 6 周内继续使用阿司匹林 100mg，qd，联用低分子肝素 4000 U/d 预防血栓形成。

总之，ET 患者导致产妇血栓性并发症风险和胎儿流产死胎风险明显增加，妊娠期规范化治疗和管理可以降低妊娠并发症的发生，保障母体和胎儿的安全。

（王　瑜　胡云霞）

第十八节　妊娠合并镰状细胞病

☆病情介绍

患者，女，30 岁，停经 35^{+1} 周，既往有镰状细胞病，近期四肢疼痛频繁发作，偶伴有右胸前区疼痛，遂到胸痛门诊就诊。经胸心脏彩超：左心房（LA）26mm，左心室（LV）40mm，右心房（RA）48mm × 46mm，右心室（RV）20mm，三尖瓣反流速度（TR）3.72m/s，射血分数（EF）67%，右心房内可探及一大小约 3.0cm × 3.0cm 的不均质回声，提示右心房增大，三尖瓣中度关闭不全，肺动脉高压（中度），右心房血栓。立即收治入院。

入院后体格检查：体温 38.5℃，心率 97 次 / 分，血压 141/89mmHg，呼吸 22 次 / 分，SpO_2 88% ～ 90%，吸氧后 SpO_2 能上升至 95%，体重 81kg，BMI 30.7kg/m^2，改良 Mallampati 气道评估Ⅲ级。

辅助检查：血红蛋白（Hb）74g/L，血细胞比容（Hct）21.7%。血红蛋白电泳：HbS 81%，HbF 14%，HbA 0%。血型筛查：A 型 Rh（－），10 个抗体阳性。

入院诊断：G1P0 35^{+1} 周孕 LOA 单活胎；先兆子痫；镰状细胞病；急性胸部综合征。

入院后，产科、血液科、输血科、心内科、新生儿科、麻醉科进行全院多学科会诊。患者既往有输血后发生溶血反应的病史，血液科建议尽量避免输血，输注促红细胞生成素和铁剂优化患者血红蛋白质量；同时静脉注射免疫球蛋白、类固醇激素和（或）利妥昔单抗，降低紧急输血时溶血反应发生率，输注肝素（10 000U，ih，q12h），治疗右心房血栓。输血科已积极准备与其红细胞抗原谱所匹配的红细胞悬液 4U。患者入院后第 2 天，四肢疼痛再次发作，其程度与入院前一致，静脉注射氢吗啡酮以缓解患者疼痛。入院后第 5 天，复查 Hct 18.2%，APTT 139.8s。胎监显示：不规律宫缩，胎心率 160 ～ 180 次 / 分。产科医生决定立即行紧急剖宫产术。

☆处理经过

患者入室后，立即面罩吸氧，常规心电监护，血压 148/93mmHg，心率 107 次 / 分，呼吸 20 次 / 分，SpO_2 95%，右桡动脉穿刺置管监测动态血压，双上肢分别建立一个 18G 的外周静脉通道，同时准备术中自体血回收。因患者术前停肝素仅 10h，急查血栓弹力图，结果显示患者处于高凝状态，无须鱼精蛋白中和肝素。待产科医生消毒铺巾完毕，给予患者依托咪酯 16mg、利多卡因 100mg、瑞芬太尼 100μg、罗库溴铵 40mg，可视喉镜下顺利插入气管导管（ID=7.0，插管深度 22cm），同时插入食管超声监测心脏功能及右心房血栓。2min 后取出一活男婴，断脐后追加舒芬太尼 15μg，泵注丙泊酚 350mg/h、瑞芬太尼 0.1μg/(kg・min）维持麻醉。新生儿 Apgar 评分 1-5-10min 分别为 5-8-9 分，转入新生儿科继续治疗。胎盘娩出后，静脉滴注和宫体注射缩宫素各 10U，直肠放置米索前列醇促进子宫收缩。手术历时 55min，术中失血 300ml，尿量 100ml，术中输注晶体液 300ml、白蛋白 700ml。术毕血气分析示 Hct ＜ 15%，余无明显异常。术中回收自体血 250ml，经血液科综合考虑，建议不输自体血。术毕患者呼吸恢复，拔管送入 ICU 进一步治疗。

术后第 1 天，复查血常规及凝血功能，Hct 15.4%，APTT 32.5s。术后第 2 天，患者转出 ICU，由产科与血液科共同治疗，继续输注铁剂和促红细胞生成素，术后 24h 重新启动抗凝治疗，住院期间均未输注血制品。术后第 7 天，患者四肢疼痛缓解，右胸前区疼痛未再发，复查心脏彩超与术前一致，实验室检查 Hct 20.8%，APTT 47.2s，出院后血液科继续治疗。新生儿因早产在新生儿监护室治疗，遗传学筛查属 HbS 杂合子型，1 周后出院。第 42 天患者产科复诊，恶露少，色淡红无异味，新生儿一般情况无特殊，母婴继续血液科随访治疗。

☆相关知识点

镰状细胞病（sickle cell disease，SCD）是目前常见的常染色体显性遗传的异常血红蛋白病。其发病机制是 Hb-β 珠蛋白链第 6 位谷氨酸被缬氨酸替换，形成镰状血红蛋白（HbS）取代正常血红蛋白（HbA），从而导致溶血性贫血，HbS 不易通过血管而导致血管闭塞。临床上主要表现为圆形红细胞镰刀状改变、溶血性贫血、易感染、肢体关节疼痛、急性胸部综合征、肺动脉高压、突发性血管阻塞及慢性局部缺血导致的器官组织损害等。根据基因类型分为 3 类：HbS 纯合子，即 SS 病或镰状细胞贫血；HbS 杂合子，即 AS 病或镰状细胞特征；与其他非镰状异常 Hb 的双重杂合子，包括 HbS-β 地中海贫血、HbS-HbC、HbS-HbD 等。

SCD 治疗的目标包括避免低氧血症、抗感染、扩血管、改善循环、控制疼痛等。输血治疗可改善组织缺氧，增加血细胞比容，但易产生抗体，发生溶血反应，并存在因高凝而引发血管堵塞等风险，故不作为常规治疗手段。羟基脲可提高血液中胎儿红细胞（HbF）的含量，降低血液黏滞度，减少血管栓塞发生，从而降低疼痛危象及胸部综合征的发生率，目前已广泛应用。骨髓移植、造血干细胞移植、基因治疗等已广泛报道于 SCD 的治疗。合并 SCD 的患者妊娠，镰状病相关并发症（急性疼痛、急性胸部综合征等）和妊娠相关并发症（妊高征、先兆子痫、死胎、围生期心肌病、静脉栓塞、感染等）发生率是正常孕妇的 1.5 ～ 5 倍，围生期死亡率 1% ～ 8%，严重危及围生期母婴安全，应全程接受多学科管理治疗。夫妻双方如一方携带 β 珠蛋白变异，子女患有镰状细胞病的发生率高达 50%，从遗传学的角度，应在受孕前进行生殖干预。妊娠前及妊娠期，除常规检查和妊娠期保健外，患者的治疗应关注以下问题：可预防性使用抗生素抗感染；妊娠前应停用致畸药，如羟基脲、血管紧张素转化酶抑制剂和铁剂等，并与血液科制订替代治疗方案，妊娠晚期如患者血清铁蛋白＜ 30μg/L，可补充铁剂；妊娠早期（8 ～ 11 周）应通过绒毛膜组织或羊膜穿刺术进行 HbS 筛查，如胎儿携带 HbS 基因，综合考虑是否终止妊娠；妊娠剧吐可导致脱水和镰状细胞危象，应及时入院治疗，纠正脱水，预防血栓；妊高征及先兆子痫风险增加，建议妊娠 12 周开始使用阿司匹林预防，36 周视情况停用；加强胎儿超声的诊断，及早发现胎儿发育不良，胎儿生长受限等，选择适当的分娩时机。

合并 SCD 的患者妊娠期输血利弊相当，既可纠正严重贫血，改善患者及胎儿血流及氧供情况，降低镰状细胞病及妊娠并发症的发生率，但又增加溶血及同种异体免疫接种的风险。其利弊应由产科医生和血液科权衡，共同与患者沟通，制订合理的输血计划。如患者确需输血，应选择同型 Rh（－），Kell 系统匹配，巨细胞病毒（CMV）阴性的血型，如患者血型已发现抗体，应选择其对应抗原阴性的血型。

妊娠期的疼痛管理应由血液科、产科和疼痛科共同参与，阿片类药物可作为一线镇痛药物，但需要监测其用量及并发症；非甾体抗炎药在孕 12 周以前慎用，31 周后禁用。如发生急性疼痛危象，患者应立即就医。入院后，密切监测患者生命体征及疼痛评分。严重疼痛时，可使用吗啡、羟考酮等控制，哌替啶慎用。

急性胸部综合征是镰状细胞病患者严重的并发症，妊娠期妇女发生率高达 10%，临床上表现为发热、低氧、胸痛、呼吸道症状及肺部感染，诊断依据为胸部 X 线片及全血细胞分析，需与肺栓塞鉴别诊断。治疗包括镇痛、抗感染、改善氧合、适度输血等。

合并 SCD 的患者妊娠期发生静脉血栓的风险大大增加，静脉血栓的管理显得尤为重要。所有 SCD 的患者应在妊娠早期、分娩期间及产后进行静脉血栓风险评估，并制订治疗方案。患有 SCD 的患者应从妊娠 28 周到产后 6 周进行预防性低分子肝素治疗，如合并其他危险因素，应从妊娠开始预防性治疗。如因血管闭塞危象或其他危险因素入院的患者在入院期间应给予低分子肝素，除非有使用禁忌证。

☆专家点评

本例患者妊娠合并镰状细胞病，其相关并发症都得以体现，属于非常典型的病例。

● 分娩方式选择：所有有血红蛋白病风险的患者在妊娠前或产前都应进行血红蛋白筛选，如有 SCD 风险因素的患者应在经验丰富的综合性医院指导下妊娠分娩。此类患者在妊娠期应全程接受产科、血液科、遗传学专家、输血科等相关科室的管理和治疗，制订相应的治疗方案及分娩计划。如胎儿正常，可保胎到 38 ～ 40 周计划分娩。因剖宫产增加了患者感染和静脉血栓的风险，如患者符合顺产条件，允许经阴道试产。如发生患者和（或）胎儿危象，应及时紧急剖宫产。

● 麻醉方式选择：此类患者应在妊娠 32 周左右进行麻醉评估，制订相应的麻醉计划。一旦分娩，产科、麻醉科、血液科，输血科等相关科室都应到场，根据患者及胎儿情况做出适当的处理。轻症患者如无椎管内麻醉禁忌，可选择椎管内麻醉。但如合并危险因素，应与产科及血液科医生充分沟通后，选择适合的麻醉方式。

● 术中管理：应注意①避免缺氧，不管是椎管内麻醉还是全身麻醉，患者的 SpO_2 应维持在 95% 以上，如有条件可以监测患者脑氧；②监测体温，避免低温带来的寒战缺氧，肢端供血不足等，体温突然飙升可能是镰状细胞病危象的预警；③维持酸碱平衡，避免酸中毒；④术中出血量应尽量准确评估，避免过度估算或者遗漏，自体血回收可常规应用于此类患者，以应对相匹配的血源不足；⑤维持液体平衡，避免患者脱水，术中输血前权衡利弊，非必要不输血，可输注白蛋白等；⑥利用血栓弹力图（TEG）评估患者出血及血栓风险。

术后应重点关注患者的疼痛治疗和预防血栓：应使用最低有效剂量控制患者疼痛，同时监测新生儿精神、呼吸、喂养等；使用抗血栓袜和低分子肝素预防血栓的发生。

总之，合并镰状细胞病的孕妇临床表现多样，妊娠期合并症明显增加，围生期管理难度大。强调多学科合作，采用多种治疗措施，同时依靠 TEG、自体血回收等先进技术，让母婴安全得到保障。

（王　瑜　胡云霞）

第十九节　妊娠合并再生障碍性贫血

☆病情介绍

患者，女，32 岁，156cm，65kg，因“发现全血细胞减少 10 余年，停经 33^{+1} 周”入院待产。患者 10 余年前行血常规检查提示全血细胞减少，于外院血液科就诊，诊断再生障碍性贫血，未予特殊处理，长期随访，血小板波动于（30 ～ 50）×10^9/L，Hb 及 WBC 接近正常，平时无瘀斑、瘀点、鼻出血等出血症状。8 年前因早孕行人工流产一次。此次妊娠，孕 3 个月外院建卡，孕 19^{+4} 周于外院行骨髓穿刺：有核细胞低下；骨髓活检：造血组织少见，脂肪组织易见。孕 3 个月起，Hb 及 WBC 逐渐下降，妊娠期 PLT 波动于（8 ～ 34）×10^9/L，WBC 波动于（1.76 ～ 3.19）×10^9/L，Hb 波动于 50 ～ 86g/L，在外院先后输注血小板及红细胞悬液共 7 次（具体不详）。孕 30^{+3} 周转卡至我院，经地中海贫血基因筛查后诊断 α-

地中海贫血。妊娠期偶有牙龈出血，无皮肤瘀斑、瘀点，无心慌、心累，无胸闷、气紧、呼吸困难。

查体：体温 36.6℃，心率 75 次 / 分，呼吸 19 次 / 分，血压 109/71 mmHg，内科查体和产科检查无特殊。

实验室检查：RBC1.77 × 10^{12}/L，Hb58g/L，PLT23 × 10^9/L，WBC2.9 × 10^9/L。

初步诊断：再生障碍性贫血；α- 地中海贫血；脐带绕颈一周；妊娠合并甲状腺功能减退症；G2P0^{+1} 33^{+1} 周宫内孕头位单活胎待产。

☆处理经过

入院后，产科全科讨论：患者目前血小板 23 × 10^9/L，无论阴道试产或剖宫产风险均极大，行择期剖宫产手术终止妊娠相对安全。产科、血液内科、新生儿科、麻醉科多科会诊，综合产科情况并考虑患者意愿，决定给予地塞米松促胎肺成熟后于孕 34 周左右终止妊娠，术前少量多次输注红细胞悬液提高血红蛋白。根据会诊意见 3 次输注去白红细胞悬液（每次 1.5U）后，查血常规：Hb72g/L，PLT 14 × 10^9/L，WBC3.1 × 10^9/L，ANC1.74 × 10^9/L，贫血部分纠正，拟择期剖宫产终止妊娠。术前评估无困难气道。手术当日，输注血小板 1U 完毕后将患者转运入室，常规监测，静脉给予甲氧氯普胺 10mg，同时继续输入血小板 1U，充分预氧后，静脉注射丙泊酚 140mg，瑞芬太尼 70μg，氯化琥珀胆碱 100mg 行快速顺序诱导，经口可视喉镜下顺利插入 6.5 号加强型气管导管，插管深度 22cm。插管成功后，静脉注射顺式阿曲库铵 5mg，吸入七氟烷维持麻醉。手术开始 3min 后娩出一活婴，身长 44cm，体重 2140g，Apgar 评分 1-5-10min 分别为 10-10-10 分。胎儿娩出后，予咪达唑仑 2mg、舒芬太尼 15μg 加深患者麻醉。胎盘娩出后子宫收缩欠佳，出血稍多，立即持续按压子宫，并给予血浆管捆绑子宫下段后，子宫收缩转佳。手术持续 43min，术中患者生命体征平稳，共计输入乳酸钠林格液 800ml，血小板 1U，估计出血量约 300ml，尿量 100ml。术毕顺利拔管，接静脉镇痛泵行术后镇痛（曲马多 1200mg + 生理盐水稀释到 180ml，背景剂量 2ml/h，追加 4ml/ 次，间隔锁时 30min）。

术毕转 ICU，予以抗感染、促宫缩治疗，子宫收缩好，术后 2h 复查 Hb82g/L，PLT43 × 10^9/L，WBC3.2 × 10^9/L，连续 3d 动态监测：Hb 波动于 83 ～ 87g/L、PLT 波动于（23 ～ 36）× 10^9/L，无出血倾向，均未予特殊处理。患者于术后第 4 天出院。

☆相关知识点

再生障碍性贫血（aplastic anemia，AA）是指与骨髓增生减低 / 再生障碍有关的全血细胞减少，年发病率（2 ～ 4）/100 万，男女发病率相同。其发病机制与造血干细胞丧失及其导致的成熟血细胞减少有关。导致造血干细胞丧失并引起 AA 的病理生理过程：自身免疫机制、药物、化学品、辐射等致造血干细胞直接受损、病毒感染、克隆性和遗传性疾病，其中，造血干细胞的自身免疫性损伤是大多数 AA 病例的原因或促成因素。AA 的临床表现主要为出血、贫血及感染。

妊娠不是 AA 的病因，但妊娠合并 AA 可增加妊娠期各种并发症的发生，严重威胁母儿的生命：① AA 所致进行性贫血导致孕妇心脏负荷加重，叠加妊娠期生理负荷增加，易发生贫血性心脏病，同时妊娠期高血压疾病的发生率高、发病早且病情程度严重，容易继发心力衰竭和胎盘早剥。② AA 所致血小板减少及白细胞数量减少和功能降低，使患者产时、产后严重出血及感染的发生率增加，甚至发生致命性的颅内出血；严重的全身感染、败血症、脓毒血症及感染性休克等可造成孕产妇死亡。③严重贫血致胎儿氧供不足，引起早产、胎儿生长受限、宫内窘迫或者胎死宫内。

AA 的一线治疗是骨髓移植，但该方案需用大剂量的免疫抑制剂和细胞毒性药物，对有生育需求的妊娠妇女是绝对禁忌；其他药物治疗的有效性和安全性也缺乏证据支持。因此，使用红细胞悬液和血小板进行支持治疗仍然是目前妊娠合并 AA 孕妇的主要治疗方法，支持治疗的目标是维持 Hb ＞ 80mg/dl、PLT ＞ 20×10^9/L。

☆专家点评

本例患者有慢性 AA 病史，妊娠期间，病情持续加重，妊娠期多次输注血制品进行支持治疗，分娩前仍存在严重贫血、血小板减少和白细胞降低。

● 分娩方式选择：既往认为，如无产科指征，妊娠合并 AA 患者应尽量经阴道分娩以减少出血和产后感染的机会。随着剖宫产、麻醉、早产儿抢救等相关技术的提高，越来越多观点认为在做好周全准备后择机终止妊娠，可以大大缩短产程时间，更有利于保障母婴安全。本例患者为重型 AA，待产及围生期随时可能出现病情加重，发生自发性脏器出血、感染等风险；患者合并 α- 地中海贫血，对出血的耐受差，增加围生期失血性休克风险，选择剖宫产相对更安全。

● 麻醉方式选择：妊娠合并再障患者围手术期出血和感染风险很高，特别是血小板计数明显降低的患者，椎管内麻醉的穿刺操作可能形成局部血肿和继发感染或引起脊髓压迫导致截瘫。本例患者术前血小板和白细胞仍严重降低，选择全身麻醉更适宜。

● 围手术期管理：需要重点关注①产后出血风险，术前应充分备血，做好大出血预案。术前适当输注血制品改善贫血和提升血小板。血小板输注后消耗很快，为最大化治疗效果和节约用血，可尽量贴近手术时间输注和（或）手术时同步输注。②气管插管、吸痰等口咽部操作容易引起损伤、出血，操作时应尽量轻柔。③适当的疼痛管理可以减少全身耗氧量，对贫血患者至关重要，建议使用多模式镇痛方法进行术后镇痛，但神经阻滞和使用有出血风险的药物如非甾体抗炎药（NSAIDs）是相对禁忌。

● 新生儿管理：该病例新生儿为早产儿，分娩时应预防新生儿窒息，做好心肺复苏准备，必要时转新生儿 ICU。另外，娩出后应尽快进行相关检查排除新生儿再障可能。

综上，AA 临床上主要表现为出血、贫血及感染，妊娠可导致病情恶化。妊娠合并 AA 患者围手术期出血和感染风险很高，术前可通过适当输注血制品改善贫血和提升血小板，同时做好大出血预案，充分备血。对拟实施剖宫产手术但存在血小板降低且未充分纠正的患者，应选择全身麻醉，术后充分镇痛，慎用神经阻滞和有出血风险的镇痛药物。

（黄　伟　冯世苗）

☆☆☆☆

第二十节 妊娠合并重型地中海贫血

☆病情介绍

患者，女，25岁，停经39^{+5}周，患有β-重型地中海贫血，要求入院待产。患者父母均为β-地贫杂合子，其出生后基因检测诊断为β^0/β^+重型地中海贫血。从幼儿期开始，患者一直由血液科管理，坚持定期输血及铁螯合治疗。本次妊娠为计划性妊娠，筛查其丈夫无地中海贫血基因。患者妊娠前检查轻度贫血（血红蛋白Hb95g/L），血清铁蛋白（SF）升高406μg/L，余检查均未见异常，产科医生评估可耐受妊娠。患者服用叶酸5mg/d，2个月后自然受孕，立即停用去铁胺。其妊娠期全程由产科及血液科共同管理，坚持输血治疗，每3周输注2U的同型洗涤红细胞，妊娠期Hb90～108g/L，SF1000～1400μg/L，胎儿发育无明显异常。

本次入院查体，血压124/76mmHg，心率81次/分，呼吸16次/分。

辅助检查：Hb103g/L，WBC9.3×10^9/L，红细胞平均体积（MCV）84fl，红细胞平均血红蛋白含量（MCH）28.4pg，SF 1274μg/L，PLT 412×10^9/L，PT 12.8s，APTT 33.5s，PT-INR1.14，肝肾功能及电解质无明显异常，产科超声及专科检查正常。

入院诊断：G1P0 39^{+5}周孕宫内单活胎；头盆不称；β-重型地中海贫血；轻度贫血。

产科、血液科、输血科及麻醉科多学科会诊，产科拟行计划剖宫产，血液科评估患者病情稳定可耐受手术，输血科积极准备与患者相匹配的洗涤红细胞4U，麻醉科评估患者无椎管内麻醉禁忌，可于腰硬联合麻醉下行剖宫产术。患者入院第3天行择期剖宫产术。

☆处理经过

患者入室后，常规吸氧心电监护，血压118/73mmHg，心率85次/分，SpO_2 99%。建立16G静脉通道，快速输注复方氯化钠溶液500ml。选择$L_{3\sim4}$间隙穿刺，穿刺置管顺利，蛛网膜下腔给予0.5%布比卡因2ml，硬膜外腔向头端置管4cm。穿刺结束后，患者平卧轻微左倾位，避免仰卧位低血压，麻醉平面在$T_5\sim S_4$。手术开始4min后，剖出一男活婴，Apgar评分1-5-10min分别为10-10-10分。手术过程顺利，历时55min，术中出血400ml，尿量300ml，输液复方氯化钠溶液500ml、羟乙基淀粉300ml。术毕硬膜外腔给予吗啡2mg镇痛，静脉接自控式镇痛泵（曲马多500mg+生理盐水共100ml），持续2ml/h，PCA量2ml，锁定时间20min，患者未诉不适。术后复查Hb 85g/L，输注同型洗涤红细胞4U。深静脉血栓（VTE）评分3分，依诺肝素40mg，qd，至术后1周。术后第4天，患者恢复良好出院，新生儿基因检测为β-地中海贫血基因携带者。出院后，患者重新启动去铁胺治疗，未行母乳喂养。产后第42天患者产科复诊，阴道少量恶露，无异味，继续血液科治疗。

☆相关知识点

地中海贫血（thalassemia，简称地贫）是一种较为常见的单基因常染色体隐性遗传病，是由于血红蛋白结构中的珠蛋白基因缺失、突变等，导致珠蛋白链合成异常而引起的溶血性贫血。地贫的发病率具有明显的地域性及种族特异性，多发于东南亚、中东、非洲及地中海地区等，我国长江以南，特别是两广、云南、海南等地为高发地区。

根据珠蛋白基因缺陷累及珠蛋白链的类型，地贫可分为α-、β-、γ-、δ-、δβ- 等类别，最常见的是α- 和β- 地贫。根据临床表现，α- 地贫分为静止型、轻型、中间型、重型；β- 地贫分为轻型、中间型、重型。其临床表现及实验室检查见表 7-20-1。地贫的诊断主要依据患者临床表现、实验室检查、基因诊断、家系调查等，需要与缺铁性贫血及其他溶血性贫血鉴别诊断。

表 7-20-1　α-、β- 地中海贫血临床特点

	α- 地中海贫血				β- 地中海贫血		
	重型（Hb Bart）	中间型（HbH）	轻型（标准型）	静止型（携带者）	重型	中间型	轻型
发病年龄	胎儿期	＞ 1 岁	不发病	不发病	＜ 1 岁	4 ～ 5 岁	不发病
贫血程度	重度伴全身水肿	轻、中、重度	轻度或无症状	无症状	中、重度	轻、中度	轻度或无症状
黄疸	重度	反复黄疸	无症状	无症状	中度	轻度或无症状	无症状
肝、脾大	大	大	无症状	无症状	中、重度	中度	轻度或无症状
Hb（g/L）	≤ 60	＞ 60 ～ 100	＞ 100	正常	≤ 60	＞ 60 ～ 100	＞ 100
MCV（fl）	＜ 82	＜ 82	＜ 82	正常	＜ 82	＜ 82	＜ 82
MCH（pg）	＜ 27	＜ 27	＜ 27	正常	＜ 27	＜ 27	＜ 27
HbA	–	＜ 2.5%	＜ 2.5%	正常	＞ 3.5%	＞ 3.5%	＞ 3.5%
HbF	–	少量或正常	正常	正常	80% ～ 90%	50% ～ 70%	1% ～ 5%

注：Hb. 血红蛋白；MCV. 红细胞平均体积；MCH. 红细胞平均血红蛋白含量；HbA. 成人血红蛋白；HbF. 胎儿血红蛋白；“－”表示未提供数据

在治疗上，根据是否需要依赖定期输血才能维持生存，将地贫分为重型地贫和非输血依赖型地贫（NTDT）。重型地贫患者出生后 3 ～ 6 个月开始发病，不输血时 Hb ＜ 60g/L。其治疗方法包括规范性输血、祛铁治疗、造血干细胞移植及基因治疗等。输血治疗时应输注 ABO 和 Rh（D、C、c、E、e）血型相同的去白红细胞或洗涤红细胞，并常规进行 HIV、HBV、HCV 的筛查。输血治疗的目标是维持 Hb ＞ 90 ～ 105g/L，保障患者正常生长发育及日常活动，抑制骨髓及髓外造血。同时通过监测血清铁蛋白、肝铁浓度和心铁浓度来评估铁过载程度。临床上祛铁治疗的铁螯合剂有去铁胺、去铁酮和地拉罗司。造血干细胞移植是目前唯一可以治愈地贫患者的方法，可分为骨髓移植、外周血干细胞移植和脐血干细胞移植。基因治疗目前还处于临床研究阶段，还未常规应用。NTDT 的患者发病晚，无须输血，药物治疗以羟基脲为主，可辅助补充叶酸、维生素 B_{12} 等造血原料。脾切除术对 NTDT 患者治疗有效，但需严格掌握适应证，并密切关注脾切除后的相关并发症。少部分 NTDT 患者进入青少年期后或因特殊诱因（如妊娠等），出现血红蛋白逐渐下降，肝脾大、心脏增大、地贫面容等，需定期输血治疗。这部分患者应重新诊断为重型地贫。

地贫患者由于自身疾病，或者长期输血等，可能带来一系列并发症。如骨质疏松症、髓外造血灶、性腺功能减退、胆石症、血栓、肺动脉高压、肝功能异常、下肢溃疡、甲状腺功能低下、心脏病、糖尿病等。因此，在治疗地贫的同时，应关注其并发症的发生，积极治疗，避免并发症给患者带来二次伤害。

地贫患者妊娠可加重其贫血，并增加并发症的发生率及严重程度，同时可能导致流产、早产、胎儿宫内发育受限、死胎、子痫、血栓等不良妊娠结局。对妊娠前已有心功能不全或者隐匿性心脏病的中间型和重型患者，应充分评估妊娠风险，由心脏科、血液科、产科一起制订详细的治疗方案。因此规范的产前筛查及产前诊断、妊娠期保健及围生期管理尤为重要。

夫妻一方或双方来自高风险地区或种族，应在婚前或计划妊娠前行地贫和血红蛋白病的筛查，可行血常规、血红蛋白电泳或血红蛋白高效液相色谱分析。如可疑，应进一步基因检测明确诊断及分型。如夫妻双方均为同型地贫，应尽早做遗传咨询，评估风险。如已妊娠，应尽早对胎儿行重型地贫风险筛查。无创产前检测提取母体血浆中胎儿游离 DNA，早期识别 Hb Bart 水肿胎。妊娠早中期超声通过测量胎儿颈项透明层厚度、胎儿心胸比、胎盘厚度和大脑中动脉峰值流速可早期预测 Hb Bart 水肿胎。有创产前检测包括绒毛活检取样术、羊膜腔穿刺术、脐带血穿刺等获取胎儿标本，进行基因检测。如为重度地贫胎儿，应与患者及其家属充分沟通，及时终止妊娠。

所有地贫患者建议在计划妊娠前 3 个月开始补充叶酸 5mg/d。轻型地贫患者多无临床症状，无须特殊治疗，妊娠后按照妊娠期保健指南定期复查血常规，监测血清铁蛋白水平，补充相关微量元素。中间型和重型地贫患者妊娠前及妊娠期均应评估心脏功能、糖代谢、甲状腺功能等，筛查有无终末器官损伤、有无并发症，是否能耐受妊娠，及时对症治疗。中间型和重型地贫患者妊娠前 3 个月需停用地拉罗司和去铁酮，去铁胺在妊娠 20 周后使用。地贫患者妊娠期应做好预防血栓的治疗，特别是脾切除后的患者，如血小板计数＞600×10^9/L 可给予低分子肝素或低剂量阿司匹林预防血栓。

☆专家点评

妊娠合并地贫是国内最为常见的妊娠期溶血性贫血，应加强产前筛查和产前诊断，降低重型地贫患儿的出生率。妊娠期及围生期应全程多学科管理，治疗本身疾病的同时，避免相关并发症的发生，降低对母婴安全性的影响。

● 妊娠方式选择：地贫患者终止妊娠的时机取决于患者贫血程度、胎儿情况及产科情况。如发生 Hb Bart 水肿胎，母体并发镜像综合征，出现子痫、肺水肿、心力衰竭等，严重影响母体安全时，应及时终止妊娠。如没有产科合并症的轻型地贫孕妇可自然临产；有产科合并症的轻型地贫孕妇依据其高危因素决定分娩时机。中间型及重型地贫孕妇应依据贫血程度、有无并发症、产科高危因素等综合判断分娩时机。

妊娠合并地贫的患者，一般可阴道试产，但需尽早交叉配血。严重贫血患者应考虑输血治疗。分娩过程中应关注腹压，避免肝脾破裂。第三产程应避免大出血，可预防性使用宫缩剂、控制性脐带牵拉、手动剥离胎盘、尽快缝合产道伤口等处理。如患者已有肺水肿、心力衰竭等并发症，或出现胎儿窘迫、胎盘早剥等，应及时剖宫产终止妊娠。

● 麻醉方式选择：轻症地贫患者如无椎管内麻醉禁忌证，可以选择椎管内麻醉行分娩镇痛或剖宫产术。中间型及重型地贫患者应充分评估患者病情是否稳定，了解有无心肺功能损害、肝肾功能不全、甲状腺功能异常，关注凝血功能是否正常、是否出现产科大出血等，以此选择合适的麻醉方式。地贫患者麻醉操作和用药并无特殊，但术中需依据患者情况，及时输血，及时做出针对产后大出血的相应处理，保障母婴安全。地贫患者的新生儿出生时按照常规护理，可留取血样进行血常规及基因检测。

● 产后管理：地贫患者产后发生血栓的风险增加，应做好血栓风险评估及预防措施。产后常规复查血常规，加强贫血及并发症的管理。此类患者应鼓励母乳喂养。中间型和重型患者停止母乳喂养后，可恢复祛铁治疗。

总之，对于地贫高危地区应加强宣教，并进行积极有效的产前筛查和诊断。围生期的输血治疗和产后的血栓预防是地贫患者管理的重点，多学科协同管理治疗，可降低重型地贫患儿出生率，降低妊娠围生期并发症，改善母儿结局。

（王　瑜　胡云霞）

第二十一节　妊娠合并自身免疫性溶血性贫血

☆病情介绍

患者，女，38 岁，因“停经 29^{+5} 周，头晕 1 周，突发一过性意识丧失 30min”急诊入院。患者 1 周前出现头晕、四肢无力，偶有气短、心悸，30min 前无明显诱因突发意识丧失，发作前有头晕、乏力、胸闷、心悸，然后出现黑矇、意识丧失，无肢体抽搐，无大小便失禁，约 2min 后意识恢复，醒后伴头晕、头痛、乏力，无恶心呕吐。患者妊娠期定期产检，胎儿系统超声、心脏超声、OGTT 试验均未见明显异常。唐氏筛查提示高风险，遂行羊水穿刺提示低风险。孕 28 周血红蛋白 82g/L，予以生血宁对症治疗，嘱定期复查血常规。8 年前顺产一女活婴，分娩过程顺利，女婴健康无异常。

入院体格检查：心率 115 次 / 分，呼吸 22 次 / 分，皮肤和黏膜明显苍白。实验室检查：白细胞 4.7×10^9/L，血小板 235×10^9/L，血红蛋白 72g/L，红细胞平均体积 82.9fl，红细胞平均血红蛋白含量 29.5pg，红细胞平均血红蛋白浓度 315g/L，网织红细胞 16%；总胆红素 48μmol/L，直接胆红素 16μmol/L，间接胆红素 28μmol/L，乳酸脱氢酶 512U/L；凝血酶原时间 12.6s，活化部分凝血酶时间 31.1s，纤维蛋白原降解产物 4.1mg/L，D- 二聚体 5.5mg/L。腹部超声显示肝脾轻度肿大。胎儿超声检查未见明显异常。

入院诊断：G3P2 29^{+5} 周头位单活胎未临产；轻度贫血原因待查。入院后积极护肝治疗，输注同型红细胞悬液 2U 纠正贫血，请血液科会诊寻找贫血原因。进一步辅助检查：血清铁 68μmol/L，血清铁蛋白 420ng/ml，结合珠蛋白 0.09g/L；促红细胞生成素 99U/L；直接和间接 Coombs 试验均为阳性。

修正诊断：自身免疫性溶血性贫血。加强母胎监测，定期复查血常规、肝肾功能及胎儿彩超。同时予以甲泼尼龙 100mg/d 静脉输注，地塞米松 5mg，肌内注射，q12h，叶酸 0.4mg，qd。入院 1 周后，肝功能有所改善，血红蛋白降至 62g/L，输注洗涤红细胞 2U，静脉输注丙种球蛋白 50g/d。入院第 9 天，多普勒超声测量胎儿大脑中动脉（MCA）收缩期峰值速度（PSV）为 69cm/s，提示胎儿重度贫血，立即行急诊剖宫产术终止妊娠。

☆处理经过

患者入室，常规心电监护，血压 106/73mmHg，心率 99 次 / 分，呼吸 20 次 / 分，血氧饱和度 97%。建立 16G 静脉通道后，选择单次蛛网膜下腔麻醉（患者血小板和凝血功能正常），$L_{3\sim4}$ 间隙穿刺，穿刺顺利，脑脊液流出后蛛网膜下腔给予 0.5% 罗哌卡因 3ml，维持麻醉平面在 $T_4 \sim S_5$。平卧位后加快输液，患者取子宫左倾位，预防仰卧位低血压综合征。切皮 3min 后取出一女活婴，新生儿体重 1600g，Apgar 评分 1-5-10min 分别为 4-6-7 分，立即转入新生儿监护室治疗（NICU）。手术持续 50min，术中生命体征平稳，血压（95 ～ 120）/（50 ～ 80）mmHg，心率 80 ～ 110 次 / 分，必要时单次推注去氧肾上腺素 50 ～ 100μg 维持血压。术中出血量 500ml，尿量 100ml，输注洗涤红细胞 2U，晶体液 400ml。

新生儿实验室检查：白细胞 9.9×10^9/L，血小板 351×10^9/L，血红蛋白 108g/L，总胆红素 153μmol/L，直接胆红素 7μmol/L，间接高胆红素血症 142μmol/L，间接 Coombs 试验阳性，诊断为新生儿自身免疫性溶血性贫血。NICU 立即给予换血疗法、光照疗法、输注白蛋白和免疫球蛋白等。治疗 2 个月后，新生儿血红蛋白和网织红细胞计数正常，出院随访。

产妇在分娩后继续接受糖皮质激素治疗，产后第 4 天出院。2 个月后，门诊复查，患者血红蛋白水平恢复到 124g/L，肝肾功能正常，泼尼松龙剂量降为每天口服 0.5mg/kg，嘱其定期血液科复查。

☆相关知识点

自身免疫性溶血性贫血（autoimmune hemolytic anemia，AIHA）是由于机体免疫功能紊乱，产生抗自身红细胞的抗体，导致红细胞过早破坏而发生溶血性贫血。AIHA 的年发病率为（0.8 ～ 3.0）/10 万。AIHA 根据病因可分原发性 AIHA 和继发性 AIHA，继发性 AIHA 的常见病因包括淋巴细胞增殖性疾病、自身免疫性疾病、感染、免疫缺陷、药物、血型不合等。根据抗体与红细胞结合的最适温度分为温抗体型、冷抗体型和混合型，其中冷抗体型又分为冷凝集素和冷溶血素两个亚型，AHIA 的溶血与抗体类型、有无补体参与和温度变化有关，不同抗体的特性详见表 7-21-1。

表 7-21-1 AIHA 的自身抗体特性

	温抗体	冷凝集素	冷溶血素
自身抗体的主要类别	IgG	IgM	IgG
抗体针对的血型抗原	Rh 抗原	I 抗原或 i 抗原	P 抗原
抗体活性最高的温度	37℃	＜ 37℃	＜ 37℃
补体作用	无	有（主要为 C3）	有（主要为 C3）
直接 Coombs 试验	阳性	阳性	阳性

续表

	温抗体	冷凝集素	冷溶血素
溶血特点	血管外溶血	血管内溶血	血管内溶血
患病的常见年龄	30 ～ 60 岁	50 ～ 80 岁	
患者性别	女＞男	男＞女	
发病与寒冷	无关	有关	有关
皮质激素治疗	常有效	常无效	
脾切除	常有效	无效	无效

AIHA 诊断标准为：①血红蛋白降至贫血标准。②检测到红细胞自身抗体。③以下内容至少符合一条：网织红细胞百分比＞ 4%，或网织红细胞绝对值＞ 120×10^9/L；结合珠蛋白＜ 100 mg/L；总胆红素≥ 17.1μmol/L（以间接胆红素升高为主）。

妊娠合并 AIHA 发病率较低，临床上主要表现为贫血症状（头晕、虚弱等）和 (或) 溶血症状（发热、腰痛、酱油色尿等）。实验室检查可见：正细胞正色素性贫血（红细胞与血红蛋白平行减少，网织红细胞增多，小球形红细胞和有核红细胞增多）；白细胞、血小板正常；总胆红素升高以间接胆红素升高为主；乳酸脱氢酶增加；血清结合珠蛋白降低，骨髓增生活跃，以幼红细胞增生明显，粒系、巨核细胞系正常；直接和 (或) 间接 Coombs 试验阳性。妊娠期溶血还可能发生在 HELLP 综合征、溶血性尿毒症综合征、妊娠急性脂肪肝等疾病，需结合实验室检查鉴别诊断。妊娠合并 AIHA 抗体类型的鉴别对评估母婴潜在危险性、制订诊疗方案具有重要意义，胎儿感染的风险取决于自身抗体是否透过胎盘屏障。温抗体型 AIHA 抗体一般为 IgG 型，超过 50% 的患者伴有补体介导的直接 Coombs 试验阳性，IgG 抗体可透过胎盘屏障，应密切监测胎儿及产后新生儿的情况，警惕胎儿和新生儿发生溶血。冷抗体型 AIHA 抗体 90% 是 IgM 型，不能穿越胎盘屏障，却是补体系统的良好激活剂，补体级联与凝血级联的相互作用可能是导致围生期不良结局的一个原因。

有一种特殊类型的自身免疫性疾病称为 Evans 综合征，患者体内有抗红细胞和血小板的抗体，导致免疫性血小板减少症（ITP）和 AIHA 共存，两个症状可以同时出现，也可先后出现。

妊娠合并 AIHA 的治疗目前无标准化指南，主要包括以下几方面：①积极寻找病因，治疗原发病；②常合并叶酸缺乏，建议补充小剂量叶酸；③免疫调节治疗为主，首选糖皮质激素，疗效欠佳可加用丙种球蛋白；④支持治疗，尽量减少输血，Hb ≥ 70g/L 不必输血；Hb 50 ～ 70g/L，如有明显贫血症状时可适当输血；Hb ＜ 50g/L 应输血；⑤选择合适的终止妊娠的时机和分娩方式；⑥预防产后出血；⑦冷抗体性 AIHA 需保暖。

妊娠合并 AIHA 的胎儿应常规用多普勒超声测量大脑中动脉收缩期峰值速度，可以估计高危贫血患者的胎儿血红蛋白，对重度贫血的敏感性接近 100%，假阳性率为 12%。当大脑中动脉收缩期峰值速度为 1.29 ～ 1.50MOM 提示轻度贫血；1.50 ～ 1.55MOM 提示中度贫血；＞ 1.55MOM 提示重度贫血。

☆专家点评

本例患者临床表现为急性重度贫血，经糖皮质激素治疗效果欠佳，继而发现胎儿重度贫血，立即终止妊娠。积极治疗后，母婴无不良结局。

● 妊娠方式选择：妊娠合并 AIHA 患者终止妊娠时机应根据患者妊娠周数、疾病轻重、治疗效果及胎儿情况综合考虑。如果妊娠合并 AIHA 孕妇治疗效果较好，临床症状消失，实验室检查提示血红蛋白和血清胆红素基本恢复正常，可继续妊娠至足月。妊娠合并 AIHA 不是剖宫产的指征，分娩方式应根据产科指征决定。

● 麻醉方式选择：妊娠合并 AIHA 患者血小板及凝血功能一般不受累，如无其他椎管内麻醉禁忌证，可选择椎管内麻醉，如术中出现大出血，必要时改为全麻。为了排除 Evans 综合征，AIHA 患者术前应复查血常规，术中常规监测，如需输血，应输注洗涤红细胞，维持血流动力学稳定，保障组织器官的灌注和氧供。

● 产后管理：大部分患者产后 2 ～ 3 周症状消失，血红蛋白恢复，产后发生急性溶血多由感染等因素引起，故产后应继续用药，不宜过早停药，并且需警惕乳腺炎、产褥感染等产后并发症。

● 新生儿管理：妊娠合并 AIHA 患者，需警惕发生新生儿溶血，应密切监测胎儿大脑中动脉收缩期峰值速度（MCA-PSV）。孕妇病情较重时，应每天多次行胎心监护，每天 1 次测定 MCA-PSV。新生儿出生后行贫血和溶血相关的检查，并积极对症治疗，多数新生儿出生后几周实验室指标恢复正常。

总之，妊娠合并 AIHA 病因复杂，临床表现多样，对母婴危害大，可导致孕妇重度贫血和新生儿溶血。该类患者的围生期安全有赖于对 AIHA 的早期识别和正确的鉴别诊断。其治疗需要产科、血液科、麻醉科和新生儿科等多学科密切合作，制订最佳管理方案，降低孕产妇及围生儿死亡率，改善母婴结局。

（王　瑜　胡云霞）

第二十二节　妊娠合并溶血性尿毒症综合征

☆病情介绍

患者，女，27 岁，因“停经 31^{+5} 周，双下肢水肿 1 周”入院。患者 1 周前出现双下肢水肿，进行性加重，于产科就诊监测血压 156/98mmHg，尿蛋白（+++），遂收治入院。

入院诊断：轻度子痫前期；G1P0 31^{+5} 周宫内孕头位单活胎。立即予以硫酸镁解痉治疗。入院后实验室检查：WBC 5.8×10^9/L，Hb 78g/L，PLT 71×10^9/L，网织红细胞（Ret）8%，肌酐 467μmol/L，白蛋白 30g/L，结合球蛋白 8g/L，乳酸脱氢酶 728U/L，天冬氨酸转氨酶 45U/L，丙氨酸转氨酶 68U/L，PT 15.5s，APTT 38s。胎监及胎儿超声未见异常。

修正诊断为：HELLP 综合征；G1P0 31^{+5} 周宫内孕单活胎。予以持续心电监护，硫酸镁解痉、拉贝洛尔降压、呋塞米利尿、地塞米松促进胎肺成熟等治疗。患者入院后血红蛋白和血小板继续下降（Hb64g/L，PLT60×10^9/L），蛋白尿加重，肌酐持续升高，间接

Coombs 试验阴性，请肾内科、血液科、ICU 等相关科室会诊。增查血管性血友病因子（vWF）增高 40mg/L，血管性血友病因子裂解蛋白酶 ADAMTS13（vWF 裂解蛋白酶）34%，怀疑溶血性尿毒症，立即行血液透析＋血浆置换交替治疗，间断输注红细胞悬液和新鲜冷冻血浆。治疗 1 周后，患者 Hb72g/L，PLT68 × 10^9/L，尿蛋白（++），乳酸脱氢酶 527U/L，病情稍好转。产科、血液科、输血科、新生儿科及麻醉科再次多科会诊，制订患者诊疗计划。输血科准备足量新鲜冷冻血浆及红细胞悬液，患者行术前最后一次血浆置换 1d 后，做好充分术前准备，行剖宫产手术。

☆处理经过

入室后常规吸氧心电监护，血压 132/84mmHg，心率 89 次 / 分，呼吸 20 次 / 分，血氧饱和度 97%。再次评估患者一般情况可，选择全身麻醉，充分给氧后依次静脉给予丙泊酚 100mg、瑞芬太尼 90μg、氯化琥珀胆碱 100mg，可视喉镜引导下顺利插入气管导管（ID=7.0，插管深度 21cm），吸入七氟烷 1.5% 维持麻醉，插管同时手术开始。2min 后取出一活女婴，断脐后关闭七氟烷，追加舒芬太尼 15μg、顺式阿曲库铵 5mg，泵注丙泊酚 30 ～ 40ml/h、瑞芬太尼 0.1 ～ 0.15μg/（kg • min）维持麻醉。新生儿 Apgar 评分 1-5-10min 分别为 5-7-7 分，转入新生儿科继续治疗。胎盘胎膜完整娩出后，产科医生发现出血较多，预估＞ 500ml，立即宫体注射卡前列素氨丁三醇（欣母沛）250μg，静脉滴注缩宫素 10U，压脉带环扎子宫下段，大量纱布填塞宫腔，持续按压子宫前后壁等。同时，立即取红细胞悬液 2U、新鲜冷冻血浆 600ml，加温后快速滴注，氨甲环酸 2g 静脉泵注。10min 后取出纱布，逐渐松开压脉带，观察宫腔内无明显渗血，间断全层缝合子宫切口，关腹。术中患者血压维持在（106 ～ 138）/（65 ～ 80）mmHg，心率维持在 80 ～ 110 次 / 分，SpO_2 100%，间断推注去氧肾上腺素 50 ～ 100μg 维持患者血压稳定。手术历时 85min，晶体液输入 300ml，红细胞悬液 2U，新鲜冷冻血浆 600ml，术中失血 800ml，尿量 100ml，手术结束患者送入 ICU 进一步治疗。新生儿因呼吸窘迫在新生儿监护室治疗 4 周后，痊愈出院。患者分娩后行肾活检，发现 26 个肾小球内皮细胞肿胀、系膜溶解，肾小球基底膜可见节段性增生，微动脉和肾小球毛细血管管腔内有血栓，明确诊断为产后溶血性尿毒症综合征，继续血液透析＋血浆置换治疗，泼尼松冲击治疗及抗感染治疗。患者治疗 1 个月后，病情好转出院。1 年后随访，患者慢性肾炎，继续肾内科治疗。

☆相关知识点

溶血性尿毒症综合征（hemolytic uremic syndrome，HUS）是一种血栓性微血管病，其典型的临床表现为微血管溶血性贫血、血小板减少和急性肾损伤三联征，根据病因分为典型 HUS 和非典型 HUS（aHUS），其中包括感染相关性 HUS，补体相关性 HUS，维生素 C 相关性 HUS，其他类型 HUS 等。HUS 的治疗：抗菌药物治疗，适当液体治疗，肾替代治疗，输血和血浆替换治疗，肾移植，抗补体 C5 单克隆免疫球蛋白等。目前，依库珠单抗为 aHUS 患者的一线治疗药物，对疑诊 aHUS 的患者，若条件具备，应在入院后 48h 内尽快予以依库珠单抗治疗。

产后溶血性尿毒症综合征（postpartum hemolytic uremic syndrome，PHUS）是非典型

☆☆☆☆

溶血性尿毒症综合征的一种，指在妊娠晚期或产后10周内发生不可逆急性肾衰竭，伴血小板减少、血管内溶血、微血管性贫血等，是一种破坏性的全身性疾病，发病率约为1/25 000。

PHUS病因可能与妊娠及产后体内存在补体蛋白抗体或调节补体抗体的蛋白基因突变有关，补体过度激活，引起弥漫性内皮损伤，随后在脉管系统中形成纤维蛋白和血小板微血栓，从而导致溶血、血小板减少，组织器官因灌注不足导致器官功能障碍，主要表现为急性肾衰竭。既往文献报道PHUS发病1年后，有60%～70%急性肾衰竭患者发展为肾病终末期，甚至因慢性多器官功能衰竭或严重并发症导致死亡，死亡率为2%～10%。

PHUS患者的新生儿存活率为80%左右，可能与PHUS好发于妊娠晚期，且早期肾功能未急剧恶化有关。HUS患者妊娠或HUS于妊娠早期发病的患者，自然流产率较高，可能与胎盘微血栓形成有关。

PHUS临床上以血液系统和肾脏损害为主要表现，早期诊断和及时治疗可以明显改善患者预后。但临床上需与HELLP综合征、妊娠期急性脂肪肝（AFLP）、血栓性血小板减少性紫癜（TTP）等疾病鉴别（表7-22-1）。PHUS的治疗应尽早启动血液透析、血浆置换、输注新鲜冷冻血浆等，并辅助激素冲击治疗、抗感染、降压、纠正贫血等治疗，以最大程度改善患者的预后。人源性单克隆抗体依库珠单抗在非典型HUS的治疗中已证实有明确效果，已被美国FDA和欧洲CHMP批准并推荐为一线治疗药物，但因其价格昂贵，目前在国内还未普及应用。

表7-22-1　PHUS与相关疾病鉴别诊断

	HELLP综合征	AFLP	TTP	PHUS
发病时间	孕20周以后或产后	妊娠晚期	妊娠晚中期	妊娠晚期、产后
主要损害器官	肝	肝	神经系统	肾
转归、预后	产后1周	产后1～2d	预后差	预后差
DIC发生率	< 20%	50%～100%	正常或轻度异常	正常或轻度异常
肾功能损伤	轻中度	中度	轻中度	严重
实验室检查				
贫血	有	可疑	严重	有
PT或APTT	正常	延长	正常	正常
血糖	正常	降低	正常	正常
血小板	减少	正常或减少	严重减少	减少
LDH	增高	增高	增高	显著增高
血氨	可疑	显著增高	无	无
胆红素	增高	显著增高	增高	增高
转氨酶	增高	增高	无	无
vWF	无	无	显著增高	增高
ADAMTS13 < 10%	无	无	显著降低	显著降低

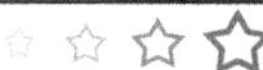

续表

	HELLP 综合征	AFLP	TTP	PHUS
临床表现				
紫癜	无	无	有	无
发热	无	无	有	无
神经系统症状	无	无	有	无
高血压	有	可疑	可疑	有
黄疸	可疑	严重	可疑	可疑
恶心、呕吐	可疑	有	可疑	可疑
腹痛	可疑	有	可疑	可疑

☆专家点评

发展为溶血性尿毒症的患者临床较为少见，容易被误诊。本例患者妊娠晚期出现血压升高，下肢水肿，最初诊断为妊娠合并症子痫前期；患者病情发展迅速，出现急性肾功能损伤，进行性的贫血和血小板减少，又考虑为 HELLP 综合征；经治疗后，病情仍未见好转，最终考虑为溶血性尿毒症，立即行血液透析 + 血浆置换交替治疗及输血治疗，病情稳定后及时终止妊娠。

目前尚无相关专家共识或指南明确患者终止妊娠的时机，国外学者推荐妊娠期诊断非典型 HUS 应尽快终止妊娠：妊娠大于 33 周，可给予地塞米松促胎肺成熟治疗后尽快剖宫产终止妊娠；妊娠 32 ～ 33 周，可先血浆置换和血液透析，同时促进胎肺成熟，待患者病情稳定后行剖宫产；妊娠小于 31 周，应尽快终止妊娠，同时进行血浆置换及血液透析等。

● 麻醉方式选择：此类患者均有血小板降低，凝血功能可能受损，肾功能、肝功能受损。推荐选择全身麻醉，使用对肝肾功能影响较小的全麻药物。

● 术中术后管理：该患者属于凝血功能受损的患者，如果同时并存导致产后大出血的高危因素需提高警惕。术前充分评估患者的凝血功能，必要时予以适当纠正，完善术前血液制品准备，尤其是血浆的准备。术中除准确计算出血量外，积极采用药物和外科手术等多种手段控制出血，包括强效缩宫剂的使用指征和子宫动脉结扎的指征可适当放宽。一旦发生大出血要密切关注患者生命体征和凝血功能，尽量维持循环稳定。该类患者肾功能可能在短时间内出现恶化，应根据患者肾功能及血管损伤程度，尽早血液透析和（或）血浆置换治疗，同时进行大剂量激素，抗感染、输血纠正贫血等，血浆置换费用高，可间断输注新鲜冷冻血浆替代治疗。密切监测血尿常规、肝肾功能、vWF 等相关指标，尽量减少对患者肾功能及微血管的影响，降低患者病死率。若条件具备，应尽快予以依库珠单抗治疗，改善患者预后。

总之，PHUS 是与妊娠密切相关的一种非典型 HUS，也称为产后自发性肾衰竭，因其发病突然，不易鉴别，容易延误治疗，常迁延为慢性肾病。早期诊断和及时治疗可以明显改善患者预后，强调此类患者应多学科综合治疗并长期随诊，治疗团队应包括产科、肾内科、血液科、重症监护科及麻醉科等相关科室，为患者制订最优治疗方案，尽量保证母婴安全。

（王　瑜　胡云霞）

☆☆☆☆

第二十三节 妊娠合并噬血细胞综合征

☆病情介绍

患者，女，31岁，因“胚胎移植术后26^{+5}周，发热56余天”入院。患者于6个多月前行胚胎移植术后予黄体酮100mg，bid肌内注射及阿司匹林75mg，qd口服2个月保胎。妊娠期检查正常。56余天前出现咽痛、全身肌肉酸痛、胸痛、呼吸困难、发热、体温38.6℃，于外院检查血常规示WBC19.69×10^9/L，NEU% 90.4%，胸部MRI示“左下肺动脉栓子可能，双肺炎症，双侧胸腔积液”，胸腔穿刺胸腔积液呈淡黄浑浊脓性，为渗出液，予以多种抗生素抗细菌、奥司他韦抗病毒、低分子肝素抗凝治疗，胸痛、呼吸困难较前好转，但体温高峰未见明显降低。1个多月前转入上级医院，血常规示WBC17.76×10^9/L，FDP大于80.0mg/L，胸部CT示“双肺散在病灶伴不张，双侧胸腔积液”，肺灌注显像未见典型肺栓塞，给予美罗培南、替加环素抗感染效果不佳，诊断性给予抗结核药物3d后肝功能异常未再用药。查血CMV-DNA 1.07×10^5 /ml，巨细胞病毒抗体IgG58.70U/ml，铁蛋白39617.00ng/ml，考虑巨细胞病毒感染。10余天前骨髓穿刺活检术，骨髓涂片：查见噬血细胞，吞噬内容主要为粒细胞、幼红细胞和血小板。血常规：Hb53g/L、PLT 69×10^9/L。生化：白蛋白19.6g/L、AST3031U/L，ALP 4841U/L，GGT1441U/L，LDH19551U/L，HBDH13671U/L。

多科讨论后考虑噬血细胞综合征，继发性可能性大，考虑病情发生及进展极快、预后差，建议尽快终止妊娠，同时予地塞米松15mg，q12h + 依托泊苷100mg，隔周化疗，更昔洛韦抗病毒及保肝、抗凝、输红细胞、白蛋白、补液、利尿等对症处理。1d前给予第二疗程化疗，查心脏彩超示左房稍大，肺动脉增宽，三尖瓣反流（轻 - 中度），肺高压（轻度，PG=43mmHg）。今日一过性低热，轻微胸闷、胸痛，偶有咳嗽，少许白痰。现患者根据移植时间核实孕周29^{+1}周，患者及其家属要求终止妊娠，转入我院。

既往史：14年前因高热、关节痛在当地医院诊断为“成人STILL病”并行激素治疗1年（具体治疗方案不详），患者症状控制后未再复发。2年前行输卵管造影提示输卵管慢性炎症。

入院查体：体温37.2℃，心率101次/分，呼吸20次/分，SpO_2 98%，血压105/68mmHg。神志清楚，表情淡漠，慢性病容，贫血貌，平车推入。余查体未见异常。专科查体无异常。

辅助检查：血常规Hb85g/L，PLT207×10^9/L，WBC3.94×10^9/L，生化检查白蛋白29.9g/L。产科超声示羊水过少、胎盘低置。

入院诊断：妊娠合并噬血细胞综合征；妊娠合并重症肺炎；妊娠合并巨细胞病毒感染；妊娠合并心脏病：肺动脉增宽，三尖瓣轻中度反流，轻度肺动脉高压，窦性心律，心功能Ⅰ～Ⅱ级；妊娠合并中度贫血；妊娠合并低蛋白血症；羊水过少；胎盘低置状态；IVF-ET术后；$G2P0^{+1}$ 29^{+1}周宫内孕单活胎。

完善术前准备后拟行择期剖宫产术。

☆处理经过

术前禁食禁饮 8h，入室后常规监测心电图、血压、心率、SpO_2，充分预氧，依次给予丙泊酚 120mg、瑞芬太尼 60μg、罗库溴铵 40mg，可视喉镜下顺利插入气管导管（ID=6.5，插管深度 21cm），吸入 3% 七氟烷维持麻醉，同时开始手术。2min 后取出一活女婴，断脐后静脉给予患者咪达唑仑 2mg、舒芬太尼 15μg。新生儿体重 950g，Apgar 评分 1-5-10min 分别为 8-10-10 分。术中给予缩宫素 10U 宫壁注射、卡贝缩宫素 100μg 静脉推注、葡萄糖酸钙 1g 静脉滴注。术中输注晶体液 700ml，失血 500ml，尿量 100ml，生命体征平稳，术毕患者拔管转入 ICU，静脉镇痛泵镇痛。术后间断性发热，按照感染科意见使用抗感染药物，术后第 3 天转入血液科继续治疗。

☆相关知识点

噬血细胞综合征（hemophagocytic lymphohistiocytosis，HLH）由 Scott 等于 1939 年首次报道，是一种多器官、多系统受累，并伴侵袭性免疫过度活化的巨噬细胞增生性疾病。分为原发性和继发性两类，前者为常染色体隐性遗传或 X 染色体连锁遗传，常见于婴儿和儿童，小于 3 个月婴儿发病率最高；后者由感染、肿瘤、自身免疫性疾病、药物等因素导致，多见于成人。

大多数 HLH 患者呈多器官受累的急性病症。临床表现包括发热、肝脾大、皮疹、淋巴结肿大、神经系统症状、血细胞减少、血清铁蛋白水平较高和肝功能异常。诊断 HLH 综合征需要结合与该病相符的临床表现和升高的炎症标志物水平。其诊断标准要求满足下列 9 项中的 5 项：①发热大于等于 38.5℃；②脾大；③外周血细胞减少，并至少有以下两项：血红蛋白小于 90g/L（小于 4 周的婴儿为血红蛋白＜ 100g/L)、血小板＜ 100×10^9/L、中性粒细胞绝对计数＜ 1×10^9/L；④高甘油三酯血症（空腹甘油三酯＞ 265mg/dl）和（或）低纤维蛋白原血症（纤维蛋白原＜ 150mg/dl)；⑤骨髓、脾脏、淋巴结或肝脏中有噬血现象；⑥ NK 细胞活性减低或缺失；⑦铁蛋白＞ 500ng/ml；⑧ sCD25（sIL-2R）升高；⑨ CXCL9 升高。但这些诊断标准不太可能诊断出所有的 HLH 患者，因此并不要求满足诊断标准才开始治疗。

妊娠合并 HLH 病例虽然少见，但后果严重，其孕产妇和胎儿死亡率分别为 22% 和 40%。HLH 增加妊娠期并发症如先兆子痫、产后出血和不良围生结局的概率。妊娠合并 HLH 最常见的原因为感染，占致病因素的 41%，其中 EB 病毒是妊娠合并 HLH 最常见的病原体，其他感染的因素包括单纯疱疹病毒、细小病毒、巨细胞病毒等。第二位原因为恶性肿瘤，占致病因素的 3.7%，常见的为淋巴瘤或者急性白血病。

妊娠和 HLH 之间存在明显的相互作用。妊娠合并 HLH 具体发病机制尚不清楚，但由于有分娩后完全缓解的病例，母体和胎儿免疫被认为是其中可能的机制之一。HLH 可出现在妊娠的任何阶段，包括产前（80%）和产后（20%）阶段。在产前阶段，HLH 值主要发生在妊娠中期（43%）和妊娠晚期（26%)。在产后阶段，近 50% 的病例发生在 3d 内，3/4 发生在产后 10d 内，这可能与产后产妇生理状态的波动和产后感染有关。

妊娠期推迟 HLH 的治疗可能会导致不可逆转的多器官衰竭，因此，查见可疑的噬血细胞和不明原因的细胞减少和发热的患者应及时开始治疗。妊娠合并 HLH 的治疗选择包括一般治疗、产科治疗、单抗和造血干细胞移植。虽然没有足够的证据证明终止妊娠对 HLH 的缓解是有益的，但如果妊娠期的药物治疗没有反应，应该考虑终止妊娠。

☆专家点评

本例患者以妊娠期发热、呼吸困难为首发症状，首先考虑肺部感染予以抗感染治疗后病情缓解，继之出现病情的恶化，包括持续发热、肝功能损害、外周血细胞减少、巨细胞病毒感染、骨髓噬血现象、铁蛋白升高等，诊断为妊娠合并 HLH，给予抗病毒、类固醇激素及依托泊苷进行治疗，多科讨论后决定终止妊娠。

该类患者的围生期管理主要从以下几个方面考虑：

- 分娩时机和方式：对于妊娠合并 HLH，妊娠早期发病则考虑继续妊娠较为困难，应及时终止妊娠；妊娠晚期胎儿存活率较高，可考虑立即剖宫产终止妊娠；而妊娠中期则需要根据母亲的状况、胎龄、疾病因素和危及生命的症状综合考虑。在既往妊娠合并 HLH 患者中，有 50% 通过剖宫产分娩，其胎儿结局较好。此患者妊娠中期出现症状，在诊断疾病和治疗的过程中，已妊娠至 29 周，此时胎儿出生存活率较高，母体疾病经过治疗虽然有所缓解，但终止妊娠可能更有利于母体，因此决定终止妊娠。虽然此类患者可阴道分娩也可剖宫产，但此患者需短期内终止妊娠，因此择期剖宫产更为优选。
- 麻醉方式选择：成人 HLH 的一大病因为感染，全身严重感染是椎管内麻醉的禁忌证；其次，肝脏为产生凝血因子的器官，HLH 患者肝功能影响明显，凝血功能受损的可能性大；再次，HLH 的患者常表现为外周血细胞的减少，其中血小板下降较为常见。HLH 患者椎管内麻醉感染、出血、血肿风险高，一般选择全身麻醉。此患者行剖宫产时虽然病情缓解，但仍间歇性发热，全身感染未能得到有效控制，因此选择全身麻醉并避免氯化琥珀胆碱（发热患者使用氯化琥珀胆碱会干扰恶性高热的识别）的使用。
- 围手术期管理：关注凝血功能紊乱、DIC 和产后出血。由于 HLH 的患者分娩可能诱导 DIC，围手术期应持续关注患者的凝血功能，早期对症使用血液制品，预防产后出血的发生。
- 新生儿管理：妊娠合并 HLH 需严密监测胎儿的安全，终止妊娠时，大部分新生儿处于早产状态，需要新生儿科医生严密监护并决定是否进入 NICU 继续治疗。

总之，妊娠合并 HLH 是一种罕见的、致命的、常被误诊的疾病，由于其非特异性的临床表现，其母婴死亡率很高。早期诊断、及时治疗、做好产科管理是确保母婴安全的必要条件，推迟 HLH 的治疗可能会导致不可逆转的多器官衰竭，一旦确诊或高度怀疑，应及时开始治疗，并根据母体的病情，选择合适的时间终止妊娠可提高母亲和胎儿的预后，HLH 患者椎管内麻醉存在感染、出血、血肿风险，一般选择全身麻醉。围生期做好凝血功能的监测，预防产后出血，减少 DIC 的发生的可能性。

（吴　兰　江晓琴）

第二十四节　妊娠合并多发性骨髓瘤

☆病情介绍

患者，女，38 岁，孕 28 周出现腰部剧烈疼痛，实验室检查示 Hb82g/L，血钙 2.89mmol/L。遂入院进一步检查，24h 尿蛋白 3.3g，血清免疫固定电泳：IgA-λ 轻链阳性，血清游离 λ 轻链为 945mg/L。立即请血液科会诊，骨髓穿刺示：幼浆细胞 23%，异常浆细胞 61%，诊断为多发性骨髓瘤。患者保胎意愿强烈，经充分沟通后，妊娠期由血液科及产科共同管理，予以地塞米松 40mg，静脉注射，每天 1 次，每周治疗 4d，患者自诉疼痛症状缓解。治疗 7 周后孕周满 35 周，拟入院择期终止妊娠，以进一步化疗。

入院查体：心率 98 次 / 分，呼吸 20 次 / 分，血压 138/91mmHg，体温 36.2℃，患者 $L_{2\sim4}$ 棘突区有明显压痛。专科情况无特殊。

入院诊断：G3P1 35^{+2} 周孕单活胎；瘢痕子宫；多发性骨髓瘤；轻度贫血。

辅助检查：血常规：Hb84g/L，PLT92 × 10^9/L，动脉血气（空气）：pH 7.372，$PCO_2$40mmHg，PO_2 66mmHg；血钙 2.78mmol/L，凝血功能正常。胎儿彩超未见异常。入院后产科再次组织血液科、麻醉科会诊，制订诊疗计划，充分做好术前准备后，择期行剖宫产术。

☆处理经过

患者入室后面罩吸氧，常规心电监护，血压 135/87mmHg，心率 102 次 / 分，呼吸 20 次 / 分，SpO_2 99%。麻醉前再次评估气道：张口度 3 横指，马氏分级Ⅱ级，头颈活动可，甲颏距 4cm。麻醉方式选择全身麻醉，充分预给氧后依次静脉给予丙泊酚 90mg、瑞芬太尼 80μg、罗库溴铵 40mg，可视喉镜引导下顺利插入气管导管（ID=7.0，插管深度 21cm），吸入 1.5% 七氟烷维持麻醉，同时手术开始。5min 后取出一女活婴，断脐后立即关闭七氟烷，静脉追加舒芬太尼 15μg，泵注丙泊酚 4 ～ 8mg/（kg • h）、瑞芬太尼 0.1 ～ 0.4μg/（kg • min）维持麻醉。新生儿 Apgar 评分 1-5-10min 分别为 8-9-9 分，因早产转入新生儿科监护室（NICU）。新生儿娩出后立即给予缩宫素 10U 宫体注射，10U 缓慢静脉滴注，以辅助子宫收缩。手术历时 60min，术中输注晶体液 900ml，失血 300ml，尿量 150ml。手术结束后，患者清醒拔管，返回病房。产后第 4 天行胸腰椎 MRI 示 L_1 ～ L_4 轻微压缩性骨折，产后第 5 天转入血液科进一步治疗。新生儿在 NICU 住院 2 周后出院，发育良好，未予以母乳喂养。患者化疗 6 个月后，接受了自体造血干细胞移植，1 年半以后基本达到完全缓解。随访中了解到，患者的子女均健康，生长发育正常。

☆相关知识点

多发性骨髓瘤（multiple myeloma，MM）是一种克隆浆细胞异常增殖的恶性肿瘤性疾病。MM 占所有恶性肿瘤的 1%，血液系统恶性肿瘤的 13%，多发于老年人，40 岁以下诊断 MM 的患者少于 3%，同时合并妊娠的患者更是少见。多发性骨髓瘤的患者常见的临床表现为“CRAB”症状：高血钙（calcium elevation），肾功能不全（renal insufficiency），贫血（anemia）和骨病（bone disease）等骨髓瘤相关器官功能受损和继发淀粉样变性的相关表现，以及免疫缺陷所导致的反复感染等。

多发性骨髓瘤起病初期无症状，通常在血液检查中偶然发现异常，从而进一步诊断。临床疑似 MM 的患者，应完成血常规、肝肾功能、电解质、凝血功能、尿常规、骨髓细胞学涂片、骨髓活检免疫组化、全身 X 线片等基本检查项目。有条件的情况下可以进行血清游离轻链、心肌酶谱、B 型钠尿肽、24h 尿蛋白谱，骨髓流式细胞术及荧光原位杂交、全身 CT 或 MRI 等项目的检测，为诊断和判读预后提供依据。诊断标准见表 7-24-1。

表 7-24-1 多发性骨髓瘤诊断标准

	诊断标准
无症状（冒烟型）骨髓瘤 (1) / (2) + (3)	(1) 血清单克隆 M 蛋白≥ 30g/L，24h 尿轻链≥ 0.5g (2) 骨髓单克隆浆细胞比例 10% ～ 59% (3) 无相关器官及组织的损害（无 SLiM-CRAB 等终末器官损害表现）
有症状（活动性）多发性骨髓瘤 (1) + (2) + (3) 中任意一项	(1) 骨髓单克隆浆细胞比例≥ 10% 和（或）组织活检证明有浆细胞瘤 (2) 血清和（或）尿出现单克隆 M 蛋白 (3) 骨髓瘤引起的相关表现 ①靶器官损害表现（CRAB） ● [C] 校正血清钙＞ 2.75mmol/L ● [R] 肾功能不全（肌酐清除率＜ 40ml/min 或血清肌酐＞ 177μmol/L） ● [A] 贫血（血红蛋白低于正常下限 20g/L 或＜ 100g/L） ● [B] 溶骨性破坏，通过影像学检查（X 线片、CT 或 PET-CT）显示 1 处或多处溶骨性病变 ②无靶器官损害表现，但出现以下 1 项或多项指标异常 （SLiM） ● [S] 骨髓单克隆浆细胞比例≥ 60% ● [Li] 受累 / 非受累血清游离轻链比≥ 100mg/L ● [M] MRI 检查出现＞ 1 处 5mm 以上局灶性骨质破坏

MM 患者一旦确诊，应依据国际分期系统（ISS）及修订的国际分期系统（R-ISS）进行分期，以确定适合的治疗方案，以及判断患者的预后。

新诊断多发性骨髓瘤（MM）的治疗原则：无症状（冒烟型）骨髓瘤，暂不推荐治疗；有症状（活动性）多发性骨髓瘤有 CRAB 或 SLiM 表现的，经过蛋白酶体抑制剂联合免疫调节剂及地塞米松三药联合的诱导治疗后，早期序贯自体造血干细胞移植（ASCT）。治疗期间的支持治疗包括：使用双膦酸盐治疗骨病和高钙血症；采用水化、碱化、利尿等避免肾功能不全；避免使用非甾体抗炎药等肾毒性药物；补充促红细胞生成素、叶酸、铁剂等纠正贫血；输注免疫球蛋白提高免疫力；抗凝、预防血栓等。

处于育龄期的此类患者，需告知化疗对生育的风险，已知治疗 MM 的沙利度胺和来那度胺等免疫调节药物对胚胎具有致死性和致畸性，可能与胎儿的短肢畸形有关，因此建议患者在接受这些药物治疗时应避孕，男性患者同理。此类患者在化疗前可先行卵母细胞保存计划，化疗后评估生殖功能，将计划妊娠推迟至完成治疗 1 年后。

妊娠合并 MM 患者治疗目标是，最大限度地增加母亲的治愈机会和存活率，并减少与治疗有关的胎儿毒性。患病初期孕妇症状不典型，常延误诊断，一旦确诊，就应立即开始治疗，延缓疾病的进展，减轻靶器官的进一步损害。妊娠早期确诊，建议立即终止妊娠后行抗肿瘤治疗；妊娠中晚期可行药物治疗，一般采用大剂量地塞米松，小剂量的环磷酰胺被认为可以适用于妊娠晚期，但需密切监护患者病情变化和胎儿的生长发育情况。

☆专家点评

本例患者妊娠合并多发性骨髓瘤，妊娠晚期发病，以腰痛为首发症状，诊断明确后予以大剂量地塞米松治疗，病情缓解后终止妊娠，为胎儿成熟和母体进一步治疗提供条件。

● 分娩方式选择：妊娠合并 MM 应优先考虑母亲的健康，在需要紧急治疗的情况下，终止妊娠是最重要的选择。妊娠中晚期可以适当治疗，可保胎到 34 周以后，适时终止妊娠，尽量保证母婴安全。分娩方式由患者疾病情况和产科指征共同决定，建议采取剖宫产终止妊娠。

● 麻醉方式选择：术前全面评估患者全身情况和病变累及部位，根据评估结果，选择合适的麻醉方式。此类患者可能出现单发或多发的骨破坏，若患者存在广泛的病理性骨改变、脊髓压迫等神经功能缺损、凝血功能障碍等，则不能选择椎管内麻醉。如选择全身麻醉，须重点关注患者颈椎的稳定性及颈部骨骼受损情况，评估是否合并困难气道，警惕紧急气道的发生。由于血浆白蛋白 / 球蛋白比值的改变，可能改变麻醉药物的药代动力学，需注意麻醉药物的剂量。此外，改变患者体位时应轻柔，避免发生病理性骨折。围术期还应注意患者容量和体温的管理，避免出现高黏度综合征、肾衰竭及免疫复合物沉积引起的炎症性血管炎等。本例患者腰椎受累，麻醉方式选择全身麻醉，术前仔细评估气道情况，术中注意麻醉药物剂量，关注容量管理，维持患者生命体征平稳。

● 新生儿管理：妊娠合并 MM 患者对新生儿的影响主要是妊娠期间化疗药物对胎儿的影响，需要警惕可能出现的新生儿畸形，娩出后应尽快完成全身检查，并长期随访。产妇化疗期间应避免母乳喂养。

总之，妊娠合并多发性骨髓瘤的患者围手术期麻醉管理应遵循个体化原则，术前全面评估患者疾病情况，特别是骨骼受累程度及内环境稳定，做好详细的麻醉计划及应急预案，以保障母婴安全。

（王　瑜　胡云霞）

第二十五节　妊娠合并霍奇金淋巴瘤

☆病情介绍

患者，女，28 岁，因“停经 32^{+5} 周，气紧 2 周”入院。患者在当地妇幼保健院建卡不规律产检，自述妊娠早期和中期无特殊不适，胎儿超声未见异常（具体不详）。2 周前患者无明显诱因出现心累、气紧，活动后症状加重，休息缓解，喜左侧卧位。近日气紧逐渐加重，遂到建卡妇幼保健院就诊，心脏彩超：二尖瓣轻度反流，心包积液。妇幼保健院组织远程会诊后，转入我院产科。

入院查体：体温 36.8℃，心率 89 次 / 分，呼吸 20 次 / 分，血压 138/89mmHg；患者颈部触及多个包块，活动质软，无压痛，颈静脉充盈，气管向右偏曲。左下肺未闻及呼吸音，心音遥远；产科查体符合孕周。

入院诊断：G1P0 32^{+5} 周孕单活胎；心包积液；颈部包块待查。

入院后辅助检查：乳酸脱氢酶（LDH）385U/L，血常规、肝肾功能、凝血未见明显异常。颈部彩超：颈部多发肿大形态异常淋巴结，较大者位于胸骨上窝区，向下达上纵隔区；气管受压向右侧移位。请头颈外科会诊，考虑淋巴瘤，建议行病理学检查。超声引导局麻下行淋巴结活检，病检结果：经典型霍奇金淋巴瘤，结节硬化型。经患者及其家属同意后行颈胸部 CT：双肺纹理增多，左上肺多发实性结节，左侧胸腔积液；双侧颈部、锁骨上下区、胸骨上窝、纵隔、肺门多发淋巴结肿大；气管受压向右侧移位，延伸至隆突，最窄处于锁骨水平下 1cm，直径约 6mm；心包少量积液。

全院多学科会诊，血液内科、肿瘤科、呼吸科、胸外科、头颈外科、心脏外科、新生儿科、麻醉科、重症监护室医生和产科医生共同制订诊疗方案：建议患者尽快终止妊娠，尽早开始淋巴瘤的治疗；患者妊娠晚期但胎龄仅 33 周余，患者气道压迫严重，且主要分布在下气道，剖宫产术中呼吸道管理尤为重要。经与患者及家属充分沟通交流后，予以地塞米松 10mg，每 12 小时肌内注射，长春新碱 10mg 静脉注射每天 1 次。治疗 2d 后，患者孕周满 34 周，计划备体外膜肺氧合（ECMO）辅助下行剖宫产手术。

☆处理经过

患者入心脏手术间，常规监测吸氧，血压 132/83mmHg，心率 102 次 / 分，呼吸 20 次 / 分，SpO_2 93%，右上肢留置 16G 静脉针。麻醉前再次评估，患者可耐受平卧位，左侧卧位时呼吸更顺畅，凝血功能、脊柱解剖均无异常，选择腰硬联合麻醉，备紧急气管插管用品及抢救药品。超声引导下局麻行左桡动脉穿刺，双下肢股静脉穿刺置入单腔（16G）深静脉导管，以备静脉 - 静脉（V-V）ECMO。患者取左侧卧位，行 $L_{3\sim4}$ 间隙穿刺，穿刺成功后，蛛网膜下腔给予 0.5% 罗哌卡因 2ml，硬膜外导管向头端置入 3cm，维持麻醉平面在 $T_6 \sim S_5$。麻醉穿刺注药完毕后，患者取子宫左倾位，去甲肾上腺素 0.03 ～ 0.05μg/（kg • min）泵注维持患者循环稳定。手术开始，患者血压 118/76mmHg，心率 91 次 / 分，呼吸 20 次 / 分，SpO_2 99%（吸氧 5L/min），动脉血气：pH 7.31，$PaCO_2$ 42mmHg，PaO_2 89mmHg。3min 后取出一男活婴，Apgar 评分 1-5-10min 分别为 7-8-9 分，转入新生儿监护室（NICU）。手术持续 55min，术中生命体征平稳，血压维持在（110 ～ 130）/（75 ～ 95）mmHg，心率维持在 90 ～ 110 次 / 分，SpO_2 92% ～ 99%，术毕停止泵注去甲肾上腺素，患者未诉特殊不适。术中出血量 300ml，尿量 100ml，输入乳酸钠林格液 700ml。术毕经硬膜外导管推注吗啡 2mg 后拔除导管，静脉接自控式镇痛泵（曲马多 500mg + 生理盐水共 100ml），持续 2ml/h，PCA 量 2ml，锁定时间 20min。术后患者转入 ICU，4h 后皮下注射肝素 5000U 预防血栓。术后第 3 天，患者恢复可，拔除动静脉导管后转入血液科继续治疗。新生儿在 NICU 治疗

1 周后出院，发育良好，未予以母乳喂养。

☆相关知识点

淋巴瘤是起源于淋巴造血系统的恶性肿瘤的总称，是国人常见恶性肿瘤之一。霍奇金淋巴瘤（Hodgkin's lymphoma，HL）是淋巴瘤的一种特殊类型，是最常见的血液系统的恶性肿瘤，预后较好，5 年生存率已达 90%。HL 病变最开始发生于一组淋巴结，首发症状表现为质韧无痛的淋巴结肿大，常见于颈部淋巴结和锁骨上淋巴结，之后向其他区域扩散，但很少出现跳跃性侵犯。超过 50% 的 HL 患者有纵隔包块，包块体积较大，直径可超过 10cm，患者最初可能没有症状，随着病情发展以压迫症状就诊，表现为咳嗽、呼吸困难或上腔静脉综合征。部分 HL 患者出现 B 症状，表现为发热（连续 3d 体温＞ 38℃）、夜间盗汗和体重减轻（6 个月减轻超过 10%）等全身症状。组织和分子病理学是诊断 HL 的金标准，并指导治疗与预后；增强 CT 和 PET-CT 有助于早期明确疾病分期，指导治疗方案的制订，并判断治疗效果。临床上依据病变侵犯范围分期，目前主要采用 2014 版 Lugano 分期标准（表 7-25-1）。HL 患者治疗以放化疗综合治疗为主，常用的一线化疗方案为 ABVD（多柔比星 + 博来霉素 + 长春新碱 + 达卡巴嗪）、BEACOPP（博来霉素 + 依托泊苷 + 多柔比星 + 环磷酰胺 + 长春新碱 + 甲基苄肼 + 泼尼松）、AVD（多柔比星 + 长春新碱 + 达卡巴嗪）± 利妥昔单抗治疗。复发或难治性患者可行自体干细胞移植和（或）二线化疗方案。

表 7-25-1　2014 版 Lugano 分期

分期	侵犯范围
局限期	
Ⅰ期	仅侵及单一淋巴结区域（Ⅰ期） 或侵及单一结外器官不伴有淋巴结受累（ⅠE 期）
Ⅱ期	侵及膈肌同侧≥ 2 个淋巴结区域（Ⅱ期） 可伴有同侧淋巴结引流区域的局限性结外器官受累（ⅡE 期）
Ⅱ期伴大包块	包块最大直径≥ 7.5cm
进展期	
Ⅲ期	侵及横膈肌上下淋巴结区域 或横膈以上淋巴结区受侵伴脾脏受侵（ⅢS 期）
Ⅳ期	侵及淋巴结引流区外的结外器官

淋巴瘤是妊娠期肿瘤中常见的恶性肿瘤，发病率为妊娠女性的 1/6000 ～ 1/1000。妊娠合并 HL 患者约为 HL 总患者的 3%，其预后与非妊娠期患者一致，治疗目标依然是治愈。对怀疑淋巴瘤的患者，在妊娠期行穿刺活检是安全的，应尽早安排病理学检查。HL 的分期需影像学检查，妊娠期间不建议行 CT 和 PET-CT，可行超声检查或 MRI 替代，但妊娠早期应避免行 MRI，并慎用 MRI 的造影剂。

妊娠合并 HL 患者一旦确诊，应由血液科、肿瘤科、产科、药剂科等多学科协作共同管理，制订合适的治疗方案，尽可能关注淋巴瘤的类型及肿瘤负荷、母婴安全、患者及其家属的意愿等多个因素。由于大多数抗肿瘤药物能穿过胎盘屏障，可能导致流产或致畸，故妊娠期使用化疗药物应谨慎选择。妊娠期间尽量避免放射治疗，如膈上局部病变急需化疗，应充分做好屏蔽工作。妊娠期 HL 治疗建议如下：如妊娠早期确诊，应禁止化疗和放疗，尽量推迟至妊娠中期开始治疗，可选用类固醇激素或长春新碱桥接化疗，如需立即治疗，建议终止妊娠；如妊娠中晚期确诊，无明显症状的Ⅰ A/B 期和Ⅱ A 期患者推迟至分娩后开始治疗，推荐使用 ABVD 方案。HL 患者妊娠期一线止吐药推荐甲氧氯普胺，抗生素如青霉素类、头孢菌素类、红霉素和两性霉素 B 可安全使用。

淋巴瘤患者复发多发生于首诊后的 2 ～ 3 年，建议于无病生存 2 年后计划妊娠，避免在妊娠期间复发而影响治疗。

☆专家点评

本例患者妊娠合并 HL，起病比较隐匿，以压迫症状就诊。肿瘤压迫气道，侵犯膈肌多个淋巴结，引起患者心累、气促，呈进行性加重，需尽快对淋巴瘤进行放化疗，避免影响母体预后。结合孕周已是妊娠晚期，在促进肺泡发育成熟的基础上，综合考虑决定终止妊娠。

- 分娩方式选择：妊娠合并 HL 患者尽可能在 35 周以后终止妊娠，避免以产后化疗为目的的医源性早产。分娩时机应选择在化疗后 2 ～ 3 周待胎儿和孕妇造血功能恢复后进行，以降低产后出血及新生儿血细胞减少、感染等风险。分娩方式由产科指征和肿瘤严重程度决定。
- 麻醉方式选择：妊娠合并 HL 患者的麻醉选择主要根据病变侵犯的部位，患者的全身情况及胎儿的发育情况共同决定。HL 好发于颈部和锁骨上淋巴结，随着淋巴结的肿大和侵犯邻近组织，可能造成气管和大血管受压，引起患者呼吸困难和循环衰竭。对可预见的高危患者，术前应详细问诊症状、体征、呼吸困难体位等，结合颈胸部 CT、心脏彩超等辅助检查全面评估呼吸道和心脏大血管受压的程度。患者无症状或轻微症状，影像学无气道受压征象，呼吸道梗阻的风险低；轻至中度症状，气道受压≤ 50%，风险中等；患者有发绀、喘鸣等严重症状，气道受压超过 50%，围术期发生完全性呼吸道阻塞的风险极大，此类患者需充分的术前准备，制订个体化的麻醉管理计划。肿块压迫气管或支气管可能在全麻诱导后出现气管塌陷、插管困难，应尽量保留自主呼吸；必须选择全身麻醉时应事先确定能否建立有效的气道，必要时建立 ECMO，保障母体氧供。妊娠合并 HL 患者无椎管内麻醉禁忌证时，仍可在椎管内麻醉下完成剖宫产手术。
- 术中术后管理：本例患者颈部和纵隔的包块引起气管受压偏移，气管最窄处直径约 6mm，气道内径减少约 50%，气道严重受压，患者可耐受平卧位，喜左侧卧位，说明左侧卧位患者气道和循环受压最轻，可作为发生紧急气道和急性循环衰竭时的“抢救体位”。本例患者无椎管内麻醉的禁忌证，选择椎管内麻醉下终止妊娠，术中备 ECMO，以应对紧急气道的发生。同时肿块压迫上腔静脉的患者，宜在下肢开放粗大的静脉通道。此类患者术中密切监测生命体征，维持血流动力学稳定和母婴氧供需的平衡，术后仍需警惕呼吸道并发症的发生。

总之，妊娠合并 HL 的妊娠期管理需尽可能兼顾母婴安全，综合考虑孕妇淋巴瘤的疾病控制与化疗和（或）放疗对胎儿生长发育的影响。对增大淋巴结导致的困难气道的风险评估和椎管解剖状态评估是麻醉前关注的重点。

（王　瑜　胡云霞）

第 8 章 妊娠合并内分泌和代谢疾病

第一节 妊娠合并甲亢危象和甲亢性心脏病

☆病情介绍

患者，女，29 岁，因“停经 34 周，心悸 10 余天，加重伴双下肢水肿 3d”入院。4 年多前诊断“甲亢”，持续口服甲巯咪唑片 10mg，qd，1 年前自行停药，10 个月前因“甲亢危象”住院，改用甲巯咪唑片 20mg，tid，早孕期改为口服丙硫氧嘧啶 100mg，tid，孕 12 周后改服甲巯咪唑片 15mg，qd 至今，妊娠期未规律产检。患者 1 个月前无明显诱因出现怕热、易怒、多汗，10 余天前出现心慌，活动耐量降低。

入院查体：心率 122 次 / 分，血压 162/110mmHg，呼吸 25 次 / 分，体温 37.8℃。

辅助检查：血常规、凝血功能无特殊。血生化：白蛋白 30.25g/L，尿蛋白 1.79g/d，甲状腺功能检查：TSH ＜ 0.005mU/L（正常 0.4 ～ 4.5mU/L），FT4：42.4pmol/L（正常 9.0 ～ 26.0pmol/L），TPOAb ＞ 1300.0U/ml。ANA（－），类风湿因子（－）。心脏彩超：全心增大，肺动脉增宽，二、三尖瓣反流（轻度），肺动脉高压（44mmHg），EF 53%。心电图示窦性心动过速。

入院诊断：妊娠合并甲状腺功能亢进；重度子痫前期；妊娠合并心脏病，全心长大，肺动脉增宽，二、三尖瓣反流，窦性心动过速，心功能Ⅲ级；G1P0 34 周宫内孕头位单活胎待产。

☆处理经过

入院后甲巯咪唑片 15mg，qd，拉贝洛尔 100mg，tid，硫酸镁进行对症治疗。患者因“异常胎监、胎动减少”于 34^{+5} 周行急诊剖宫产。入室后常规心电监护：心率 125 次 / 分，血压 133/76mmHg，呼吸 22 次 / 分。体温 37.5℃。静脉给予咪达唑仑 2mg 镇静，在左侧卧位下于 $L_{3\sim4}$ 间隙行腰硬联合麻醉，鞘内注射 0.5% 布比卡因 2.2ml。10min 后麻醉平面达 T_8，硬膜外给予 2% 利多卡因 3ml。观察无异常后硬膜外给予 3% 氯普鲁卡因 5ml，血压逐渐下降至 98/76mmHg，心率升至 138 次 / 分，静脉泵注去氧肾上腺素 2mg/h，血压逐渐上升至（108 ～ 122）/（56 ～ 76）mmHg，心率降至 103 ～ 115 次 / 分，麻醉平面达 T_5 后开始手术。5min 后取出胎儿，Apgar 评分 1-5-10min 分别为 7-9-10 分，转入新生儿 ICU。胎儿娩出后，静脉给予咪达唑仑 2mg，舒芬太尼 5μg 强化麻醉，患者逐渐入睡，血压波动于

(100～135)/(55～88) mmHg，心率波动于 89～133 次/分。手术历时 35min，术中输入平衡液 300ml，出血 300ml，尿量 100ml。术后继续服用甲巯咪唑片，5d 后出院。

☆相关知识点

甲状腺功能亢进（hyperthyroidism，简称甲亢）是以甲状腺分泌过多引起代谢亢进的内分泌代谢性疾病。大多数显性甲亢的患者有一系列显著的症状，包括焦虑、情绪不稳、虚弱、震颤、心悸、不耐热、出汗增加，以及尽管食欲正常或增加仍出现的体重减轻。具体症状见表 8-1-1。甲亢病因为两类，一类为甲状腺激素合成过多，最常见病因为 Graves 病，其余还包括桥本甲状腺毒症、毒性腺瘤和毒性多结节甲状腺肿、滋养细胞疾病和生殖细胞肿瘤，外源性或异位性甲亢等；另一类为甲状腺组织破坏导致激素释放入血，主要为甲状腺炎。

表 8-1-1　甲亢临床表现

器官	临床表现
皮肤	光滑、皮温高、发红、出汗多、甲软化、色素沉着、瘙痒、荨麻疹等
眼部	凝视、上睑迟落、Graves 病可导致突眼、眼肌功能损害、眶周和结膜水肿、复视、视神经病变、失明
心血管系统	心率增加、心肌收缩力增强、心排血量增加、脉压增宽、血管阻力下降、收缩期高血压、充血性心力衰竭、心房颤动、动脉血栓
骨骼系统	骨吸收增加、骨量减少
呼吸系统	劳力性呼吸困难、压迫性气管阻塞、肺动脉收缩压升高
胃肠道系统	吸收不良、脂肪泻、乳糜泻、甲状腺肿引起吞咽困难、呕吐、腹痛
血液系统	正细胞正色素性贫血、促血栓形成因子升高（Ⅷ、Ⅹ、Ⅸ因子、纤维蛋白原、血管性血友病因子、纤维酶原活物抑制剂 -1 等）
泌尿生殖系统	尿频、夜尿、月经稀发、闭经、性功能障碍
神经精神系统	焦虑、烦躁不安、易激惹、情绪不稳、失眠、认知损害
代谢系统	高钙血症、低钾血症、尿钙增多、血清胆固醇降低、糖耐量受损

甲亢危象是指在甲状腺激素刺激下继发 β_1- 肾上腺素能受体上调，在分娩、剖宫产和感染等应激情况下导致儿茶酚胺水平升高，继而发生高热（39℃以上）、心动过速（HR ＞ 140 次/分）、心律失常、充血性心力衰竭、脱水、休克、躁动、抽搐、昏迷等临床表现，死亡率高达 10%～20%。

甲亢性心脏病：过量甲状腺素导致心动过速、心脏收缩功能增强、心排血量增多、心脏负荷重、心肌氧耗增加、冠状动脉供血相对不足导致心肌缺血，严重者可能导致心绞痛、心肌梗死、心力衰竭。

妊娠合并甲状腺功能亢进（hyperthyroidism in pregnancy，HIP）的妇女临床症状与非妊娠患者相似，但妊娠相关非特异性改变如心动过速、怕热、多汗等，与甲亢相似，容易被忽略。其发病率为 0.1%～0.4%。主要病因为 Graves 病和妊娠期一过性甲亢（gestational transient thyrotoxicosis，GTT）（1%～3%）。

诊断：根据症状体征和实验室检查共同诊断。非妊娠期患者诊断标准比较明确，显性甲亢 TSH ＜ 0.1mU/L，FT_3 及 FT_4 升高；亚临床甲亢，TSH 下降，FT_3 及 FT_4 正常。但妊娠期甲状腺功能亢进症的诊断可能存在困难，因妊娠期总 T_3 及 T_4 水平均升高，于孕 12 周达到峰值，此后维持在非妊娠期正常值高限的 1.5 倍。因此，妊娠期显性甲亢的诊断标准：TSH ＜参考值下限或妊娠早期＜ 0.1mU/L，FT_4 和（或）FT_3[或总 T_4 和（或）总 T_3] 超过妊娠正常范围的测量值。亚临床甲亢定义为 TSH ＜参考值下限或妊娠早期＜ 0.1mU/L，FT_3、FT_4 正常。对于 TPOAb 阳性孕妇，可采用 2.5mU/L 作为 TSH 上限，对于 TPOAb 阴性孕妇，可采用 4.0mU/L 作为上限。如患者有甲亢症状 FT_4 处于正常时，须测 FT_3 水平，有 5% 患者为 T_3 型甲亢。

治疗：甲亢主要治疗目标为控制症状和减少甲状腺激素合成，主要治疗手段为使用 β 受体阻断剂减轻症状，主要药物为阿替洛尔；减少甲状腺激素合成：包括抗甲状腺药物（antithyroid drug，ATD）治疗，放射性碘消融或甲状腺切除术手术。

妊娠合并甲亢治疗有所不同，主要治疗目的是使母亲维持轻微甲亢，以防胎儿发生甲减，主要治疗药物包括 ATD 和甲状腺切除术，禁用碘 -131 放射治疗。ATD 主要包括丙硫氧嘧啶（PTU）和甲巯咪唑（MMI）。通常推荐妊娠早期使用 PTU，因 MMI 可导致胎儿畸形，而由于 PTU 的肝毒性，妊娠中、晚期可转换为 MMI。β 受体阻滞剂可治疗心动过速和震颤，可使用美托洛尔或普萘洛尔，因其可能导致胎儿心动过缓、低血糖和宫内生长受限的风险，不能长期使用（小于 2 ～ 6 周）。甲状腺切除术适用于 ATD 过敏或药物不能控制的甲亢，最好在妊娠中期进行。

甲亢危象治疗包括：①全身支持治疗：使用降温毯和冰块，氯丙嗪或哌替啶控制寒战，静脉补液，补充葡萄糖和电解质，对乙酰氨基酚，吸氧等。②抗甲状腺激素生成，PTU（200 ～ 400mg 口服，6 ～ 8h 一次），MMI（20 ～ 25mg 口服，6h 一次），PTU 能抑制外周 T_4 向 T_3 转化，临床首选。碘化钠，用于抑制甲状腺激素释放。③降低甲状腺激素的代谢效应：β 受体阻滞剂，普萘洛尔和艾司洛尔。普萘洛尔能缓解甲亢的多种症状，也能抑制外周 T_4 向 T_3 转化。艾司洛尔为短效 β 受体阻滞剂，给 0.25 ～ 0.5mg/kg 负荷量，以 0.5mg/（kg · min）静脉输注。④糖皮质激素：甲亢会导致内源性糖皮质激素合成受损，可补充糖皮质激素，氢化可的松 100mg ivgtt，q8h。大剂量的糖皮质激素也可抑制 T_4 转换为 T_3，降低外周组织对甲状腺激素的反应。

对妊娠的危害：未控制甲亢会增加自发性流产、早产、妊娠期高血压、重度子痫前期、产妇心力衰竭、低体重儿及胎儿宫内生长受限的风险。TRAb 可通过胎盘转运至胎儿，刺激胎儿产生甲状腺激素，导致胎儿产生甲亢症状如心动过速，宫内发育迟缓，胎儿心力衰竭，胎儿甲状腺肿等。未经控制时母体内过量的甲状腺激素也可转运至胎儿，抑制胎儿甲状腺激素轴，导致新生儿 TSH 下降。

常用药物对妊娠危害：ATD 不良反应包括粒细胞减少、肝功能受损甚至肝衰竭。ATD 可通过胎盘转运影响胎儿甲状腺功能，因此需进行严密实验室监测（起始治疗：2 ～ 4 周监测一次，达到正常水平后 4 ～ 6 周监测一次）。治疗目标为 FT_4/TT_4 上限，而不是 TSH 水平。伴发甲亢危象时常与 β 受体阻滞剂 [10 ～ 40mg/（6 ～ 8）h] 合用，β 受体阻滞剂在症状控制后应尽快在 2 ～ 6 周停药。

☆专家点评

该产妇既往有甲亢病史，自行停药后曾发生甲亢危象，因妊娠导致甲亢病情加重，控制不佳导致妊娠合并甲亢性心脏病，并发重度子痫前期，入院后积极控制病情，预防子痫，因胎儿情况实施了紧急剖宫产。麻醉关注点如下：

- 终止妊娠方式和时机：妊娠期间应严密监测甲状腺功能，如药物控制不理想，可考虑在妊娠中期进行甲状腺切除术。如病情控制良好，可根据产科情况选择经阴道试产。如病情难以控制，应在病情控制后 2 ～ 4h 终止妊娠，以剖宫产为宜。
- 麻醉方式选择：对于未控制的甲亢，可考虑使用全身麻醉，足量的镇静药物可减轻血流动力学波动，在麻醉诱导、复苏时应备用艾司洛尔、硝酸甘油、乌拉地尔等，减少插管、拔管时的应激反应。另一方面，对于心功能下降的患者，需注意丙泊酚、瑞芬太尼等对心肌的抑制作用。如甲亢控制尚可，术前血流动力学较稳定，可选择椎管内麻醉，试探剂量不加肾上腺素，可选择小剂量的腰麻复合滴定式硬膜外麻醉，对比足量腰麻，可减少麻醉平面快速上升、仰卧位低血压综合征等引起的血流动力学波动，对比硬膜外麻醉，效果更确切。如发生低血压，可使用去氧肾上腺素纠正。
- 围手术期管理：术前可通过药物、心理、环境等多方面减少刺激，可使用少量咪达唑仑减轻焦虑，保持手术室环境安静、温度舒适。由于甲亢患者心血管高动力状态，麻醉前可进行有创动脉监测，动态观察患者血流动力学变化，甲亢患者易合并低钾血症，也可便于监测床旁血气。麻醉前应评估甲状腺大小，是否有气道压迫症状，如有明显气道压迫，给予肌松药后有气道塌陷、通气困难风险，可考虑清醒气管插管。麻醉诱导时应谨慎避开引起儿茶酚胺释放的药物，如氯胺酮等。
- 术中术后管理：甲亢危象可导致体温明显升高，术中进行体温监测可早期识别甲亢危象的发生，但需注意，在全麻下甲亢危象心血管症状容易与恶性高热混淆，比如两者都有体温升高，心率增快，血压升高等，不同点在于恶性高热有严重肌紧张，横纹肌溶解合并高钾血症，而甲亢低钾血症多见。胎儿娩出后可给予阿片类药物及右美托咪定等镇静药物强化麻醉，最大程度减少应激。术后采用多模式镇痛，如神经阻滞复合静脉镇痛等。此外，Graves 病患者眼球突出，注意避免角膜损伤。
- 新生儿管理：母亲体内 TRAb 会通过胎盘进入新生儿体内，如母体 FT_4 水平升高，脐带血 TRAb 阳性的新生儿发生甲状腺功能紊乱的风险很大，应当严密监控，进入婴儿体内的 TRAb 需要代谢近 2 个月的时间。ATD 在婴儿体内持续 3 ～ 5d，因此新生儿在出生后 3 ～ 5d 才会表现出甲亢。应在出生第 1 周重复测量甲状腺功能，如出现 FT_4 快速升高可能提示新生儿甲亢，可考虑 ATD 治疗。

总之，妊娠合并甲亢会增加母婴并发症及不良妊娠结局的发生率，对于未控制的甲亢可考虑病情控制至少 2 ～ 4h 后全身麻醉下剖宫产终止妊娠，围手术期应尽量避免和减少诱发甲亢危象因素，术前可使用少量镇静药物减少焦虑、减少刺激，术中积极监测体温、心率，如发生甲亢危象，除降体温、补液、吸氧对症、支持治疗外，还可使用 PTU、普萘洛尔、艾司洛尔、糖皮质激素，术后应用多模式镇痛，减少疼痛刺激。

（周文琴　曾　葵）

第二节　妊娠合并嗜铬细胞瘤

☆病情介绍

患者，女，33 岁，因“停经 26^{+6} 周，心悸 10 余天，加重伴呕吐 3d”入院。10 余天前无明显诱因出现心悸，3d 前症状加重，伴呕吐，血压升高至（116 ～ 175）/（74 ～ 89）mmHg，心率增至 140 次 / 分，给予硫酸镁解痉、拉贝洛尔降压等处理后转至我院。患者于 8 年前行右侧嗜铬细胞瘤切除手术，术后无特殊。

查体：体温 36.7℃，心率 130 次 / 分，呼吸 20 次 / 分，血压 162/94mmHg。

辅助检查：血常规、血生化、凝血功能无明显异常，尿蛋白（+++）。心脏彩超：室间隔增厚，EF 55%。入院后拟诊早发型子痫前期，完善检查。腹部彩超示：左肾积水。继续以拉贝洛尔降压、硫酸镁解痉。入院第 2 天无明显诱因出现头痛、大汗，床旁监测血压 207/121mmHg，心率 102 次 / 分。立即静脉泵入乌拉地尔，口服硝苯地平控释片。MRI：左侧肾上腺区囊实性占位，嗜铬细胞瘤可能。血儿茶酚胺：肾上腺素（E）14.58nmol/L；去甲肾上腺素（NE）122.42nmol/L；多巴胺（DA）0.48nmol/L；甲氧基肾上腺素（MN）11.17nmol/L；甲氧基去甲肾上腺素（NMN）45.31nmol/L。24h 尿儿茶酚胺及代谢产物：尿去甲肾上腺素（UNE）1475.54μg/24h；尿甲氧基肾上腺素（UMN）678.44μg/24h；尿甲氧基去甲肾上腺素（UNMN）1240.37μg/24h；尿香草扁桃酸（UVMA）26.52mg/24h。尿蛋白（－）。经多科会诊考虑妊娠合并嗜铬细胞瘤（复发）。立即调整降压药为酚卞明 10mg，tid，入院期间因血压控制不佳，增加酚卞明剂量至 30mg，bid，因心率增快，加用美托洛尔 25mg，tid。住院期间血压控制在（125 ～ 165）/（76 ～ 98）mmHg，心率控制在 80 ～ 120 次 / 分。入院第 28 天因“先兆临产”行剖宫产术。术前血常规示、凝血功能、肝肾功能未见明显异常。

☆处理经过

术晨服用酚苄明 30mg，美托洛尔 25mg。入室后心电监护：心率 106 次 / 分，血压 145/92mmHg，SpO_2 99%（吸空气），呼吸 20 次 / 分，患者稍感紧张，静脉给予舒芬太尼 5μg、咪达唑仑 2mg 镇静，逐渐入睡。左侧桡动脉局麻下行有创动脉压监测，左侧颈内静脉置管，动脉血气未见明显异常。有创血压 155/92mmHg，分次静脉推注乌拉地尔共 20mg 降血压，血压降至（110 ～ 130）/（65 ～ 72）mmHg。将患者置于左侧卧位，血压上升至 173/111mmHg，心率 120 次 / 分，自诉稍感心慌，立即给予乌拉地尔 20mg，调整体位至右侧卧位，血压下降至 133/86mmHg，心率 92 次 / 分，右侧卧位下，$L_{3\sim4}$ 间隙实施腰硬联合麻醉，蛛网膜下腔给予 0.5% 罗哌卡因 2.5ml，麻醉平面达 T_4，血压波动在（105 ～ 125）/（55 ～ 60）mmHg，5min 后取出胎儿，Apgar 评分 1-5-10min 分别为 7-9-10 分。取胎时血压升至 178/99mmHg，心率升至 135 次 / 分，立即静脉给予乌拉地尔 25mg，艾司洛尔 30mg，血压逐渐降至 155/76mmHg，心率降至 96 次 / 分。取胎后舒芬太尼 5μg，右美托咪定 0.5μg/（kg • h）强化麻醉，患者逐渐入睡。术中血压波动于（100 ～ 178）/（55 ～ 92）mmHg，心率波动于 90 ～ 135 次 / 分。术后双侧腹横肌平面阻滞复合布托啡诺静脉镇痛。术中出血

400ml，尿量400ml。术后入ICU，血压偏高，心率偏快，充分镇痛同时调整酚苄明至40mg，bid，乌拉地尔24～50mg/h泵入，患者血压趋于稳定。术后第3天转入泌尿外科继续治疗。

☆相关知识点

嗜铬细胞瘤（PEPO）是起源于肾上腺髓质或交感神经节的具有神经内分泌功能的肿瘤，主要合成分泌释放大量儿茶酚胺，引起患者血压升高和代谢改变，并可造成心、脑、肾等多器官功能改变。妊娠合并嗜铬细胞瘤（pheochromocytoma in pregnancy，PIP）发病率约为0.007%，未治疗时死亡率高，早期诊断和治疗可大大降低母婴死亡率。

头痛、心悸、多汗是PEPO高血压发作时最常见的三联征，如患者在以上症状同时出现且合并直立性低血压，PEPO诊断特异性为95%。PIP诊断的实验室检查主要以血、尿中儿茶酚胺及代谢产物测定。甲氧基肾上腺素类物质（MNs）敏感性、特异性较高，包括血浆游离MNs和24h尿MNs。超声检查是最方便的定位手段，但由于妊娠期子宫增大、腹壁脂肪变厚等可能会使成像模糊，导致假阴性，一旦怀疑PIP，可行腹部MRI检查。

对妊娠的影响：随着妊娠期延长，增大的子宫、胎动、宫缩、分娩激惹均可使肿瘤释放大量儿茶酚胺，导致血管强烈收缩，引起高血压危象，发生心肌缺血或梗死、脑出血、急性肺水肿或恶性心律失常甚至死亡；母体内儿茶酚胺很少透过胎盘，但其诱发的高血压可继发性引起子宫-胎盘灌注不足、胎儿生长受限、胎盘早剥、胎儿宫内窘迫甚至胎死宫内。

治疗：手术切除是PEPO的根治性方案，充分的术前准备包括控制高血压、恢复血管内容量。最常用的药物为α受体拮抗剂，至少术前10～14d开始使用；β受体拮抗剂可用于预防或治疗心律失常，但使用前须充分阻断α受体，否则可能会使高血压加重，诱发急性肺水肿和左心衰竭，对合并未控制哮喘或充血性心力衰竭的患者慎用。其他：硫酸镁可降低儿茶酚胺对α受体敏感性，可使用，但需严密监测血液中镁离子浓度。也可使用钙离子通道阻滞剂。为降低术后持续性低血压发生风险，术前12～24h停用长效α受体拮抗剂。

常用药物对妊娠的影响：酚苄明易通过胎盘导致胎儿低血压和呼吸抑制。与酚苄明相比，多沙唑嗪副作用少，目前更多用于PIP患者。而妊娠期常用降压药物拉贝洛尔和甲基多巴可能会使此类患者产生高血压危象，不推荐使用。β受体阻滞剂会减少胎盘灌注，引起胎儿发育迟缓、心动过缓、宫内死产及早产，尽量不用或短期使用。

☆专家点评

此例患者孕20周后误诊为早发型重症子痫前期，使用拉贝洛尔后效果不佳，发生反跳性血压升高，结合患者既往有PEPO手术史，完善血、尿儿茶酚胺及其代谢产物、肾上腺MRI后确诊PEPO复发。因患者孕周超过24周，不宜再行手术，因此使用酚苄明、酚妥拉明、乌拉地尔、美托洛尔等降压降心率，平衡液缓慢扩容进行充分术前准备，因先兆早产行剖宫产术，围手术期血压较平稳，母婴平安。

主要关注点如下。

● PIP处理时机：手术切除是首选。妊娠早期手术易致胎儿畸形、流产；妊娠晚期增大的子宫遮挡视野，妨碍手术操作。24周之前发现PEPO的孕妇，可于孕16～24周手术治疗，24 周以后确诊患者可药物治疗，在剖宫产同期切除肿瘤或分娩数周后择期手术。该患者发现时已经妊娠 26^{+6} 周，错过了最佳手术时间，选择药物治疗，分娩后再处理肿瘤。

● 分娩方式选择：首选剖宫产。

● 麻醉管理：椎管内麻醉和全身麻醉皆有报道。实施椎管内麻醉时需注意体位变化可能压迫肿瘤导致儿茶酚胺突然释放引起血压的明显波动，发生低血压时，可泵注去甲肾上腺素或单次使用去氧肾上腺素。全身麻醉时除常规诱导药物，还应使用艾司洛尔、利多卡因、瑞芬太尼、酚妥拉明等药物减轻插管应激反应、降压。禁用可引起高血压危象的药物，如氯化琥珀胆碱、甲氧氯普胺（胃复安）、地氟烷等（表 8-2-1）。此例患者已治疗 27d，血压趋于稳定，只单纯剖宫产，不切除肿瘤，没有椎管内麻醉禁忌，常规穿刺左侧卧位时发生血压增高、心率增快，改右侧卧位血压无明显变化，右侧卧位下实施腰硬联合麻醉，麻醉满意，手术顺利。

● 围手术期管理：入室后可先使用少量阿片类药物和镇静药物缓解紧张情绪，避免紧张导致的应激，因血压波动剧烈，麻醉前应动脉置管及中心静脉穿刺，监测有创血压和中心静脉压。术中血压控制：目前尚无合并 PEPO 孕妇血压控制具体阈值，需注意妊娠晚期胎盘血管已达到最大扩张，胎盘灌注完全依赖于母体血压，母体血压不宜过低，通常控制在 140/90mmHg 以下即可。取胎时尽量不压子宫，避免腹膜后压力增加导致肿瘤受到压迫儿茶酚胺短期大量释放，可发生高血压危象，一旦发生高血压危象，可单次给予酚妥拉明或乌拉地尔，泵注硝普钠控制。术中应加强容量管理及血糖、电解质、内环境监测。胎儿娩出后可使用右美托咪定或咪达唑仑进行镇静，最大限度减少应激，禁用“杜氟合剂”（氟哌利多、哌替啶）。术后多模式镇痛，以降低疼痛应激。术后应转入 ICU 严密监测、控制血压，避免疼痛、焦虑、尿潴留等刺激导致血压进一步升高。

综上，PIP 发病率低，但症状重，容易误诊为妊娠期相关高血压，一旦怀疑 PEPO，应立即行定性（血、尿儿茶酚胺代谢物）和定位（肾上腺 MRI）检查，充分的术前准备（α 受体拮抗剂降压和缓慢扩充血容量），良好的术中监测（有创血压、CVP），完善的围手术期镇痛管理及有效地控制血压可大大提高母婴生存率，避免严重并发症的发生。

表 8-2-1 术中避免使用药物

种类	药 物
麻醉药物	阿曲库铵、美维库铵、泮库溴铵、氯化琥珀胆碱、吗啡、哌替啶、地氟烷、氯胺酮、喷他佐辛、氟哌利多、麻黄碱
其他	甲氧氯普胺、糖皮质激素、万古霉素、胰高血糖素、氟西汀、度洛西汀、帕罗西汀、血管紧张素Ⅱ、血管升压素、安非他命

（周文琴 曾 葵）

第三节 妊娠合并非 ACTH 依赖性库欣综合征

☆病情介绍

患者，女，35 岁，因“停经 31^{+5} 周，发现血压升高 3d”入院。患者妊娠期外院未规律产检，3d 前因头痛就诊，血压升高，最高 188/96mmHg，尿蛋白（–），给予甲基多巴 200mg，tid 治疗，平时血压波动于（120 ～ 135）/（90 ～ 99）mmHg。孕 29 周出现双下肢水肿，面部痤疮、满月脸、向心性肥胖，腹壁、臀部、大腿外侧出现紫纹，体重增加 15kg，未特殊处理。心脏彩超提示：左心房室偏大、室间隔增厚、左心室收缩功能测值正常。既往无特殊，11 年前因社会因素行足月剖宫产。

查体：患者神志清楚，对答切题，面部及背部痤疮，皮肤菲薄，腹部、大腿内、外侧紫纹，大腿外侧紫癜，下肢轻度水肿。体温 36.5℃，心率 91 次 / 分，呼吸 20 次 / 分，血压 153/118mmHg。身高 159cm，体重 69kg。

辅助检查：入院后予完善 24h 尿皮质醇（UFC）：1788nmol/L（正常值 69 ～ 345nmol/L）、血浆皮质醇 -8：1034nmol/L（正常值 119 ～ 618nmol/L），促肾上腺皮质激素（ACTH）测不出，空腹血糖 8.5mmol/L，OGTT 2h：10.6mmol/L。甲功正常。肾上腺彩超：肾上腺 1.8cm × 2.2cm 实性占位。

入院诊断：非 ACTH 依赖性库欣综合征；妊娠期糖尿病 G2P1 31^{+5} 周宫内孕头位单活胎待产。

患者血压持续升高，血压波动于（130 ～ 170）/（83 ～ 112）mmHg，由甲基多巴 200mg，tid 改为拉贝洛尔 200mg，tid，硝苯地平控释片 30mg，bid，乌拉地尔泵注控制血压，地塞米松促胎肺成熟，入院后第 5 天尿蛋白进展为 ++，后因血压控制不佳，尿蛋白量逐渐增加伴病理管型，伴发胸腔积液，病情加重拟于孕 33^{+3} 周行剖宫产术。

☆处理经过

拉贝洛尔、拜新同等降压药服用至术晨，盐酸乌拉地尔以 10mg/h 泵入。入室后常规监测生命体征：心率 68 次 / 分，血压 165/75mmHg，呼吸 16 次 / 分。左侧卧位下 $L_{3\sim4}$ 间隙实施腰硬联合麻醉，鞘内给予 0.5% 布比卡因 2.5ml，留置硬膜外导管。5min 后麻醉平面上升到 T_8，硬膜外给予 2% 利多卡因 3ml 试探剂量后给予 3% 氯普鲁卡因 5ml，血压降至 108/45mmHg，静脉泵注去氧肾上腺素 1mg/h 维持血压。5min 后麻醉平面上升至 T_5，手术开始后 3min 取出胎儿，Apgar 评分 1-3-5min 分别为 7-8-8 分，体重 1760g，转入新生儿 ICU。手术时长 40min，术中输入 600ml，出血 400ml，尿量 100ml，术中血压波动于（98 ～ 165）/（45 ～ 88）mmHg。术后转入 ICU，麻醉平面消退后，血压升至（155 ～ 176）/（75 ～ 109）mmHg 继续以拉贝洛尔、硝苯地平，盐酸乌拉地尔 15mg/h 控制血压，持续动态监测血电解质，术后第 3 天复查 24h UFC：1066nmol/L，血清皮质醇 -8：522nmol/L，ACTH 仍测不出。术后第 10 天患者生命体征平稳后出院，于产褥期过后行肾上腺占位切除术。

☆相关知识点

库欣综合征（Cushing's syndrome，CS）是由于多种病因继发性引起肾上腺皮质增生或肾上腺肿瘤自主性长期分泌过量皮质醇所产生的一组症候群，以高皮质醇血症为临床特征。病因可分为 ACTH 依赖性和非 ACTH 依赖性两大类。非妊娠患者约 80% 内源性 CS 病例为 ACTH 依赖性，约 20% 为 ACTH 非依赖性。妊娠合并 CS 最常见病因为 ACTH 非依赖性，如肾上腺肿瘤（45%），肾上腺癌（15%），其他包括双侧肾上腺病理性增生、异位 ACTH 综合征等。CS 主要表现为满月脸、水牛背、向心性肥胖、皮肤紫纹、多毛等（表 8-3-1）。

表 8-3-1　库欣综合征临床表现

器官	临　床　表　现
脂肪	体重增加，脂肪分布改变：满月脸、水牛背
皮肤 / 头发	紫纹（腹部、臀部、上臂、腿、胸部）、皮肤变薄、皮肤色素沉着、女性多毛、秃顶、痤疮、伤口难愈合、瘀青、面色潮红
精神 / 认知	精神行为异常、易怒、记忆力下降、认知能力下降、易疲倦
泌尿系统	肾结石、多尿
代谢系统	糖耐量下降 / 糖尿病
心血管系统	高血压、心肌梗死、下肢深静脉血栓、肺栓塞、水肿
生殖系统	不孕、生殖官能不良
其他	视网膜病变、近端肌无力、背痛、骨质疏松、骨折、失眠、多梦、睡眠呼吸暂停综合征、易感染、低钾性碱中毒

诊断：深夜唾液游离皮质醇（检测 2 次），24h UFC 排泄量（检测 2 次）或过夜 1mg 地塞米松抑制试验（DST）。过夜 DST 次日血浆皮质醇小于 50nmol/L。UFC 及深夜唾液皮质醇指标应分别检测至少 2 次，2 次检测结果均为异常才可认为该检测结果异常；对于病情轻微或波动的患者，可能需要历时数周收集多次唾液皮质醇或 UFC。

对于疑似 CS 的妊娠女性，建议进行 24h UFC 检测或深夜唾液皮质醇检测，小剂量 DST 试验易假阳性。妊娠期女性由于皮质醇和游离皮质醇水平升高，只有当 UFC 明显升高至 3 倍以上或唾液皮质醇高于非妊娠女性正常值上限 3 倍才考虑诊断 CS。病因评估：大剂量 DST（8mg，地塞米松）无抑制效应且 ACTH 水平为临界值或较低，病因可能为肾上腺疾病，可通过超声筛查肾上腺病灶，肾上腺 MRI 则更为精确定位诊断；如 ACTH 水平较高或地塞米松试验具有抑制效果，则提示库欣病（ACTH 依赖性），可行垂体 MRI。

治疗：手术治疗为一线治疗手段，如于妊娠中期发现，可于妊娠中期根据病因进行垂体瘤切除术（垂体瘤、ACTH 依赖性）或肾上腺占位切除术（肾上腺肿瘤或肾上腺癌、非 ACTH 依赖性）。妊娠合并 CS 妇女接受手术治疗后可能导致肾上腺皮质功能不全，应使用充分氢化可的松替代治疗以达到妊娠阶段特定的尿皮质醇水平。对于不愿意手术或较晚才得到诊断的患者，可使用抗皮质醇药物美替拉酮，其余还包括酮康唑、氨鲁米特、米托坦、卡麦角林。

对妊娠影响：可引起妊娠期高血压、妊娠期糖尿病、先兆子痫、骨质疏松和骨折、心力衰竭、精神异常、切口感染等。母体的持续高皮质醇状态可影响胎盘分泌功能，导致早产、宫内生长受限、新生儿呼吸窘迫、死产、自然流产或胎停、新生儿肾上腺功能减退。经过治疗可明显提高胎儿存活率。

常用药物对妊娠影响：美替拉酮有高血压恶化、先兆子痫风险，还可通过胎盘屏障，引起胎儿肾上腺皮质功能不全。酮康唑在动物实验中有潜在致畸及流产风险。氨鲁米特可导致胎儿雄性化，米托坦可致畸。

☆专家点评

CS 可干扰卵泡正常发育，导致不孕，因此，妊娠合并 CS 较为罕见，国内外病例报道仅 200 例左右。本例患者结合其血压升高，皮肤紫纹、满月脸、水牛背、痤疮等体征，查血、尿皮质醇升高，ACTH 测不出，肾上腺占位，诊断为非 ACTH 依赖性库欣综合征，妊娠晚期并发重度子痫前期，血压不能控制伴发胸腔积液等，剖宫产终止妊娠，术后恢复良好。其围手术期关注点如下。

● 分娩方式选择：妊娠合并 CS 需要产科、内分泌科、泌尿外科等多学科会诊。如有手术指征，可在妊娠中期根据病因选择手术切除肿瘤。如不能明确病因或有手术禁忌，可使用药物治疗，可使用美替拉酮，但应注意其引起高血压恶化风险。库欣综合征有引起先兆子痫及妊娠期糖尿病风险，需密切监测血压、血糖、皮质醇水平及胎儿情况，如一般情况良好，可进行阴道试产。如血压进一步恶化或皮质醇水平进一步升高，可考虑剖宫产。

● 麻醉方式选择：椎管内麻醉和全身麻醉皆有风险。如无相关禁忌，应首选椎管内麻醉。但此类患者由于疾病导致向心性肥胖，高 BMI，常并发先兆子痫，可导致背部凹陷性水肿等，导致定位及穿刺困难，高皮质醇血症使患者处于慢性免疫抑制状态，易发生感染，术前应评估患者感染情况，椎管内操作时应严格无菌，避免反复穿刺，可在超声辅助定位下让有经验麻醉医生进行穿刺。如有椎管内麻醉禁忌，可选择全身麻醉，但需注意，肥胖、增大子宫使膈肌上抬均可导致功能残气量下降，使患者缺氧耐受性变差，诱导前应给予充分给氧去氮。此类患者向心性肥胖、满月脸、颈部粗短有导致困难气道风险，可使用可视化工具辅助，拔管时应按照困难气道处理。如合并明显睡眠呼吸暂停综合征，通气困难风险大大增加，可考虑清醒插管。

● 围手术期管理：此类患者处于慢性免疫抑制状态，罹患肺炎、泌尿系统感染、脓毒血症、脑膜炎风险增加，目前尚无预防性使用抗生素推荐，但围手术期应注意感染风险。可行有创动脉穿刺，动态监测血压及血气，备用血管活性药物，维持水、电解质平衡和血流动力学稳定。术中应适当控制输液量，避免容量超负荷，可使用心脏超声个体化指导补液，必要时可行中心静脉穿刺置管动态监测中心静脉压。CS 和妊娠都可导致患者骨量减少，避免剧烈搬动，导致骨折。CS 患者皮肤变薄易损，注意轻柔操作、体位摆放，避免长时间压迫导致皮肤损伤。CS 患者常合并栓塞性疾病，孕妇血液处于高凝状态，发生深静脉血栓、肺栓塞风险增加，围手术期应进行严密观察，必要时可预防性使用抗凝药物。全麻诱导可用依托咪酯，阻断皮质醇合成。可备用瑞芬太尼、艾司洛尔、硝酸甘油等减少插管、拔管引起的应激反应。CS 患者可能有肌无力表现，若行全身麻醉，可选择小剂量短效肌松剂如顺式阿曲库铵。已行肾上腺瘤切除患者手术时应实施糖皮质激素替代治疗，小型手术，建议只在手术当日给予等效于氢化可的松 25mg 的剂量，次日恢复至日常替代剂量；对于中型手术（胆囊切除术，关节置换术），在手术当日和术后第 1 日使用等效于氢化可的松 50 ~ 75mg 剂量，并在术后第 2 天恢复至日常剂量；对于大型手术，使用等效于氢化可的松 100 ~ 150mg/d 剂量，持续 2 ~ 3d，随后恢复日常剂量。

● 新生儿管理：妊娠合并 CS 患者易导致胎儿宫内生长受限、早产、新生儿呼吸窘迫综合征等，应通知新生儿科团队到场。如使用美替康唑，应注意胎儿可能有肾上腺素皮质能功能不全表现。

总之，妊娠合并 CS 较罕见，增加妊娠期高血压、妊娠期糖尿病、感染、栓塞性疾病风险，还可导致水、电解质紊乱，可导致胎儿宫内生长受限，早产，死产风险增加。椎管内麻醉和全身麻醉都可选择，如无禁忌，首选椎管内麻醉，但要注意操作时应严格无菌，因肥胖、水肿，可使用超声辅助定位，体位摆放时避免剧烈搬动，可导致骨折。围手术期应注意监测血容量及水、电解质平衡。已行肾上腺瘤切除患者手术时应实施糖皮质激素替代治疗，避免肾上腺皮质功能不全。

（周文琴　曾　葵）

第四节　妊娠合并侏儒症

☆病情介绍

患者，女，24 岁，因“停经 32 周，发现胎儿彩超异常 7 周”入院。妊娠期未产检，患者身材畸形、矮小，12 岁前生长发育正常，12 岁时意外摔伤脊柱未治疗，摔伤后未再长高，遗留脊柱后凸、侧凸、双下肢畸形。7 周前胎儿系统彩超示：宫内单活胎，横位，胎儿股骨长、肱骨长小于孕周（约 24 周）。

入院查体：身高 97cm，体重 25kg，体温 36.7℃，心率 101 次 / 分，呼吸 20 次 / 分，血压 106/73mmHg。神志清楚，对答切题，脊柱侧弯畸形，四肢畸形，无水肿，颈部活动度正常，张口度 3 横指，马氏分级Ⅲ级，双上肢长度与正常人相似，肘关节活动范围 90° 左右，双上肢肌肉欠发达，肌力 5 级，双下肢明显缩短，膝关节、胫腓骨畸形，踝关节畸形，足外翻，功能障碍，不能站立和行走。患者体位受限不能配合骨盆测量，拒绝阴道检查。

入院诊断：侏儒症；妊娠合并多发畸形；脊柱侧弯畸形；G1P0 32 周宫内孕横位单活胎待产。

入院后血常规示：Hb 94g/L，其余实验室检查无特殊。心脏彩超：EF=67%，FS=39%，心脏形态、结构及血流未见异常，左心室收缩功能测值正常。肺功能示：肺通气储量百分比 81.2%，肺通气储备功能中度下降，MVV 重度下降，弥散功能重度下降，肺功能重度受损。脊柱 MRI：①颈 2 至胸 10 平面脊髓空洞，脊髓圆锥位于腰 1 水平，脊柱明显“S”形侧弯畸形，胸、腰、骶曲均明显增大；②胸廓不对称，气管沿侧弯脊柱右前方走行。头颅 MRI：①小脑半球及脑干受压变形，第四脑室形态不规则、偏小，双侧侧裂池增宽；②颅底变平，向后压迫推移延髓移位，枕大孔变窄，考虑颅底凹陷。

入院后以地塞米松促胎肺成熟，多次多科讨论后拟于孕 35 周行择期剖宫产术。

☆处理经过

入室后常规监测，心电监护示：心率 98 次 / 分，血压 120/80mmHg，呼吸 22 次 / 分，SpO_2 94%（吸空气）。患者左侧胸膝卧位，在超声下定位穿刺点，实施硬膜外麻醉，

T_{12}～L_1 硬膜外向上置管、$L_{2\sim3}$ 间隙硬膜外向下置管，上管给予 2% 利多卡因 3ml 试探剂量，5min 后追加 3% 氯普鲁卡因 5ml，下管给予 2% 利多卡因 2ml，麻醉平面升至 T_6，血压波动于（110～120）/（68～82）mmHg，手术开始后 3min 取出胎儿，新生儿 Apgar 评分 1-5-10min 分别为 8-10-10 分，体重 1640g。胎儿娩出后给予 2mg 咪达唑仑，氯胺酮 30mg 强化麻醉。手术持续时间 36min，失血 200ml，输液量 400ml，尿量 100ml。术毕使用静脉镇痛泵术后镇痛，测麻醉平面 T_5，VAS 评分 0 分。术后转入 ICU 持续监护，无相关并发症，于术后第 7 天出院。

☆相关知识点

侏儒症为身高低于相似环境下同种族的儿童的平均身高的两个标准差以上或成年人身高不超过 130cm。侏儒症有 100 多种类型，病因与遗传、代谢、营养均有关，为更好区分，可根据其四肢与躯干比例分为两大类：一类是成比例即匀称型侏儒，通常躯干与四肢比值正常，多见于内分泌异常，如孤立性生长激素缺乏，慢性疾病和原发性矮小症。另一种不匀称型侏儒，它的特点是躯干与四肢比值异常，身材不成比例的矮小，多见于软骨发育不全。侏儒症可发生多系统改变，具体见表 8-4-1。

对妊娠的影响：侏儒症患者妊娠期风险增加，患者多为均小骨盆，头盆不称导致剖宫产率上升。侏儒症患者胸腔空间小，随孕周增大的子宫更进一步挤压胸腔空间，导致限制性肺功能障碍，严重时可发生呼吸衰竭、心力衰竭等，母亲心肺功能的下降可能需要提前终止妊娠。侏儒症患者胎儿有遗传发育异常的风险，纯合子软骨发育不全的患儿常在出生后 1 年内死亡。

表 8-4-1 侏儒症的多系统表现

累及器官	异常表现
气道异常	颈椎不稳定、短颈畸形、困难气道、喉软骨软化
肺功能异常	限制性肺功能障碍、气道阻塞、睡眠呼吸暂停、肋骨发育不全、脊柱侧凸、后凸畸形
心功能异常	先天性心脏病、瓣膜性心脏病、心肌肥大、冠状动脉疾病、肺动脉高压
神经系统异常	巨头畸形、脑积水、脊髓和神经根压迫综合征、温度调节障碍

☆专家点评

此例患者幼时因外伤导致身材矮小，合并脊柱侧凸、后凸，继发下肢运动障碍，心肺功能受损及颅底凹陷等，麻醉难度大、风险大，利用超声进行准确定位，双点硬膜外麻醉效果好，无相关神经并发症，围手术期关注点如下。

● 终止妊娠时机：根据母体心肺功能情况来个体化决定终止妊娠时机，尽量维持胎儿发育至足月。

● 终止妊娠方式：侏儒症患者身材矮小，发育畸形，骨盆径线小、头盆不称风险高，多选择剖宫产术，纵切口剖宫产更有利于胎儿娩出。

● 麻醉方式选择：全身麻醉和椎管内麻醉都有风险。既往多项报道使用椎管内麻醉（蛛网膜下腔、硬膜外）辅助镇静药物可成功耐受手术，但侏儒症患者可并发椎管狭窄、脊柱侧弯、腰椎前凸、胸椎后凸等畸形，导致椎管内穿刺困难或失败、穿刺异感、硬膜外置管失败、局麻药扩散不全等导致麻醉平面过低，无法耐受手术，以及术后神经损伤并发症增多等风险；或局麻药扩散过快导致平面过高导致呼吸抑制等风险。此类患者脊柱解剖变异大，椎管内穿刺点选择性多，没有统一指南，腰麻和腰硬联合穿刺点通常在 $L_{3\sim4}$ 或 $L_{2\sim3}$，单点硬膜外麻醉穿刺点则多样，从 $T_{12}\sim L_1$ 到 $L_{3\sim4}$ 均有报道，椎管内用药差异也较大，腰麻药从 0.5% 布比卡因 5mg 到 11mg 皆有，硬膜外用药主要为 1.5% 或 2% 利多卡因，3% 氯普鲁卡因。侏儒症患者常合并困难气道，麻醉平面过高可能导致严重呼吸抑制，可能造成无法通气等灾难性后果，因此椎管内给药应相当谨慎，可尝试使用小剂量腰麻复合滴定式硬膜外麻醉方式，避免单次腰麻药量过大导致麻醉平面过高，通常鞘内布比卡因 6.75 ～ 8.25mg，硬膜外复合利多卡因 40 ～ 60mg 即可达到理想平面。如腰麻失败，可尝试持续硬膜外麻醉，可选择单点或双点法，双点上管可选择 $T_{12}\sim L_1$ 或 $L_{1\sim2}$，下管 $L_{2\sim3}$ 或 $L_{3\sim4}$。需注意，硬膜外给药前需确保硬膜外导管位置正确，给予适量试探剂量（含肾上腺素的 1.5% 利多卡因 3ml），避免导管误入血管或蛛网膜下腔，应从小剂量开始，滴定给药。辅剂包括吗啡、哌替啶、芬太尼、舒芬太尼等。本例患者还合并脊髓空洞症，下肢运动异常，可能合并慢性神经病变，脑脊液紊乱，硬膜外麻醉刺破蛛网膜会使脑脊液压力波动大，增加患者风险，故本例患者在超声引导下准确定位，选用双点法硬膜外麻醉，滴定式缓慢给药，术中静脉药物辅助镇静镇痛成功实施手术及麻醉。

此类患者全麻风险也较高。首先是困难气道风险，有些侏儒患者具有特殊面容如短上颌、巨舌、颈部后仰受限等，可导致通气、插管困难。其次，此类患者身材矮小，胸腔容积因增大的子宫进一步变小，引起严重的限制性肺功能障碍，可导致严重残气量下降，气道压升高，耐受缺氧能力进一步降低，妊娠期由于孕激素可导致膈肌松弛，腹压增高可能导致膈疝，挤压心脏造成心搏骤停。如患者存在椎管内麻醉禁忌或椎管内麻醉失败导致全麻不可避免，如评估无困难气道风险，可在可视喉镜辅助下快速顺序诱导，如存在困难气道，可考虑在充分表面麻醉情况下使用纤维支气管镜清醒气管插管。

- 围手术期管理：术前多学科评估，应进行详细的术前访视、病史采集、体格及实验室检查。主要关注点为患者椎管内穿刺可行性，是否合并困难气道，心肺受累程度。术前应完善脊柱 MRI，关注脊髓及神经根受累情况，脊髓圆锥终止位置，确定能否实施椎管内麻醉，进行充分预案，包括椎管内麻醉方式、穿刺点、局麻药物、是否使用辅剂等，术后监测肢体感觉及运动功能的恢复，及时发现并积极处理并发症。评估困难气道风险，因患者可能出现气道失控风险，应全程备好可视喉镜、纤维支气管镜等高级气道工具，选择小一号气管导管（6.0 ～ 6.5cm），备好环甲膜穿刺包，气管切开等抢救工具。术中监测呼气末二氧化碳分压，防止出现缺氧及二氧化碳潴留。根据活动耐受度、肺功能情况等评估心肺受累情况。如使用强化麻醉药物，应选择氯胺酮、右美托咪定等无呼吸抑制作用药物。

监测术中出血量和尿量，谨慎控制输液速度及输液量，防止胎儿娩出后静脉回心血量骤然增加导致心力衰竭及肺水肿。

成人侏儒症患者常合并骨量减少，并且可能合并颈椎不稳，颅底凹陷等，应避免暴力搬动患者导致骨折，避免颈部过度后仰导致颈椎脱位、颅内脏器损伤等并发症。

- 新生儿管理：通常侏儒症产妇的胎儿为正常大小，如母亲合并遗传性疾病导致的身材矮小，应警惕胎儿也有遗传风险。

总之，妊娠合并侏儒症患者椎管内穿刺难度大，易导致穿刺失败、穿刺异感、麻醉平面不理想等风险，合并困难气道，心肺受累导致限制性肺功能障碍、心力衰竭等风险高，术前应进行充分的病史采集和体格检查，重点检查气道、心肺功能，完善脊椎MRI，肺功能、心脏彩超等相关检查，根据患者具体情况制订麻醉方案，可在超声引导下进行椎管内麻醉穿刺点定位，采用小剂量局麻药滴定式给药方式，避免麻醉平面过高。可能出现气道失控风险，准备困难气道工具。此类患者骨量减少，可能合并颈椎不稳，应避免颈部过度后仰导致的颈椎脱位，避免暴力搬动导致的骨折。

（周文琴　曾　葵）

第五节　妊娠合并重度甲状腺功能减退

☆病情介绍

患者，女，37岁，因“停经29周，血压升高3d入院”。3d前自觉头晕，休息后无好转，监测血压175/122mmHg，尿蛋白（+++），当地医院拉贝洛尔降压，硫酸镁解痉后转入我院。患者3年前因甲亢行 ^{131}I治疗后甲减，规律使用左甲状腺素钠100μg，qd至今，妊娠期未规律产检，未复查甲状腺功能。妊娠期自感疲劳、睡眠障碍、怕冷，近2年有3次自发流产史。

查体：患者面部肿胀，苍白，下肢轻度水肿，腱反射减弱。身高158cm，体重103kg。心率86次/分，血压170/120mmHg，呼吸18次/分，SpO_2 99%。

辅助检查：入院后完善甲功全套：TSH 35.9mU/L（正常0.4～4.5mU/L），FT_4 4.1 pmol/L（正常9.0～26.0pmol/L），TPOAb（－）。尿蛋白6.8g/24h。血常规：Hb 91g/L。血生化：肌酐清除率126ml/min。产科彩超：胎儿宫内生长受限，未见明显畸形（因错过最佳评估时间，仅代表本次结果）脐动脉S/D比值升高。其余无特殊。

立即给予左甲状腺素钠片200μg，qd，继续拉贝洛尔20mg，tid降压，硫酸镁解痉，密切监测胎心及胎动。治疗1周后复查FT_4逐渐升高至6.5pmol/L，TSH逐渐下降至13.55mU/L，左甲状腺素钠片加量至250μg，qd，血压波动在（135～155）/（65～100）mmHg，拉贝洛尔加量至25mg，tid，继续密切监测。孕32周时由于“胎监NST无反应型”急诊行剖宫产术。术前Hb 98g/L，白蛋白30.5g/L。其余检查结果正常。

☆处理经过

入室后常规监测患者，血压155/79mmHg，心率88次/分，呼吸18次/分，SpO_2 99%（空气）。患者神志清楚，对答及时、切题，颜面部、双下肢、背部稍肿胀，椎间隙扪诊不清。左侧卧位超声辅助下实施$L_{3\sim4}$腰硬联合麻醉，蛛网膜下腔注射0.5%布比卡因2.4ml，留置硬膜外导管。8min后麻醉平面升至$T_8\sim S_5$，硬膜外给予试探剂量后，追加3%氯普鲁卡因8ml提升平面，5min后平面升至$T_5\sim S_5$，血压降至99/62mmHg，心率上升至120次/分，以0.2mg/h速度泵入去氧肾上腺素，血压逐渐升高至103/75mmHg。手术开始后5min取出胎儿，Apgar评分1-5-10min分别为9-10-10分，体重1320g，身长39cm，转入新生儿 ICU 进一步监护。手术持续 40min，术中输液 100ml，出血 500ml，尿量 100ml。血压波动于（98 ～ 155）/（62 ～ 110）mmHg，心率波动于 80 ～ 122 次 / 分。术后患者转入 ICU 进一步监护。5d 后顺利出院。

☆相关知识点

甲状腺功能减退（hypothyroidism，简称甲减）是指甲状腺激素合成不足导致的一系列低代谢症候群。TSH 超过高限，同时 FT_4 低于低限时称为显性甲减。妊娠期合并显性甲减发病率为 0.3% ～ 1.9%，妊娠合并严重甲减为 1.1%。

其临床表现差异较大，取决于发病年龄以及甲状腺激素缺乏的持续时间和严重程度。各个系统临床表现见表 8-5-1。妊娠期甲减的临床症状与非妊娠妇女相似，包括乏力、体重增加、便秘等，与妊娠引起改变相似，易被忽视。

表 8-5-1　甲状腺功能减退临床表现

器官	症　状
皮肤	冰凉、苍白、粗糙、干燥、少汗、色素沉着、毛发粗糙
眼部	眶周水肿、凝视、突眼、眼外肌无力
血液系统	低凝状态、获得性血管性血友病综合征 I 型、贫血
心血管系统	心动过缓、心肌收缩力下降、心排血量降低、心包积液、舒张期高血压、QT 间期延长
呼吸系统	呼吸肌无力、缺氧和高碳酸血症反应减弱、睡眠呼吸暂停
胃肠道疾病	味觉减退、胃萎缩、乳糜泻、非酒精性脂肪肝、非凹陷性水肿性体重增加
生殖系统	月经稀发、闭经、月经过多、性功能障碍
神经系统	黏液性水肿性昏迷、腕管综合征、桥本脑病
肌肉骨骼系统	肌无力、痛性痉挛、肌无力、血清肌酸激酶升高、高尿酸血症
代谢异常	低钠血症、高胆固醇血症、高同型半胱氨酸血症、高脂血症、药物清除率下降

诊断：为满足正常妊娠期代谢需要，妊娠期总 T_4、T_3、TBG 浓度均高于非妊娠期妇女，因此妊娠期妇女甲减诊断标准有所变化。妊娠早期 TSH ＞ 4.0mU/L 合并 FT_4 降低，或 TSH ＞ 10.0mU/L 也可单独诊断，妊娠中晚期 TSH 正常范围在（0.45 ～ 4.5mU/L）。妊娠合并严重甲减为 TSH ＞ 20mU/L，其中有 30% ～ 60% 患者合并甲状腺过氧化物酶抗体（thyroid peroxidase antibodies，TPOAb）阳性。

治疗：当 TSH ＞ 4.0mU/L，FT_4 降低，显性甲减，左甲状腺素钠片（1.6μg/kg，po，qd）；当 TSH ＞ 4.0mU/L，FT_4 正常，亚临床甲减，1μg/（kg · d）；当 TSH 在 2.6 ～ 4.0mU/L，TPOAb 阳性，有多次流产史，左甲状腺素钠片（50μg，qd）。应在开始治疗后 4 周时对患者进行重新评估并测定血清 TSH。治疗目标是维持 TSH 位于妊娠期特异性参考值的下半部分。如果没有妊娠期特异性参考值，则 TSH 目标值小于 2.5mU/L 较为合理。如果 TSH 仍高于妊娠期特异性正常参考范围，可将左甲状腺素钠片剂量增加 12 ～ 25μg/d。在妊娠期前半段，应每 4 周测定 1 次 TSH，因为通常需调整剂量。在妊娠期后半段，只要不需要调整剂量，则可降低 TSH 的监测频率（至少妊娠早、中、晚期各 1 次）。

甲减对妊娠影响：见表 8-5-2。甲减还可导致肾脏灌注减低、蛋白滤过和重吸收障碍，以及妊娠中期垂体增生等。新生儿甲减发生率在 1/4000 ~ 1/3000，原因包括碘缺乏或超量，抗甲状腺药物使用，母体内甲状腺抗体转移，早产和极低体重，即使短暂甲减对新生儿影响也很大，需尽早诊断和治疗。

表 8-5-2 甲减对妊娠影响

	甲功正常抗体阳性	显性甲减	亚临床甲减	孤立性低甲状腺素血症
对孕妇影响	流产、早产、胎死宫内、产后甲状腺功能障碍、产后抑郁	流产、妊娠期贫血、先兆子痫、妊娠期糖尿病、未足月胎膜早破、早产、胎停、胎盘早剥、产后出血	流产、早产、子痫前期	早产、胎膜早破
对胎儿影响	新生儿呼吸窘迫综合征、精神智力发育迟缓	低体重儿、新生儿呼吸窘迫、宫内生长受限、低 Apgar 评分和死产	影响后代神经生理学测试评分	胎儿宫内窘迫、胎儿体重过重、语言表达迟缓

☆专家点评

此患者因妊娠合并重度甲减诱发子痫前期样综合征，导致高血压，蛋白尿，白蛋白降低，全身水肿，最终因胎儿因素行急诊剖宫产，围手术期关注点如下。

- 终止妊娠时机和方式：根据甲减的严重程度做出临床决策，病情控制良好的甲减患者自然分娩不是绝对禁忌，根据产科情况决定时机和方式。
- 麻醉方式选择：椎管内麻醉和全麻各有利弊。椎管内麻醉：椎管内麻醉抑制交感神经，减少儿茶酚胺释放，扩张外周血管，减少回心血量，血压降低，甲减患者循环代偿能力低下，对压力感受不敏感，椎管内麻醉后更易发生低血压。硬膜外阻滞可控性高，小剂量多次滴定给药，可控制麻醉平面过高，减少血压骤降风险。但甲减可能会影响血小板功能，是获得性假性血友病的罕见原因，实施椎管内麻醉前应结合患者出血倾向及血小板、凝血功能等实验室结果作出决定。全麻：风险较高，具体表现为以下三点：①甲减患者可同时合并舌体肥大、甲状腺肿大、气管受压移位、声带麻痹等，可出现呼吸道梗阻、气管插管困难、气管塌陷；②甲减患者呼吸肌肌力和运动能力下降，肺活量下降，对缺氧和高二氧化碳反应性增加通气能力下降，容易发生呼吸抑制，导致苏醒延迟；③甲减患者对麻醉药、镇静药、镇痛药敏感性增加，有导致苏醒延迟甚至黏液性水肿性昏迷的风险。
- 围手术期管理：术前应遵循逐步加量原则实施甲状腺素替代治疗，围手术期应积极监测电解质，避免低钠血症、避免低体温。妊娠合并甲减患者毛细血管通透性增高导致血管内液体大量进入第 3 间隙，使血管内容量减少，应注意维持血容量补充。

由于水肿，肥胖实施椎管内麻醉时可能出现定位及穿刺困难，可考虑在超声引导下进行定位。甲减患者的围手术期手术和麻醉的耐受性差，术后肠梗阻、低血压、低钠血症、心动过缓、贫血、心血管衰竭和中枢神经系统功能障碍的发生率更高，对缺氧和二氧化碳蓄积敏感性不高，并且胃排空能力减弱，反流误吸风险增加，对阿片类、镇静剂和麻醉的敏感性增加，不常规使用镇静药或减少药量，未被识别的重度甲减患者术后可发生黏液性水肿性昏迷，死亡率高达 40%，起始症状包括精神萎靡，精神状态改变，低体温，心动过缓、低钠血症、通气不足、低血糖，进而发生多器官功能衰竭，如不及时治疗，甚至死亡。如发生黏液水肿性昏迷术前应在内分泌科医生指导下进行静脉甲状腺素补充治疗，严重情况下，还可进行静脉碘塞罗宁输注。经验性的糖皮质激素也可用于支持治疗。

● 新生儿管理：母亲存在抗体阳性的患者，自身抗体可通过胎盘转移至新生儿体内，与新生儿一过性甲减有关，在产后 48h 内，应密切监测新生儿 TSH 和 FT_4，对于初始 TSH ＞ 6mU/L 的新生儿，应于产后第 2 周、第 4 周重复监测。

总之，妊娠合并甲减患者术前应实施逐步加量的甲状腺素替代治疗，可能存在椎管内穿刺禁忌或困难以及困难气道，对麻醉药、镇静药敏感，呼吸功能下降，不常规使用镇静剂或减少药量，全麻后可能苏醒延迟，严重者有导致黏液性水肿性昏迷风险，术后并发症多。如发生黏液水肿性昏迷应在内分泌科医生指导下进行静脉甲状腺素补充治疗，严重情况下，还可进行静脉碘塞罗宁输注。糖皮质激素也可用于支持治疗。

（周文琴　曾　葵）

第六节　妊娠合并醛固酮增多症

☆病情介绍

患者，女，30 岁，因“停经 20 周，发现血压升高 8 周多”入院。患者孕 12 周发现血压 180/100mmHg，24h 动态血压监测示血压波动于（125 ～ 180）/（75 ～ 115）mmHg，给予硝苯地平片 10mg，q6h，联合拉贝洛尔 100mg，tid 降压，自诉在家自测血压波动于（120 ～ 160）/（80 ～ 90）mmHg。孕 16 周唐氏综合征筛查高风险，孕 18^{+3} 周行羊水穿刺，结果未出。孕 19^{+2} 周查尿常规示尿蛋白（+++），24h 尿蛋白定量结果为 3.538g/24h，查血电解质：血钾 2.83mmol/L，血钙 2.11mmol/L。查醛固酮（卧位）：53.35 ng/dl（正常值＜ 23.6ng/dl，1ng/dl=27.7pmol/L），醛固酮（立位）：55.83ng/dl（正常值＜ 35.5ng/dl），肾素活性：0.03ng/（ml • h），醛固酮 / 肾素（ARR）＞ 30[ng/dl:ng/（ml • h）]。甲状腺功能未见明显异常。泌尿系统超声：右肾上腺可见 2cm × 2cm 实性回声结节。心电图：窦性心律，ST-T 段改变，可见 u 波。查体：体温 36.5℃，血压 179/110mmHg，心率 90 次 / 分，呼吸 22 次 / 分。患者既往史无特殊。

入院诊断：妊娠合并慢性高血压（重度）；妊娠合并醛固酮增多症；G1P0 20 周宫内孕单活胎。

☆处理经过

入院后立即予补液、静脉补钾 3g，同时口服补钾 6g。每 2 小时检测一次血钾。拜新同、拉贝洛尔 100mg，tid 降压，硫酸镁解痉。经多科会诊，完善补体、ENA 抗体谱、ANA、ANCA、GBM 抗体等均阴性。垂体 MRI 未见明显异常。肾上腺 MRI 可见右侧肾上腺顶部占位，皮质腺瘤？血压波动于（115 ～ 165）/（66 ～ 109）mmHg，心率波动于 79 ～ 118 次 / 分，

SpO_2 波动于 97% ～ 98%。羊水穿刺结果：经羊水细胞培养染色体 400 ～ 500 条带 G 显带分析，所分析之分裂中，发现 21- 三体，患者要求终止妊娠后再行肾上腺占位切除术，加用螺内酯 15mg，tid。于妊娠 20^{+5} 周行依沙吖啶（利凡诺）中期引产术和口服米非司酮。36h 后患者自诉腹痛伴少量阴道流血，强烈要求分娩镇痛。患者入室后查宫颈管消失 60%，宫缩时 VAS 评分 8 分，血压 155/102mmHg，心率 92 次 / 分，宫缩间隙时 VAS 评分 0 分，血压 123/82mmHg，心率 85 次 / 分，宫缩间期 5 ～ 6min，宫缩持续 15 ～ 20s。于左侧卧位 $L_{3\sim4}$ 间隙行腰硬联合麻醉，鞘内注射布比卡因 1.25mg 与芬太尼 10μg 混合液共 2ml，留置硬膜外导管。平卧位后测平面位于 T_{10}，宫缩时 VAS 评分降至 1 分，血压 122/75mmHg，心率 82 次 / 分，患者安静休息。硬膜外给予 2% 利多卡因 3ml 试探剂量，无特殊不适。给予硬膜外自控镇痛泵（内含罗哌卡因 100mg、舒芬太尼 50μg、生理盐水 100ml），30min 后给予背景剂量 8ml/h，Bolus 5ml/ 次，间隔时间 30min。62min 后宫口开全，10min 后分娩出一死胎，3min 后胎盘娩出。分娩过程中母亲生命体征平稳，血压波动于（112 ～ 130）/（72 ～ 88）mmHg，心率 80 ～ 94 次 / 分，VAS 评分 0 分。分娩时输液 300ml，失血量为 130ml，子宫收缩好。产后第 3 天出院于泌尿外科就诊。

☆相关知识点

原发性醛固酮增多症（primary aldosteronism，PA）是指肾上腺皮质分泌过量醛固酮，导致体内潴钠排钾、血容量增多，同时抑制肾素血管紧张素系统，临床表现为高血压、低血钾和代谢性碱中毒的临床综合征。PA 最常见病因特发性醛固酮增多症（60%）或醛固酮瘤（35%）。PA 是继发性高血压最主要原因之一，在高血压患者中，其患病率为 6% ～ 10%，还是导致心肌肥厚、心力衰竭和肾功能受损的重要危险因素。妊娠合并 PA 患病率为 0.6% ～ 0.8%。PA 临床特点见表 8-6-1。

表 8-6-1　原发性醛固酮增多症临床特点

受累系统	临床表现
心脑血管系统	高血压（容量增多）、左心室肥厚或功能降低、脑卒中、心肌梗死、心房颤动
水、电解质	低钾血症（9% ～ 37%）、代谢性碱中毒、低镁血症、轻度高钠血症
肾脏	肾小球滤过率（GFR）和肾脏灌注压升高、尿白蛋白排泄增加
其他	2 型糖尿病，代谢综合征

诊断：对以下临床表现的人群进行 PA 筛查：①持续高血压，顽固高血压（使用 3 种常规降压药无法控制）；②高血压合并低血钾；③高血压合并肾上腺肿瘤；④早发性高血压家族史或早发（＜ 40 岁）脑血管意外家族史的高血压患者；⑤ PA 患者中存在高血压的一级亲属；⑥高血压合并心房颤动。筛查方法：醛固酮与肾素活性比值（ARR）用于原醛筛查，当 ARR ＞ 30[ng/dl: ng/（ml • h）] 时，血清醛固酮水平＞ 15ng/dl，肾素下降时，考虑 PA。

确诊：口服高钠饮食、氟氢可的松抑制试验、生理盐水输注试验及卡托普利试验。当血清醛固酮＞ 20ng/dl，血浆肾素水平低于可检测水平，伴自发性低钾血症可直接诊断 PA。

亚型确诊：肾上腺 CT、双侧肾上腺静脉采血（AVS）进行分型。

妊娠期由于孕酮分泌增多，使肾素血管紧张素系统被激活，导致诊断困难。诊断标准类似非妊娠患者，如筛查阳性，可进行口服钠盐饮食试验，孕妇禁用卡托普利激发试验，慎用盐水输注试验。若醛固酮水平高（≥ 20ng/dl）且肾素受抑制的女性存在自发性低血钾，则无须行确诊性检查。肾上腺 MRI 或 MRA 可定位确诊其亚型，因放射性对胎儿损害，禁用 AVS，肾上腺 CT。

治疗：治疗方案取决于 PA 的病因和患者对药物的反应。醛固酮瘤和原发性肾上腺皮质增生首选手术治疗。特醛和家族性醛固酮增多症首选药物治疗。如孕妇符合手术指征，可在妊娠中期进行腹腔镜下行肾上腺占位切除术。药物治疗：①醛固酮受体拮抗剂，一线用药为螺内酯（安体舒通），起始剂量 20mg/d，最大剂量 100mg/d，根据血钾水平调整，不良反应包括高钾血症、男性乳房发育等，肾功能不全（3 期）慎用，4 期及以上禁用；选择性的醛固酮受体拮抗剂，依普利酮，起始剂量 25mg/d（分两次给），肾功能不全（3 期）慎用，4 期及以上禁用。②糖皮质激素：主要通过抑制垂体 ACTH 分泌减少醛固酮作用，地塞米松 0.125 ～ 0.25mg/d，泼尼松 2.5 ～ 5mg/d。③其他降压药物：阿米洛利、氨苯蝶啶等。妊娠期常用控制高血压药物：甲基多巴、拉贝洛尔、硝苯地平等，见表 8-6-2。

常用药物对妊娠影响：螺内酯易造成男胎雌性化，妊娠期不常使用。妊娠期抗高血压治疗：妊娠早期甲基多巴、拉贝洛尔、硝苯地平可较安全应用，如血压控制不佳，可根据血钾情况考虑使用利尿剂，妊娠中期可加用醛固酮拮抗剂依普利酮；补钾：PA 易导致低钾，妊娠期应监测血钾水平，低钾时补充氯化钾。

表 8-6-2　原醛抗高血压药物分类及用法

药物类型	药名	使用剂量	不良作用	妊娠分级
中枢性降压药	甲基多巴	初始剂量：250 ～ 500mg bid 或 tid 最大剂量：3000mg/d	/	B
β 受体阻滞剂	拉贝洛尔	初始剂量：100mg bid 或 tid 维持剂量：200 ～ 400mg，bid 最大剂量：2400mg/d	/	C
钙离子通道阻滞剂	硝苯地平、尼卡地平	50 ～ 100mg/d	/	C
保钾利尿剂	螺内酯	40 ～ 80mg/d	男胎雌性化	D
醛固酮受体拮抗剂	依普利酮	50mg/d	/	B

对妊娠影响：PA 是继发性高血压的最主要原因之一，在妊娠合并 PA 患者中可出现妊娠期高血压、先兆子痫、胎盘早剥、HELLP 综合征、母亲肺水肿、产后出血、急性肾衰竭等，对于胎儿和新生儿，可增加早产、胎儿生长受限、胎死宫内、新生儿死亡的风险。

☆专家点评

妊娠合并 PA 报道较少，国内外仅 40 例左右。PA 患者可出现高血压及持续性低钾血症，因妊娠期肾素血管紧张素系统被激活，导致醛固酮、肾素升高，易漏诊，本例患者由于高血压起病，血钾持续降低，查血浆醛固酮、肾素、肾上腺 MRI 等诊断为 PA，后因胎儿因素行致死性引产，其围手术期管理关注点如下：

• 终止妊娠时机：应根据血压控制情况、胎儿情况进行综合判断。如出现母亲靶器官损伤或胎儿状况不佳，可选择终止妊娠。妊娠合并 PA 平均终止妊娠时间为 33.7 周，使用利尿剂的孕妇可延长孕周，对比未使用为 35.5 周 vs 31 周。

• 终止妊娠方式：根据血压控制情况、胎儿情况产科因素综合判断，如控制良好可进行阴道试产。据报道，妊娠合并 PA 剖宫产率达 39% ～ 44%，早产概率达 51%，可能需要提前催产。

• 麻醉方式选择：如无椎管内麻醉禁忌，首选椎管内麻醉。醛固酮可抑制钠离子分泌，产生高钠血症，减少抗利尿激素分泌，减少水分排出，使血容量增加，可对抗椎管内麻醉引起的交感神经抑制效应。如需行全身麻醉，应注意备好心血管活性药物如艾司洛尔、硝酸甘油等降低应激反应。

• 围手术期管理：妊娠期雌孕激素增高，雌激素可增加肾素活性，通过肾素 - 血管紧张素 - 醛固酮系统增强水钠潴留，使妊娠期血容量增加，同时心房脑钠肽和一氧化氮分泌也相应增加，外周阻力降低，以维持高效的胎盘灌注和胎儿血容量平衡，妊娠中期血容量可增加 40%。妊娠合并 PA 患者醛固酮异常升高，导致心血管系统、肾脏等器官受累，血容量进一步升高，胎儿、胎盘娩出后，子宫收缩导致回心血量骤增，应注意容量监测，避免容量过多造成充血性心力衰竭及肺水肿。在进行阴道试产的产妇中，应考虑每次子宫收缩对心脏负荷的影响。醛固酮作用于肾小管可促进钾离子、氢离子分泌，造成低钾血症和代谢性碱中毒，应进行有创血压监测，监测血压同时便于监测床旁血气，及时纠正低钾血症和代谢性碱中毒，应用螺内酯、依普利酮可避免血钾严重下降。降压药物应用至术晨，如未使用盐皮质激素拮抗剂，应特别注意血钾浓度。孕酮可竞争性抑制醛固酮钾离子分泌作用，加强钾离子在肾小管的重吸收，分娩后孕酮含量下降，可能导致严重低钾血症，应注意监测。

综上，妊娠合并 PA 导致血容量异常升高、高血压、低血钾和代谢性碱中毒等，围手术期应注意监测内环境和电解质，避免容量过多造成充血性心力衰竭及肺水肿。需注意，妊娠期由于孕酮可竞争性抑制醛固酮在肾小管的作用，可加强钾离子在肾小管的重吸收，妊娠合并 PA 患者妊娠期低钾等症状可能不典型，分娩后孕酮含量下降，可导致严重低钾血症及原有症状加重，术后监测和处理尤为重要。

（周文琴　曾　葵）

第七节　妊娠合并甲状旁腺亢进

☆病情介绍

患者，女，31 岁，因“停经 39^{+2} 周，腹痛、见红 6h”急诊入院。患者既往流产 1 次，本次自然受孕，妊娠早期出现恶心、呕吐、食欲缺乏等症状，自认为是早孕反应，未引起重视。孕 12 周外院建卡，嘱患者补碳酸钙 D_3 片 600mg，qd。孕 16 周产检时自诉恶心、呕吐症状加重，1 个月内体重下降 1kg。

实验室检查：血钙 3.21mmol/L，血磷 0.62mmol/L，Hb 88g/L，人血白蛋白 36.4g/L。

为求进一步诊治，孕 16 周来院就诊，实验室检查发现血清甲状旁腺激素（PTH）284pg/ml（正常 15 ～ 65pg/ml），25- 羟基维生素 D（25-OHD）21.5ng/ml（正常 30 ～ 60ng/ml），24h 尿钙 8.8mmol/L[正常 2.5 ～ 7.5mmol/（L • 24h）]，血清骨钙素 6.6μg/L（正常 1.8 ～ 8.4μg/L）。颈部超声示：甲状腺右侧下极下方见一椭圆形低回声结节，约 8.2mm × 3.6mm，形态规则，边界清楚，结节内部见较丰富血流信号，左侧甲状旁腺未见。遂诊断为妊娠合并原发性甲状旁腺功能亢进，产科请内分泌科、甲状腺外科及麻醉科多学科会诊拟定诊疗计划，嘱患者停止补钙，多饮水，生血宁 0.5g，bid。与患者及其家属充分交流沟通，患者继续妊娠意愿强烈，愿意承担手术及疾病可能带来的不良后果。经扩容利尿治疗后，患者血钙 2.84mmol/L，于妊娠 18 周在双侧颈浅 + 右侧颈深神经阻滞 + 全身麻醉下行右侧甲状旁腺切除术。术后第 1 天血钙 2.02mmol/L，血磷 0.82mmol/L，血钾 3.05mmol/L，PTH 81pg/ml，25-OHD 23.7ng/ml，予以碳酸钙 D_3 片 600mg，qd。术后病检报告示甲状旁腺腺瘤，妊娠期产科及内分泌科共同门诊随访，定期复查血钙、血磷，PTH 及 25-OHD，持续补充钙和维生素 D，血钙维持在 2.2 ～ 2.5mmol/L。妊娠期胎儿系统超声、心脏超声、OGTT 试验、羊水穿刺均未见明显异常。

入院诊断：G2P0 39^{+2} 周头位先兆临产；甲状旁腺切除术后。

入院后实验室检查：血钙 2.38mmol/L，血磷 1.02mmol/L，血红蛋白 98g/L，血小板 245×10^9/L，PT 10.6s，APTT 28s，PTH 66pg/ml，25-OHD 31.9ng/ml，血清骨钙素 5.8μg/L。

再次多学科会诊，经评估患者无阴道分娩禁忌，无骨质疏松及或硬化改变，拟行阴道试产。

☆处理经过

患者要求行无痛分娩，查体患者脊柱解剖正常，凝血功能无异常，无椎管内麻醉禁忌。患者宫口开到 2 指时进入待产室，常规吸氧心电监护，建立静脉通道，血压 137/88mmHg，心率 105 次 / 分，呼吸 20 次 / 分，SpO_2 98%，选择 $L_{2 \sim 3}$ 间隙穿刺，穿刺置管顺利，给予 1.5% 利多卡因 3ml 试探，观察 5min 后无全脊麻及局麻药中毒反应。硬膜外再次给予负荷剂量 0.08% 罗哌卡因 +0.4μg/ml 舒芬太尼共 8ml，测量麻醉平面 T_{10}，接脉冲式镇痛泵（0.08% 罗哌卡因 +0.4μg/ml 舒芬太尼共 200ml）。患者自控镇痛，持续 6ml/h，PCA 量 2ml，锁定时间 20min，宫缩时 VAS 评分从镇痛前的 8 分降至 2 分。10h 后，患者宫口开全，以 LOA 位顺利娩出一女活婴，Apgar 评分 1-5-10min 分别为 10-10-10 分。胎儿娩出后予以缩宫素 10U 宫体注射，静脉给予缩宫素 10U，ivgtt，10min 后胎盘胎膜完整娩出。产时出血约 230ml，子宫收缩好，产房观察 2h，拔除硬膜外导管后安返母婴病房。新生儿出生后血钙 2.21mmol/L，患者产后第 1 天血钙 2.36mmol/L，产后第 3 天母婴平安出院。第 42 天复诊，患者阴道少量血性恶露，无异味，血钙 2.41mmol/L，血磷 0.97mmol/L，PTH 61pg/ml，25-OHD 42.6ng/ml，新生儿一般情况好，血钙 2.22mmol/L。患者及新生儿一直在内分泌科随访，血钙维持在正常水平。

☆相关知识点

甲状旁腺功能亢进症是指甲状旁腺激素分泌过多引起机体钙磷代谢异常，累及骨骼、泌尿等多系统的内分泌疾病，可分为原发性、继发性和三发性。原发性甲状旁腺功能亢进症（primary hyperparathyroidism，PHPT）简称原发性甲旁亢，是由于甲状旁腺自身病变分泌过多甲状旁腺素所致的一组临床症候群，主要包括高钙低磷血症、尿磷排泄增加、肾结石、以骨皮质为主的骨吸收增加等。PHPT 最常见的原因是单个甲状旁腺腺瘤，约占 85%，多发腺瘤占 10% ～ 11%，甲状旁腺增生及甲状旁腺癌所占比例分别为 10% 和 1%。PHPT 患病率为 0.15% ～ 1.4%，女性发病率高于男性，育龄期妇女约占 25%，但妊娠合并 PTPH 较罕见。

PTPH 诊断包括定性和定位诊断。根据患者病史，骨骼病变、泌尿系统结石和高钙血症等临床表现，血钙、血磷、血肌酐、血尿素氮、24h 尿钙、25-OHD 和血清 PTH 等实验室检查，除外其他可能导致血清甲状旁腺素升高的原因（表 8-7-1），即可定性诊断 PHPT。定位检查主要是通过超声、CT/SPECT/4D-CT、MRI、甲状旁腺核素显影（^{99m}TC-MIBI）等甲状旁腺影像学检查明确病变位置。两种或两种以上检查方法联合应用，能有效提高 PHPT 定位的准确性。

表 8-7-1 甲状旁腺素（PTH）升高的鉴别诊断

疾病	病因	临床及实验室特征
原发性甲状旁腺功能亢进症	甲状旁腺瘤、增生或癌变	骨痛、病理性骨折、尿路结石、血尿、尿路感染、顽固性消化性溃疡 血钙升高，血磷降低，尿钙增加，尿磷增加
假性甲状旁腺功能减退症	PTH 受体对 PTH 无反应或反应不完全	低钙性搐搦 低血钙、高血磷，碱性磷酸酶正常
原发性骨质疏松	维生素 D、雌激素缺乏，老年人肾功能生理性减退等刺激 PTH 分泌	易骨折 雌二醇降低、睾酮降低，降钙素降低、25- 羟基维生素 D 降低
骨软化症	维生素 D 的缺乏刺激 PTH 分泌	骨痛、骨质疏松，骨骼变形 血钙降低、血磷降低、25- 羟基维生素 D 降低

治疗 PHPT 最根本最有效的方法是手术切除功能亢进的甲状旁腺。一旦确诊且符合手术指征者，应全面评估麻醉手术风险，纠正水、电解质平衡，尽早手术切除病变。术后应警惕低钙血症、骨饥饿综合征等并发症。术后需长期随访，定期复查血清电解质、血 Cr 及 BUN、血清 PTH、血清碱性磷酸酶、骨密度及骨转换指标等。如无手术指征或拒绝手术者，可采用非手术治疗：多饮水，避免高钙饮食，避免使用锂剂、噻嗪类利尿剂等；充分扩容，大量输注生理盐水，联合或不联合呋塞米，以纠正脱水，促进尿钙排泄；使用双膦酸盐和降钙素，抑制骨吸收；使用低钙或无钙透析液进行腹膜或血液透析等。

妊娠合并 PHPT 患者大部分临床表现仅为恶心呕吐、食欲缺乏、全身乏力、尿频、夜尿增多等不典型的症状，容易与正常的妊娠反应相混淆。PTPH 最典型的临床表现是高钙血症，但妊娠期血容量增加，人血白蛋白下降，白蛋白结合钙水平下降，肾小球滤过率上升，导致血清总钙水平降低，使合并 PHPT 的患者妊娠期不易诊断。如高度怀疑，应测定离子钙水平或计算血清校正钙，以判断母体血钙水平。妊娠期如血钙升高伴 PTH 升高、

25-OHD 低下，即可诊断为 PHPT，可使用超声定位病变位置，必要时在超声引导下对可疑组织针刺活检。

妊娠合并 PHPT 患者妊娠期可能出现剧吐、贫血、肾结石、骨骼病变、子痫 / 先兆子痫、胰腺炎、高血钙危象等母体并发症和流产、早产、胎儿宫内发育迟缓、胎死宫内、新生儿低钙血症，新生儿甲状旁腺功能减退等胎儿 / 新生儿并发症。既往文献报道，妊娠合并 PHPT 未接受治疗的患者，血钙高于 2.85 mmol/L 时，孕妇并发症发生率约为 67%，胎儿 / 新生儿并发症发生率高达 80%。PHPT 的治疗方案主要是手术治疗和药物治疗，妊娠期认为安全的药物治疗方案为水合和降钙素治疗，其胎儿 / 新生儿并发症发生率约 53%；而接受手术治疗的患者，胎儿 / 新生儿并发症发生率仅为 12.5%，故妊娠合并 PHPT 患者治疗方法首选手术治疗。为降低手术和麻醉对胎儿的影响，推荐妊娠中期行甲状旁腺切除术。

☆专家点评

本例患者妊娠中期发现血钙升高，血磷降低，血 PTH 升高，超声提示右侧甲状旁腺瘤，诊断为妊娠合并原发性甲状旁腺功能亢进症，行右侧甲状旁腺切除术。术后及时补钙，预防低钙血症，维持妊娠期血电解质正常。

妊娠合并 PTPH 患者妊娠期治疗的目标是控制血钙水平，减少妊娠并发症。应根据患者症状、体征、实验室检查、孕周、胎儿发育情况等，多学科会诊，制订治疗方案，手术治疗是唯一可治愈 PTPH 的手段。妊娠期行甲状旁腺切除术的麻醉方式可选择颈丛神经阻滞复合全身麻醉。超声引导下神经阻滞可提高成功率，同时应选用对胎儿影响小的全麻药，并减少全麻药的用量。术后定期复查血电解质、PTH 等，及时调整术后用药。酒精消融术治疗甲状旁腺瘤也可作为妊娠期治疗 PHPT 的方法之一。

- 分娩方式选择：妊娠合并 PTPH 患者经手术或药物治疗，血钙正常，胎儿发育正常，可妊娠至足月。由产科因素决定分娩方式，可在严密监护下行阴道试产。
- 麻醉方式选择：应根据患者及胎儿情况而定。PTPH 可引起骨骼脱钙和骨吸收，妊娠期可加重骨质疏松。妊娠期避免行骨密度测定，可以通过血清骨钙素、I 型前胶原氨基末端肽（PINP）、I 型胶原羧基端肽 β 特殊序列等骨代谢生化指标评估患者是否存在骨质丢失。如患者存在严重骨质疏松合并腰背部剧烈疼痛，应警惕腰椎骨折，避免选择椎管内麻醉。本例患者无腰痛相关病史，血清骨钙素正常，无椎管内穿刺禁忌证，故选择椎管内麻醉。如选择全身麻醉，需要评估患者气道情况，警惕困难气道的发生。无论哪种分娩方式和麻醉方式，术前都应充分了解患者病情，血钙血磷情况及血 PTH 水平等，避免发生高钙危象等并发症。
- 新生儿管理：新生儿有无并发症与患者妊娠期血钙水平相关，如未有效控制，新生儿可能出现手足抽搐、低钙血症、甲状腺功能减退甚至新生儿死亡等。如经治疗血钙稳定者，可明显降低新生儿并发症的发生。新生儿娩出后应定期监测血钙，及时发现、治疗并发症。

总之，妊娠合并 PTPH 临床较少见，早期临床症状不典型，需与妊娠反应相鉴别。如确诊需积极治疗，有效控制血钙水平，其对母儿预后至关重要。妊娠中期手术治疗，应选择合适的手术时机与麻醉方式，尽量避免对母体和胎儿影响。病情稳定的患者可孕育至足月，分娩前需仔细评估患者血电解质、骨骼情况，选择最适合患者的分娩方式及麻醉，保障母婴安全。

（王　瑜　胡云霞）

第八节　妊娠合并急性低钙血症性手足抽搐

☆病情介绍

患者，女，25 岁，因“停经 34 周，腹痛 1d”入院。患者既往体健，否认高血压，冠心病，糖尿病及神经系统疾病，否认癫痫病史，既往无头晕，头痛，手足抽搐。3 年前，患者孕 38 周顺产一活女婴，妊娠期和围生期无特殊。此次正常受孕，妊娠期根据医嘱补充维生素和钙剂，妊娠早期和中期未发生手足抽搐，妊娠晚期偶发下肢抽搐，加大钙剂后缓解。

入院诊断：G3P1 34 周宫内孕臀位单胎先兆早产。

查体：体温 36.6°C，血压 118/75mmHg，心率 94 次 / 分，呼吸 24 次 / 分，体重 65kg，身高 164cm。张口度和头颈活动度正常，气道 Mallampati 分级 I ～ II 级，心肺查体未见明显异常；脊柱解剖正常，体表标志清楚，手足感觉运动正常。

产前检查：宫高 30cm，腹围 90cm，胎位 臀位，胎心 133 次 / 分，宫口已开 3 指，患者自诉有不规律的宫缩痛。

辅助检查：急诊血常规和凝血功能未见异常。

根据患者情况拟行急诊剖宫产术。

☆处理经过

入手术室后常规监测 ECG，血压 124/82mmHg，心率 90 次 / 分，SpO_2 99%，呼吸 26 次 / 分。一旦血压袖带充气，患者立即出现手指疼痛痉挛，在重复充气测量血压后，此类情况被诱发 3 次，于足背动脉进行穿刺取样进行血气分析，结果如下：pH 7.42，$PaCO_2$ 29mmHg，BE – 5mmol/L，HCO_3^- 17.8mmol/L，Na^+ 139mmol/L，K^+4.1mmol/L，Ca^{2+}0.728mmol/L。根据血气分析结果立即给予了 10% 葡萄糖酸钙 10ml 静脉推注，听诊胎心减慢，立即行全身麻醉，桡动脉穿刺置管测压，胎儿取出后复查血气：Ca^{2+}0.912mmol/L，再次给予 10% 葡萄糖酸钙 10ml 静脉推注，术中血流动力学稳定，未观察到心律失常，无子宫收缩乏力导致产后大出血，术毕再次复查血气：Ca^{2+}1.212mmol/L。

术后无抽搐或低钙血症的表现。术后心电图正常，血清钙、总蛋白和白蛋白分别为 2.44 mmol/L、63g/L 和 34g/L。术后第 2 天的血清镁水平和甲状旁腺激素测定均低于正常范围，建议患者出院后继续口服钙补充剂，定期随访。

☆相关知识点

钙是人体含量最多的无机元素，99% 的钙集中在骨骼和牙齿，极小一部分钙分布在机体的血液、组织液、细胞液等以保证人体正常的新陈代谢和生命活动，在人体内发挥重要的生理作用。钙是重要的凝血因子，参与凝血过程；参与肌肉（骨骼肌、平滑肌）收缩过程；参与神经递质合成与释放、激素合成与分泌。人体中血清钙是以离子钙和结合钙两种形式存在，各占 50%，正常情况下血清钙浓度相对比较稳定，正常值为 2.25 ～ 2.75mmol/L，血清钙中只有离子钙才直接起生理作用，正常值为 1.13 ～ 1.35mmol/L。在健康人中，离子钙的水平通过复杂的反馈循环受到两种主要钙调节激素（甲状旁腺激素和降钙素）和促激素、维生素 D 和 3 个器官（骨骼、肾脏和小肠）的严格调节。离子钙有降低神经肌肉应激性的作用，因此当血清钙低于 1.75mmol/L 或离子钙低于 0.875mmol/L 时，神经肌肉应激性升高，可发生手足抽搐。维持血清钙在正常或者稍高水平对围生期有特殊的意义，一方面钙是重要的凝血物质，另一方面钙是子宫平滑肌收缩的重要物质基础，可以提高子宫平滑肌对缩宫素的敏感性，所以对预防子宫收缩乏力导致的产后大出血有重要的作用。

急性低钙血症性抽搐是指各种原因导致的血液中钙离子浓度降低，而继发的神经肌肉兴奋性增强，最终以全身横纹肌，平滑肌不同程度的痉挛为临床表现的一组症状。营养不良引起的低蛋白血症，维生素 D_3 缺乏，甲状旁腺功能减退，组织对甲状旁腺素不敏感，急性胰腺炎，高磷酸血症，低镁血症，大量输血，或肝肾异常都可导致 AHT。妊娠期和哺乳期是发生低钙血症的高危时期，妊娠期间出现低钙血症的主要原因可能是甲状旁腺功能减退，假性甲状旁腺功能减退，钙紊乱，绝对维生素 D_3 缺乏和依赖性，功能性维生素 D_3 缺乏，药物原因，严重的低镁血症抑制甲状旁腺对低钙血症的反应等。

妊娠期孕妇本身及胎儿的生长发育对钙的需要量增加，同时由于妊娠期血容量及肾小球滤过率增加，使妊娠期母体处于低钙状态，若妊娠期摄入钙不足或体内钙调节系统紊乱将导致血钙水平降低。近年来，研究发现妊娠期高血压疾病的发生发展可能与钙代谢有关，低钙血症与妊娠期高血压疾病的发生可能有关，发生机制可能包括：血管平滑肌细胞内的 Ca^{2+} 浓度升高，引起肌细胞收缩，血压升高；细胞内游离 Ca^{2+} 水平升高激活肾素 - 血管紧张素 - 醛固酮系统，引起血管痉挛，致血压升高；细胞内游离 Ca^{2+} 浓度升高引起血管内皮细胞受损，缩血管因子等因子分泌增加等导致血压升高。总之，低钙血症（血清钙＜ 2.2mmol/L 或离子钙＜ 1.1mmol/L）与妊娠期高血压疾病的发生密切相关，应引起临床重视。

过度换气综合征是由明显的社会心理因素引起的阵发性自主呼吸增快，常伴有通气和换气过度进而导致体内 CO_2 丢失过多出现呼吸性碱中毒和神经肌肉应激性增强的一组疾病。女性妊娠后，耗氧量增加 10% ～ 20%（其中 50% 为胎儿所消耗），为达到孕妇本身和胎儿对氧的需求量，孕妇往往处于过度通气，这将会导致呼吸性碱中毒，当 pH 增高时，结合钙增多，Ca^{2+} 减少。因此，当碱中毒时，血浆离子钙浓度降低，这被认为是急性离子性低钙血症的最常见原因。轻度低钙血症仅表现为口唇四周发麻，刺痛，可用面部神经叩击试验或束臂袖带加压试验诱出，患者表现为袖带加压后手疼痛，抽搐；重度表现为全身骨骼肌及平滑肌痉挛，表现为气管痉挛，腹腔脏器绞痛，心动过速等；危重患者可表现为低血钙危象（离子钙＜ 0.88mmol/L）：严重的随意肌及平滑肌痉挛，惊厥，癫痫发作，严重哮喘，喉肌痉挛致窒息，心搏加快、面色发绀、心功能不全，呼吸、心搏骤停。

孕产妇低钙血症对新生儿也会造成影响，当孕产妇维生素缺乏和不足时，有可能引起新生儿迟发低钙血症（产后 3d 后形成的低钙血症），病因包括甲状旁腺功能减退、低钙血症、磷酸盐摄入量高、孕产妇甲状旁腺功能亢进或维生素 D 缺乏等，维生素 D 补充剂将有助于预防产妇维生素 D 的缺乏。

☆专家点评

本例患者属于轻度急性低钙性手足抽搐，发病较急，术前体格检查基本无明显异常，由监测血压时诱发，麻醉医生应该在发病之后紧急补钙，并且再次评估患者的情况，选择合适的麻醉方式，并与产科医生、儿科医生积极沟通，明确低钙血症术中可能对孕产妇及胎儿造成的影响。

本患者的围手术期管理主要从以下几个方面考虑。

- 分娩方式选择：因胎儿为臀位且早产，有剖宫产指征，因患者情况紧急不建议进行阴道试产。
- 麻醉方式选择：轻度低钙血症，椎管内麻醉与全身麻醉均可满足手术要求，但因患者发病较急，并且出现手指疼痛痉挛等轻度低钙血症症状，胎心有减慢趋势，为了胎儿安全，并避免患者焦虑及低钙血症症状进一步加重，所以在低钙血症得以纠正之前选择全身麻醉更为合适，术中也能更好地监测孕产妇的生命体征并实施抢救。
- 围手术期管理：需严密监测术中血气，了解酸碱平衡和电解质情况。避免碱中毒加重低钙血症，及时补充钙剂，维持内环境稳定，术中维持循环动力学稳定，避免输液过量，导致钙离子的相对降低，若钙离子浓度未及时纠正，则还要警惕可能存在宫缩乏力导致的产后大出血。应该严密监测血清钙离子的浓度，预防产后大出血。在提升钙浓度方面，氯化钙比葡萄糖酸钙更有效，每 10ml 的 10% 葡萄糖酸钙含有 2.26mmol/L Ca^{2+}，而每 10ml 的 10% 氯化钙含有 6.8mmol/L Ca^{2+}，但由于氯化钙存在导致组织坏死的风险，在临床上使用要慎重。对于存在低钙血症的患者，产后 1 周内和哺乳期应每 4 ～ 6 周继续监测血钙浓度，以确保母体钙水平的稳定。
- 新生儿管理：孕产妇在孕期缺钙，可能会造成胎儿的生长发育异常，在胎儿娩出后，应尽快完成查体，并且监测新生儿血清钙的浓度，及时进行处理。

总之，妊娠期和哺乳期是发生低钙血症的高危时期，严重的低钙血症可对母体和胎儿及新生儿造成不良影响，妊娠期和围生期需加强对血钙浓度监测，早期识别低钙血症的轻症表现，积极查找病因，及时处理低钙血症，做好麻醉方法选择及围手术期管理，预防重症低钙血症造成的不良后果，保障母婴安全。

（刘　丹　吴　畏）

第九节　妊娠合并病态肥胖

☆病情介绍

患者，女，32 岁，因“停经 40^{+3} 周”入院待产。患者自诉有高血压病史 14 余年，规律服用医生建议的降压药物，血压控制良好，最高血压 163/92mmHg，妊娠期糖尿病，妊娠期定期注射胰岛素，血糖控制良好，在整个妊娠期中曾出现 6 次子宫出血，及时到医院就诊治疗。患者 4 年前有一次流产史，无手术并发症。

入院诊断：G2P0^{+1} 40^{+3} 周宫内单活胎临产；高血压Ⅱ级，很高危；妊娠期糖尿病。

查体：体温 36.4℃，血压 142/85mmHg，心率 84 次 / 分，$SpO_2$97%，呼吸频率 22 次 / 分，身高 150cm，体重 120kg，体重指数（BMI）53.3kg/m^2。心肺查体未见异常。

产前检查：宫高 39cm，腹围 100cm，胎位 LOA，胎心 136 次 / 分，宫口已开 8 指。

辅助检查：入院血生化检查未见明显异常，胎儿超声示胎儿双顶径 12cm，腹径 / 股骨长度为 1.4，提示胎儿可能是巨大儿。

患者目前羊水已破，建议患者立即进行剖宫产术。麻醉前评估，ASA Ⅲ级，气道 Mallampati 分级Ⅲ级，余气道评估指标基本正常。术前生命体征平稳，呼吸频率正常，脊柱解剖正常，体表标志尚清楚，因患者坚决拒绝进行椎管内麻醉，选择在全身麻醉下进行手术。

☆处理经过

由于患者体重较重，可能存在不可预测的困难气道，准备困难气道车和困难气道处理工具。入室后常规监测 ECG，血压 135/82mmHg，心率 80 次 / 分，SpO_2 97%，呼吸频率 20 次 / 分。采取斜坡体位（头高足低），方便气管插管，诱导时给予 100% 纯氧面罩预氧 7L/min，静脉给予瑞芬太尼 150μg，利多卡因 80mg，丙泊酚 200mg，氯化琥珀胆碱 150mg，不间断低气道压力辅助通气，随后进行快速顺序诱导插管，插管顺利，呼吸参数设置：潮气量 480ml，频率 18 次 / 分，PEEP 5cmH_2O，FiO_2 50%，维持药物为瑞芬太尼 5μg/（kg・h）和七氟烷 1.5% ～ 2.5%，从手术切皮到胎儿取出用时 2min，新生儿体重为 4850g，出生 1min Apgar 评分为 2 分，通过面罩正压通气 2min 后，Apgar 评分在 5min 后升至 8 分。胎儿取出后给予患者咪达唑仑 2mg，舒芬太尼 15μg。顺式阿曲库铵 5mg，手术结束前 10min 给予曲马多 100mg。手术经过顺利，历时 62min，出血 400ml，尿量 50ml，输入乳酸林格液 800ml。术毕待自主呼吸恢复后，TOF 肌松检测 T_4/T_1 恢复超过 70%，给予 1mg 新斯的明 +0.5mg 阿托品拮抗残余肌松后，停止吸入麻醉药，待意识恢复后拔管，拔管后脱氧 SpO_2 维持在 95% 左右，听诊双下肺呼吸音减弱，静脉连接 PCIA 镇痛泵，送回监护病房。镇痛泵配方为曲马多 1000mg，格拉司琼 6mg，总量 150ml，背景剂量 4ml，追加 2ml，锁时 30min。术后第 2 天听诊双下肺呼吸音恢复良好，SpO_2 98%，术后第 3 天发现切口少量渗出，换药时发现有轻微的脂肪液化，于术后第 9 天出院。

☆相关知识点

妊娠期肥胖是指孕产妇在孕期体质量或者体质量指数超过正常数值范围，使机体发生相应改变，增加自身及胎儿的患病风险，并对妊娠期产生不同程度的危害，甚至影响妊娠结局。妊娠期肥胖可增加母体妊娠期合并糖尿病、妊娠期高血压、早产、早期流产等多种合并症的患病风险；还可导致子代巨大儿、胎儿心脏发育缺陷、肺组织发育不良、肝脏脂肪变和子代高血压等疾病的发生。

临床上评价体重一般采用 BMI，即体重 / 身高^2（kg/m^2）。WTO 分类 BMI ＞ 24.0 为超重；＞ 28.0 为肥胖；＞ 40.0 为病态肥胖，妊娠期糖尿病的危险随体重指数的增大而增加，肥胖也是妊娠期高血压发生的危险因素之一，病态肥胖的妊娠患者中，27% ～ 38% 合并先兆子痫。妊娠期肥胖对胎儿及孕妇也有较大影响（表 8-9-1）。

表 8-9-1 妊娠期肥胖对胎儿及孕妇的影响

	胎　儿	孕　妇
胎儿期	巨大儿；胎儿并发症；胎儿流产及死亡	妊娠期高血压；妊娠期糖尿病；压力性尿失禁
分娩期	产程延长，新生儿窒息及脑缺氧；肩难产	过期妊娠及宫缩乏力；难产率及软产道损伤增加；剖宫率及手术难度增加
出生后	新生儿并发症；新生儿先天性缺陷疾病；新生儿及成人肥胖症	体重滞留及肥胖症；子宫复旧不全及产褥期疾病

妊娠期变化最大的是子宫扩张及相关性腺激素紊乱，妊娠期肥胖的主要原因是妊娠引起的下丘脑 - 垂体 - 性腺轴相关激素紊乱，包括促黄体生成素释放激素、促卵泡成熟素、促黄体生成素、雌激素、孕激素和松弛素等，这些激素在妊娠期及产后初期明显异于妊娠前的正常生理水平，会使水、盐、蛋白质、糖、脂肪的代谢紊乱，最终导致妊娠期及产后肥胖。妊娠期肥胖和糖尿病会导致在子宫内发育的胎儿出现更高的心血管疾病、肥胖、超重的风险。

巨大儿是指新生儿出生后 1h 内体重＞ 4000g。随着近年来经济的快速发展，物质生活水平越来越高，新生儿的出生平均体重开始增加，巨大儿的发生率也不断上升。巨大儿对母婴均可能带来不良影响。导致巨大儿可能主要有两方面的因素：首先是生理性因素，如父母体格高大，妊娠期食量较大，摄入大量蛋白质、糖等营养物质。其次是病理性因素，如胰岛细胞增生症、Rh 血型不合溶血症、先天性心脏病（大血管错位）、Beckwith 综合征和妊娠期糖尿病等。尤其是妊娠前就存在血糖异常，患有未控制的糖尿病和妊娠期糖尿病，是导致妊娠期病理性肥胖的主要原因。合并有妊娠期糖尿病患者，尽管平时的血糖是正常的，但妊娠后由于体内的胰腺功能不正常，导致血糖偏高。这些糖通过胎盘进入胎儿体内，胎儿正常胰腺组织分泌的胰岛素将这些糖转化为多余的脂肪和蛋白质，导致胎儿体重增长比正常体重孕母所生的胎儿快，到足月分娩时就长成了巨大儿。

母亲患有糖尿病的巨大儿可能有以下表现及并发症：①窒息、颅内出血：因胎儿过大，易发生难产和产伤，是导致窒息和颅内出血的主要原因。②低血糖：发生率为 58% ～ 75%，因胰岛素量增加所致，多为暂时性。③呼吸困难：主要为新生儿呼吸窘迫综合征，死亡率较高。④低血钙：发生率约为 60%，可能与甲状旁腺功能低下有关。⑤红细胞增高：血黏稠度高，易发生血管内凝血，形成静脉血栓。常见肾静脉血栓，临床可出现血尿及蛋白尿。⑥高胆红素血症：出生后 48 ～ 72h 可出现，尤以胎龄＜ 36 周更为常见。⑦约有 10% 伴有先天性畸形。

☆专家点评

本例患者 BMI 指数属于病态肥胖，同时合并有妊娠期糖尿病及高血压，整个妊娠期都应进行正规的产前检查，合理饮食，控制体重增长，进行糖耐量试验，早期发现并发症，积极检测并对症处理，减少妊娠期合并症和分娩期并发症。

本患者的围手术期管理主要从以下几个方面考虑。

• 分娩方式选择：由于患者在妊娠晚期体重较大，对阴道分娩缺乏信心，拒绝试产，强烈要求剖宫产，同时胎儿也可能是巨大儿，阴道分娩过程中可能有一定的难度。

• 麻醉方式选择：若患者没有必要的全麻指征，可优先选择进行腰硬联合麻醉。此外，肥胖患者本身就是一个潜在的困难气道高危人群，插管难度较大，选择气管插管全麻需做好应对困难气道的管理预案。

• 术中术后管理：在椎管内麻醉的患者中，肥胖导致的扪诊髂嵴最高点往往明显高于实际，容易出现椎间隙定位偏高的错误，增加了神经损伤的风险。同时，肥胖患者由于腹压增高，硬膜外腔有效容积下降，蛛网膜下腔容积也下降，同样容积局麻药容易导致麻醉平面偏高，应适当降低局麻药容积。肥胖患者除了本身容易出现椎间隙定位困难和穿刺困难，个别极度肥胖患者还可能存在硬膜外脂肪增多症，导致置管困难和局麻药扩散受限，因此，在肥胖患者中椎管内麻醉失败率增高。超声引导可提高穿刺的成功率，减少腰椎间隙定位错误的风险。

同时，肥胖患者气管插管全麻时推荐采取快速诱导插管，超短效的瑞芬太尼、丙泊酚和氯化琥珀胆碱作为麻醉诱导药物是值得推荐的。可即便如此，由于子宫增大导致的功能残气量明显下降，肥胖患者诱导期无氧安全时限明显缩短，插管期间容易出现低氧血症，如果叠加困难气道将导致致命后果。肥胖患者术中气道管理较为困难，气道阻力增高和肺不张是常见的问题，因此采用保护性通气策略对肥胖患者有十分重要的意义，术中推荐使用合适的 PEEP 模式通气，术后手法肺复张预防肺不张。此外，肥胖患者肌松药维持量应根据标准体重给予，而不是实际体重，术毕残余肌松的拮抗也应作为常规。减少对呼吸有明显抑制的阿片类药物的用量，采用对呼吸抑制较小的镇痛药物或可采用非阿片类镇痛药物替代。肥胖孕妇剖宫产可增加手术时间，增加出血量及术后感染率，增加深静脉血栓和肺栓塞风险，还因腹壁脂肪厚，血液供应差而易发生脂肪液化，延长住院时间。

• 新生儿管理：巨大儿不一定发育成熟，尤其母亲患有糖尿病的患儿，需加强护理，警惕并发症的发生，密切观察生命体征变化，监测血糖，黄疸和其他有关生化检查等，必要时转入新生儿监护病房。妊娠期妇女肥胖还可影响新生儿 Apgar 评分，神经管畸形，羊水污染及新生儿一过性低血糖的风险。

总之，病态肥胖对孕妇和胎儿均存在诸多不利影响，明显增加麻醉和手术难度，进而增加母婴的风险。采用超声辅助椎管内麻醉穿刺、快速顺序诱导气管插管、合理的呼吸管理及药物配伍选择可提高麻醉成功率，减少术后麻醉相关并发症，保障病态肥胖患者和胎儿的围手术期安全。

（刘　丹　吴　畏）

第十节　妊娠合并肾小管酸中毒

☆病情介绍

患者，女，32 岁，因“孕 36 周，产检时检测到胎心异常”入院。患者自诉 4 年前被诊断为甲状腺功能减退症，2 年后又被诊断为肾小管酸中毒，曾因低钾血症引起四肢无力多次住院治疗。

入院诊断：G1P0 36 周宫内单活胎先兆早产；肾小管酸中毒；甲状腺功能减退症。

查体：体温 36.5℃，血压 110/65mmHg，心率 82 次 / 分，SpO_2 98%，呼吸频率 18 次 / 分，体重 58kg，身高 155cm，心肺查体未见明显异常，患者皮肤和黏膜干燥，上下肢肌力相等。

产前检查：宫高 33cm，腹围 90cm，胎位 ROA，胎心 100 次 / 分。

辅助检查：血液检查显示游离 T_3、游离 T_4 和 25- 羟基维生素 D 正常，TSH 升高 16.2 μU/ml（正常 0.5 ～ 5.5μU/ml）。免疫荧光显微镜检查示抗核抗体（ANA）呈阳性，而抗双链 DNA 抗体呈阴性。血常规、凝血功能、肝肾功能测试均在正常范围内。术前动脉血气分析为 pH 7.36、PaO_2 98.8mmHg、$PaCO_2$ 22.5mmHg、HCO_3 12.6mmol/L 和碱缺乏 10.5mmol/L。电解质示 Na^+139mmol/L、Cl^- 106mmol/L、K^+2.9mmol/L、Ca^{2+}1.17mmol/L 和尿 pH 6.0。腹部超声检查报告示宫内活胎和母体肾脏解剖结构正常（无肾钙质沉着症）。因胎儿心率异常，计划进行终止妊娠，紧急进行剖宫产手术。此次入院时，患者口服甲状腺素 150μg，qd，碳酸氢钠 325mg，tid，氯化钾 50mmol/d。麻醉术前评估，ASA Ⅲ级，气道 Mallampati 分级Ⅰ～Ⅱ级，术前生命体征平稳，脊柱解剖正常，体表标志清楚。

☆处理经过

入室后，建立双侧前臂静脉通道，进行常规监测 ECG，血压 112/68mmHg，心率 79 次 / 分。SpO_2 98%，呼吸频率 18 次 / 分，局麻下进行右侧桡动脉穿刺置管，术中持续监测有创血压、并间断行血气分析。麻醉方式选择腰硬联合麻醉，患者呈左侧卧位，在 $L_{3\sim4}$ 间隙进行穿刺，到达蛛网膜下腔回抽脑脊液成功后给予 1% 罗哌卡因 1.5ml+10% 葡萄糖注射液 1ml 混合液，给药完成后在硬膜外腔向头侧置管 4cm。麻醉完成后再变换体位呈仰卧位，调节麻醉平面于 T_6 水平。给药后持续泵注去甲肾上腺素初始剂量 1μg/（kg • min），防止椎管内麻醉引起的低血压，保持平均动脉压在 70mmHg 以上。

手术开始后 4min 取出胎儿，Apgar 评分 1-5-10min 分别为 7-9-9 分。手术持续时间 50min，患者生命体征平稳，出血量 400ml，尿量 320ml，输入乳酸林格注射液 500ml。

术毕患者被转入监护病房，血压 112/74mmHg，MAP 86mmHg，脉率为 78 次 / 分，术后血气分析：pH 7.34、PaO_2 77.8mmHg、$PaCO_2$ 27.6mmHg、HCO_3^- 14.6mmol/L 和碱缺乏 9.6mmol/L。电解质：Na^+145.8mmol/L、Cl^- 108mmol/L、K^+3.73mmol/L 和 Ca^{2+}1.08mmol/L。采用静脉镇痛泵 PCIA 进行术后镇痛，术后第 2 天，开始服用常规药物，产后第 6 天，患者和婴儿出院。

☆相关知识点

肾小管酸中毒（renal tubular acidosis，RTA）是由于各种病因导致肾脏酸化功能障碍而产生的一种临床综合征，主要表现是血浆阴离子间隙正常的高氯性代谢性酸中毒，而与此同时肾小球滤过率则相对正常。肾脏原因引起的酸中毒的本质是肾小管泌氢障碍或肾小管碳酸氢根重吸收障碍。根据病变部位，病理生理变化和临床表现的综合分类。Ⅰ型：远端 RTA；Ⅱ型：近端 RTA；Ⅲ型：混合型 RTA；Ⅳ型：高钾血型 RTA，其病因与临床表现也各有不同（表 8-10-1）。

表 8-10-1　肾小管酸中毒分型的病因及临床表现

	病　因	临床表现
Ⅰ型（远端）	原发性：先天性缺陷（大多数为常染色体显性遗传） 继发性：自身免疫性疾病，遗传系统性疾病等	除酸中毒外，还有生长发育迟缓，多尿，在隐性遗传的远端肾小管酸中毒中还并发有神经性耳聋
Ⅱ型（近段）	多发性骨髓瘤。Wilson 病，甲状旁腺功能亢进等	除阴离子间隙正常的高氯性代谢性酸中毒外，还有骨软骨化或骨质疏松
Ⅲ型（混合型）	Ⅰ型 + Ⅱ型病因	高血氯性代谢性酸中毒明显
Ⅳ型（高钾血型）	醛固酮缺乏伴有糖皮质激素缺乏；单纯醛固酮缺乏；醛固酮耐受	除有高氯性代谢性酸中毒外，还有血钾增高，血钠降低

自身免疫性疾病可能导致参与肾小管酸化系统的各种转运体和共转运体功能障碍。RTA 虽然在甲状腺功能不全（甲状腺功能亢进、桥本甲状腺炎和甲状腺功能减退等）患者中罕见。但酸化缺陷与甲状腺素缺乏有关。甲状腺激素可用于调节对酸的激发反应，改变几种关键酸碱转运蛋白的表达，并增加膜细胞 Na^+-K^+-ATP 酶泵。在甲状腺功能减退症中，这些泵的含量和功能降低，导致 H^+ 离子的清除减少，这将加剧 RTA 引起的酸中毒状态。

由于 pH 降低，全身血管阻力可能会降低，对血管升压药和肌醇的反应可能不太理想。因此，在椎管内麻醉期间可能更容易出现血流动力学不稳定。去甲肾上腺素对 β_1 受体有更大的亲和力，因此，在麻醉过程中，可使用去甲肾上腺素泵注以防止低血压。

RTA 通常与慢性肾脏疾病有关，其原因可能是遗传的，也可能是在自身免疫性疾病或接触肾毒性药物后获得的。会导致儿童骨软化和佝偻病。

虽然，在妊娠期间很少发病，但据报道，妊娠会使已有 RTA 的Ⅰ型和Ⅱ型恶化。在妊娠期间，有轻度生理性呼吸道碱中毒和继发于血容量增加的肾脏过度过滤。这种超滤导致一些电解质的损失增加，导致对钾和碳酸氢盐的需求增加。由于这些因素，某些形式的 RTA 可能导致极端低钾血症。Ⅰ型和Ⅱ型 RTA 都可能导致低钾血症，这通常是肾脏试图通过排出钾来补偿代谢性酸中毒的结果。此外，横纹肌溶解通常由严重的低钾血症引起，是一种潜在的威胁生命的综合征，由进入到循环中的肌肉纤维破裂导致，表现为肌肉疼痛和严重抽筋。电解质异常、肾功能和肝酶都需要快速监测和纠正，特别是在妊娠患者中，可能会导致孕产妇和胎儿发病或死亡。

☆专家点评

本例患者有甲状腺功能减退、RTA 和低钾血症，术前需要多学科综合评估，特别需要充分评估患者的酸碱平衡状态、甲状腺功能、肾脏功能和低钾的程度等，围手术期管理主要从以下几个方面考虑。

- 分娩方式选择：由于患者是在妊娠期的常规体检中检测到胎儿心率异常，紧急入院，患者合并甲状腺功能减退症并有低钾血症，不建议进行阴道试产，需进行急诊剖宫产术。
- 麻醉方式选择：患者有 RTA 病史及因低钾血症多次入院，在全身麻醉期间，酸中毒会导致吸入和静脉注射药物及正压通气的过度降压反应。同时，酸中毒和低钾血症也会延迟神经肌肉阻滞的恢复，增加术后残余肌无力的风险，尤其是同时合并了甲状腺功能减退患者，所以选择了在腰硬联合麻醉下行剖宫产手术。

该类患者术后需要积极纠正酸中毒的影响，维持甲状腺功能在正常范围内。术中、术后管理方面，需要严密监测动态血压，防止血流动力学的剧烈波动；同时术中应监测床旁血气，维持患者内环境的稳定；应避免使用生理盐水，防止高氯代谢性酸中毒。严格监测尿量，避免低钾血症引起心律失常及加重肾功能的损害。若进行全身麻醉，麻醉医生应注意术中酸碱状态，以确保手术后自主呼吸的充分恢复。为了避免慢性代谢性酸中毒患者的术后呼吸衰竭，麻醉医生应注意麻醉类型、阿片类药物的剂量、术后疼痛管理方法和患者的体温，防止因疼痛导致的过度通气，避免引起进一步血清碳酸氢盐水平的降低。

- 新生儿管理：因胎儿已出现心率异常的情况，应在较短时间内取出胎儿，积极抢救，保证胎儿安全，之后应详细进行查体了解新生儿的生长发育情况，以及完善心电图，基因检测及血清钾水平的检测。

综上所述，RTA 可能由多病因引起，甲状腺功能异常与其有密切的关系，可导致低钾血症等一系列并发症发生。临床表现多样，病程复杂，术中避免血流动力学的剧烈波动，加强酸碱平衡和电解质状态监测，积极纠正酸中毒，避免低钾造成心律失常及加重肾功能病变保证母婴安全。

（吴钰舟　吴　畏）

第十一节　妊娠合并胰岛素瘤（一）

☆病情介绍

患者，女，30 岁，因“孕 15^{+3} 周，磁共振示胰腺尾部有占位性病变”入院。

既往史：患者自诉妊娠前月经规律，量中等，无痛经，既往体健，否认高血压，冠心病，糖尿病及神经系统疾病，否认癫痫病史。

入院诊断：妊娠合并胰腺占位。

查体：体温 36.5°C，血压 102/62mmHg，心率 75 次 / 分，呼吸 15 次 / 分，SpO_2 98%，体重 86kg，身高 162cm，BMI 32.7kg/m^2。

辅助检查：低血糖症（2.5mmol/L）伴高胰岛素血症（34nU/ml）高血红蛋白糖基化（6.1%），其余无明显异常。磁共振示：一个 1.1cm 左右的占位性病变，位于胰腺尾部，怀疑胰岛素瘤。

由于需要维持血糖在正常范围内，医生进行饮食控制及持续输注葡萄糖，效果并不理想。患者处于妊娠期，由于对药物的限制性，经讨论，建议行手术治疗切除胰岛素瘤。麻醉术前评估，ASA Ⅲ级，气道 Mallampati 分级Ⅰ～Ⅱ级，术前生命体征平稳，已向患者及其家属充分交代全身麻醉的风险。

☆处理经过

患者持续输注葡萄糖入室，入室后常规监测心电图，血压 93/61mmHg，心率 75 次 / 分，呼吸 15 次 / 分，SpO_2 98%，建立外周静脉，给予 50mg 雷尼替丁，10mg 甲氧氯普胺（胃复安），在左侧桡动脉穿刺置管连续监测动脉压，选择气管插管全身麻醉，麻醉后建立中心静脉通路，每隔 15min 进行一次血糖测定，持续输注 10% 葡萄糖，输注速度根据血糖值进行调节，手术持续 3h，手术顺利，待患者意识和自主呼吸恢复，拔管后送入 ICU，术中未使用任何升压药物，术后给予静脉镇痛。术后定期使用超声观察胎儿生长发育直到 32 周，胎儿发育正常。

☆相关知识点

胰岛素瘤指因胰岛 β 细胞瘤或 β 细胞增生造成胰岛素分泌过多，进而引起低血糖症；其胰岛素分泌不受低血糖抑制。低血糖症是一组由多种病因引起的以血糖浓度低为特点的综合征，一般以静脉血浆葡萄糖浓度（葡萄糖氧化酶法测定）< 2.8mmol/L（50mg/dl）作为低血糖症的诊断标准；临床症状和体征主要为交感神经系统兴奋和中枢神经系统受抑制表现。

胰岛素瘤典型的 Whipple 三联征表现包括低血糖症状、昏迷及精神神经症状，尤其在空腹或劳动后易发作。主要临床表现如下：①交感神经兴奋表现为低血糖引起的代偿性反应，如面色苍白、四肢发凉、出冷汗、心悸、手颤腿软。②意识障碍表现为因低血糖所致脑细胞缺乏葡萄糖所致，如精神恍惚、嗜睡、昏迷等，也可表现为头脑不清、反应迟钝、智力减退等。③精神异常表现为低血糖反复发作，大脑皮质受到进一步抑制的结果，症状多种多样，严重者有明显的精神症状，有时被误诊为精神病。颞叶癫痫表现为与癫痫大发作相似，为最严重的精神神经症状，发作时知觉丧失、牙关紧闭、四肢抽搐、大小便失禁。在上述临床特点基础上，胰岛素瘤表现复杂多样，其低血糖多表现为空腹低血糖，也可表现为餐后低血糖。此外，许多患者可不伴有交感神经过度兴奋的症状而仅表现为脑功能障碍。所以，对于餐后低血糖和脑功能障碍为主要临床特点的患者，应注意完善低血糖症的定性和定位检查。

妊娠可通过激素改变引起胰岛素抵抗的增强，胎盘生长激素、人胎盘内酯、促肾上腺皮质激素释放激素（通过 ACTH 和皮质醇导入）、TNF-α 和瘦素的表达增加。这些增强胰岛素抵抗的变化对孕妇起到了保护作用，防止胰岛素瘤对母婴的有害影响。但妊娠期的这种生理特点也可能会影响妊娠期胰岛素瘤的诊断，在妊娠期前 3 个月内，由于胰岛素水平和对低血糖的敏感性增加，以及雌激素和黄体酮介导的 β 细胞增生，从而反馈性地增加胰岛素分泌，因此，患者常表现为空腹血糖浓度较低。而在妊娠晚期，随着胎盘激素水平增加，胰岛素抵抗也增强，低血糖症状缓解，以提供足够的葡萄糖确保胎儿的营养需求。此外，由于恶心、疲劳、虚弱、低血压和轻度低血糖等症状在妊娠期间和产后早期很常见，所以妊娠期胰岛素瘤的诊断很困难，这就可以解释为什么大多数病例是在妊娠的前 3 个月而不是妊娠后期诊断的。在产后，当胰岛素敏感性迅速恢复正常时，低血糖通常会复发。妊娠期胰岛素瘤诊断可能被延误，主要原因在于检查方式本身对母婴的影响。首先，长时间的禁食测试是诊断胰岛素瘤最重要的内分泌检查，但其对母亲和胎儿都有一定的风险。其次，CT、带有造影剂的 MRI 和 EUS 等成像研究对胰岛素瘤的定位和分期具有重要价值，但也受限于妊娠期的放射性顾虑。

胰岛素瘤是一种功能性的神经内分泌肿瘤，通常是孤立的良性实体瘤，可通过手术切除治愈。但手术治疗可能会导致母亲和胎儿的风险增加，妊娠期间应尽可能避免手术。尽管有关于患有胰岛素瘤的孕妇手术成功的报道，但除非低血糖症状进展或肿瘤疑似恶性，手术通常应安排在胎儿出生后，或在胎儿达到适当胎龄（即28周后）后尽可能晚进行。非手术治疗包括膳食摄入、二氮氧化物、钙通道阻滞剂和奥曲肽，以控制低血糖症状。由于妊娠期间接受奥曲肽治疗的患者数量有限，无法明确药物的致畸性，应仔细考虑治疗的潜在风险和益处。所以，在妊娠期，选择非手术治疗还是手术治疗是一个巨大的挑战。

☆专家点评

本例患者在妊娠期患有胰岛素瘤，及时发现并且给予葡萄糖补充治疗，效果未见好转，长期低血糖不仅对患者自身健康影响较大，同时也会影响胎儿健康，因此选择了在妊娠期手术切除肿瘤治疗。

本患者的围手术期管理主要从以下几个方面考虑。

- 麻醉方式选择：椎管内麻醉与全身麻醉均可满足手术要求，椎管内麻醉在保证手术顺利进行的前提下，可优先选择，其原因是药物对胎儿影响较小，术后可继续采用椎管内镇痛，减少静脉镇痛药物对胎儿的影响。若椎管内阻滞不完全或者失败，可复合全身麻醉。
- 术中术后管理：可采用连续桡动脉测压，严密监测血流动力学变化，维持术中的血流动力学稳定，避免循环剧烈波动对胎儿造成的影响。其次需要严密监控患者的血糖，根据血糖值进行葡萄糖输注量的调节，避免术中出现不可控的低血糖。其他加措施包括强术中保温，避免低体温，全麻期间避免过度通气和通气不足，术后充分镇痛及抑制宫缩等。术毕后还要关注短期的手术应激造成的流产风险，以及关注术后胎儿后期的生长发育等一系列影响。

总之，妊娠合并胰岛素瘤发病率较低，且临床表现复杂多样，与妊娠期生理改变有交叉症状，容易被漏诊和误诊，妊娠期应提高对该病的认识，对于不典型病例尽早排查，提高诊断效率，如果妊娠期内行胰岛素瘤的切除，则在妊娠中期选择全身麻醉较为妥当，可联合神经阻滞以减少全麻药用量和加强术后镇痛，从而减少对胎儿的不良影响。

（吴钰舟　吴　畏）

第十二节　妊娠合并胰岛素瘤（二）

☆病情介绍

患者，女，34岁，身高158 cm，体重66 kg，G2P0孕39^{+5}周，因“腹痛”急诊入院。患者自诉妊娠早期常出现头晕、发抖、冒冷汗、心悸等症状，进食或喝饮料后自行缓解，自认为是妊娠反应，未做进一步检查，妊娠中期和晚期上述症状逐渐减轻。患者未按常规建立产前检查档案，无相应妊娠期检查和记录。妊娠期体重增加16 kg，否认妊娠期合并症。以“G2P0单胎孕39^{+5}周”急诊入院待产。入院后常规体检和血液生化检查，除血糖偏低（3.3 mmol/L）外，各系统无明显异常。行椎管内分娩镇痛，镇痛效果满意，待产期间曾再现心慌、头晕、冒冷汗等“早孕症状”，患者自行饮用含糖饮料后症状消失。经阴道分娩一个健康女婴，体重 2900g，出生时 Apgar 评分 1-5-10min 分别为 10-10-10 分。胎盘娩出后约 10min，患者出现无意识动作和多语等谵妄症状，不能识别所处环境，随后意识模糊。

☆处理经过

检查双侧瞳孔等大等圆、对光反射迟钝。监护仪显示窦性心律，心率 108 次 / 分，律齐，血压 102/55mmHg，SpO_2 99%。检查出血量总共约 80ml，按压腹部，未见宫腔内有积血流出。患者肤色无发绀，听诊双肺呼吸音清晰，心脏检查无阳性体征。急查胸部和头颅 CT 未见明显异常。血液生化检查显示：血糖 2.0mmol/L，血 K^+ 3.0mmol/L；血常规、凝血功能、肝肾功能未见明显异常。给予 10% 葡萄糖 500ml+10% 氯化钾 10ml 静脉滴注，血糖上升至 5.0mmol/L，患者意识和行为恢复正常。此后住院期间，多次出现心慌、头晕、出冷汗等症状，症状出现时指尖末梢血糖波动在 2.2 ～ 3.0mmol/L。禁食 5h 后测得血糖 2.0mmol/L，血浆胰岛素 68μU/ml（正常值＜ 24μU/ml），C 肽 0.52nmol/L（正常值＜ 0.2nmol/L）。静脉注射 1mg 胰高血糖素，血糖升至 5.3mmol/L。影像学检查显示头颅 MRI 未见明显异常；腹部增强 CT 提示“胰腺尾部结节”；内镜超声提示“胰腺尾部圆形低回声结节，直径约 13.0mm”。综合病史、体格检查和辅助检查，补充诊断：胰尾占位性病变，胰岛素瘤。

患者产后第 5 天出院，分别在产科、内分泌科和外科门诊随访。产后第 3 周，在静吸复合全麻下行腹腔镜胰腺部分切除术，病理结果显示为“神经内分泌肿瘤，胰岛素瘤”。痊愈出院，随访 6 个月，无类似症状出现，也无产后并发症。

☆相关知识点

胰岛素瘤是可分泌胰岛素的胰岛 β 细胞肿瘤，每 100 万人发病率为 1 ～ 4 例 / 年，平均发病年龄 47 岁。胰岛素瘤一般为单发，大多数在胰腺内，通常较小（90% ＜ 2.0cm），因此胰岛素瘤的发现往往是因为低血糖而非占位效应。95% 胰岛素瘤为良性，少数为有转移病灶的恶性肿瘤。其主要病理生理改变是胰岛素分泌过多。胰岛素是由胰岛素原生成的，胰岛素原是 C 肽连接 α 链和 β 链而成。因此，胰岛素瘤患者除了有胰岛素升高外，胰岛素原和 C 肽也会升高，这是与外源性胰岛素引起低血糖的关键鉴别点。约有 4% 的胰岛素瘤是多发内分泌肿瘤 1 型，这类患者可同时存在原发性甲状旁腺功能亢进（外显率 95% ～ 100%）、胰腺肿瘤、胃泌素瘤、垂体瘤、肾上腺皮质肿瘤。一部分胰岛素瘤患者影像学检查难以发现明确的肿块，其组织病理学特征为胰腺内的 IMECC（表达胰岛素的单激素内分泌细胞簇），也表现为高胰岛素血症性低血糖，称为“胰岛素瘤病”。

胰岛素瘤最常见的症状包括两部分，一部分是低血糖诱发儿茶酚胺释放，出现心动过速、出汗、震颤、心悸等；另一部分是脑组织缺乏葡萄糖引起的中枢神经系统症状，如人格改变、癫痫、精神错乱和昏迷等，常被误诊为精神病。

胰岛素瘤诊断标准：①临床表现：第一位描述胰岛素瘤临床症状的是 Whipple，其临床表现为三联征，见表 8-12-1。②生化检查：血糖＜ 2.2mmol/L（40mg/dl），血浆胰岛素 ≥ 25μU/ml，C 肽 ≥ 0.2nmol/L，胰岛素原≥ 5.0pmol/L；静脉给予胰高血糖素 1mg 后血浆 β-羟丁酸低于 2.7mmol/L，且血糖浓度上升幅度超过 1.4mmol/L（25mg/dl）；磺酰脲类药物阴性、胰岛素抗体阴性。③影像学检查：CT 或 MRI 可发现 70% ～ 80% 的胰岛素瘤，内镜超声敏感性提高到 90%。④影像学检查阴性而高度怀疑“胰岛素瘤病”，可通过胰腺动脉注射钙剂，测肝静脉内胰岛素浓度，如果剧增则可诊断。

表 8-12-1 Whipple 三联征

Whipple 三联征	临 床 表 现
神经性低血糖症	精神错乱、人格改变、虚弱、头晕、神志不清、癫痫发作、意识丧失、昏迷
血浆葡萄糖降低	血糖水平低于 50mg/dl（2.8mmol/L）
升高血糖后症状缓解	口服葡萄糖或速效碳水化合物、静脉输注葡萄糖，或静脉注射胰高血糖素 1mg

妊娠合并胰岛素瘤的诊断相对困难，因为低血糖发作常误认为妊娠早期症状而漏诊；孕妇不容易实施禁食试验、CT、内镜超声检查；妊娠后期由于胰岛素抵抗，低血糖症状减轻。

鉴别诊断：①糖尿病伴发低血糖；②人为、失误或恶意的低血糖；③严重肝病、酗酒、营养不良导致的低血糖；④肾上腺皮质功能减退、垂体功能减退空腹时间延长低血糖。

治疗：①手术切除肿瘤是最佳治疗手段，75% ～ 100% 的患者可通过手术治愈，但尽可能避免妊娠期手术。胰岛素瘤不是终止妊娠的指征，除非低血糖症状无法控制或肿瘤为恶性。②饮食控制：少食多餐，常备速效碳水化合物在低血糖早期控制症状，必要时静脉输注葡萄糖。③药物治疗：可选用的药物包括噻嗪类利尿剂衍生物二氮嗪、β 受体阻滞剂、钙通道阻滞剂和生长抑素类似物等。需谨慎使用奥曲肽，因能抑制生长激素分泌而改变胰高血糖素水平，可能会加重低血糖。

☆专家点评

妊娠合并胰岛素瘤十分罕见，多在妊娠早期和产后出现症状，主要表现为低血糖引起的相关症状。虽然妊娠期低血糖是否致畸尚无定论，但低血糖会影响胎儿活力，因此妊娠期应严密监测血糖，避免发生低血糖。

妊娠早期雌激素会促进胰岛素分泌，并增加胰岛素的敏感性，加上早孕反应如恶心、呕吐、食欲缺乏等容易诱发低血糖。妊娠早期的低血糖症状容易被忽视或误诊。随着妊娠进展，早孕症状消失，胰岛素抵抗增加，孕妇饮食也增加，妊娠中晚期低血糖症状会减轻。该病例在妊娠早期有低血糖症状，但被忽视。该患者分娩过程中能量消耗和禁食等，在胎盘娩出后不久，严重低血糖诱发意识障碍才最终被确诊。需要特别注意的是，肥胖产妇的胰岛素抵抗可持续到产后 16 周。

如果在妊娠早期确诊了胰岛素瘤，首先要判断肿瘤性质，良性的胰岛素瘤可以继续妊娠，但需调整饮食习惯为少食多餐，以避免低血糖的发作。可随身常备速效碳水化合物，在低血糖轻微发作时及时服用。是否切除胰岛素瘤或终止妊娠，要综合孕妇本人的意愿、低血糖发作频率及是否能控制、肿瘤是否为恶性等。如果选择药物治疗，可口服奥曲肽直至分娩。

胰岛素瘤不是阴式分娩的禁忌证，但要全程监测血糖。如果选择剖宫产，则应缩短术前禁食时间，且禁食后要静脉输注葡萄糖。产后应继续严密监测血糖，避免发生严重低血糖。

总之，妊娠合并胰岛素瘤十分罕见，其导致的低血糖对母婴影响大。胰岛素瘤不是椎管内麻醉的禁忌，椎管内麻醉依然是该类患者分娩镇痛和剖宫产麻醉的首选。维持术中和围生期循环与血糖稳定是妊娠期管理的主要原则，以减少对母婴的影响。

（阮 倩 杨平亮）

第十三节 妊娠合并原发性生长激素不敏感综合征（Laron 综合征）

☆病情介绍

患者，女，28 岁，因“孕 37^{+3} 周，头痛，畏光 3h”入院。既往史：患者自诉患有 Laron 综合征，哮喘病史 4 余年，近期哮喘未发作，高血压病史 3 余年，未规律服用药物，血压未有效控制，最高血压 177/88mmHg。

入院诊断：G1P0 孕 37^{+3} 周 LOA 宫内孕单活胎；先兆子痫；支气管哮喘；原发性生长激素不敏感综合征。

查体：体温 36.7°C，血压 175/87mmHg，心率 78 次 / 分，SpO_2 97%，呼吸 20 次 / 分，身高 120cm，体重 52kg。产前检查：宫高 30cm，腹围 90cm，胎位 LOA，胎心 127 次 / 分。

辅助检查：蛋白尿（300mg/dl）其余未见明显异常，胎儿超声检查未见明显特殊。

因患者入院时血压较高，口服拉贝洛尔 100mg 后血压稳定。麻醉术前评估，ASA Ⅲ级，气道 Mallampati 分级Ⅲ级，颈短，甲颏距离小于三横指，脊柱解剖正常，体表标志清楚，评估后，决定在腰硬联合麻醉下进行剖宫产手术， 已向患者及其家属充分交代椎管内麻醉的风险。

☆处理经过

入室后，建立静脉通道，监测 ECG，血压 156/75mmHg，心率 78 次 / 分，SpO_2 97%，呼吸 18 次 / 分，在左侧桡动脉进行动脉穿刺置管测压。嘱患者行左侧卧位，在 $L_{3\sim4}$ 间隙进行穿刺，回抽有脑脊液后给药（1% 罗哌卡因 1.5ml+10% 葡萄糖注射液 1ml），在硬膜外腔向头端置管 4cm。20min 后，下肢和骶部没有检测到感觉或运动神经阻滞，重新左侧卧位，再次进行蛛网膜下腔麻醉（药物同前），5min 后，患者双侧出现感觉神经阻滞，10min 后平面达到 T_6。手术开始，5min 后剖出一个体重 2.6kg 的健康女婴。失血量 300ml，尿量 100ml，累计补充晶体液 500ml。手术顺利完成，移除硬膜外导管，静脉连接镇痛泵，送到监护病房。术后未出现神经系统症状，在术后第 10 天出院回家。

☆相关知识点

生长激素不敏感综合征（growth hormone insensitivity，GHI）是一组遗传性疾病，尽管生长激素的产生及分泌正常或高于正常水平，但其生物作用减弱或消失。这些疾病的特征为生长障碍及循环中生长激素水平正常或升高。生长激素不敏感综合征根据发病原因可以分为原发性生长激素不敏感和继发性生长激素不敏感。

Laron 综合征又称原发性生长激素不敏感综合征，是一种由生长激素受体基因缺失或突变引起的常染色体隐性疾病。生长激素信号传递的缺陷导致无法生成胰岛素样生长因子 1（IGF-1），因此受影响的患者无法对外源性或内源性的生长激素做出反应，从而导致比例性侏儒。确切的发病率尚不清楚，但全世界已报告约 250 例病例，大多起源于地中海或中东。妊娠合并 Laron 综合征的病例报道十分罕见。Laron 综合征常见致病原因为生长激素受体基因突变，循环中存在生长激素（GH）抗体、生长激素受体抗体，或者由于其他原因导致的生长激素不敏感，如营养不良、肝病、能量负平衡状态等。

经典的 Laron 综合征患者最具特征性的表现为身材极度矮小、腹型肥胖、娃娃脸面容。患者通常具有头围小、前额突出，鼻梁塌陷，面中部骨骼发育不良，小下颌，说话音调高尖，毛发稀疏。Laron 综合征患者的其他临床表现有骨骼成熟延迟、生殖器较小、肢体长度较躯干长度短、身体组分异常及青春期延迟。患者的性功能及生育能力不受影响，智力发育正常或有轻度落后。此外，患者通常伴有多种代谢异常，如在婴儿期和儿童期频繁出现低血糖、高血脂和不同程度的胰岛素抵抗、骨质疏松及腹型肥胖。由于极低水平血清 IGF-1 对垂体负反馈减弱导致 GH 合成过度，进而可有低血糖及低胰岛素水平倾向。Laron 综合征患者体脂百分比更高，但胰岛素抵抗少见、糖尿病发病率更低，其肿瘤发病率低于健康对照者，可能是由于低 IGF-1 水平降低了肿瘤易感性。

Laron 综合征诊断标准：① IGF-1 水平和体格参数；②排除继发性 IGF-1 缺乏的原因如营养不良、肝脏疾病和 GH 缺乏性矮小等；③循环中 GH 结合蛋白水平较低或未检测到；④ IGF-1 生成试验和基因检测可能有助于诊断。Laron 综合征采用 GH 治疗无效，需长期给予 IGF-1 替代治疗，但 rhIGF-1 国内并未上市。临床需加强对本病的认识，对患儿进行长期随访，观察并监测病情进展。

☆专家点评

该患者患有 Laron 综合征，同时合并哮喘和先兆子痫，应重点加强气道评估，避免对困难气道的漏诊。

本患者的围手术期管理主要从以下几个方面考虑。

- 分娩方式选择：该类患者往往身材极度矮小、腹型肥胖、合并骨骼发育异常，因此头盆不称的比例较高，容易造成难产，因此需充分评估胎儿大小与产道各径线之间的关系，明确经阴道分娩的可能性，剖宫产或许是该类患者的最佳选择。
- 麻醉方式选择：患者有病态肥胖，先兆子痫，哮喘和潜在的气道困难，首选椎管内麻醉，对于该类患者来说，选择合适的局部麻醉剂量是困难的，剂量不足会导致麻醉平面不能满足剖宫产手术要求，而剂量过高则可能导致麻醉平面过高，呼吸循环抑制。对于患有侏儒症的患者或者身高低于 1.48m 的成年人没有可推荐的最佳剂量。由于患有侏儒症的患者躯干相对较长，可能需要相对较大剂量的局部麻醉药，而不是单纯由他们的身高决定用药。从安全的角度出发，如果选用腰硬联合麻醉，蛛网膜下腔的局麻药剂量可适当减量，不足部分采用硬膜外腔滴定式给予补充。由于存在骨骼发育的先天畸形，对于选择全身麻醉的患者，术前需充分评估困难气道的风险，做好应急预案。

● 术中术后管理：患者合并先兆子痫，50% 的先兆子痫患者可出现血小板减少，麻醉前应先确认患者血小板及凝血功能情况（具体见妊娠合并妊高征部分）。Laron 综合征常合并代谢功能异常，术中存在低血糖及低胰岛素水平的风险，因此围手术期积极预防和纠正低血糖是管理的重点。术中每 0.5 ～ 1h 监测一次血糖是有必要的，尤其是当患者合并了其他合并症导致手术时间延长时，或者全身麻醉后如果出现苏醒延迟时要排除低血糖因素。择期手术患者避免禁食禁饮时间过长，目前的 ERAS 理念提出可于术前 2h 口服功能饮料，或通过静脉缓慢补充葡萄糖液，而术后可早期恢复流质饮食。

● 新生儿管理：胎儿娩出后，应进行详细查体，了解新生儿后续发育情况并且进行基因检测，若新生儿也是 Laron 综合征患者，应进行提早干预。

总之，Laron 综合征是临床罕见的遗传性疾病，严重影响儿童生长发育。妊娠合并 Laron 综合征则更少见。

关注整个妊娠期的病情进展，并对胎儿进行基因检测明确是否有较高的患病概率，术前关注孕产妇血糖水平和困难气道风险，术中加强血糖监测，保证患者的生命体征平稳，维持血流动力学和血糖稳定，确保母婴安全。

（吴钰舟　吴　昊）

第十四节　妊娠合并糖原贮积症

☆病情介绍

患者，女，24 岁，身高 149 cm，体重 54 kg，孕 25 周，因“瘙痒、呕吐、头晕、腰痛”就医，由当地医院转诊至医院。患者自幼多病，时常住院，反复发作“低血糖”，输注葡萄糖即可好转，病因诊断不明确。患者身体发育较迟缓，下肢发育较同龄人细小，5 岁时因“腹胀”查出肝大，青春期以后住院频率有所减少。中学毕业后，从事低强度工作，易疲劳，长期腰痛。患者妊娠后，在当地医院健康监测，医生嘱咐高蛋白饮食，每 2 小时吃一次点心。妊娠期间，腰痛加重，偶有低血糖症状，饮用糖水或进食可缓解。

辅助检查：患者入院后血液生化显示，血糖 3.4 mmol/L（正常 3.9 ～ 6.1mmol/L）；总胆汁酸 38.8μmol/L（正常 0 ～ 10μmol/L）；直接胆红素 78μmol/L（正常≤ 21μmol/L）；谷氨酰转肽酶 80U/L（正常 7 ～ 45U/L）；丙氨酸氨基转移酶 89U/L（正常 7 ～ 45U/L）；碱性磷酸酶 156U/L（正常 35 ～ 100U/L）；其余大致正常。B 超和 CT 检查显示肝脏弥漫性增大，脂肪肝，肝脏纤维化；腰背部肌肉发育不良。肝脏穿刺活检显示，肝细胞肿大，排列紊乱，脂肪肝，肝纤维化，炎性细胞浸润，糖原染色检查阳性，酸性 α- 葡萄糖苷酶检测阴性。

多学科会诊后补充诊断：肝糖原累积症（Ⅱ型）；胆汁淤积症。给予酶置换治疗，口服熊去氧胆酸片，饮食补充生玉米淀粉等治疗。妊娠后期感觉显著腰痛，呼吸困难，不吸氧时 SpO_2 为 90% ～ 93%。

患者孕 37^{+2} 周时，因“呼吸困难加重、胆汁淤积、胎儿宫内窘迫”紧急剖宫产。

☆处理经过

患者入室后常规标准监护，充分给氧去氮后，静脉给予丙泊酚 100mg + 罗库溴铵 40mg + 氯胺酮 50mg 快速序贯诱导全麻，取出一个 2650g 女婴，Apgar 评分 1-5-10min 分别为 6-8-10 分，测得新生儿末梢血糖（足跟部）为 3.7mmol/L，转入新生儿病房治疗。静脉单次注射舒芬太尼 10μg+ 咪达唑仑 2mg，静脉持续泵注瑞芬太尼 0.1μg/（kg • min）+ 吸入 0.5 ～ 1.0MAC 七氟烷维持麻醉。手术历时 45min，失血量约为 500ml，静脉输液 800ml。患者苏醒延迟，术后 2h 意识仍未恢复，患者吸纯氧状态下自主呼吸时 SpO_2 小于 95%，带管送入 ICU 继续呼吸机支持治疗。术后 24h 拔除气管导管，术后第 3 天转入产后病房，术后第 10 天出院。

☆相关知识点

糖原贮积症（glycogen storage diseases，GSD）是一类由于先天性酶缺陷造成的罕见（0.5 万～ 2.5 万）糖代谢障碍疾病。糖原合成和分解代谢至少需要 8 种酶，目前已知由这些酶缺乏所造成的疾病至少有 13 种类型，这类疾病的共同特点是糖原储存异常，绝大多数是糖原在肝脏、肌肉、肾脏等组织中贮积，少部分是由于糖原分子结构异常造成（表 8-14-1）。除Ⅵ型为 X 连锁隐性遗传外，其余均为常染色体隐性遗传病。由于受影响的酶不同，临床表现差异较大，观察到的症状也非常广泛，患者可能在幼年时就死亡，部分患者随着年龄的增长而改善。近年来，随着治疗方法的改进，越来越多的患者不仅长期存活，有的女性患者还能正常妊娠，或在人工辅助下妊娠。

表 8-14-1 常见糖原贮积症分型

型号和病名	缺陷的酶	主要临床症状
0 型	糖原合成酶	类似酮症性低血糖症状，低智能
Ⅰ型 von Gierke 病	葡萄 -6- 磷酸酶	矮身材，肝大，低血糖
Ⅱ型 Pompe 病	α-1，4- 葡萄苷酶	肌张力低，心脏扩大
Ⅲ型 Cori 病	脱支酶	低血糖，惊厥，肝大
Ⅳ型 Andersen 病	分支酶	肝大，进行性肝硬化
Ⅴ型 McArdle 病	肌磷酸化酶	疼痛性肌痉挛，血红蛋白尿，继发性肾衰竭
Ⅵ型 Hers 病	肌磷酸化酶	轻度低血糖，生长迟滞，肝大
Ⅶ型 Tarui 病	肌磷酸果糖激酶	肌痉挛，肌红蛋白尿
Ⅸ型	肝磷酸果糖激酶	肝大

妊娠期间，由于激素水平和胎儿的影响，GSD 患者更容易发生代谢紊乱，表现为低血糖、高血脂、酮血症和高乳酸血症等，增加胎儿发育迟缓和死胎的风险，也增加孕产妇围生期死亡的风险。糖原沉积于心肌和骨骼肌，使 GSD 患者心肌和骨骼肌发育不良，妊娠相关的循环血容量增加可诱发急性心力衰竭；妊娠期膈肌上抬，增加呼吸做功，可能导致

通气不足，长期慢性缺氧会导致死胎或胎儿生长受限。糖原贮积在肾脏时，会损害肾功能，妊娠期间肾功可能进一步恶化。孕妇反复进食后出现的高血糖可导致糖尿病样新生儿表现，如巨大儿和心肌增厚等、高胰岛素血症和新生儿低血糖；而孕妇禁食超过 2h 频繁出现的低血糖，可导致胎儿生长受限，主要表现为神经系统发育延缓，增加早产和胎儿宫内窘迫的风险。

GSD 患者日常最重要的是恰当的营养治疗以维持正常血糖。如果医疗条件许可，应根据亚型，选择酶置换疗法。妊娠前应咨询相关的专家，确保在妊娠前代谢控制最佳。妊娠期间定期监测血糖、血酮、乳酸、肝酶等生化指标，避免低血糖和高乳酸血症，将血糖维持在大于 4.2mmol/L 水平，乳酸维持在小于 2.0mmol/L 水平，以确保胎儿正常发育。心脏超声、肝脏超声和肺功能监测在妊娠前和围生期都是必要的。如果妊娠前已有肾功能损害，妊娠期间需要强化肾功能监测。

☆专家点评

该患者合并的糖原贮积症，是一类非常罕见的遗传性疾病，因糖原沉积在心、肝、肾、骨骼肌等组织，引起多器官功能受损。该患者尽管有多项不适，但妊娠前运动耐受性尚好，基本上能生活自理并从事低强度工作。妊娠中后期，由于合并胆汁淤积，以及腰痛加剧和呼吸困难等而转诊上级医院，才得以确诊。

妊娠合并 GSD 非常罕见，因此成熟的处理经验还比较欠缺。欧美国家有经阴道自然分娩的报道，也有剖宫产的报道。自然分娩的风险在于，分娩时间长度不可预测，长时间的禁食及生产过程中用力，可能加重患者代谢紊乱，增加低血糖和酮血症的风险。该患者因合并肝功能损害，胆汁淤积，且呼吸肌群受损，妊娠后期呼吸困难加重，引起胎儿宫内窘迫，所以只能选择紧急剖宫产。

- 麻醉方式选择：如果患者凝血功能和呼吸功能正常，首选椎管内麻醉，可以减少全身麻醉药物对新生儿的影响。值得注意的是，由于子宫的压迫、肝脏的增大和麻醉平面过高等因素，管理患者呼吸的难度增加。低剂量腰麻联合硬膜外腔少量多次滴定式给药以控制阻滞平面，对管理 GSD 患者的呼吸是有益的。该患者妊娠后期已经出现明显呼吸困难，因低氧血症引起胎儿宫内窘迫而紧急剖宫产，只能选择全身麻醉。全身麻醉的患者，需要严密监测肌松，术后可能需要延长机械通气的时间。该患者术后出现苏醒延迟和通气不足，可能与肝肾功能不全和呼吸肌群受损有关。术后镇痛应减少或避免使用对呼吸有抑制的强效阿片类药物，如果是椎管内麻醉，硬膜外腔自控镇痛是较好的选择；如果是全身麻醉，可采用以腹横筋膜阻滞为基础的多模式镇痛。

因糖原贮积损伤骨骼肌群，GSD 患者对肌松药的敏感性增强，需减少肌松剂的用量，且禁忌使用氯化琥珀胆碱，因为氯化琥珀胆碱引起的肌颤，可能进一步损伤骨骼肌，而且血钾升高可能导致已有肾功能障碍的患者出现致命的心律失常。对已有肝功能损害的患者，应避免使用对肝功能有害的麻醉药物如氟烷等。合并子痫前期的 GSD 患者，不推荐常规使用硫酸镁，因为镁离子是钙通道阻滞剂，会影响肌力，加重呼吸困难，除非已经出现了抽搐等子痫症状。

- 分娩方式选择：如果是择期剖宫产，时间允许的情况下，建议行有创动脉压监测，以防止因血压袖带反复挤压肢体而造成的肌肉痉挛，还可方便术中血气的监测。该患者因为胎儿宫内窘迫，需要即刻将胎儿取出，不具备术前动脉穿刺建立有创血压的条件，因此如果患者循环平稳，胎儿取出后可适当减少频繁血压袖带充气，避免反复挤压肢体。

- 围手术期管理：GSD 患者围手术期管理的重点是维持血糖稳定和足够通气，应常规监测血糖、血气和乳酸。术前是否禁食及禁食的时长，应基于患者日常的饮食史来确定。如果术前需要禁食大于 4 ～ 6h，应输注葡萄糖液以确保患者血糖≥ 4.2mmol/L。
- 新生儿管理：应常规监测新生儿血糖，如果新生儿出现低血糖，应在母乳喂养的基础上补充人工喂养或者输注葡萄糖。如果是早产儿，还应警惕发生新生儿呼吸窘迫症。

总之，糖原贮积症是一种糖代谢异常导致的心、肝、肾、骨骼等多脏器功能损害的遗传性疾病，妊娠合并糖原贮积症的患者十分罕见，围生期需要多学科综合治疗，尽可能稳定代谢指标，主要是预防低血糖和呼吸功能受损，并提前规划分娩方式及麻醉管理计划。

（韩　梅　杨平亮）

第十五节　妊娠合并急性间歇性卟啉病

☆病情介绍

患者，女，25 岁，停经 38^{+2} 周，既往有急性间歇性卟啉病。8 年前，患者因月经期反复剧烈腹痛，呕吐，食欲缺乏，乏力，伴间歇性手足抽搐，一过性意识障碍入院检查，血钠 108mmol/L，尿胆原（－），尿卟胆原（+++），尿卟啉（++），尿 δ- 氨基 - γ - 酮戊酸（++），诊断为急性间歇性卟啉病（AIP）。遂予以高糖溶液负荷治疗，镇痛、营养支持等对症治疗后缓解出院。患者一直门诊随访，坚持高碳水化合物饮食，适当限水，避免诱因等，后急性发作逐渐减少，近 5 年未发作。本次属计划妊娠，全程由多科室共同管理，妊娠期无急性发作表现。现孕 38^{+2} 周，要求入院待产。

入院后，患者神志清醒，查体配合，无 AIP 急性发作症状，血压 137/81mmHg，心率 96 次 / 分，呼吸 20 次 / 分，宫高及腹围与孕周相符，胎儿彩超无异常，胎盘Ⅱ级 Hb104g/L，血尿素 8.78mmol/L，肌酐 108μmol/L，血钠 128mmol/L，尿胆原（－），尿卟啉（－），尿卟胆原（+），尿 δ- 氨基 - γ - 酮戊酸（+），凝血功能正常。

入院诊断：G1P0 38^{+2} 周宫内孕单活胎；急性间歇性卟啉症；轻度贫血。

全院多学科会诊，血液科及消化科均判断患者病情现处于稳定状态，产科拟行计划剖宫产，麻醉科经评估后认为患者可以耐受椎管内麻醉，必要时全麻。遂定于 38^{+5} 周择期剖宫产术，术前高碳水饮食，高糖溶液治疗，并充分与患者交流沟通，缓解其紧张情绪。

☆处理经过

患者入室后，常规吸氧心电监护，血压 135/78mmHg，心率 100 次 / 分，SpO_2 97%。建立静脉通道后，滴注 10% 葡萄糖溶液 500ml。右桡动脉穿刺置管，监测有创血压，查血气：

pH 7.34，Na^+130mmol/L，血糖 5.0mmol/L。选择 $L_{3\sim4}$ 间隙穿刺，穿刺成功后，蛛网膜下腔给予 0.5% 布比卡因 2ml，硬膜外置管 4cm，穿刺过程中患者无异感及其他不适，麻醉平面在 $T_6 \sim S_5$。患者平卧后，使用变温毯和鼓风机为患者保温，同时静脉缓慢推注 50% 葡萄糖 40ml，将 10%NaCl 45ml 注入 10% 葡萄糖溶液 500ml 缓慢滴注。手术开始 5min 后，剖出一男活婴，Apgar 评分为 10-10-10 分。手术过程顺利，历时 60min，术中输液 10% 葡萄糖溶液 1000ml，羟乙基淀粉 300ml，出血 350ml，尿量 500ml。术毕血气：pH 7.38，Na^+132mmol/L，血糖 6.1mmol/L。术毕经硬膜外导管给予吗啡 2mg 后拔除导管，观察无瘙痒、谵妄等并发症。静脉接自控式镇痛泵（曲马多 500mg + 生理盐水共 100ml），持续 2ml/h，PCA 量 2ml，锁定时间 20min。术后 4h、8h、12h 分别给予 50% 葡萄糖 40ml 静脉推注，继续碳水化合物负荷治疗。术后第 3 天查 Hb110g/L，血尿素 7.34mol/L，肌酐 93μmol/L，血钠 128mmol/L，尿胆原（－），尿卟啉（－），尿卟胆原（+），尿 δ- 氨基 - γ - 酮戊酸（+），无腹痛症状。术后第 5 天患者恢复良好出院，新生儿基因筛查阴性。产后第 48 天患者产科复诊，无明显异常，新生儿发育良好。

☆相关知识点

卟啉病（porphyria）是由于血红素生物合成途径中的特异酶活性缺陷，导致卟啉或其前体 [如 δ- 氨基 - γ - 酮戊酸（delta-aminolevulinic acid, δ-ALA）] 和卟胆原（porphobilinogen, PBG）浓度异常升高，并在组织中蓄积，造成组织细胞损害而引起的一类代谢性疾病。根据缺陷酶的种类不同，卟啉病可分为 8 种类型：X 连锁原卟啉病（XLPP）、ALA 脱水酶卟啉病（ADP）、急性间歇性卟啉病（AIP）、先天性红细胞生成性卟啉病（CEP）、迟发性皮肤卟啉病（PCT）、遗传性粪卟啉病（HCP）、变异性卟啉病（VP）、红细胞生成性原卟啉病（EPP）。按照卟啉生成部位可分为肝卟啉病和红细胞生成性卟啉病，急性肝卟啉病（AHP）包括 AIP、HCP、ADP 和 VP。根据临床表现不同分为神经症状型、皮肤光敏型及混合型卟啉病。按照发病机制可分为遗传性和获得性卟啉病。不同类型的卟啉病发病率不一，以 AIP、PCT 和 EPP 较为常见。卟啉病属于罕见病，美国及欧洲等国报道较多，国内鲜见，不易识别诊断。

● 临床表现：卟啉病需以临床表现，结合家族史、实验室检查和基因检测等来明确诊断，同时要注意与其他急腹症、脑炎、日光性皮炎等鉴别诊断。其临床表现有以下几个方面。

神经内脏症状：①急性腹痛最为常见，剧烈绞痛且部位不确切，可伴有恶心呕吐，顽固性便秘等；②感觉运动神经受累：主要表现为肢体痛和肌无力，常伴有感觉异常、肢体麻木等；③自主神经受累：表现为高血压、心动过速、排尿困难等；④神经精神系统：可出现焦虑、失眠、躁动、幻觉、抑郁、谵妄、恐惧等症状，累及下丘脑可引起抗利尿激素分泌异常综合征（SLADH），导致低钠血症等电解质异常。

皮肤光敏：CEP、PCT、VP、HCP 和 HEP 表现为皮肤慢性发疱样改变，EPP 和 XLPP 表现为皮肤灼伤感，可并发角膜炎和结膜炎等。

急性发作期，患者的尿液可呈棕红色。

患者血中卟啉水平含量过高可导致溶血。

PBG 和 ALA 持续升高可能造成肝损害，可发展为肝硬化、肝癌等。

长期并发症如高血压、慢性肾病等。

• 诊断：要明确卟啉病的诊断，需要依靠生化检查、组织活检及基因检测等。卟啉病的实验室检查包括尿PBG日晒检测、尿PBG、尿卟啉、粪卟啉、血浆或尿ALA、血清羟甲基胆素合成酶（HMBS）、红细胞内原卟啉、总血浆卟啉化合物测定等。基因测序技术可全面检测不同卟啉病的基因突变，已被公认为是诊断和筛查卟啉病的金标准。

• 治疗：卟啉病的治疗还处于探索的阶段，目前明确有效的治疗方法有：①急性发作期：以对症支持治疗为主，包括去除诱因、充分镇痛、维持体液及电解质平衡、碳水化合物负荷治疗（葡萄糖300～400g/d），静脉输注高铁血红素等。②以皮肤光敏为主要表现的以避光为主，严重贫血可输注红细胞，有溶血者可切脾，PCT可通过放血和羟氯喹治疗，严重者可造血干细胞移植。③避免诱发及加重因素：如饥饿、吸烟、饮酒、激素、药物、手术及各种应激等，特别是药物使用时应明确是否安全（可查询卟啉病药物数据库http://www.drugs-porphyria.org）。④基因治疗：基因修复、基因增补和基因沉默，Givosiran已获得美国FDA批准作为急性肝卟啉病的特效药。

AIP是一种较为常见的卟啉病。妊娠是AIP的高危因素，孕吐导致饥饿、激素水平变化以及一些药物的使用，都可能诱发AIP。妊娠合并AIP的患者，急性发作可能面临高流产率，子痫/子痫前期、胎儿生长受限、早产及死胎等风险，特别是妊娠期首次发现AIP的患者，由于诊断难度大，易与其他疾病混淆，可能带来不良后果。已知AIP的患者怀孕，应全程接受医疗管理，高碳水饮食，避免AIP诱因，规范用药，密切监测有无AIP急性发作症状，一般可获得良好妊娠结局。国外已有文献报道，妊娠期使用高铁血红素预防性治疗，对母婴无不良影响，特别是急性发作期，已取得较好治疗效果。

☆专家点评

国内外文献报道，多数卟啉病患者可安全妊娠。本例患者已知AIP，妊娠期全程由多学科医生共同管理治疗，保障了母婴安全。

妊娠合并卟啉病的患者，应密切关注病情变化，加强妊娠期保健工作，减少急症发生率。如妊娠合并卟啉病急性发作，应及时采取有效治疗措施，将风险降至最低。

• 分娩方式选择：卟啉病不影响分娩方式的选择。如病情稳定可选择阴道分娩，但应注意分娩过程中因疼痛、紧张、脱水等带来的应激因素，可能诱发卟啉病的急性发作。因此更推荐选择计划剖宫产术，围手术期管理尤为重要，应避免药物、紧张、饥饿等诱发因素，高糖治疗，及时对症处理等。

• 麻醉方式选择：此类患者术前应请麻醉科及血液科等相关科室会诊，充分评估患者情况，病情是否控制良好，有无急性发作症状，有无神经系统受累，有无肌无力等。经评估病情稳定，且无椎管内麻醉禁忌，可选择椎管内麻醉，其优势在于可避免使用可引起卟啉病急性发作的全麻药物，术后还可选择吗啡做椎管内镇痛减少应激，术中应密切观察患者精神状态，警惕急性发作。如患者出现急性腹痛，谵妄，肌无力等，应选择全麻，避免使用卟啉病禁忌药，术中加强管理。

• 术中管理要点：维持生命体征平稳，注意保温，维持酸碱及电解质平衡，避免因禁食带来的血糖降低，术中宜补葡萄糖及NaCl溶液，避免使用诱发卟啉病的药物（卟啉病产科及麻醉科常用药建议见表 8-15-1），避免手术带来的刺激，密切观察患者状态，充分镇痛。麻醉科医生应熟悉掌握卟啉病急性发作的症状及处理，并邀请卟啉病专家现场指导。

表 8-15-1　卟啉病患者常用药物的建议

	NP（安全）	PNP（可能安全）	PSP（有争议）	PRP（可能不安全）	P（不安全）	NC（尚未分类）
全身麻醉药	丙泊酚	咪达唑仑、氧化亚氮、异氟醚、地氟醚	七氟烷、氯胺酮、依托咪酯	氟烷	硫喷妥钠	
镇痛药	吗啡、哌替啶	芬太尼、瑞芬太尼、舒芬太尼、阿芬太尼、曲马多、对乙酰氨基酚、布洛芬、可待因		双氯芬酸		
抑酸药	奥美拉唑	雷尼替丁				
抗生素	阿莫西林克拉维酸、庆大霉素、替考拉宁	头孢呋辛		克拉霉素	红霉素、磺胺	
抗凝剂	肝素、低分子肝素					
止吐药	丙氯拉嗪	昂丹司琼、格拉司琼、甲氧氯普胺	地塞米松	赛克利嗪		
抗高血压药	拉贝洛尔、艾司洛尔	硝苯地平			甲基多巴、肼屈嗪	乌拉地尔
局部麻醉药	布比卡因	罗哌卡因、利多卡因*				布比卡因与芬太尼混合液
肌松药	氯化琥珀胆碱、罗库溴铵	阿曲库铵、维库溴铵				
宫缩抑制剂	特布他林	阿托西班				
宫缩剂	缩宫素	卡前列素、米索前列醇			甲基麦角新碱	麦角新碱
血管收缩药	肾上腺素、去甲肾上腺素	苯肾上腺素	麻黄碱			间羟胺
其他	硫酸镁、氨甲环酸、腺苷、胰岛素	新斯的明、阿托品、格隆溴铵、氨茶碱				舒更葡萄糖、苯海拉明、马来酸氯苯那敏（扑尔敏）

注：NP（not porphyrinogenic，非卟啉原性）、PNP（probably not porphyrinogenic，可能不是卟啉）、PSP（possibly porphyrinogenic，可能是卟啉）、PRP（probably porphyrinogenic，可能是卟啉）、P（porphyrinogenic，卟啉原性）、NC（not yet classified，尚未分类）

* 应避免利多卡因静脉注射

此类患者产褥期仍可能急性发作，应加强监测，积极预防，及时治疗。新生儿需做卟啉病基因检测，以做好遗传病及家族病的防治工作。

急性腹痛往往是急性卟啉病的首发症状，就诊时容易误诊漏诊而延误治疗。对于妊娠期出现不明原因的腹痛、低钠血症等，应及时做卟啉病筛查。围手术期是卟啉病急性发作的高危期，临床医生应加强对罕见病的认识，以便于在临床工作中及时发现，精准治疗，为此类患者带来较好结局。

（王 瑜 胡云霞）